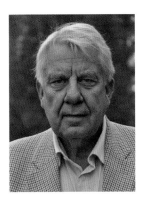

Professor Dr. med. Peter Hürter

- Langjährig pädiatrischer Chefarzt am Kinderkrankenhaus auf der Bult, Hannover
- 1973 Gründer und bis 2000 Leiter des Diabeteszentrums für Kinder und Jugendliche in Hannover
- Diabetologe DDG
- Hochschullehrer an der Medizinischen Hochschule Hannover
- Seit 2000 im Ruhestand

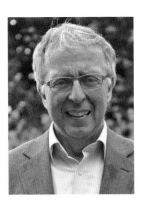

Dr. med. Wolfgang von Schütz

- Kinderarzt
- Langjährig bis heute Oberarzt im Kinderkrankenhaus auf der Bult Hannover
- Diabetologe DDG / ÄKN im Diabeteszentrum für Kinder und Jugendliche in Hannover
- Fortbildung von Eltern, Diabetesberaterinnen und Ärzten

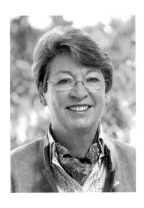

Professor Dr. rer. nat. Karin Lange

- Diplompsychologin, Hochschullehrerin, Leiterin der Abteilung für Medizinische Psychologie an der Medizinischen Hochschule, Hannover
- Fachpsychologin Diabetes DDG
- Entwicklung von Schulprogrammen für chronisch kranke Kinder
- Fortbildungen von Eltern, Diabetesberaterinnen, Psychologen und Ärzten
- Autorin internationaler und nationaler Leitlinien zur Diabetesschulung

Peter Hürter
Wolfgang von Schütz
Karin Lange

Kinder und Jugendliche mit Diabetes
Medizinischer und psychologischer Ratgeber für Eltern

Peter Hürter
Wolfgang von Schütz
Karin Lange

Kinder und Jugendliche mit Diabetes

Medizinischer und psychologischer Ratgeber für Eltern

4., vollständig überarbeitete Auflage

Mit 175 Abbildungen in Farbe

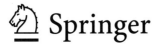 Springer

Professor Dr. med. Peter Hürter
Himmelreich 8
31832 Springe

Dr. med. Wolfgang von Schütz
Kinder- und Jugendkrankenhaus AUF DER BULT
Janusz-Korczak-Allee 12
30173 Hannover

Professor Dr. rer. nat. Karin Lange
Medizinische Psychologie
Medizinische Hochschule Hannover
Carl-Neuberg-Str. 1
30625 Hannover

ISBN 978-3-662-48781-5   978-3-662-48782-2 (eBook)
DOI 10.1007/978-3-662-48782-2

Die Deutsche Nationalbibliothek verzeichnet diese Publikation in der Deutschen Nationalbibliografie; detaillierte bibliografische Daten sind im Internet über http://dnb.d-nb.de abrufbar.

Springer
© Springer-Verlag Berlin, Heidelberg 2001, 2005, 2012, 2016

Umschlaggestaltung: deblik Berlin
Fotonachweis Umschlag: © Photos.com PLUS
Zeichner: Christine Goerigk, Ludwigshafen
Fotographien: Rebecca Hürter, Hannover

Gedruckt auf säurefreiem und chlorfrei gebleichtem Papier

Springer ist Teil von Springer Nature
Die eingetragene Gesellschaft ist Springer-Verlag GmbH Berlin, Heidelberg

Vorwort zur 4. Auflage

Liebe Eltern!

»Wie wird unser Kind und damit unsere Familie in Zukunft mit dem Diabetes leben?« Das war sicher auch einer der ersten Gedanken, der Ihnen durch den Kopf ging, als Ihnen Ihre Kinderärztin oder Ihr Kinderarzt die Diagnose »Diabetes mellitus« mitteilte.

Auf diese und viele andere Fragen wollen wir in diesem Buch ausführlich eingehen und Ihnen praktische Anregungen an die Hand geben. Dabei greifen wir auch auf die Erfahrungen vieler Eltern von Kindern mit Diabetes zurück, die uns über ihr Familienleben und die Herausforderungen im Alltag berichtet haben. Sechs dieser Familien werden Sie auf den folgenden Seiten in Wort und Bild näher kennenlernen. Ihnen möchten wir schon hier dafür danken, dass sie anderen Familien einen Einblick in ihren persönlichen Alltag erlauben.

Seitdem die erste Auflage dieses Ratgebers im Jahr 2001 zur Verfügung stand und in vielen Kinderkliniken bei der Diabetesschulung eingesetzt wird, erhalten wir zahlreiche Rückmeldungen und Anfragen von Eltern. Ihre Anregungen und Fragen haben uns gezeigt, dass sich Eltern mit großem Engagement um ihre Kinder kümmern, dass sie vieles sehr genau wissen möchten und dass sie den Diabetes ihres Kindes sorgfältig behandeln wollen. Wir erfahren aber auch regelmäßig, wie viele kleine und große Sorgen damit im Alltag verbunden sein können, bei denen sich Mütter und Väter seelische Unterstützung und psychologischen Rat wünschen.

Bei der Überarbeitung und Aktualisierung der vierten Auflage haben wir unser Konzept beibehalten, das medizinische und psychologische Themen des Alltags eng miteinander verknüpft. Während der letzten Jahre hat sich die Diabetesbehandlung in vielen Bereichen weiterentwickelt und das Leben mit der Stoffwechselstörung vereinfacht. Trotzdem wird es auch in den nächsten Jahren erforderlich sein, dass Eltern, Kinder und Jugendliche die Insulintherapie in vielen Einzelheiten verstehen und im Alltag sicher durchführen können. Dazu finden Sie hier Informationen über aktuelle Formen der Behandlung, z. B. mit einer Insulinpumpe und der kontinuierlichen Glukosemessung. Ebenso sind viele praktische Anregungen zusammengestellt, wie die ganze Familie möglichst gelassen mit den täglichen Anforderungen des Diabetes umgehen kann. Wir Autoren haben dazu die Kinder vor Augen, über die in der ersten Auflage dieses Buches im Jahr 2001 berichtet wurde. Heute stehen sie bereits im Berufsleben, haben schon eigene gesunde Kinder und gestalten ihr Leben nach eigenen Wünschen.

Wir hoffen, dass Ihnen die vierte aktualisierte Auflage unseres Ratgebers helfen wird, den Diabetes Ihres Kindes so gut zu verstehen, dass Sie sich bei der Behandlung sicher fühlen und das Leben Ihrer ganzen Familie möglichst wenig durch den Diabetes beeinträchtigt wird.

Ihre Peter Hürter, Wolfgang von Schütz und Karin Lange
Hannover, im März 2016

Inhaltsverzeichnis

Einleitung

Einleitung

Bevor es in den folgenden Kapiteln um die Behandlung des Diabetes geht, möchten wir Ihnen zunächst sechs Kinder und ihre Familien vorstellen, die bereits einige Zeit mit Diabetes leben. Sie wurden von der Fotografin Rebecca Hürter in ihrem ganz normalen Alltag begleitet und fotografiert. Diese Kinder mit ihren Geschwistern, Eltern und Freunden werden Ihnen in unserem Buch immer wieder begegnen. Das ist auch das Ziel der Eltern, die Ihnen einen ehrlichen und offenen Blick in ihr persönliches Familienleben erlauben und über ihre Erfahrungen berichten. Die Eltern und Kinder, die Sie hier stellvertretend für viele andere Familien kennenlernen, leisten täglich sehr viel für den Diabetes. Trotzdem leben sie so wie andere Familien auch, mit fröhlichen Feiern, Ausflügen, Urlaub, Sport, Kindergarten, Schule.

Maja (3 Jahre) hat zwei große Brüder, Timo und Jannis, und lebt mit ihren Eltern in der Nähe eines großen Spielplatzes, auf dem sie oft zu finden sind. Schon als Zweijährige hat Maja regelmäßig eine Spielgruppe mit anderen Kindern besucht und dort einige gleichaltrige Freundinnen und Freunde gefunden. Wenn die Betreuerinnen ihnen spannende Tiergeschichten erzählen, hören alle Kinder ganz aufmerksam zu. Maja mag Tiere besonders gern, deshalb hat sie ihre Insulinpumpe in einer Tasche, die wie ein lustiger Hund aussieht. Den anderen Kindern gefällt die Hundetasche auch sehr gut. Die Insulinpumpe darin haben sie sich auch schon angesehen. Maja hat die Insulinpumpe gleich bekommen, nachdem ihr Diabetes festgestellt worden war, aber daran erinnert sich Maja nicht, weil das schon soooo lange her ist. Aber ihre Eltern wissen noch ganz genau wie Maja als kleines Kind auf einmal immer dünner und müder wurde und ständig neue Windeln brauchte, weil sie so viel Wasser lassen musste. Zum Glück hat der Kinderarzt sofort erkannt, was die Ursache dafür war.

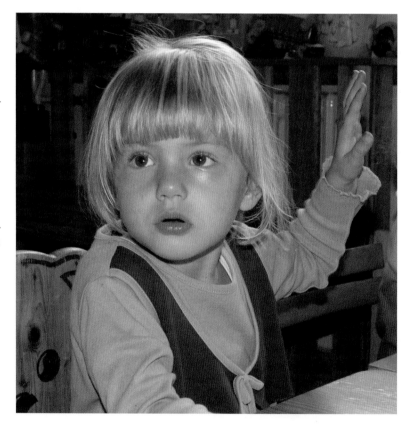

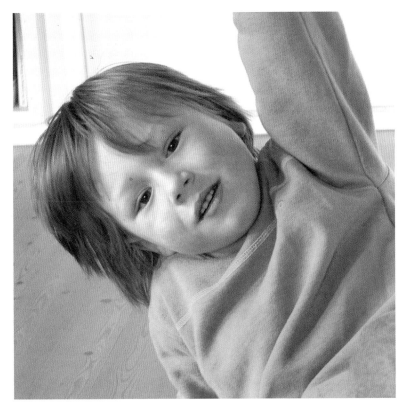

Ron (5 Jahre) besucht noch einen Kindergarten. Dort hat er viele Freunde und sie alle hoffen, dass sie im nächsten Jahr gemeinsam in die gleiche Klasse der Grundschule gehen dürfen. Im Kindergarten interessiert sich Ron für alles, was mit Rittern, Piraten, Bauen und Reparieren zu tun hat. Besonders gerne hilft Ron seinem Papa, wenn der in der Werkstatt die Mountainbikes repariert und für die nächste Tour vorbereitet. Da sich Ron besonders für technische Geräte interessiert, weiß er auch schon recht gut, wie Insulin aus seiner Pumpe abgerufen wird. Die trägt er, seit er neun Monate alt war und der Diabetes bei ihm festgestellt wurde. Die Tasten dafür kennt er genau, aber er darf sie nur bedienen, wenn seine Mama, sein Papa oder andere Erwachsene aufpassen. Rons Familie hat das Glück, dass die Großeltern und einige Freundinnen seiner Mama gelernt haben, wie der Diabetes mit der Insulinpumpe richtig behandelt wird. So kann Ron wie seine ältere Schwester Lea überall übernachten, Freunde besuchen und die Welt entdecken. Seine Mama geht in der Zeit so wie sein Papa arbeiten.

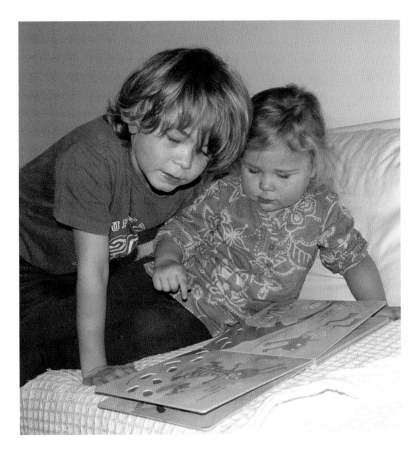

Bela (8 Jahre) und seine Schwester **Yuma** (2 Jahre) sind sehr sportliche Kinder. Bela spielt wie seine Mama und seine Oma intensiv Tennis, er hat eine klasse Vorhand. Yuma ist dafür noch zu klein, aber beide toben gerne auf dem großen Sofa, am liebsten zusammen mit Papa und Mama. Aber auch das Trampolin im Garten und Belas Waveboard werden kräftig benutzt. Bela geht inzwischen schon in die 3. Klasse. Dabei mag er am liebsten Sport und am wenigsten die Hausaufgaben. Ihm gefällt es, zu verreisen und ganz, ganz viele fremde Länder und ferne Sterne zu erkunden. Sein Diabetes wurde entdeckt, als Bela noch nicht einmal zwei Jahre alt war, und das war in Shanghai. Seine Eltern erinnern sich noch genau daran, wie ungewöhnlich ein Kind mit Diabetes für die Ärzte in China war. Wahrscheinlich hatten sie vorher noch nie eines kennengelernt. Vor zwei Jahren wurde seine Schwester Yuma geboren. Als es Yuma vor etwa einem Jahr nicht so gut ging, haben die Eltern ihren Blutzucker gemessen und damit selbst den Diabetes entdeckt. Inzwischen tragen beide Kinder eine Insulinpumpe und werden dabei von ihren Eltern mit großem Engagement betreut.

Lotta (10 Jahre) geht in die 5. Klasse einer integrierten Gesamtschule. Mit ihren Freundinnen geht sie zum Rope Skipping. Das ist Seilspringen mit vielen komplizierten Sprüngen und Figuren. In der Schule ist Englisch Lottas Lieblingsfach, sie kann sich schon richtig in der Sprache unterhalten, die Texte ihrer Lieblingssänger kann sie ebenfalls schon recht gut verstehen. Die Schule von Lotta ist eine Ganztagsschule, sie isst dort in der Mensa zu Mittag und muss selbstständig darauf achten, ihr Insulin passend zur Mahlzeit zu injizieren. Manchmal schmeckt das Mensaessen überhaupt nicht. Da würde Lotta manchmal lieber zu Hause essen, denn ihre Mama kennt ihre Lieblingsspeisen. Ihre besten Freundinnen kennen sich inzwischen perfekt mit dem Diabetes aus und helfen ihr, z. B. eine Falte zu machen, wenn sich Lotta einmal in den Arm spritzen möchte. Als bei Lotta vor etwa einem Jahr der Diabetes festgestellt wurde, hat Lotta von Anfang an entschieden, dass Spritzen ihre Sache sei. Sie macht es lieber selbst. Ihre Eltern helfen ihr jedoch bei der Dosisberechnung und vielen anderen Dingen, die noch sehr kompliziert sind.

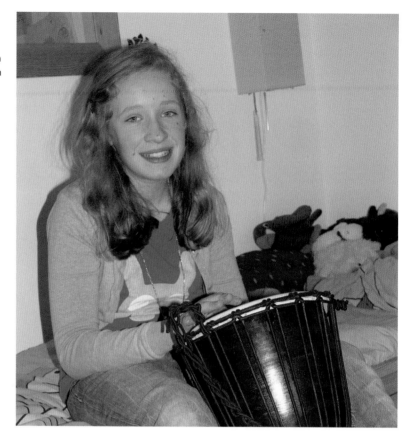

Lena (13 Jahre) mag Pferde sehr, und selbstverständlich reitet sie mehrmals in der Woche im Verein. Sie trainiert sowohl Dressur als auch Springen. Im letzten Jahr hat Lena an einem Jugendturnier im Verein teilgenommen. Lena besucht die 8. Klasse einer Kooperativen Gesamtschule. Ihr Lieblingsfach neben Musik ist Englisch. Im letzten Jahr konnte sie ihre Sprachkenntnisse während einer einwöchigen Klassenfahrt nach Brighton und London erproben. Lenas Lehrer ist mit ihrem Diabetes sehr entspannt umgegangen, für ihn war es selbstverständlich, dass sie teilnehmen durfte. Bei Lena wurde der Diabetes vor zwei Jahren festgestellt. Sie erinnert sich noch genau daran, dass sie damals nur noch 38 kg gewogen hat, obwohl sie schon recht groß war. Auch den ständigen Durst kann sie heute noch nachfühlen. Zum Glück ist das heute alles vorbei.

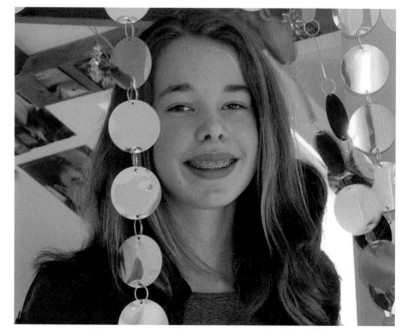

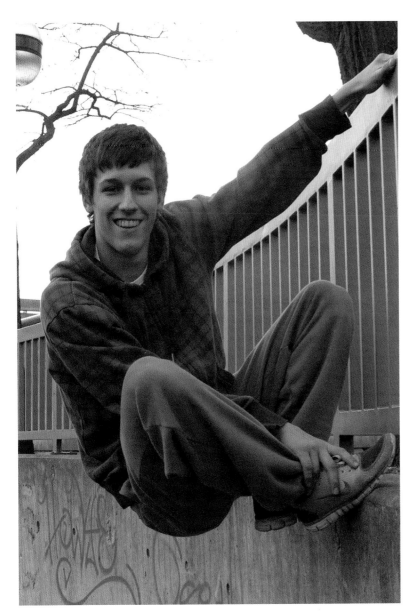

Lino (17 Jahre) hat im Moment ein wichtiges Ziel: die Führerscheinprüfung zu bestehen. So früh wie möglich hat er sich die Theorieunterlagen aus dem Internet besorgt und alle möglichen Verkehrsregeln auswendig gelernt. Als Gymnasiast ist er gewohnt, eine Unmenge an Fakten und Zahlen auswendig zu lernen, da schrecken ihn auch die Prüfungsfragen zu Vorfahrtsregeln, Bremsweg oder Gefahrenguttransporten nicht. Einige Fahrstunden hat er auch schon hinter sich gebracht und ein gutes Gefühl für das Auto entwickelt. Das ist ihm wichtig, weil jede Fahrstunde richtig Geld kostet, und davon hat er wie alle Schüler nicht viel übrig. Jetzt in der 12. Klasse sind die Noten für Lino zunehmend wichtig, weil viele Studienplätze abhängig von den Abiturnoten vergeben werden. So ganz hat sich Lino aber noch nicht für ein Fach entschieden. Naturwissenschaften interessieren ihn, aber auch Sport könnte in Frage kommen. Der Diabetes, der bei Lino vor zwei Jahren festgestellt wurde, hatte bisher keinen Einfluss auf seine Schulleistungen oder seine Zukunftspläne. Seine Freunde und Freizeitaktivitäten haben sich dadurch auch nicht geändert. Derzeit betreibt Lino zusammen mit Freunden »Le Parkour«, eine Sportart zur schnellen und effizienten Fortbewegung ohne Hilfsmittel. Dabei werden Mauern überwunden, Sprünge gewagt und damit ein hohes Maß an Körperbeherrschung und Konzentration trainiert. Die Jungen verabreden sich zum gemeinsamen Training über das Internet, die Aktionen finden oft auf öffentlichen Plätzen und an interessanten Gebäuden statt.

Wie können Sie und Ihr Kind lernen, gut mit dem Diabetes zu leben?

Eltern, Jugendliche und auch Kinder werden zu Experten auf dem Gebiet der Diabetesbehandlung – das ist heute das beste Rezept, um mit dieser Stoffwechselstörung gut leben zu können. Wahrscheinlich haben Sie schon das Diabetesteam Ihrer Kinderklinik kennengelernt. Die Mitglieder dieses Teams werden Sie und Ihre Familie in die Grundlagen der Diabetesbehandlung einführen und Ihnen helfen, das notwendige Expertenwissen nach und nach zu erlangen. Mehrere Personen gehören zum Team: ein Kinderarzt oder eine Kinderärztin mit speziellen Diabeteskenntnissen (die Fachbezeichnung lautet Diabetologe), eine Diabetesberaterin, eine Diätassistentin, eine diabeteserfahrene Psychologin, ein Sozialarbeiter und die Schwestern und Pfleger der Kinderstation.

Sie werden mit Ihnen während der Erstschulung die wichtigsten Themen durchnehmen, die wir in diesem Buch in allen Einzelheiten für Sie zusammengestellt haben. Die Diabetesberaterin ist dabei in den meisten Kinderkliniken die Hauptansprechpartnerin für die Schulung. Sie hat eine mehrjährige Weiterbildung zum Thema Diabetes absolviert. Aber auch nach der Entlassung aus der Kinderklinik werden Sie weiter lernen, Erfahrungen im Alltag sammeln und Ihr Wissen vertiefen. Nach einiger Zeit sollten Sie an einer Folgeschulung teilnehmen, um noch mehr über die Feinheiten der Diabetesbehandlung zu erfahren. Die Folgeschulungen finden in den meisten Kinderkliniken ambulant statt und werden für Kinder, Jugendliche oder Eltern in kleinen Gruppen angeboten. Auch dabei wird Ihnen unser Buch helfen. Die Schulungen sind fester Bestandteil des sogenannten Disease Management Programms, in dem die Leitlinien für eine gute Behandlung des Diabetes festgeschrieben sind. Die Kosten für diese qualifizierten Schulungen werden von den Krankenkassen übernommen.

Wer sollte an der Schulung teilnehmen?

Damit die Behandlung wirklich von der ganzen Familie getragen werden kann, sollten beide Eltern, die Mutter und auch der Vater, die Diabetesbehandlung von Anfang an kennenlernen. Andere Menschen, die ein Kind zeitweise betreuen, zum Beispiel Großeltern oder Tagesmütter, sind ebenso bei der Diabetesschulung willkommen. Die Versorgung eines Kindes mit Diabetes kann von einem Erwachsenen allein nicht immer geleistet werden. Deshalb ist es gerade für alleinerziehende Eltern wichtig, eine vertraute Person in die Diabetesschulung mit einzubeziehen. Wenn Eltern getrennt leben, aber beide weiter den Kontakt zum Kind pflegen, sollten beide möglichst gemeinsam an der Schulung teilnehmen. Es ist für ein Kind sehr wichtig, den Rückhalt beider Eltern zu spüren.

Jüngere Kinder, die noch nicht zur Schule gehen, sind vom Lernstoff meist noch überfordert. Nur selten haben sie Lust, gemeinsam mit ihren Eltern zu lernen. Viel häufiger ist für sie das Spielzimmer auf der Kinderstation attraktiver und sinnvoller. Vermitteln Sie Ihrem Kind trotzdem das Gefühl, dass es bei allem zuhören kann, was seinen Diabetes betrifft. Das

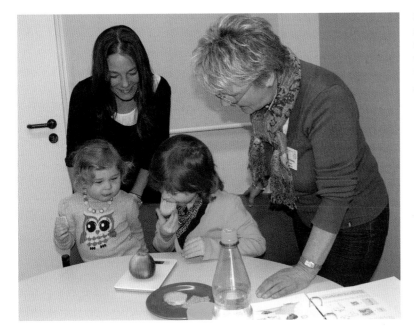

Abb. 1 Bela (8), Yuma (2) und ihre Mutter besprechen mit der Diabetesberaterin, was bei der Insulintherapie wichtig ist. Bela ist schon richtig dabei und weiß schon genau, wie viele KE ein Apfel hat.

beruhigt und gibt Sicherheit. Die Diabetesberaterin wird Ihnen helfen, auch den jüngsten Kindern altersgemäß zu erklären, was Diabetes bedeutet.

Für Schulkinder und auch für Jugendliche gibt es spezielle Schulungsangebote und auch Schulungsunterlagen. Sie berücksichtigen das Verständnis und die besonderen Bedürfnisse der verschiedenen Altersgruppen. Manchmal kann es hilfreich und interessant sein, gleichaltrige Geschwister, den besten Freund oder die beste Freundin in die Schulung für Kinder und Jugendliche einzubeziehen.

Kinderschulung

Für 6- bis 12-jährige Kinder erklärt Jan, was Diabetes ist, wie er behandelt wird und was Kinder tun können. In diesem Diabetes-Schulungsprogramm (■ Abb. 2) wird großer Wert darauf gelegt, jüngere Kinder nicht mit zu viel Theorie oder unverständlichen Themen zu überfordern. Das normale Leben als Kind steht im Vordergrund. Nutzen Sie dieses Kinderbuch, um mit Ihrer Tochter oder Ihrem Sohn über den Diabetes und die ganz persönlichen Sorgen, die Ihr Kind vielleicht damit verbindet, zu sprechen. Für die etwas älteren Kinder erklärt Laura, ein 12-jähriges Mädchen, wie sie ihre Insulinbehandlung genau durchführt. Dieses Kapitel des Schulungsprogramms ist für Kinder gedacht, die mithilfe ihrer Eltern nach und nach Verantwortung für ihre Behandlung übernehmen möchten.

Jugendlichenschulung

Für Jugendliche, etwa vom 13. Lebensjahr an, wurde dieses Schulungsprogramm entwickelt. Es stellt die Diabetesbehandlung umfassend dar und

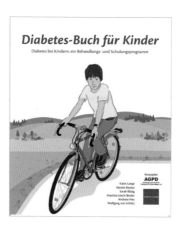

▣ Abb. 2 Das Diabetesbuch für Kinder richtet sich an etwa 6- bis 12-Jährige.

richtet sein besonderes Augenmerk auf die Lebensphase, in der das behandelte Kind zum selbstständig handelnden Erwachsenen mit Diabetes wird. Sechs Jugendliche berichten darin nicht nur über ihre Insulintherapie, sondern auch darüber, wie die Behandlung und ihr typischer Alltag gut miteinander vereinbart werden können. In vier Heften werden alle Schulungsthemen aus der Sicht dieser Altersgruppe eingehend besprochen (▣ Abb. 3). Heft 1 startet mit den Basics, den Grundlagen zum Diabetes und seiner Behandlung. In Heft 2 dreht sich alles um die Feinheiten der Insulinbehandlung, während in Heft 3 viele Alltagsthemen wie Reisen, Sport, Schule, Beruf, Zukunftschancen und andere besprochen werden. In Heft 4 steht die Behandlung mit einer Insulinpumpe im Mittelpunkt.

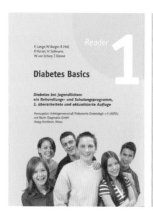
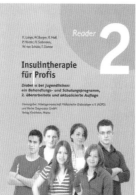
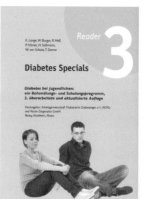
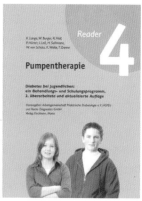

▣ Abb. 3 Die Hefte aus dem Diabetesschulungsprogramm für Jugendliche, für Anfänger, Profis zu Alltagsthemen und zur Pumpentherapie.

❯ Internationale Fachleute haben die altersgemäße Schulung und Beratung von Kindern, Jugendlichen und ihren Eltern ebenso zum Grundrecht von Menschen mit Diabetes erklärt wie die ausreichende Versorgung mit Insulin. Nutzen Sie Ihr Recht auf Schulung!

Viele Diabetesteams in Kinderkliniken arbeiten mit diesen Programmen und werden Ihnen das Diabetes-Buch für Kinder und die Hefte für Jugendliche vorstellen.

Wie ist das Elternbuch aufgebaut?

Unser Elternbuch richtet sich an die Familien, die erst seit wenigen Tagen vom Diabetes ihres Kindes wissen, aber auch an diejenigen, die schon ein paar Jahre lang Erfahrungen mit der Diabetesbehandlung gesammelt haben. Darum werden in den folgenden Kapiteln nicht nur die einfachen Grundlagen des Diabetes, sondern auch komplizierte Zusammenhänge erklärt.

Der durchgehend geschriebene Text und die dazugehörigen Abbildungen und Tabellen bilden die Grundlagen und richten sich an die Eltern, die sich noch nicht mit Diabetes beschäftigt haben. Dazu kommen verschiedene Kästen:

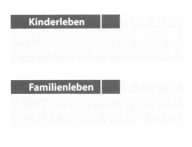

- In den blauen Kästen mit der Überschrift »Kinderleben« oder »Familienleben« finden Sie Übungsvorschläge und praktische Tipps. Dies sind psychologische Anregungen, wie Diabetes und Familienleben miteinander vereinbart werden können.

- Wichtige Merksätze, Zusammenfassungen und auch persönliche Meinungen der Autoren sind durch blaue Schrift und Pfeil markiert.

- Für Eltern mit Vorkenntnissen, die genauere Erklärungen und Hintergrundinformationen wünschen, sind die Kästen »Unter der Lupe« gedacht. Lassen Sie sich nicht entmutigen, wenn Sie diese Texte beim ersten Lesen noch nicht verstehen. Im Laufe der Zeit, wenn die wichtigsten Grundlagen für Sie selbstverständlich geworden sind, kann es auch für Sie interessant sein, diese ausführlicheren Erläuterungen noch einmal anzusehen.

Am Ende des Buches finden Sie ein ausführliches Stichwortverzeichnis. Dort können Sie nachschauen, auf welcher Seite Sie Antworten auf spezielle Fragen erhalten.

Die ersten Tage mit Diabetes

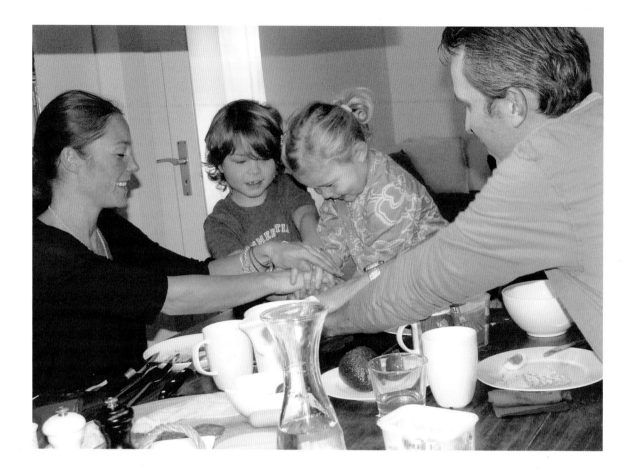

1   Die ersten Tage mit Diabetes

Das erste Kapitel dieses Buches ist den Gedanken und Gefühlen der Menschen gewidmet, die plötzlich vom Diabetes eines Kindes oder Jugendlichen überrascht wurden. Einem ersten Gespräch zwischen Eltern und Arzt, in dem die Diagnose erklärt wurde, folgen Eindrücke und Bilder von Kindern mit Diabetes. Anschließend berichtet eine Mutter von ihren Erinnerungen an die ersten Tage nach der Diabetesdiagnose. Den Abschluss bilden Gedanken und Anregungen dazu, wie Eltern die schwierige Phase nach dem Auftreten des Diabetes gemeinsam mit ihrem Kind bewältigen können.

1.1   »Es ist wirklich Diabetes!«

Jedem Kinderarzt fällt es schwer, Eltern diesen Satz sagen zu müssen. Er lässt sich nicht umgehen und steht am Anfang eines jeden Erstgespräches zwischen Eltern und behandelndem Arzt:

»Ihr Kind hat Diabetes. Sie haben es gerade erst jetzt endgültig erfahren. Die Verdachtsdiagnose wurde heute von Ihrem Kinderarzt gestellt. Er wies Ihr Kind in die Klinik ein. Wir mussten die Diagnose bestätigen. Nun sitzen Sie mir gegenüber und fragen sich »Was ist nur geschehen? Warum mein Kind? Warum musste es unsere Familie treffen? Wie wird mein Kind damit umgehen? Wie sieht seine Zukunft aus? Was hat das alles für Folgen für unsere Familie? Ja, was bedeutet das eigentlich – Diabetes?« Viele Fragen, mehr gefühlt als gedacht, der Schock sitzt tief. Ihr Kind scheint von all dem nichts zu fühlen. Es lässt alles mit sich geschehen, die Tropfinfusion, die Fingerpiekse zur Blutzuckerbestimmung, die Insulininjektionen. Es liegt scheinbar ruhig im Bett, bemerkt Ihre Trauer, Ihre geheimen Sorgen, sagt aber nichts.

Die Schwestern und Ärzte auf der Station tun sachlich routiniert ihre Pflicht, messen, wiegen, behandeln und versorgen Ihr Kind. Das läuft alles an Ihnen vorüber wie in einem Film, in dem Sie selbst nicht mitspielen, aber Sie spüren schon jetzt die Verantwortung, mitspielen zu müssen. Sie fragen sich, wo ansetzen, wo sich einklinken in dieses Ihnen unbekannte Diabetessystem.

■ Was sagen die anderen?

Zu Hause wird man ernste Gesichter machen, die Freunde und Nachbarn werden merkwürdig verhalten sein, sie wissen nicht so recht, was sie sagen sollen. Einige werden zu wenig sagen, andere zu viel, so tun, als wüssten sie Bescheid über den Diabetes, wie man ihn behandelt. Sie haben es von anderen Leuten mit Diabetes erfahren und sagen vielleicht: »Ja, ja Tabletten, Diät, dann läuft das schon. Insulin spritzen? Ja, aber doch nur am Anfang.« Ihre Verwirrung wird noch größer sein, es wird Ihnen immer mehr bewusst, dass Sie nichts wissen, eigentlich auch nichts wissen wollen, aber müssen.

Denn es ist Ihr Kind, Sie tragen die Verantwortung. Sie müssen versuchen, sich aus dem jetzigen Zustand herauszulösen, um die Sache in die Hand zu bekommen. Die ersten Fragen nach dem Diabetes nehmen Gestalt an. Was ist das eigentlich, Diabetes? Warum hat mein Kind Diabetes bekommen? Wie ist es dazu gekommen? Habe ich etwas übersehen, falsch gemacht? Geht der Diabetes wieder weg? Was kann ich tun?

■ Verwirrung und Traurigkeit?

Nun, gerade als Kinderarzt kann ich Sie sehr gut verstehen, Ihre Gefühle, Ihre Verwirrung, Ihre Traurigkeit. Ich will versuchen, Ihre Fragen zu beantworten, ohne Sie mit Einzelheiten zu belasten. Diese kommen erst später, wenn Sie wieder einen klaren Kopf haben und für die Schulung aufnahmefähig sind. Denn es ist schon so, dass Sie in den nächsten Wochen viel lernen müssen, um den Diabetes Ihres Kindes verstehen und behandeln zu können. Wir, die Mitarbeiter des Diabetesteams, werden Ihnen dabei helfen.

Schon jetzt sollten Sie wissen, dass der Diabetes bei Kindern nichts zu tun hat mit dem Diabetes bei älteren Menschen. Bei Kindern tritt fast ausschließlich ein Diabetestyp auf, der durch einen lebenslangen Insulinmangel verursacht wird. Man nennt ihn Typ-1-Diabetes. Insulin, ein lebenswichtiges Hormon, fehlt und muss darum täglich ersetzt werden. Es kann leider nicht in Tablettenform aufgenommen werden, sondern muss unter die Haut gespritzt werden, mehrmals an jedem Tag.

■ Geht der Diabetes wieder weg?

Diabetes ist etwas Chronisches, etwas Bleibendes. Er muss lebenslang behandelt werden. Das müssen Sie, so bitter es ist, schon jetzt wissen. Ihr Kind kann das erst später begreifen, es hat noch nicht wie Sie die Möglichkeit, sich die Zukunft vorzustellen. Darum erscheint es auch jetzt eher unberührt und fast fröhlich. Zum einen, weil es sich hier in der Kinderklinik recht wohl fühlt, denn es findet hier alles sehr interessant, zum anderen, weil es meint, dass die »Krankheit« genau so wieder weggeht wie die Lungenentzündung oder die Angina beim Freund oder der Freundin. Man muss nur brav sein und alles Notwendige über sich ergehen lassen. Bei Ihnen ist das anders, denn Sie ahnen, dass auf Sie und Ihre Familie viel Neues und auch schwierige Aufgaben zukommen.

■ **Wie ist der Diabetes entstanden?**

Darüber hat man heute ziemlich klare Vorstellungen. Voraussetzung ist eine erbliche Belastung mit Diabetes, auch wenn Sie weit und breit und lange zurück in der Familie niemanden mit Diabetes kennen, vor allem nicht mit Typ-1-Diabetes. Dann trat irgendwann bei Ihrem Kind, bereits vor einigen Jahren oder erst vor ein paar Monaten eine Virusinfektion auf, ein Infekt mit Husten, Schnupfen und etwas Fieber. Dieser kleine Infekt, den Sie gar nicht ernst genommen haben und den Sie auch nicht verhindern konnten, hat bei ihrem Kind einen Prozess in Gang gesetzt, der zur langsamen Zerstörung der insulinproduzierenden Zellen im Körper geführt hat. Es kann aber auch ein anderer, noch unbekannter Auslöser eine Rolle gespielt haben. Dadurch entwickelte sich nach und nach ein immer stärkerer Insulinmangel. Schließlich trat der Diabetes auf. Aber auch ohne einen solchen Infekt kann es langsam zu einer Zerstörung dieser Zellen kommen. Trotz intensiver Forschung ist die wirkliche Ursache des Typ-1-Diabetes immer noch nicht abschließend geklärt.

■ **Hinweise auf den Diabetes?**

Wichtige Hinweise, und Sie sagen, Sie haben sie vor einigen Wochen zum ersten Mal bemerkt, waren der starke Durst, das ständige »Auf die Toilette gehen«, die Müdigkeit, manchmal Heißhunger und schließlich die Gewichtsabnahme. Und dann hat Ihr Hausarzt heute den hohen Blutzuckerwert gemessen, Zucker im Urin nachgewiesen und die Diagnose Diabetes stellen müssen. Er hat Sie und Ihr Kind sofort in die Klinik eingewiesen. Und nun sitzen Sie hier und wollen wissen, was das zu bedeuten hat, vor allem aber, was Sie tun können, um Ihrem Kind zu helfen.

■ **Was können Eltern jetzt tun?**

Im Augenblick gibt es wenig zu tun. Ihr Kind ist gut versorgt in der Obhut der Schwestern und Ärzte. Sie müssen sich im Augenblick keine Sorgen um Ihr Kind machen. Sie können in Ruhe nachdenken, mit Ihrem Mann oder anderen Ihnen vertrauten Menschen sprechen und versuchen, wieder zu sich zu kommen. Erst in ein oder zwei Tagen wird sich eine Diabetesberaterin mit Ihnen zusammensetzen und ganz behutsam anfangen, mit Ihnen ausführlich und in allen Einzelheiten über den Diabetes zu sprechen.

Sie werden viele praktische Dinge lernen: wie man das Insulin in einer Spritze aufzieht, wie und wo man spritzt, wie Blutzucker bestimmt wird, wie die Mahlzeiten geplant werden. Und irgendwann in 10 bis 14 Tagen werden Sie so viel über den Diabetes wissen, dass Sie und Ihr Kind aus der Klinik entlassen werden. Ihr Kind wird Sie bei der Behandlung sehr unterstützen, Ihnen helfen, vor allem bei den praktischen Aufgaben. Es ist immer wieder erstaunlich zu erleben, wie sachlich, nüchtern und selbstverständlich Kinder in der Anfangsphase mit dem Diabetes umgehen.

■ **Wann geht's nach Hause?**

Sie können nach Hause, wenn sicher ist, dass Sie allein mit dem Diabetes Ihres Kindes umgehen können. Ich bin überzeugt, dass Sie es schaffen werden. Bis heute haben es alle Eltern gelernt, weil es nicht so schwierig ist, wie es am Anfang erscheint. Außerdem werden die Mitarbeiter des Diabetesteams immer für Sie im Hintergrund erreichbar sein. Sie sind jederzeit bereit, Ihnen zu helfen, Sie zu beraten, wenn Sie Fragen haben. Telefonisch ist immer jemand in der Kinderklinik zu erreichen. Sie brauchen keine Angst zu haben. Und wenn Sie unsicher sind und meinen, ein Problem sei telefonisch nicht zu lösen, können Sie einfach zurück in die Klinik kommen.

■ **Was geschieht nach der Entlassung?**

Wenn Sie nach der Entlassung aus der Klinik wieder zu Hause sind, wird sich einiges in Ihrem Leben ändern. Die Behandlungsregeln, die Sie und Ihr Kind beachten müssen – die Insulininjektionen, die Stoffwechselkontrollen, die Planung der Mahlzeiten – beeinflussen natürlich Ihren täglichen Lebensrhythmus. Aber sonst? Ihr Kind geht in die Schule, wie bisher, nimmt am Sportunterricht teil, kann im Ballett tanzen, im Verein Fußball spielen, das heißt weiter allen seinen Hobbys nachgehen. Ihre Familie wird in die Ferien fahren, Reisen machen, Feste feiern, alles wie bisher. Ihr persönlicher Lebensstil muss sich nicht grundsätzlich ändern.

■ **Wie mit dem Diabetes umgehen?**

Ich wünsche Ihnen, dass es Ihnen nach und nach gelingen wird, »Ja« zum Diabetes Ihres Kindes zu sagen. Versuchen Sie gar nicht erst, den Diabetes vor anderen Menschen zu verbergen, ihn zu verheimlichen. Das hat überhaupt keinen Sinn. Sie würden sich und Ihr Kind nur in Schwierigkeiten bringen. Das Auftreten des Diabetes war unabwendbar, und niemand kann etwas dafür. Sie und Ihr Kind können mit ihm leben, genau so glücklich, manchmal auch unglücklich, wie bisher. Und darum ist es gut und oft auch nützlich, wenn die Menschen, mit denen Sie zusammenkommen, wissen, dass Ihr Kind Diabetes hat. Lehrer, Kindergärtnerinnen oder Trainer, alle Menschen, auf deren Hilfe Ihr Kind einmal angewiesen sein könnte, weil zum Beispiel der Blutzucker zu hoch oder zu niedrig ist, müssen informiert sein. Das verstehen Sie jetzt vielleicht noch nicht, wir werden die Gründe später genau besprechen.

Jetzt müssen Sie wissen, dass Sie nichts, aber auch gar nichts versäumt haben, um zu verhindern, dass Ihr Kind Diabetes bekommen hat. Der Diabetes ist nun einmal da, und Sie sollten versuchen, ihn zu akzeptieren. Das ist nicht einfach, und es dauert vielleicht eine ganze Zeit, bis Sie es können. Und selbst wenn Sie eines Tages zu sich sagen können: »Ich habe Ruhe gefunden, es tut nicht mehr weh«, werden Sie sich immer wieder einmal neu beunruhigt fragen: »Warum musste gerade mein Kind Diabetes bekommen?«

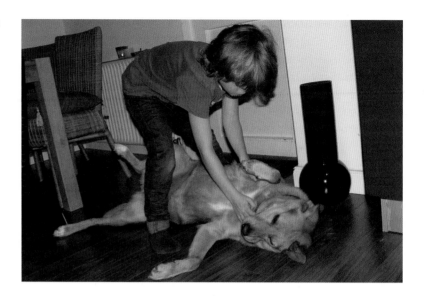

Und auch Ihr Kind wird sich mit der Akzeptanz seines Diabetes herum-
schlagen, nicht jetzt, aber vielleicht in ein paar Jahren, wenn es 14 oder 16
Jahre alt ist, und sich selbst Gedanken macht, über sein Leben, über seine
Zukunft. Dann werden Sie ihm helfen müssen, mit Ihrer langjährigen Erfahrung. Sie werden sich erinnern, wie schwer es auch für Sie war, sich mit
dem Diabetes zurechtzufinden.

■   **Die Zukunft, wie sieht sie aus?**

Vielleicht machen Sie sich auch darüber schon jetzt Gedanken. Dazu möchte ich mit Nachdruck sagen, dass der Diabetes Ihres Kindes so gut wie irgend möglich behandelt werden muss. Alles, was Sie hören werden über
Folgeerkrankungen oder Spätschäden, darf Sie nicht zu sehr mit Angst erfüllen. Wenn der Diabetes Ihres Kindes sehr gut behandelt wird, das heißt
sehr gut eingestellt ist, treten mit allergrößter Wahrscheinlichkeit keine
Folgeerkrankungen auf. Wir werden Ihnen dabei helfen, diese Komplikationen zu verhüten, so gut wir können.

Wichtig ist, dass die Behandlung und Betreuung Ihres Kindes nicht beendet ist, wenn es in etwa zwei Wochen aus der Klinik entlassen wird. Erst
dann beginnt die überaus wichtige Langzeitbehandlung in der Diabetesambulanz. Alle vier bis sechs Wochen werden Sie sich mit Ihrem Kind bei
uns vorstellen, und wir werden über alles sprechen, über die Insulinbehandlung, die Ergebnisse der Kontrolluntersuchungen, die Gestaltung der
Mahlzeiten, aber auch über alle anderen Fragen, die sich aus dem täglichen
Leben mit dem Diabetes ergeben können. Wir werden also ständig in Kontakt bleiben und gemeinsam dafür sorgen, dass der Diabetes Ihres Kindes
gut behandelt wird, damit es möglichst nicht wieder stationär in der Klinik
aufgenommen werden muss.

Vielleicht haben Sie jetzt das Gefühl, das alles gar nicht schaffen zu
können, was in der nächsten Zeit auf Sie zukommt. Ich möchte Ihnen Mut
machen. Unsere Erfahrungen zeigen immer wieder, dass Eltern von Kindern mit Diabetes ungeheure Kräfte entwickeln können, wenn es darum
geht, die Erkrankung ihres Kindes gut zu behandeln. Gleichzeitig gelingt

es ihnen immer wieder mit viel Fantasie und Freude, ihr Kind ebenso unbeschwert und glücklich aufwachsen zu lassen wie andere Kinder auch. So wird es auch bei Ihnen sein, und wir versprechen Ihnen, Sie dabei zu unterstützen. Dazu dient auch dieses Buch, das Sie nun mit Ruhe, nach und nach, Stück für Stück, lesen sollten. Beginnen Sie jetzt, oder wann immer Ihnen danach zumute ist.«

1.2   »Und dann bin ich in die Klinik gekommen …«

Kinder und Jugendliche können die Tragweite ihres Diabetes noch nicht so verstehen wie Erwachsene. Die plötzliche Einweisung in die Klinik, die Sorgen der Eltern, Infusionen, Blutentnahmen und Spritzen beeindrucken sie sehr. Selbst die jüngeren Kinder spüren, dass etwas Besonderes geschehen ist. Sie suchen zwar nicht viel nach Erklärungen, dafür verlassen sie sich umso mehr auf die Hilfe und Zuwendung ihrer Eltern. Bei älteren Kindern ist das anders. Sie machen sich nicht weniger Gedanken über den Diabetes als Erwachsene, ihre Gedanken folgen aber einer anderen Logik. Die kurzen Berichte, Gedanken und Zeichnungen (◧ Abb. 1.2) vermitteln, wie Kinder und Jugendliche ihren Diabetes erleben, was sie bewegt, und wie sie sich selbst Mut machen.

Kinderleben

Erst hatte ich immer Durst und habe ganz viel getrunken. Mama hat deswegen mit mir geschimpft. Dann bin ich hier in die Kinderklinik gekommen. Der Arzt hat gesagt, ich habe Diabetes und muss Insulin spritzen. Er hat aber auch erzählt, dass ich nichts dafür kann und dass ich nichts falsch gemacht habe. Diabetes kommt einfach so, ohne dass Kinder etwas falsch machen. Mama hat mir dann gesagt, dass sie vorher nicht wusste, dass der große Durst vom Diabetes kam. Ihr Schimpfen war nicht richtig, hat sie gemeint. Wir haben uns längst vertragen, und sie bleibt auch bei mir in der Klinik.
(Jana, 7 Jahre).

Diabetes ist keine Krankheit, sondern eine Umstellung.
(Oliver, 10 Jahre).

Vorne an der Spritze ist keine Nadel, die wehtut, sondern ein ganz dünnes Rohr. Dadurch kann ich das Insulin in meinen Körper laufen lassen. Das brauche ich nämlich.
(Sven, 5 Jahre).

Ich habe eine Insulinpumpe mit Insulin drin gekriegt. Am besten daran ist die rosa Tasche, eine blaue will ich nicht.
(Jule, 4 Jahre)

Ich weiß nicht, ob der Diabetes wieder weggeht, vielleicht wenn ich alt bin, 14 oder so?
(Enno, 6 Jahre)

■ **Abb. 1.2** Jennifer (7 Jahre) wurde mit der Feuerwehr in die Klinik gefahren. Dort hat eine Schwester Jennifer in den Bauch gespritzt, obwohl sie das nicht wollte. Jennifer fand, dass die Schwester dabei sehr böse aussah. Am Anfang glaubte Jennifer, dass ihre Bauchspeicheldrüse durch die Spritze in den Bauch kaputt gegangen und deshalb der Diabetes gekommen sei. Darüber war Jennifer sehr traurig, und sie musste weinen. Inzwischen hat Jennifer aber gelernt, dass das nicht stimmt. Heute weiß sie, dass Insulin für sie ganz wichtig ist.

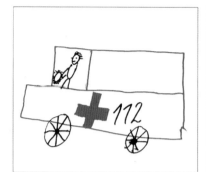
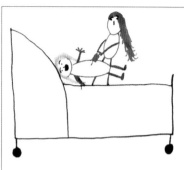
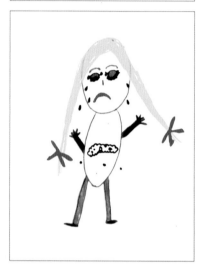
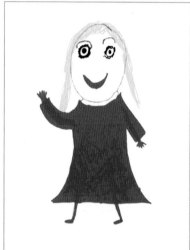

Kinderleben

Am meisten nervt mich am Diabetes, dass ich immer mein Spritzzeug und die anderen Sachen mitschleppen muss. Da brauche ich immer extra eine Tasche, während die anderen so gehen können.
(Marko, 13 Jahre)

Meine Eltern behandeln mich so, als ob ich ganz gesund wäre! Das finde ich okay.
(Julia, 14 Jahre)

Am meisten hatte ich am Anfang Angst, dass ich wegen des Diabetes nie mehr zum Ballett darf. Vorher hatte ich nämlich 3-mal in der Woche trainiert und sogar schon einmal im Opernhaus getanzt. Kein Ballett mehr, das wäre für mich viel schlimmer gewesen als das ganze Spritzen und Messen zusammen. Inzwischen haben wir ausprobiert, was ich machen muss, damit mein Zucker beim Training normal bleibt, obwohl ich mich ganz schön anstrengen muss. Das war nicht einfach, aber ich kann es jetzt.
(Luisa, 11 Jahre)

▼

Mein bester Freund Torben hat mich gleich in der Klinik besucht, als ich Diabetes bekam. Auch die anderen aus meiner Klasse haben mir viele E-Mails geschickt. Das war toll. Torben hat dann auch mitgemacht, als mir die Schwester alles über Diabetes erzählt hat. Das war nicht so langweilig und manchmal richtig lustig. Jetzt kennt er sich auch aus und kann mir helfen, wenn ich zu niedrig bin. Einmal hat er sich sogar selbst gespritzt, aber nicht mit Insulin, sondern mit einer ganz besonderen Art Wasser aus der Klinik. Für Menschen ohne Diabetes ist Insulin nämlich sehr gefährlich!
(Max, 9 Jahre)

Mit sieben habe ich angefangen, Cello zu spielen. In den letzten Jahren habe ich einige Preise gewonnen und möchte nun Berufsmusiker werden. Als ich mit 12 Diabetes bekam, war das absolut unpassend. Inzwischen trete ich mit Pumpe auf, das merkt niemand, aber zur Blutzuckermessung steche ich mir nicht in den Finger. Das würde mein Gefühl für das Instrument stören.
(Valentino, 17 Jahre)

Als ich mit 13 Diabetes bekam, dachte ich zuerst an Süßigkeiten. Die mochte ich sowieso nicht so wirklich. Das hat mich etwas beruhigt. Aber als ich sah, wie meine Mutter sich aufregte und mein Vater ganz blass wurde und nichts sagte, war mir klar, dass es doch schwieriger werden würde. Daran erinnere ich mich noch genau. Ich weiß sogar noch, welche Farbe das Hemd meines Vaters hatte.
(Katarina, 18 Jahre)

1.3 »Wie es anfing …«, eine Mutter erinnert sich

Wie Eltern die ersten Tage mit Diabetes erleben, welche Gedanken ihnen durch den Kopf gehen und was ihnen zu Beginn besonders geholfen hat, das beschreibt eine Mutter stellvertretend für viele andere Eltern in gleicher Situation.

»An den 1. Juli vor 2 Jahren werde ich mich immer erinnern. Zusammen mit unserer damals 8-jährigen Tochter war ich gerade mitten in den Urlaubsvorbereitungen. Es sollte nach Dänemark gehen. Entsprechend hektisch fing der Tag an, besonders, weil wir noch einen frühen Termin bei unserer Kinderärztin hatten. Seit über einer Woche wirkte Christina müde, sie musste oft auf die Toilette und trank recht viel. »Wahrscheinlich hat sie sich beim Toben im Freibad die Blase erkältet«, dachte ich und wollte die Sache rasch klären lassen.

Wir kamen etwas abgehetzt in die Praxis, hatten aber Glück und konnten bald mit der Ärztin sprechen. Das Urinlassen machte Christina keine Probleme, sie fragte sowieso schon wieder nach der Toilette. Bei der Blutentnahme machte sie Theater. Dann mussten wir warten, und ich versuchte meiner Tochter zu erklären, was wohl gerade mit ihrem Blut gemacht würde. So ganz wohl war mir dabei nicht. »Aber was sollte schon gefunden werden? Christina ist ein gesundes Kind, und Infektionen sind nicht immer zu vermeiden«, beruhigte ich mich damals.

Überraschend schnell bat uns die Kinderärztin in ihr Zimmer. Sie schaute ernst. »In Christinas Blut und Urin haben wir sehr viel Zucker festgestellt, viel zu viel!« sagte die Ärztin sehr nachdenklich. »Soweit ich das beurteilen kann, hat Christina Diabetes«. Das warf mich um. Was die Ärztin mir dann noch erzählte, weiß ich nicht mehr: Ketonkörper, Teststreifen grün, blau oder sonst wie, Einweisung in die Kinderklinik. Irgendwie stand ich neben mir: »Diabetes? Unsere Tochter? Nein, nein, sicher nur ein Irrtum! Zuckerkrank, das sind doch ältere Menschen mit Übergewicht und nicht so sportliche Kinder wie unsere Christina.«

Die Ärztin bestand darauf, dass wir umgehend in die Klinik fahren. Nicht einmal einen Tag Aufschub gab sie uns. Der Urlaub würde wohl ausfallen, obwohl wir uns doch so darauf gefreut hatten. Mit Tränen in den Augen saß Christina neben mir im Auto. Sie war ein bisschen wütend auf die Ärztin, der sie die ganze Schuld gab. Sie wollte einfach weglaufen, wenn ich sie in die Klinik bringen würde. »Ich bin nicht krank, ganz bestimmt nicht«, versuchte sie mich zu überzeugen. Und ich hätte nichts lieber getan, als ihr zu glauben.

Völlig durcheinander rief ich erst einmal meinen Mann an. Er war mitten in einer Sitzung und versprach, so schnell wie möglich in die Kinderklinik zu kommen. Wie ich die Reisetasche für Christina gepackt und dann den Weg zur Klinik mit Kind und Schmusetier gefunden habe, weiß ich kaum. Während der gesamten Autofahrt sagte ich immer still zu mir selbst: »Das kann nicht sein! Nein, nicht Christina. Diabeteskranke Kinder sind doch sicher erblich vorbelastet. Weder in meiner noch in der Familie meines Mannes gab es je Diabetes!«

An die Aufnahme in der Klinik erinnere ich mich nur schemenhaft. Christina war sehr still und ernst geworden. Obwohl ich ihr nicht viel erklären konnte, spürte sie wohl, dass etwas Schlimmes passiert sein musste. Sie hatte enormen Durst, wirkte müde und ließ sich jetzt ohne den sonst üblichen großen Protest noch mal Blut abnehmen und sogar eine Infusion anlegen.

Wie sehr der Diabetes Wirklichkeit war, das erfuhren mein Mann und ich während des ersten Gespräches mit dem Kinderarzt. Christina hatte Diabetes und das bis an ihr Lebensende. Jetzt wäre ich am liebsten weggelaufen – aber ich blieb sitzen, hörte zu und verstand eigentlich gar nichts. Zum Glück wurden wir nicht mit Einzelheiten überschüttet. Der Kinderarzt ließ uns Zeit und versprach, dass wir in Ruhe lernen könnten, wie Christina gut mit Diabetes leben und normal aufwachsen kann. »Denn Diabetes kann man zwar nicht heilen, aber sehr gut behandeln – so gut, dass Kinder mit Diabetes selbstverständlich auch nach Dänemark fahren können.«

Die erste Nacht in der Klinik möchte ich nicht noch einmal erleben. Stündliche Blutentnahmen, stumme Blicke des Kindes und die eigene Hilflosigkeit ließen mich kaum ein Auge zu tun. »Es kann doch nicht sein, bestimmt findet mein Mann irgendwo bei irgendwelchen Experten im Internet Informationen über die Heilung von Diabetes. Es muss doch eine

Adresse geben. Was haben wir bloß falsch gemacht?« Alle möglichen Gedanken kreisten mir ständig durch den Kopf.

Als es wieder hell wurde, hatte ich das Gefühl, nur zwei Stunden geschlafen zu haben. Christina ging es deutlich besser, die Infusion kam ab, es gab Frühstück, und sie hatte schon wieder richtig Hunger und nur noch ganz normalen Durst. Mein Mann rief an, er hatte auch kaum geschlafen und wusste überhaupt nicht, was er tun sollte. Die halbe Nacht hatte er im Internet gesucht, viele Informationen runtergeladen und dabei völlig den Überblick verloren.

Christina war inzwischen mit Schwester Anja ins Stationszimmer gegangen. Nach einer Weile kam sie mit einem etwas jüngeren Mädchen zurück, das im Nebenzimmer lag. Sie hieß Lisa, und ihr waren gerade die Mandeln herausgenommen worden. Sie freute sich schon auf das Eis, das ihr die Eltern versprochen hatten. Christina sagte: »Mama, kannst du dir vorstellen, dass Lisa sich schon richtig spritzen kann, ganz allein? Sie hat nämlich auch Diabetes. Ich hab's genau gesehen. Morgen zeigt sie mir zusammen mit Schwester Anja, wie' s geht!«

Lisa fügte hinzu, dass sie schon ganz lange Diabetes habe, mindestens seit dem Kindergarten: »Weil ich kein Insulin mehr habe, spritze ich es eben. Jeder Mensch braucht nämlich Insulin. »Sie machte eine entsprechende Handbewegung und schien dabei nicht bedrückt. Lisa machte vielmehr einen fröhlichen Eindruck, war körperlich fit und für ihr Alter gut entwickelt. Das beruhigte mich ein wenig.

Inzwischen war Schwester Anja ins Zimmer gekommen. »Ich möchte mit Ihnen und Ihrem Mann und natürlich auch Christina einige Termine zur Diabetesschulung verabreden. Wahrscheinlich brauchen Sie noch ein wenig Ruhe, um mit Ihrem Mann über die neue Situation zu sprechen. Sie haben später genug Zeit, um Schritt für Schritt zu lernen, wie der Diabetes behandelt wird. Ihre Tochter wird erst entlassen, wenn Sie alles Notwendige über die Behandlung wissen.« Wir verabredeten uns für den nächsten Tag, um Spritzen zu lernen.

Mir war dabei wirklich nicht wohl, denn eigentlich wollte ich in meiner Trauer nichts über den Diabetes hören.

Nachmittags bekam Lisa das versprochene große Eis von ihren Eltern. Schwester Anja hatte auch ein Eis für Christina. Es war ein ganz normales Eis mit Zucker. »Süßigkeiten sind für Kinder mit Diabetes nicht verboten, sie müssen nur genau mit dem Insulin abgestimmt werden«, erklärte mir Schwester Anja. Lisas Mutter war froh, dass es ihrem Kind nach der Operation wieder gut ging. Sie nahm sich Zeit, um mir bei einer Tasse Kaffee von ihrem Alltag zu berichten. Einerseits hat es mich sehr beruhigt, dass diese Familie trotz des Diabetes ziemlich normal lebte: kein Extra-Kochen, Urlaub in Spanien, Kind in der normalen Schule, Klassenausflüge, Kinobesuche, Kindergeburtstage mit Torte, Sportverein. Andererseits war ich aber auch etwas irritiert, wie selbstverständlich diese Mutter über das ständige Spritzen und die Blutentnahmen bei ihrem Kind sprach. »Ist das noch normal?«, fragte ich mich damals.

Am nächsten Nachmittag war der erste Schulungstermin. Wir sollten Spritzen lernen. Christinas erste Neugierde war zwar zurückgegangen, trotzdem fand sie es interessant. Sie war tapfer und übte, wie Insulin in einer

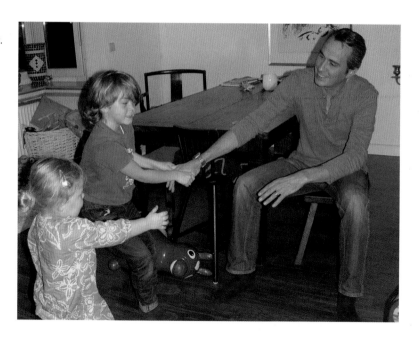

Plastikspritze aufgezogen wird. Christina lernte erstaunlich schnell, 2, 5 oder 10 Einheiten Wasserlösung aufzuziehen und in einen Schwamm zu spritzen. Dann war das Schmusetier zum Üben dran.

Auch mein Mann und ich lernten, wie gespritzt wird und probierten es an uns selbst aus. Es gab einen kleinen Pieks, und die feine Nadel rutschte ohne weiteres in die Haut hinein. Während ich die zehn Einheiten Kochsalzlösung (eine spezielle Lösung zum Üben) unter die Haut drückte, spürte ich nur einen leichten Druck, mehr nicht. Nadel raus, wir hatten es geschafft. Der Schmerz war viel geringer als erwartet. Ein kurzer Blick und mein Mann und ich wussten, dass wir das in Zukunft schaffen würden. Am gleichen Abend hatte ich sogar den Mut, Christina zum ersten Mal Insulin zu spritzen.

In den folgenden 14 Tagen lernten wir nach und nach Christinas Diabetes zu behandeln. Nach der Entlassung ging es dann darum, all die neuen Kenntnisse mit unserem normalen Alltag zu verbinden: Testen, Insulinspritzen, Mahlzeiten einschätzen, an Traubenzucker für den Notfall denken, ständig wachsam sein. Anfangs war es ein Fulltimejob. Die erste Phase erinnerte uns an die Zeit, als Christina geboren wurde und wir als junge Eltern in ständigem Stress waren. Vor jedem Gang aus dem Haus mussten wir damals an Windeln, Tücher, Schnuller und alles Mögliche denken, mit Diabetes war es nun die Tasche mit Insulin, Pen, Messgerät, Streifen und Traubenzucker. Zum Glück konnten wir jederzeit in der Klinik anrufen, um uns Rat zu holen. Und das war notwendig, denn der Blutzucker machte und macht bis heute nicht immer genau das, was man erwartet. Die erste Infektion bereitete uns echte Schwierigkeiten, der Urlaub sollte im Herbst nachgeholt werden, und die Insulinbehandlung musste mit Christinas Sportbegeisterung abgestimmt werden.

Und heute? Nach über zwei Jahren ist der Diabetes Teil unseres Alltags geworden. Die meisten Behandlungsschritte finden statt, ohne dass wir uns dazu sehr viele ernste Gedanken machen. Christina hat sich normal weiterentwickelt, sie hat Freundinnen, wird zu vielen Geburtstagen eingeladen, kommt in der Schule nach wie vor gut mit und spielt nicht nur Tennis, sondern sie hat sich auch noch zum Voltigieren angemeldet. Der Kinderarzt in der Diabetesambulanz sagte uns beim letzten Termin: »Christina ist ein prächtiges Mädchen«. Selbstverständlich gibt es auch immer wieder Phasen, in denen mein Mann und ich uns Sorgen um Christinas Gesundheit machen. Aber insgesamt sehen wir optimistisch in die Zukunft. Christinas Einstellung ist im Moment ganz gut, und wir hoffen, dass es so bleibt. Über das, was vielleicht in der Zukunft kommen könnte, machen wir uns heute nicht mehr Gedanken als alle Eltern, die das Beste für ihr Kind wollen. Christinas Selbstbewusstsein, Lebensfreude und Optimismus zeigen uns, dass wir eigentlich auf einem guten Weg sind«.

1.4 Was kann Kindern und Eltern helfen?

Vielleicht haben auch Sie einige Ihrer Gedanken und Gefühle wiedererkannt, als Sie das Gespräch mit dem Arzt und den Bericht von Christinas Mutter gelesen haben. Selbst wenn manche Eltern ihren Kinderarzt schon mit dem Verdacht Diabetes aufsuchen, trifft sie die Gewissheit meist doch wie ein Schlag. Sie haben das Gefühl, als würde ihnen der Boden unter den Füßen weggezogen. Diabetes steht vor ihnen wie eine unüberwindbare Mauer, die sie von ihrem bisherigen Leben und der erträumten Zukunft trennt.

Verzweiflung, Trauer, Gefühle der Hilflosigkeit und Ohnmacht oder auch Ärger über das ungerechte Schicksal sind in dieser Situation normal. Eltern und Kinder haben ein Recht, diese Gefühle auszudrücken.

Für das weitere Leben von Kindern mit Diabetes ist es jedoch wichtig, wie ihre Eltern auf Dauer mit diesen Gefühlen umgehen. Lassen sie sich lähmen oder gelingt es ihnen nach und nach, ihre Ängste abzubauen, wieder zuversichtlich und gelassen in die Zukunft zu schauen? Viele inzwischen längst erwachsene Kinder mit Diabetes und ihre Eltern berichten, dass sich der Diabetes für sie nach kurzer Zeit gewandelt hätte. Aus einem schweren Schicksalsschlag wurde eine weitere Lebensaufgabe, der sie sich mit Engagement und Selbstvertrauen stellten.

Ängste abbauen

Viele Ängste entstehen aus Unsicherheit oder mangelndem Wissen. Dagegen helfen ausführliche Informationen und immer wieder Fragen.

- Notieren Sie alles, was Ihnen in den Sinn kommt. Es gibt keine dummen Fragen! Das Diabetesteam wird versuchen, alle Unsicherheiten zu klären. Das Sachverzeichnis am Ende des Buches zeigt Ihnen, auf welchen Seiten einzelne Themen genauer besprochen werden.
- Manche Eltern fühlen sich schuldig an der Erkrankung ihres Kindes, weil sie die Ursachen des Typ-1-Diabetes noch nicht kennen. Sie glauben, falsche Ernährung, zum Beispiel zu viele Süßigkeiten, könnte Diabetes auslösen. Andere meinen, dass der Diabetes hätte verhindert werden können, wenn sie nur früher zum Arzt gegangen wären. Beide

Befürchtungen sind völlig falsch. Diabetes im Kindes- und Jugendalter kann weder durch eine besondere Lebensweise hervorgerufen, noch durch eine frühzeitige Behandlung verhindert werden. Vorbeugung ist nicht möglich.

▬ Falsche Informationen über die Vererbung können unnötig belasten. Das Erbgut spielt beim Typ-1-Diabetes eine wesentlich geringere Rolle als beim Erwachsenendiabetes (Typ-2-Diabetes), der meist bei älteren Menschen auftritt. Außer dem ähnlichen Namen haben beide Krankheiten nur sehr wenig gemeinsam. Ihre Ursachen sind völlig verschieden. Der Typ-2-Diabetes von Großeltern hat nichts mit dem Typ-1-Diabetes ihres Enkelkindes zu tun. Schuldgefühle oder Vorwürfe unter Familienmitgliedern sind deshalb völlig unbegründet.

▬ Früher verband man mit dem Diabetes ein genau geregeltes Leben und strenge Diätvorschriften. Diese Zeiten sind zum Glück längst vorbei. Kinder und Jugendliche mit Diabetes können heute normal aufwachsen und ihre Behandlung weitestgehend an den Lebensstil und die Gewohnheiten ihrer Familie anpassen. Die Fotos in diesem Buch können vielleicht einen ersten Eindruck der Vielfalt und Lebensfreude von Kindern und Jugendlichen mit Diabetes vermitteln.

▬ Wer noch nie mit Spritzen oder Blutentnahmen zu tun hatte, wird sich kaum vorstellen können, dass beides zum normalen Alltag gehören kann. Die Angst ist nur zu natürlich. Wie schnell sich das Bild ändern kann, zeigen die Kommentare vieler Jugendlicher, für die »das ständige Mitschleppen der Spritze oder des Pens« die größte Belastung ist. Schmerz spielt für sie kaum eine Rolle.

▬ Wenn Sie sich die Fotos in diesem Buch genau ansehen, können Sie erkennen, dass viele Kinder, vor allem die jüngsten, eine Insulinpumpe tragen. Sie haben sich daran sehr schnell gewöhnt, und für ihre Eltern ist es mit der modernen Technologie besonders leicht, das Insulin schnell und ohne Aufwand zu verabreichen.

▬ Schließlich zeigen Forschungsergebnisse, dass die Zukunft der Kinder, deren Diabetes heute mit modernen Therapien gut behandelt werden kann, begründet optimistisch gesehen werden kann. Auch für uns Autoren ist es sehr motivierend, dass die Kinder, die uns bei der ersten Auflage dieses Buches geholfen haben, inzwischen zu gesunden Erwachsenen herangewachsen sind. Einige haben bereits selbst Familien gegründet und sind beruflich gut etabliert.

> **Alle Ihre Fragen sind wichtig, und keine Frage ist dumm!**

Überforderung vermeiden

Viele Eltern wollen schon in den ersten Tagen möglichst alles über Diabetes erfahren. Sie lassen sich mit Informationen überschütten und finden vor lauter Fachbegriffen und widersprüchlichen Aussagen keinen roten Faden.

▬ Wenn der erste Schock der Diagnose noch nachwirkt und starke Gefühle der Trauer, Verzweiflung, Angst oder auch Wut vorherrschen, gelingt es kaum, neue Informationen zu verarbeiten. Gönnen Sie sich etwas Ruhe, um langsam wieder zu sich zu finden. Auf einen oder zwei Tage kommt es wirklich nicht an.

- Lassen Sie sich Zeit, die Diabetesbehandlung Schritt für Schritt zu verstehen. Die wichtigsten Grundlagen sind im 2. und im 3. Kapitel zusammengestellt. Das Diabetesteam wird alle Themen mit Ihnen besprechen. Erst im Anschluss daran ist es sinnvoll, auf Feinheiten einzugehen. Überlegen Sie einmal, wie viele Wochen und Monate Ärzte und Schwestern benötigen, um Experten auf dem Spezialgebiet Diabetes zu werden. Eltern sollten sich mindestens ebenso viel Zeit zugestehen.

- Diabetes ist auch immer wieder ein Thema in den Medien. Wahrscheinlich werden Sie in den nächsten Tagen einige gut gemeinte Ratschläge, Broschüren, Zeitungsausschnitte oder sogar Videos von Freunden und Bekannten erhalten. Und wenn Sie im Internet »Diabetes« als Suchwort eingeben, werden Sie viele Jahre brauchen, um nur alle Überschriften zu lesen. Leider sind einige Quellen nicht auf dem neuesten Stand, sachlich falsch oder sie betreffen ausschließlich den Typ-2-Diabetes Erwachsener. Solche Fehl- und Falschinformationen können Sie sehr verunsichern. Vor allem im Internet gibt es eine Reihe unseriöser Anbieter, die für viel Geld nutzlose Therapien zur »Heilung« des Diabetes anpreisen. Wenn Sie auf solche Informationen stoßen und darüber mehr wissen möchten, fragen Sie Ihr Diabetesteam. Um zu Beginn nicht durch zu viele Websites verunsichert zu werden, möchten wir Ihnen raten, sich zunächst auf das Informationsmaterial zu konzentrieren, das Ihnen Ihr Diabetesteam empfiehlt.

- Kinder und Jugendliche werden erst dann aus der Klinik entlassen, wenn sich die Familie zutraut, die Behandlung selbst zu übernehmen. Während der ersten Monate nach der Diagnose verläuft der Diabetes fast immer sehr unkompliziert. Man nennt diese Zeit Erholungsphase, weil der Körper selbst noch Insulin ausschüttet. Kleine Behandlungsfehler wirken sich deshalb kaum aus. Familien können daher in aller Ruhe Erfahrungen sammeln und immer mehr Sicherheit gewinnen.

- Wenn Ihre Lebenssituation aktuell nicht nur wegen des Diabetes sehr schwierig ist, scheuen Sie sich nicht, dem Diabetesteam darüber zu berichten. Es gibt verschiedene Möglichkeiten, Familien mit einem chronisch kranken Kind zu unterstützen (▸ Kap. 10). Die Mitglieder des Diabetesteams, vor allem die Psychologin und die Sozialarbeiterin, können hier für weitere Hilfen im Alltag sorgen.

Gelassenheit wiederfinden

Ständiges Grübeln über all das, was der Diabetes in den nächsten Jahren oder sogar Jahrzehnten für Kinder und Eltern bedeuten kann, lässt niemanden zur Ruhe kommen. Die ferne Zukunft ist heute einfach noch nicht zu überblicken. Perfekte Lösungen kann es deshalb nicht geben. Als Kinder vor 30 Jahren an Diabetes erkrankten, war für niemanden vorstellbar, welche Fortschritte die Therapie machen würde. Heute sieht man, dass die damals schlechten Aussichten der Kinder längst nicht eingetreten sind. Ebenso werden Sie erleben, dass sich die Behandlung und die Zukunftsaussichten Ihres Kindes mit der Zeit immer mehr verbessern werden. Konzentrieren Sie sich deshalb auf die Themen und Aufgaben, die Sie heute oder in nächster Zukunft bewältigen wollen. Die Gegenwart zählt.

- Starke Gefühle der Trauer, Verzweiflung oder auch Wut sind normal, wenn Eltern erfahren, dass ihr Kind plötzlich chronisch krank ist. Oft hilft es, mit dem Partner, guten Freunden oder anderen Vertrauten über diese Gefühle zu sprechen. Es wirkt entlastend und regt zu neuen Gedanken an. Da es den meisten Kindern nach der Diagnose recht schnell wieder gut geht und sie sich in der Kinderklinik einleben, muss die Mutter oder der Vater nicht ständig anwesend sein. Eltern benötigen gerade in der Anfangsphase Zeit für einander. Nutzen Sie diese erste Zeit, um mit Ihrem Partner oder Ihrer Partnerin allein in Ruhe über die neue Situation nachzudenken.

- Der griechische Philosoph Epiktet sagte einmal: »Nicht die Dinge selbst beunruhigen die Menschen, sondern die Gedanken, die wir mit ihnen verbinden.« Überträgt man diese Weisheit auf den Diabetes, dann lässt sich vielleicht auch erklären, warum es manchen Menschen leichter als anderen gelingt, gut mit der Erkrankung zu leben. Die Tatsache, Insulin spritzen zu müssen, ist für alle gleich. Einige Eltern verbinden damit Gedanken an lebenslange Abhängigkeit und erhebliche Behinderung ihres Kindes. Sie hadern mit ihrem Schicksal und können sich kaum aus dem Teufelskreis negativer Gedanken und trauriger Gefühle befreien. Anderen Eltern gelingt es, mit dem Insulin auch positive Gedanken zu verbinden: »Zum Glück gibt es für den Diabetes ein wirksames Medikament. Mit Insulin kann unser Kind sein Leben weiter genießen und wie alle anderen heranwachsen. Wir Eltern können unserem Kind erfolgreich helfen.«

> **Nicht die Dinge selbst beunruhigen die Menschen, sondern die Gedanken, die wir mit den Dingen verbinden (Epiktet 50–138 n. Chr.).**

- Manchen Eltern hat auch ein Gespräch mit anderen Eltern geholfen, deren Kind schon etwas länger Diabetes hat. Ohne viele Worte fanden sie Verständnis, und sie konnten erleben, wie normal deren Alltag ist. Einige Kinderkliniken sammeln Adressen von Eltern, die andere Familien in der ersten Phase unterstützen. Auch regionale Selbsthilfegruppen oder Elternvereine bieten Kontakte an.

- Im deutschsprachigen Raum hat sich eine Website für Eltern von Kindern mit Diabetes etabliert. Sie wurde vor etwa zehn Jahren von einem Vater begründet, dessen Tochter damals an Diabetes erkrankt ist. Heute sind mehrere 1000 Familien Mitglied in www.diabetes-kids.de. Sie finden hier viele Informationen, Kontakte und Termine.

- In vielen Diabetesteams arbeiten auch Psychologen oder andere psychotherapeutisch ausgebildete Fachleute. Sie haben sich auf die Situation von Familien spezialisiert, die durch chronische Erkrankungen besonders belastet sind. Ihre Aufgabe besteht darin, Ängste abzubauen, Konflikte gemeinsam mit den Familien zu lösen und ihnen zu helfen, einen eigenen Weg für ein gutes Leben mit Diabetes zu finden. Es geht dabei um die Begleitung in einer schwierigen Lebenssituation, die meist nur kurze Zeit erforderlich ist. In vielen Kliniken stellen sich diese Fachleute kurz nach der Diagnose bei den Familien vor und nehmen sich Zeit für ihre Sorgen und Bedürfnisse. Sie sind auch für Ihre Familie ansprechbar, wenn Sie später einmal Rat oder Hilfe bei seelischen Problemen oder Erziehungsfragen haben.

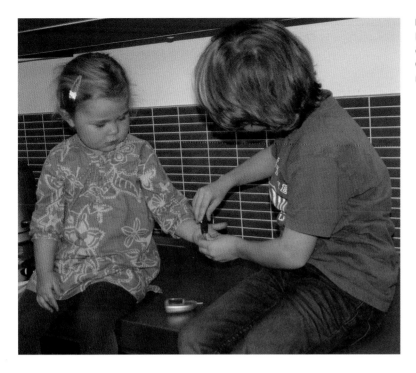

Abb. 1.4 Yuma (2) kennt kein Leben ohne Diabetes, für sie ist selbst das Pieksen »normal«. Die liebevolle Gelassenheit der Familie macht das möglich.

Kinder einfühlsam begleiten

Je jünger ein Kind bei der Diagnose Diabetes ist, umso weniger kann es die Schwere seiner Erkrankung einschätzen. Es spürt die Unruhe, es wird aus seiner vertrauten Umgebung gerissen und die Behandlung bereitet Angst und Schmerzen. Wie ein Kind das alles erlebt, hängt oft davon ab, wie seine Eltern reagieren. Nicht nur beruhigende Worte, sondern auch Gesten und Mimik spielen eine Rolle.

- Tiefe Verzweiflung von Mutter oder Vater verstärkt die Ängste des Kindes, während eine hoffnungsvolle und aktive Ausstrahlung ihm signalisiert, dass nichts Schlimmes geschehen kann. Versuchen Sie deshalb, Ihr seelisches Gleichgewicht möglichst bald wiederzuerlangen und es auch Ihrem Kind zu zeigen.
- Alle Kinder brauchen die Unterstützung und Zuwendung ihrer Eltern. Ihre größte und häufigste Angst ist die, allein gelassen zu werden. Wenn irgend möglich, sollte deshalb ein Elternteil mit in die Klinik aufgenommen werden. Für Eltern entstehen hierbei keine zusätzlichen Kosten, weil die Mitaufnahme aus medizinischen Gründen (Diabetesschulung) erforderlich ist.
- Entlasten Sie Ihr Kind von unnötigen Sorgen. Vielleicht gab es in den letzten Wochen vor der Diagnose Streit, weil es so viel getrunken und sogar eingenässt hat. Sagen Sie ihm, dass es dafür nichts konnte. Ebenso hat niemand Schuld an seinem Diabetes.
- Sagen Sie Ihrem Kind immer die Wahrheit, selbst wenn es Ihnen sehr wehtut. Erklären Sie ihm in einfachen Worten, dass der Diabetes nicht mehr weggeht und dass es nun immer Insulin brauchen wird. Noch so gut gemeinte Notlügen werden schnell aufgedeckt und zerstören nur das notwendige Vertrauen. Sie helfen Ihrem Kind mehr, wenn sie ihm ver-

sichern, dass es weiterhin all das tun kann, was ihm bisher Freude bereitet hat. Die wirkliche Bedeutung einer lebenslangen Erkrankung können Kinder nicht ermessen. Darum finden sie sich mit dieser Tatsache meist erstaunlich schnell ab.

— Diabetes bedeutet sicher einen großen Einschnitt im Leben Ihres Kindes. Trotzdem wird es dadurch aber kein völlig anderer Mensch werden. Ihr Kind bleibt Ihr Kind, unverändert mit seinen vielen liebenswerten und gewiss auch schwierigen Eigenschaften. Geben Sie ihm darum die Chance, weiter möglichst so aufzuwachsen wie bisher. Nehmen Sie den Diabetes als eine von vielen Besonderheiten Ihres Kindes. Denn für alle Menschen gilt: Es ist normal, verschieden zu sein!

— Kinder benötigen Verständnis für ihre Sorgen und Ängste. Dagegen ist ihnen übertriebenes Mitleid unangenehm. Es macht sie klein und schwächt ihr Selbstbewusstsein. Vor allem Jugendliche erleben es eher als kränkend, wenn sie wegen des Diabetes plötzlich wieder wie ein kleines Kind behandelt werden. Bieten Sie Ihrem Kind Unterstützung an, lassen Sie es aber selbst entscheiden, ob und in welcher Form es Hilfe annehmen möchte. Übermäßige Fürsorge macht auf die Dauer nur hilflos und entmutigt. Sagen Sie Ihrem Kind lieber, dass Sie ihm zutrauen, mit Diabetes gut umgehen zu können.

— Nachdem der erste Schock überwunden ist, leben sich die meisten Kinder rasch auf der Station ein. Sie erkunden die neue Umgebung, und sie sind meist sehr interessiert an ihrer Behandlung. Unterstützen Sie den Forscherdrang Ihres Kindes, und loben Sie jede Initiative. So können Sie das Selbstbewusstsein Ihres Kindes und damit die Bewältigung des Diabetes fördern.

— Vergessen Sie die Geschwister nicht. Auch sie machen sich Sorgen, weil der Bruder oder die Schwester Diabetes bekommen hat. Selbstverständlich sollten sie ihre Schwester oder ihren Bruder in der Klinik besuchen und sich überzeugen können, dass fast alles so bleibt, wie es war. Lassen Sie Ihre Kinder gemeinsam lernen und sich gegenseitig unterstützen. So fühlt sich kein Kind vernachlässigt oder ausgeschlossen.

Einführung in die Behandlung des Typ-1-Diabetes

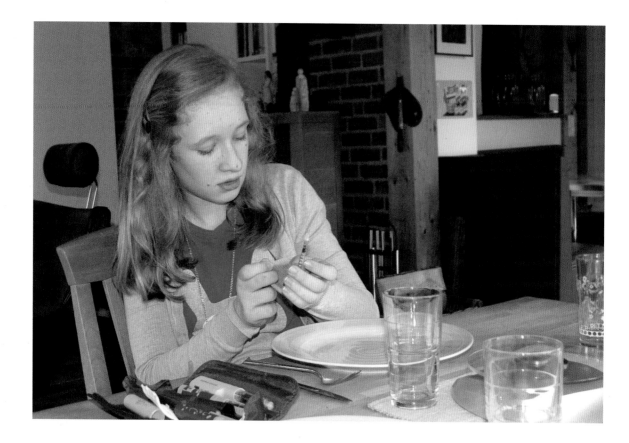

2   Einführung in die Behandlung des Typ-1-Diabetes

Bevor Sie lernen, wie die Behandlung des Diabetes durchgeführt wird, möchten wir Sie darüber informieren, wie häufig Diabetes auftritt, wie er entsteht, wie die Diagnose gestellt wird und wie sich der Diabetes Ihres Kindes im Laufe der Jahre entwickeln wird. Für die Behandlung des Diabetes spielt Insulin die wichtigste Rolle. Darum erfahren Sie viel über seine Wirkung und wie es sachgerecht angewendet wird. Am Ende dieses Kapitels werden die Prinzipien der verschiedenen Methoden der Insulinbehandlung beschrieben.

2.1   Was ist Typ-1-Diabetes?

Manche Leute sagen, Diabetes sei eine Hormonstörung, andere sagen, es sei eine Stoffwechselstörung. Beides ist richtig: denn bei Menschen mit Diabetes fehlt ein Hormon, das Insulin. Die Folge des Insulinmangels ist eine Stoffwechselstörung. Die mit der Nahrung aufgenommenen Nährstoffe (Kohlenhydrate, Fett und Eiweiß) können nicht mehr richtig verwertet werden.

Hormone sind körpereigene Wirkstoffe, die eine Vielzahl von wichtigen Vorgängen im Körper steuern. Sie werden in Hormondrüsen gebildet und direkt ins Blut abgegeben, sodass sie überall im Körper wirken können. Die Schilddrüse, die Nebennierenrinde, die Hirnanhangdrüse und die Keim-

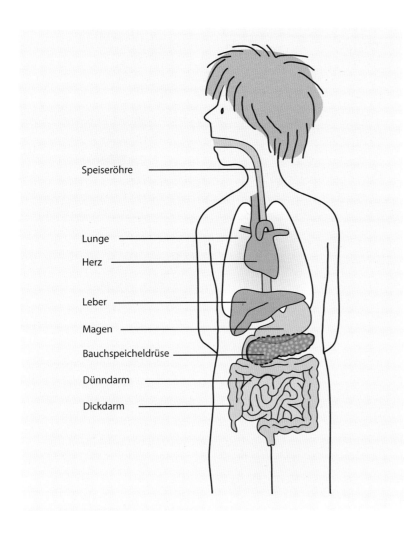

◘ Abb. 2.1 Die Bauchspeicheldrüse
liegt gut geschützt vor der Wirbelsäule
und hinter Leber, Magen und Darm.
Man kann sie von außen nicht tasten.

Speiseröhre

Lunge

Herz

Leber

Magen

Bauchspeicheldrüse

Dünndarm

Dickdarm

drüsen sind solche Hormondrüsen. Die Hormone dieser Drüsen nennt man darum Schilddrüsenhormon, Nebennierenrindenhormone, Hirnanhangdrüsenhormone, Keimdrüsenhormone.

Auch Insulin ist ein Hormon. Es wird in der Bauchspeicheldrüse gebildet (◘ Abb. 2.1). Wenn es fehlt, entsteht eine Stoffwechselstörung, die man als Diabetes bezeichnet.

Unter Stoffwechsel versteht man die chemische Umwandlung körpereigener Substanzen. Der Baustoffwechsel ist zuständig für den Aufbau, das Wachstum und das Gedeihen des Körpers mit seinen Organen, Geweben und Zellen. Der Energiestoffwechsel ist für die Energiegewinnung des Organismus zuständig. Das ist wichtig, weil alle Organe Energie benötigen, um zu funktionieren.

Insulin wird in der Bauchspeicheldrüse gebildet. Die Bauchspeicheldrüse heißt auch Pankreas. Fein verteilt findet man im Pankreas stecknadelkopfgroße Zellhaufen (◘ Abb. 2.2), in denen zwei Zelltypen unterschieden werden können: Die B-Zellen bilden das Insulin. Dieses Insulin fehlt bei Diabetes. Außerdem gibt es noch die A-Zellen. Sie bilden das Hormon Glukagon. Beide Hormone weisen eine entgegengesetzte Wirkung auf: Insulin senkt den Blutzuckerspiegel, Glukagon hebt den Blutzuckerspiegel an.

■ **Abb. 2.2** Die Bauchspeicheldrüse eines Erwachsenen weist etwa 100 000 Langerhans'sche Inseln auf, die man mit einer Lupe sehen kann. Die insulinproduzierenden B-Zellen sind nur unter dem Mikroskop erkennbar.

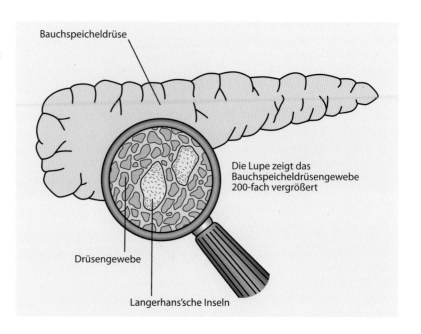

Bauchspeicheldrüse

Die Lupe zeigt das Bauchspeicheldrüsengewebe 200-fach vergrößert

Drüsengewebe

Langerhans'sche Inseln

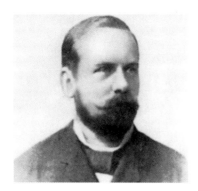

■ **Abb. 2.3** Paul Langerhans (1847–1888).

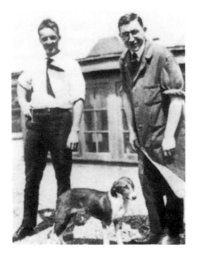

■ **Abb. 2.4** Frederick Grant Banting (1891–1941) und Charles H. Best (1899–1978).

Außerdem wird im Drüsengewebe des Pankreas auch der Pankreassaft produziert, der über einen Gang in den Dünndarm fließt und dort an der Verdauung der Nahrung beteiligt ist. Die Ausschüttung des Pankreassafts wird nicht durch den Diabetes beeinflusst.

❯ **Diabetes ist eine Stoffwechselstörung, bei der das Hormon Insulin fehlt.**

┌─ **Unter der Lupe** ─────────────────────────

Die Pioniere

Paul Langerhans (1847–1888). 1869 beschrieb Paul Langerhans (■ Abb. 2.3) in seiner Doktorarbeit zum ersten Mal die Inselzellen der Bauchspeicheldrüse. Sie werden nach ihm auch Langerhans'sche Inseln genannt. Er wusste noch nicht, welche Funktion und Bedeutung die Inseln haben. Dass die Pankreasinseln etwas mit der Entstehung des Diabetes zu tun haben, entdeckten erst 20 Jahre später zwei Forscher in Straßburg: Josef von Mering und Oskar Minkowski.

Frederick Grant Banting (1891–1941) und Charles H. Best (1899–1978). Schon vor seiner Entdeckung im Jahre 1921 hatte man dem unbekannten Wirkstoff der Langerhans'schen Inseln den Namen Insulin gegeben. Die epochale Entdeckung des Insulins gelang den beiden kanadischen Wissenschaftlern Frederick Grant Banting und Charles H. Best (■ Abb. 2.4). Sie gewannen das Insulin aus tierischen Bauchspeicheldrüsen. Schon am 11. Januar 1922 wurde der erste Patient mit Diabetes im Allgemeinen Krankenhaus in Toronto mit Insulin behandelt. Mit einer der größten Entdeckungen der Medizingeschichte begann die Insulinära des Diabetes. Einer bis dahin lebensbedrohlichen Erkrankung war der Schrecken genommen. Der Diabetes konnte mithilfe von täglichen Insulininjektionen wirksam behandelt werden.

Wie häufig tritt Diabetes auf?

Bei Kindern und Jugendlichen tritt fast ausschließlich der sogenannte Typ-1-Diabetes auf, der durch einen Insulinmangel charakterisiert ist. Typ-1-Diabetes ist bei Kindern und Jugendlichen eine seltene Erkrankung. Man geht heute davon aus, dass in Deutschland etwa 25 000 Kinder und Jugendliche zwischen 0 und 20 Jahren mit Typ-1-Diabetes leben. Jährlich erkranken in Deutschland etwa 2500 Kinder und Jugendliche neu an Diabetes. Den 25 000 Kindern und Jugendlichen mit Typ-1-Diabetes stehen noch etwa 300 000 Erwachsene mit Typ-1-Diabetes gegenüber.

Neben dem Typ-1-Diabetes gibt es noch andere Diabetestypen. Am häufigsten ist der Typ-2-Diabetes des Erwachsenen. Bei diesem Diabetestyp wird zwar genug Insulin gebildet, seine Wirksamkeit ist jedoch eingeschränkt. Man schätzt, dass in Deutschland etwa acht Millionen Menschen mit Typ-2-Diabetes leben, von denen allerdings viele nichts von ihrer Erkrankung wissen.

Gibt es bei Kindern und Jugendlichen noch andere Diabetesformen?

In seltenen Fällen tritt bei Kindern und Jugendlichen auch ein Typ-2-Diabetes auf, der meist nicht mit Insulin behandelt werden muss. Extrem selten wird ein sogenannter MODY-Diabetes diagnostiziert, der in der Regel mit sehr wenig Insulin auskommt. Zur sicheren Unterscheidung der drei Diabetesformen werden heute Inselzellantikörper, Insulinautoantikörper und andere Antikörper bestimmt, die charakteristisch für den Typ-1-Diabetes sind.

Häufigkeit des Diabetes in Deutschland

Typ-1-Diabetes

Kinder und Jugendliche	25 000
Erwachsene	300 000

Typ-2-Diabetes

Erwachsene	8 Millionen

Wie entsteht der Typ-1-Diabetes?

Man hat heute ziemlich genaue Vorstellungen über die Entstehung des Typ-1-Diabetes. Drei Ursachen wirken auf komplizierte Weise zusammen.

1. Erblichkeit

Voraussetzung für die Entstehung eines Typ-1-Diabetes ist eine genetische Disposition, d.h. eine erbliche Belastung. Das Risiko, an Typ-1-Diabetes zu erkranken, beträgt in der Gesamtbevölkerung etwa 0,5%. Das heißt, von 200 Menschen muss einer damit rechnen, im Laufe seines Lebens einen Typ-1-Diabetes zu bekommen.

Wenn jedoch ein erstgradiger Verwandter (Bruder, Schwester, Vater oder Mutter) Typ-1-Diabetes hat, steigt das Erbrisiko auf 4 bis 10%. Wenn sogar zwei erstgradige Verwandte, z.B. Vater und Mutter, einen Typ-1-Diabetes aufweisen, beträgt es 25% oder höher. Rein statistisch gesehen müssen

---

Familienleben

Was ist mit den Geschwistern?

Die Zahlen oben zeigen, dass Geschwister von Kindern mit Typ-1-Diabetes statistisch ein etwas höheres Risiko als andere Kinder haben, auch Diabetes zu bekommen. Absolut betrachtet ist diese Gefahr jedoch recht gering. Es wird geschätzt, dass etwa 1 von 10 Geschwistern ebenfalls einen Diabetes bekommt. Trotz dieses Risikos sollten Geschwister unbeschwert aufwachsen.

Es gibt keinen Grund, ihnen irgendetwas zu verbieten oder vorzuenthalten, zum Beispiel beim Essen. Es ist auch nicht sinnvoll, den Blutzucker vorsorglich regelmäßig zu überprüfen. Wenn wirklich der seltene Fall eintritt, dass ein Geschwisterkind ebenfalls Diabetes bekommt, werden erfahrene Eltern die ersten Anzeichen sehr früh erkennen. Das Kind kann umgehend beim Kinderarzt oder in der Diabetesambulanz untersucht werden.

Heute ist es aber auch möglich, durch Blutuntersuchungen im Alter zwischen 2 und 5 Jahren vorherzusagen, ob ein Kind irgendwann einen Typ-1-Diabetes bekommen wird. Das Blut wird dazu auf Autoantikörper gegen die insulinproduzierenden B-Zellen überprüft. Bisher werden diese Untersuchungen (Antikörper-Screening) nur im Rahmen von wissenschaftlichen Studien angeboten.

Eltern, die beide einen Typ-1-Diabetes haben, damit rechnen, dass eines von vier Kindern später einmal an Diabetes erkranken kann.

Das entsprechende Erbgut ist eine Voraussetzung für die Entstehung des Typ-1-Diabetes, allein reicht es aber längst nicht aus, um die Stoffwechselstörung auszulösen.

2. Äußere Einflüsse, z.B. Virusinfektionen

Eine weitere Voraussetzung dafür, dass ein Typ-1-Diabetes entsteht sind äußere Einflüsse, z. B. Virusinfektionen. Hierbei handelt es sich in der Regel um harmlose, mit Husten, Schnupfen und Unwohlsein einhergehende Erkältungskrankheiten, aber auch um Kinderkrankheiten wie z.B. Mumps oder Röteln. Viele Viren sind in der Lage, den eigentlichen Zerstörungsprozess der insulinproduzierenden B-Zellen in Gang zu setzen. Virusinfektionen werden heute als ein Auslöser für die Entstehung eines Typ-1-Diabetes angesehen. Da Virusinfektionen gehäuft während der Wintermonate auftreten, wird eine jahreszeitliche Häufung von Typ-1-Diabetes beobachtet.

3. Autoimmunprozess

Hochkompliziert und noch nicht voll aufgeklärt ist der Prozess, der zur vollständigen Zerstörung der B-Zellen in der Bauchspeicheldrüse führt. Es gilt heute als sicher, dass es sich beim Typ-1-Diabetes um eine Fehlsteuerung des Immunsystems handelt.

Durch Viren werden bestimmte Eiweißkörper der insulinproduzierenden B-Zellen so verändert, dass sie vom Immunsystem als körperfremde Substanzen fehlgedeutet werden. Das Immunsystem bildet daraufhin gegen

B-Zellen gerichtete Antikörper und T-Lymphozyten (spezielle weiße Blutkörperchen). In Zusammenarbeit mit anderen Wirkstoffen und Blutzellen zerstören sie nach und nach die körpereigenen B-Zellen so, als wären sie körperfremd.

Unter der Lupe

Immunsystem. Zum Immunsystem gehören Organe, Zellen und Eiweißkörper, die sich an verschiedenen Stellen des Körpers befinden (zum Beispiel in Milz, Lymphknoten, Gaumenmandeln, Thymusdrüse) und deren Aufgabe darin besteht, den Organismus vor körperfremden Substanzen und Organismen (zum Beispiel Viren, Bakterien, Pilze) zu schützen. Die Abwehr körperfremder Substanzen erfolgt über die Bildung von Antikörpern und T-Lymphozyten. Daneben sind eine Vielzahl anderer Wirkstoffe und Zellen an den hochkomplizierten immunologischen Abwehrmechanismen beteiligt. Das Immunsystem ist wichtig für die Infektabwehr und damit für die Erhaltung des Lebens.

Unter der Lupe

Autoimmunerkrankung. Normalerweise besteht gegenüber körpereigenen Substanzen und Zellen eine Immuntoleranz: Das Immunsystem bildet gegen die Bestandteile des eigenen Körpers weder Antikörper noch T-Lymphozyten. Dieses wichtige Prinzip kann durchbrochen werden: Es entwickelt sich dann eine Immunintoleranz. Ausgelöst durch Virusinfektionen kommt ein Autoimmunprozess in Gang. Das Immunsystem bildet Antikörper und T-Lymphozyten gegen körpereigene Zellen, zum Beispiel gegen die insulinproduzierenden B-Zellen in der Bauchspeicheldrüse und zerstört sie. Krankheiten, deren Ursache die Zerstörung von körpereigenen Zellen durch das eigene Immunsystem ist, nennt man Autoimmunerkrankungen. Typ-1-Diabetes ist daher eine lebenslange Autoimmunerkrankung.

Wenn dieser Prozess einmal in Gang gesetzt ist, läuft er langsam, aber unaufhaltsam ab. Die Zahl der insulinproduzierenden B-Zellen nimmt im Laufe von Wochen und Monaten immer weiter ab. Wenn etwa 80 bis 85% aller B-Zellen zerstört sind, treten die typischen Krankheitszeichen des Diabetes auf (verstärkter Durst, vermehrtes und häufiges Wasserlassen, Gewichtsabnahme).

Während des immunologischen Zerstörungsprozesses können verschiedene Antikörper im Blut nachgewiesen werden. Ihr Nachweis ist heute möglich. Sehr viel später können auch erste Anzeichen einer verminderten Insulinproduktion festgestellt werden.

Die Diagnose Typ-1-Diabetes wird bisher gestellt, wenn nur noch 15 bis 20% der B-Zellen vorhanden sind. Nach Beginn der Insulinbehandlung erholt sich ein Teil der B-Zellen, sodass sie wieder mehr Insulin produzieren.

> ❯ Drei Ursachen wirken bei der Entstehung des Typ-1-Diabetes
> zusammen: Erblichkeit, äußere Einflüsse wie Viruserkrankungen
> und Autoimmunprozesse. Es kommt zur zunächst unvollstän-
> digen, später vollständigen Zerstörung der B-Zellen in der Bauch-
> speicheldrüse.

◼ **Abb. 2.5** Majas (3) Vater erklärt
seinen Kindern den Diabetes.

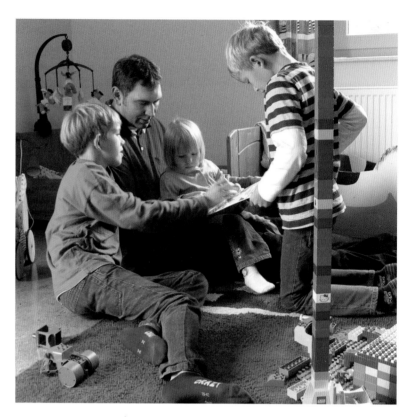

Kinderleben

Wie können Sie Ihrem Kind seinen Diabetes erklären?

— Während Jugendliche wissen wollen und auch verstehen können,
welche Ursachen zu ihrem Diabetes geführt haben, sind jüngere
Kinder damit überfordert. Versuchen Sie darum nicht, einem Grund-
schulkind das viel zu komplizierte, unsichtbare Geschehen in seinem Körper zu erklären. Meist helfen ihm einfache Bilder viel mehr.
   Hier ein Beispiel: »Insulin ist ein Stoff, der im Körper dafür sorgt,
dass die Nahrung in Kraft umgewandelt wird. Bei Diabetes wird
einfach kein Insulin mehr gemacht. Da kann niemand etwas dafür,
die Kinder nicht, auch nicht ihre Eltern oder die Ärzte. Diabetes
kommt einfach so. Es liegt auch nicht daran, ob ein Kind vielleicht
etwas falsch gemacht hat oder irgendwann einmal frech war«.

— Nehmen Sie Ihrem Kind mögliche Schuldgefühle. Und versichern
Sie ihm auch, dass Diabetes nicht, wie manche Kinder glauben, an-
steckend ist. Vielleicht möchte Ihr Kind auch zeichnen, wie es den
Diabetes und die Behandlung in der Kinderklinik erlebt. Viele Kin-

▼

der deuten in ihren Bildern an, was sie wirklich sorgt oder ängstigt. Häufig werden sie durch Nebensächlichkeiten, unglückliche Bemerkungen oder Missverständnisse unnötig beunruhigt. Durch wenige richtige Worte und Gesten können Sie diese Sorgen aus der Welt schaffen. Konzentrieren Sie sich bei Ihren Schilderungen auf das, was aktuell getan werden muss. Kinder sind an praktischen Abläufen sehr interessiert, und sie sind sehr geschickt. Oft erfüllt es sie mit großem Stolz, wenn sie schon wie richtige Kinderkrankenschwestern mit Spritzen umgehen können.

— Unter Zukunft können sich jüngere Kinder noch nichts vorstellen. Es belastet sie deshalb weit weniger als ihre Eltern, dass ihr Diabetes lebenslang bleiben wird. Bleiben Sie bei der Wahrheit, wenn Ihr Kind fragt, ob und wann der Diabetes wieder weggeht. Sagen Sie Ihrem Kind dazu aber auch, dass es nach der Entlassung aus der Klinik wieder wie bisher spielen und alles das tun kann, was ihm Freude macht.

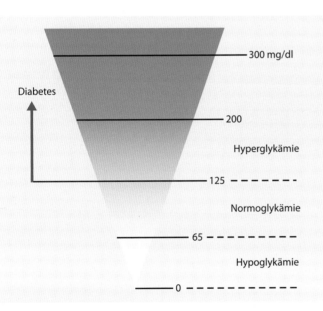

◘ Abb. 2.6 Normale Blutglukosewerte liegen bei Menschen ohne Diabetes etwa zwischen 65 und 125 mg/dl. Werte über 125 mg/dl sind zu hoch, Werte unter 65 mg/dl sind zu niedrig.

Unter der Lupe

Blutglukosespiegel. Der Blutglukosespiegel liegt normalerweise zwischen 65 und 125 mg/dl (◘ Abb. 2.6). Man spricht von Normoglykämie (normale Blutzuckerwerte).

Bei Insulinmangel kommt es zum Anstieg des Blutglukosespiegels auf Werte über 125 mg/dl. Das wird als **Hyperglykämie** (zu hohe Blutzuckerwerte) bezeichnet. Beim Auftreten des Diabetes liegt der Blutglukosespiegel meist über 200 mg/dl.

Als **Hypoglykämie** (zu niedrige Blutzuckerwerte) bezeichnet man Blutglukosewerte unter 65 mg/dl. Hypoglykämien können auftreten, wenn bei Diabetes zu viel Insulin oder zu wenig Nahrung gegeben wurde.

┌─ **Unter der Lupe** ──────────────────────────

Zwei Maßeinheiten für die Glukosekonzentration: mg/dl und mmol/l.
Für die Glukosekonzentration im Blut werden zwei verschiedene Maßeinheiten benutzt: mg/dl und mmol/l. Die meisten Menschen in Deutschland verwenden mg/dl. Deshalb benutzen wir diese Einheit auch in unserem Buch.

Die ◨ Tab. 2.1 zeigt Ihnen, wie die Einheit mg/dl in die Einheit mmol/l überführt werden kann und umgekehrt:

mg/dl → mmol/l bzw. mmol/l → mg/dl

Wenn man von mmol/l auf mg/dl umrechnen will, muss man die mmol/l mit 18 multiplizieren (zum Beispiel 5 mmol/l entsprechen 5·18 = 90 mg/dl). Wenn man dagegen von mg/dl auf mmol/l umrechnen will, muss man die mg/dl durch 18 teilen (zum Beispiel 90 mg/dl entsprechen 90:18 = 5 mmol/l).

◨ **Tab. 2.1** Umrechnung des Blutglukosewertes von mg/dl in mmol/l und umgekehrt

mg/dl ⟶ mmol/l		mmol/l ⟶ mg/dl	
40	2,2	2	36
50	2,8	3	54
60	3,3	4	72
70	3,9	5	90
80	4,4	6	108
90	5,0	7	126
100	5,6	8	144
120	6,7	9	162
140	7,8	10	180
160	8,9	11	198
180	10,0	12	218
200	11,1	13	234
220	12,2	14	252
240	13,3	15	273
260	14,4	16	288
280	15,5	17	306
300	16,7	18	324
350	19,4	19	342
400	22,2	20	364
450	25,0	25	450

Wie wird der Typ-1-Diabetes erkannt?

Zeichen, die daran denken lassen, dass ein Diabetes vorliegen könnte, sind starker Durst, vermehrtes Trinken, häufiges Urinlassen, aber auch Gewichtsabnahme, Abgeschlagenheit, Mattigkeit, Leistungs- und Konzentrationsschwäche und Zustände von Heißhunger. Wenn sie bemerkt werden, wird es Zeit, den Arzt aufzusuchen. Er stellt die Diagnose Diabetes durch den Nachweis eines erhöhten Blutzuckerwertes, eines zu hohen Blutglukosespiegels. Außerdem wird Zucker (Glukose) im Urin nachgewiesen.

Unter der Lupe

Glukose im Urin. Normalerweise wird im Urin keine Glukose ausgeschieden, es wird daher kein Urinzucker nachgewiesen. Die Niere produziert zunächst einen Erstharn, der dieselbe Glukosekonzentration aufweist wie das Blut. Aus dem Erstharn wird jedoch bei normaler Glukosekonzentration (65 bis 125 mg/dl) die Glukose vollständig ins Blut zurückgenommen. Wenn der Blutglukosespiegel bei Diabetes jedoch weit über 125 mg/dl ansteigt, ist die Niere ab etwa 140 bis 160 mg/dl nicht mehr in der Lage, die gesamte Glukose zurückzunehmen. Die Folge ist, dass Glukose mit dem Endharn ausgeschieden wird, es wird Urinzucker festgestellt. Der Nachweis von zu viel Glukose im Blut (Hyperglykämie) und Glukose im Urin (Glukosurie) sichert die Diagnose Diabetes.

Es kann durchaus geschehen, dass die Diabeteshinweise beim Kind falsch gedeutet werden und die Diagnose Diabetes nicht gestellt wird. Nach und nach tritt nun ein immer deutlicherer Gewichts- und Flüssigkeitsverlust auf. Austrocknungszeichen kommen hinzu. Die Haut und Schleimhäute werden trocken, die Lippen trockenrissig, die Zunge weiß oder braun belegt. Die Atmung ist beschleunigt und vertieft. Es entwickelt sich eine ausgeprägte Stoffwechselentgleisung. Die Blutglukosewerte liegen sehr hoch (über 400 mg/dl), im Urin werden viel Glukose (mehr als 5 g/dl) und auch Azeton ausgeschieden. Dem Kind geht es sehr schlecht.

Wenn diese Situation vorliegt, ist keine Zeit mehr zu verlieren. Das Kind muss auf dem schnellsten Wege in die Kinderklinik, damit im Rahmen einer Intensivbehandlung Flüssigkeit, Salze und Insulin mit einer Tropfinfusion ersetzt werden.

Etwa 10 bis 20% aller Kinder mit neu entdecktem Diabetes weisen eine schwere Stoffwechselentgleisung auf, die als diabetische Ketoazidose bezeichnet wird. Sie müssen immer sofort eine Tropfinfusion erhalten.

Auch alle anderen Kinder erhalten in der Regel bei Beginn der Diabetesbehandlung eine Tropfinfusion. Aber das hängt von der Entscheidung des behandelnden Arztes ab.

❯ Kinder mit neu entdecktem Typ-1-Diabetes müssen immer umgehend zur Erstbehandlung in eine Kinderklinik eingewiesen werden.

Wie verläuft der Typ-1-Diabetes?

Die drei Ursachen des Diabetes und ihr Zusammenwirken haben Sie bereits kennengelernt: Durch äußere Einflüsse, z.B. durch eine Virusinfektion, wird bei einem erblich mit Typ-1-Diabetes belasteten Kind eine Autoimmunerkrankung ausgelöst. Es kommt zur Zerstörung der insulinproduzierenden B-Zellen in der Bauchspeicheldrüse. Die Zahl der B-Zellen verringert sich, ohne dass anfangs irgendwelche Anzeichen spürbar sind.

Während dieser als Vor- oder Prädiabetes bezeichneten Phase können sogenannte Inselzellantikörper, Insulinautoantikörper und andere Antikörper im Blut nachgewiesen werden. Ihr Nachweis dient heute zur Sicherung der Diagnose Typ-1-Diabetes. Im Rahmen von Früherkennungsuntersuchungen (Antikörper-Screening) können diese ersten Hinweise auf einen Typ-1-Diabetes vor dem Auftreten spürbarer Symptome erkannt werden. Diese Untersuchungen werden derzeit im Rahmen wissenschaftlicher Studien durchgeführt. Nach Manifestation eines Typ-1-Diabetes dient der Test auf Antikörper dazu, andere Diabetesformen, z. B. Typ-2-Diabetes oder MODY, auszuschließen.

Zu einem späteren Zeitpunkt kann als Zeichen einer gestörten Insulinproduktion ein verminderter Anstieg des Insulinspiegels im Blut nach einer Glukoseinjektion nachgewiesen werden, ohne dass es schon zu typischen Diabeteszeichen kommt.

Die Manifestation eines Typ-1-Diabetes erfolgt erst dann, wenn nur noch 15 bis 20% der B-Zellen vorhanden sind. Erst jetzt treten die typischen Zeichen des Diabetes auf. Verstärkter Durst, vermehrtes Wasserlassen und Gewichtsabnahme führen zur Verdachtsdiagnose Diabetes. Die endgültige Diagnose wird durch den Nachweis erhöhter Blutglukosewerte und einer Glukoseausscheidung im Urin gestellt.

Während der **Anfangs- oder Initialphase** des Diabetes ist der Insulinbedarf hoch. Bei den meisten Kindern kommt es 14 Tage bis 3 Wochen nach Beginn der Insulinbehandlung zum Absinken des Insulinbedarfs. Die **Erholungs- oder Remissionsphase** beginnt. Diese Zeit niedrigen Insulinbedarfs dauert in der Regel ein bis zwei Jahre.

Letztendlich kommt es jedoch immer zur vollständigen Zerstörung der B-Zellen. Dieser Prozess kann insgesamt 4 bis 5 Jahre dauern. Wenn kein eigenes Insulin mehr produziert wird, muss das gesamte für den Körper notwendige Insulin ersetzt, das heißt injiziert werden. Diese lebenslang

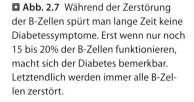

Abb. 2.7 Während der Zerstörung der B-Zellen spürt man lange Zeit keine Diabetessymptome. Erst wenn nur noch 15 bis 20% der B-Zellen funktionieren, macht sich der Diabetes bemerkbar. Letztendlich werden immer alle B-Zellen zerstört.

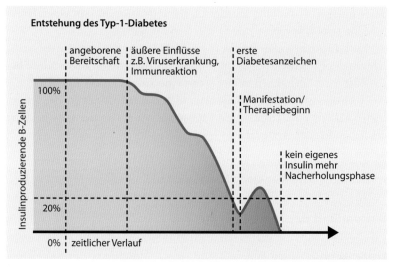

dauernde Zeit des Typ-1-Diabetes wird als **Nacherholungs-** oder **Postre-missionsphase** bezeichnet (◘ Abb. 2.7).

> ❯ Bei Kindern und Jugendlichen mit Typ-1-Diabetes liegt immer ein zunächst unvollständiger, später vollständiger Insulinmangel vor. Die wichtigste Behandlungsmaßnahme besteht darin, das fehlende Insulin zu ersetzen.

2.2   Welche Wirkungen hat das Insulin?

Um zu verstehen, was für eine erfolgreiche Insulinbehandlung notwendig ist und wie sie durchgeführt wird, müssen Sie noch eine Menge über das Insulin lernen, vor allem, wie es aufgebaut ist und wie und wo es wirkt. Insulin senkt den Blutzuckerspiegel. Bei Insulinmangel steigt der Blutglukosespiegel an. Wie das genau funktioniert, erfahren Sie in diesem Abschnitt.

Was ist Insulin eigentlich für eine Substanz?

Insulin ist ein Hormon. Es wird in den B-Zellen der Langerhans'schen Inseln der Bauchspeicheldrüse gebildet. Insulin gehört zur Gruppe der Eiweißhormone. Es ist ein aus vielen Aminosäuren (Eiweißbausteine) zusammengesetztes Eiweiß. Wie alle Eiweißhormone wird Insulin im Magen zerstört, wenn es geschluckt wird. Es muss daher unter die Haut gespritzt werden.

Beim Diabetes stehen zwei Wirkungen des Insulins im Vordergrund. Zum einen spielt dieses Hormon eine entscheidende Rolle bei der Versorgung der Muskel- und Fettzellen mit Glukose, zum anderen steuert es, wann und wie viel Glukose die Leber für den Körper bereitstellt.

Wie wirkt Insulin in Muskulatur und Fettgewebe?

Die mit der Nahrung aufgenommenen Nährstoffe gelangen über die Mundhöhle, die Speiseröhre und den Magen in den Dünndarm. Dort werden sie mit Verdauungssäften vermischt, die im Darm, in der Bauchspeicheldrüse und in der Leber gebildet werden. Die Nahrung wird durch den Verdauungsvorgang in kleine Bruchstücke zerlegt. Bei Diabetes ist eine Nährstoffgruppe von besonders großer Bedeutung: die Kohlenhydrate.

Unter der Lupe

Kohlenhydrate: Kohlenhydrate sind in vielen Nahrungsmitteln in Form von Einfach-, Zweifach- und Mehrfachzuckern enthalten.

- Der wichtigste Einfachzucker ist die Glukose (Traubenzucker). Sie nimmt im Kohlenhydratstoffwechsel eine Schlüsselstellung ein. Die Höhe der Glukosekonzentration im Blut nennt man Blutglukosespiegel.
- Ein wichtiger Zweifachzucker ist die Saccharose (Kochzucker oder Haushaltszucker). Sie ist aus einem Teilchen Glukose und einem Teilchen Fruktose (Fruchtzucker) zusammengesetzt.
- Für Säuglinge spielt ein anderer Zweifachzucker eine wichtige Rolle, die Laktose (Milchzucker), die aus einem Teilchen Glukose

▼

---

und einem Teilchen Galaktose (Schleimzucker) zusammengesetzt ist.

- Schließlich gibt es noch den Zweifachzucker Maltose (Malzzucker), der aus zwei Teilchen Glukose besteht.
- Der für die Ernährung wichtigste Mehrfachzucker ist die Stärke. Sie ist aus Tausenden von Glukoseteilchen zusammengesetzt.
- Ein anderer Mehrfachzucker ist das Glykogen, das in Leber und Muskulatur als Energiespeicher zur Verfügung steht.

Die Einfachzucker Glukose, Fruktose und Galaktose werden in der Dünndarmwand direkt ins Blut aufgenommen. Saccharose, Laktose und Maltose müssen dagegen vorher in der Dünndarmwand zu Einfachzuckern gespalten werden. Die Stärke wird schon etwas in der Mundhöhle, vor allem aber im Dünndarm zu Glukoseteilchen gespalten.

Die zahllosen aus den Kohlenhydraten der Nahrung stammenden Glukoseteilchen werden von der Dünndarmwand aufgenommen und gelangen ins Blut. Mit dem Blutstrom versorgen sie alle Organe des Körpers. Je mehr Glukose ins Blut aufgenommen wird, desto höher steigt der Blutglukosespiegel an.

Auf ihrem Weg durch den Körper erreicht die Glukose alle Organe, die jeweils aus Millionen von Zellen zusammengesetzt sind. In den Zellen der Organe laufen viele verschiedene Funktionen ab. Sie alle benötigen Energie. Die Energiebereitstellung erfolgt in den Zellen vor allem durch den Abbau von Glukose.

Um ins Innere der verschiedenen Körperzellen zu gelangen, muss die Glukose die Außenhaut der Zellen, die Zellmembran, durchdringen. Das erfolgt bei den meisten Körperzellen ohne fremde Hilfe. Glukose gelangt zum Beispiel ohne Schwierigkeiten in Hirnzellen, Leberzellen, Nervenzellen oder Blutzellen. Nur bei zwei Zellarten ist das sehr viel schwieriger, bei den Muskel- und Fettzellen. In diese beiden Zellarten kann die Glukose nur mithilfe des Insulins eindringen (◻ Abb. 2.8).

- Bei Insulinmangel kann keine Glukose in die Muskel- und Fettzellen einströmen. Die Zellen hungern, ihnen fehlt Energie und ihre Funktion kommt zum Stillstand. Die Glukose staut sich im Blut zurück, und der Blutglukosespiegel steigt an.
- Bei Insulinüberschuss gelangt dagegen zu viel Glukose aus dem Blut in die Muskel- und Fettzellen. Der Blutglukosespiegel sinkt ab.

❯ Insulin ermöglicht den Einstrom von Glukose in die Muskel- und Fettzellen.

Wie wirkt Insulin in der Leber?

Die Leber wird auch als chemische Fabrik des Körpers bezeichnet. In den Leberzellen finden zahlreiche chemische Umsetzungen statt. Einige Substanzen werden um- und abgebaut, andere aufgebaut. So werden beispielsweise die Einfachzucker Fruktose (Fruchtzucker) und Galaktose (Schleimzucker) in der Leber zu Glukose (Traubenzucker) umgebaut.

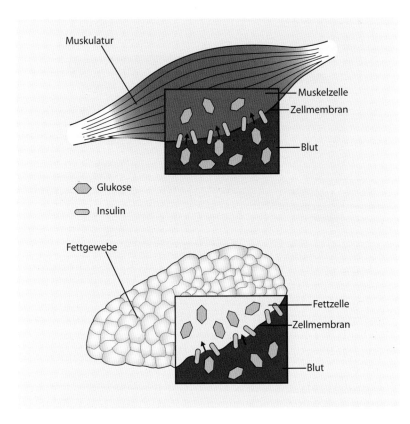

Abb. 2.8 Insulin ermöglicht den Einstrom von Glukose in die Muskelzellen (oben) und in die Fettzellen (unten).

Eine für den Blutglukosespiegel sehr wichtige Funktion der Leber ist die Produktion von Glukose aus Bruchstücken anderer Nährstoffe, zum Beispiel aus Eiweiß. Um das zu verstehen, soll noch einmal vor Augen geführt werden, was während, nach und zwischen den Mahlzeiten mit dem Blutglukosespiegel geschieht.

- Während und etwa 1 bis 2 Stunden nach einer Mahlzeit wird der Blutglukosespiegel durch die Aufnahme von Glukose aus dem Dünndarm ins Blut im Normalbereich zwischen 65 und 125 mg/dl gehalten.
- Wenn danach keine Glukose mehr aus dem Darm aufgenommen werden kann, weil die Nahrung bereits vollständig verdaut ist, besteht die Gefahr, dass der Blutglukosespiegel gefährlich absinkt. Um das zu verhindern, produziert die Leber erhebliche Mengen an Glukose. Sie erreicht damit, dass auch während der kurzen Fastenperioden am Tage und der langen Fastenperiode in der Nacht die Blutglukosekonzentration zwischen 65 und 125 mg/dl gehalten wird.

Insulin spielt auch bei der Glukoseproduktion in der Leber eine wichtige Rolle. Wenn nach der Nahrungsaufnahme der Blutglukosespiegel ansteigt, wird Insulin ausgeschüttet. Es sorgt einmal dafür, dass die Glukose in die Muskel- und Fettzellen gelangen kann, andererseits bringt es die Glukoseproduktion in der Leber zum Stillstand. Insulin hemmt also die Glukoseproduktion in der Leber (Abb. 2.9).

Wenn dagegen während einer Fastenperiode der Blutglukosespiegel absinkt, wird kaum noch Insulin bereitgestellt. Die Folge ist, dass kaum noch

■ **Abb. 2.9** Insulin hemmt die Glukoseproduktion in der Leber.

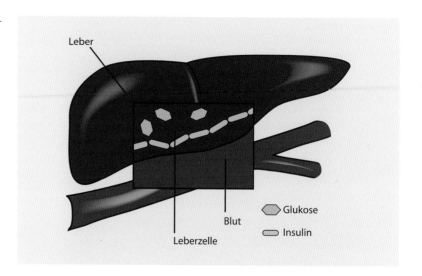

Glukose aus dem Blut in die Muskel- und Fettzellen dringen kann. Gleichzeitig läuft die Glukoseproduktion in der Leber ungebremst auf Hoch-
touren. Der Blutglukosespiegel sinkt nicht weiter ab, sondern steigt wieder an.

Insulin steuert die Glukoseproduktion in der Leber so, dass der Blutglukosespiegel nach den Mahlzeiten nicht zu stark ansteigt und während der
Fastenperioden nicht zu stark absinkt.

Unter der Lupe

Gibt es noch weitere Insulinwirkungen? Bisher haben wir ausschließlich die Wirkung des Insulins auf den Kohlenhydratstoffwechsel beschrieben. Für den Energiehaushalt des Körpers sind jedoch zwei weitere Nährstoffe bedeutsam, **Fett** und **Eiweiß**. Auch der Fettstoffwechsel und der
Eiweißstoffwechsel werden durch Insulin beeinflusst, ebenso der Glyko-
genstoffwechsell.

Insulin und Fettstoffwechsel. Die Wirkung des Insulins ist besonders
gut am Beispiel des Fettstoffwechsels zu verstehen: Wenn der Blutglukosespiegel nach einer Mahlzeit ansteigt, wird Insulin ausgeschüttet. Es
sorgt dafür, dass die Glukose aus dem Blut in die Fettzellen gelangt. In
den Fettzellen wird die Glukose in Fett umgewandelt. Damit fördert Insulin den Aufbau von Fett als Energiespeicher des Körpers.

Bei Glukosemangel wird dieses Fett abgebaut und für die Energiegewinnung genutzt, das Fettgewebe nimmt ab. Bei Nahrungsmangel ma-
gert man ab, bei Nahrungsüberschuss wird man dick. Längere Fastenperioden (Hungerzeiten, Notzeiten) kann man nur mithilfe dieser Fettspeicher
überleben.

Wenn während einer Fastenperiode der Blutglukosespiegel absinkt,
wird kein Insulin bereitgestellt. Es dringt keine Glukose mehr in die Fettzellen ein, sie hungern. Um Energie zu gewinnen, wird Fett abgebaut.

▼

Dabei entstehen Glyzerin und Fettsäuren, die wie Glukose als Energiequelle genutzt werden können. Fett dient also als Energiespeicher, der bei Glukose- und Insulinmangel genutzt wird. Das ist ein Grund dafür, dass Ihr Kind in den letzten Wochen vor der Diabetesdiagnose an Gewicht verloren hat. Ein Teil der Fettsäuren, die beim Fettabbau freigesetzt werden, gelangt in die Leber und wird dort zu Ketosäuren umgebaut. Ein Abbauprodukt der Ketosäuren ist das Azeton. Wenn es im Urin nachgewiesen wird, zeigt es an, dass viel Fett abgebaut wurde, weil Insulin und/oder Glukose fehlt.

Insulin und Eiweißstoffwechsel. Ähnlich wie beim Fettstoffwechsel ist es mit der Wirkung des Insulins auf den Eiweißstoffwechsel. Insulin fördert den Aufbau von Eiweiß, bei Insulinmangel wird Eiweiß abgebaut. Dabei entstehen Aminosäuren. Sie gelangen in die Leber und werden dort zu Glukose umgewandelt. Die Leber nutzt die beim Eiweißabbau freigesetzten Aminosäuren für die Glukoseproduktion.

Insulin und Glykogenstoffwechsel. Schließlich gibt es noch eine weitere Substanz, die im komplizierten Energiestoffwechsel eine wichtige Rolle spielt, das Glykogen. Es wird in Muskulatur und Leber gespeichert und ist wie Stärke ein Mehrfachzucker. Beim Abbau von Glykogen werden viele Tausend Glukoseteilchen freigesetzt. Insulin fördert den Aufbau von Glykogen aus Glukose, Insulinmangel führt zum Abbau von Glykogen. Der Glykogenspeicher in Muskulatur und Leber ist neben dem Fettspeicher der zweite Energiespeicher des Körpers.

Bei Glukosemangel wird Glykogen sehr schnell zu Glukose gespalten. Dafür sorgt ein Hormon, das ebenfalls in den Langerhans'schen Inseln der Bauchspeicheldrüse gebildet wird. Es heißt Glukagon. Glykogen ist ein schnell mobilisierbarer Energiespeicher. Wenn der Blutglukosespiegel absinkt, wird es gespalten. Die dabei freigesetzte Glukose verhindert, dass der Blutzucker zu stark absinkt.

Wie wirkt Insulin auf den Fett-, Eiweiß- und Glykogenstoffwechsel?

— Insulin fördert den Aufbau von Fett in den Fettzellen. Bei Insulinmangel wird Fett abgebaut. Dabei entstehen Glyzerin und Fettsäuren, die für die Energiegewinnung genutzt werden. Ein Teil der Fettsäuren wird in der Leber zu Ketosäuren abgebaut, die als Azeton im Urin nachgewiesen werden. Azeton im Urin bedeutet viel Abbau von Fett bei bestehendem Glukose- und/oder Insulinmangel.

— Insulin fördert den Aufbau von Eiweiß. Bei Insulinmangel wird Eiweiß vermehrt abgebaut. Dabei entstehen Aminosäuren, die in der Leber zu Glukose aufgebaut werden. Die Glukoseproduktion aus Aminosäuren in der Leber wird bei Glukose- und/oder Insulinmangel gefördert.

— Insulin fördert den Aufbau von Glykogen in Muskulatur und Leber. Bei Insulinmangel wird Glykogen vermehrt abgebaut. Dabei entsteht Glukose. Bei Glukosemangel wird Glukagon ausgeschüttet. Es sorgt für die schnelle Freisetzung von Glukose aus Glykogen.

◘ **Abb. 2.10** Insulinmangel:
A Bei Insulinmangel gelangt keine Glukose vom Blut in die Muskelzellen. Glukose wird im Blut zurückgestaut → Hyperglykämie.
B Bei Insulinmangel gelangt keine Glukose vom Blut in die Fettzellen. Glukose wird im Blut zurückgestaut → Hyperglykämie.
C Bei Insulinmangel wird in der Leber viel Glukose produziert und an das Blut abgegeben → Hyperglykämie.

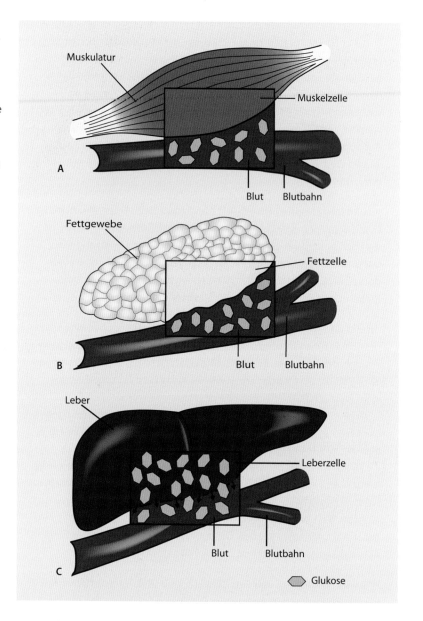

> **Warum steigt der Blutglukosespiegel bei Insulinmangel an?**
> (◘ Abb. 2.10). Die Glukose kann nicht vom Blut in die Muskel- und Fettzellen gelangen und wird im Blut zurückgestaut. Die Glukoseproduktion in der Leber läuft auf Hochtouren, weil sie nicht durch Insulin gebremst wird.
> **Warum sinkt der Blutglukosespiegel bei Insulinüberschuss ab?**
> (◘ Abb. 2.11). Die Glukose strömt in großen Mengen vom Blut in die Muskel- und Fettzellen. Die Glukoseproduktion in der Leber wird durch das Insulin gebremst.

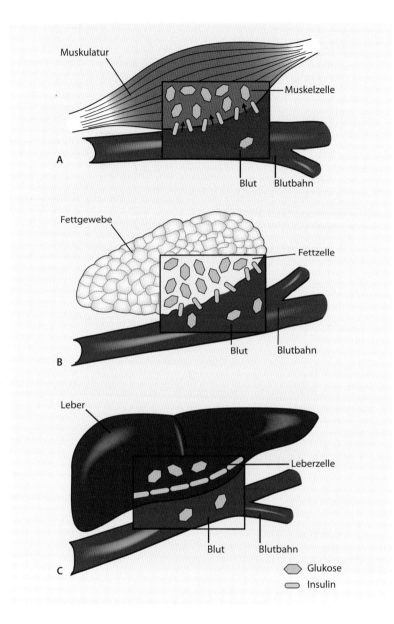

◨ **Abb. 2.11** Insulinüberschuss:
A Bei Insulinüberschuss gelangt viel Glukose in die Muskelzellen. Der Blutzuckerspiegel sinkt → Hypoglykämie.
B Bei Insulinüberschuss gelangt viel Glukose in die Fettzellen. Der Blutzuckerspiegel sinkt → Hypoglykämie.
C Bei Insulinüberschuss wird keine Glukose in der Leber produziert und an das Blut abgegeben. Der Blutzuckerspiegel sinkt → Hypoglykämie.

Was geschieht bei Insulinmangel?

Zum Schluss dieses Abschnitts soll noch einmal zusammengefasst werden, welche Folgen der Insulinmangel hat.

▬ Durch den Insulinmangel kann die mit der Nahrung aufgenommene Glukose nicht in die Muskel- und Fettzellen eindringen. Sie wird im Blut zurückgestaut. Dadurch treten Blutglukosewerte weit über 200 mg/dl auf (Hyperglykämie). Das hat nun wieder zur Folge, dass über die Niere große Mengen an Glukose im Urin ausgeschieden werden.

▬ Weil keine Glukose in die Muskel- und Fettzellen gelangt, hungern sie. Es wird zu wenig Energie bereitgestellt. In dieser Notsituation wird der Energiespeicher Fett in Anspruch genommen. Fett wird abgebaut. Die dabei entstehenden Fettsäuren werden größtenteils in Energie umgewandelt. Ein Teil der Fettsäuren wird jedoch in der Leber zu Ketosäuren umgebaut. Sie werden letztlich als Azeton im Urin ausgeschieden.

- Weiterhin wird durch den Insulinmangel auch noch die Glukoseproduktion in der Leber angeregt. Der Blutglukosespiegel steigt dadurch noch höher an.
- Zu allem Überfluss wird bei Insulinmangel häufig auch noch Glukagon ausgeschüttet. Dadurch wird der Abbau von Glykogen zu Glukose in der Leber und Muskulatur gesteigert. Der Blutglukosespiegel steigt noch mehr an.

> **Drei Vorgänge sind für den Anstieg des Blutzuckerspiegels bei Insulinmangel verantwortlich:**
> - **Glukose kann nicht in die Muskel- und Fettzellen gelangen.**
> - **Die Leber produziert ungebremst Glukose.**
> - **Glykogen wird vermehrt zu Glukose abgebaut.**

Aus allem ergibt sich, dass der durch Insulinmangel verursachte Typ-1-Diabetes durch folgende Untersuchungen bestätigt wird:
- durch den Nachweis des zu hohen Blutglukosespiegels (Hyperglykämie),
- durch den Nachweis von Glukose im Urin (Glukosurie),
- durch den Nachweis von Azeton im Urin (Azetonurie),
- durch den Nachweis von Inselzellantikörpern, Insulinautoantikörpern, anderen Antikörpern.

2.3   Was wird für die Insulinbehandlung benötigt?

Als ersten Schritt auf dem Weg zur Insulinbehandlung möchten wir Ihnen nun die dazu notwendigen Hilfsmittel vorstellen. Wir empfehlen Ihnen, alle Insulinspritzen, Insulinpens und Insulinpumpen gemeinsam mit der Diabetesberaterin auszuprobieren und mit ihr deren Handhabung Schritt für Schritt zu üben.

Wie gelangt Insulin in den Körper?

Insulin wird, wenn es in den Magen gelangt, sofort von der Magensäure zerstört und dadurch unwirksam. Daher kann Insulin nicht in Tablettenform aufgenommen werden. Die einzige erfolgreiche Methode besteht darin, das Insulin ins Unterhautfettgewebe mithilfe einer Insulinspritze, eines Insulinpens oder einer Insulinpumpe zu injizieren. Da das Fettgewebe von feinen Blutgefäßen durchzogen ist, wird das Insulin dort ohne Probleme ins Blut aufgenommen. Auf dem Blutweg verteilt es sich gleichmäßig in allen Geweben und Organen des Körpers (◘ Abb. 2.12).

Wie schnell gelangt Insulin vom Unterhautfettgewebe ins Blut?

Die Aufnahme von Insulin aus dem Unterhautfettgewebe ins Blut dauert unterschiedlich lange. Sie hängt von verschiedenen Faktoren ab, vor allem von der Art des Insulins. Es gibt schnell wirkende und verzögert wirkende Insuline.

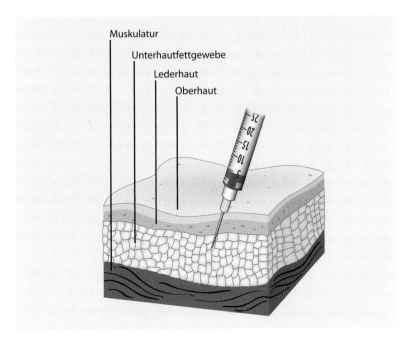

■ **Abb. 2.12** Die oberste Hautschicht heißt Oberhaut. Bei Injektion in diese Schicht entsteht eine weißliche Quaddel. Darunter liegt die von zarten Blutgefäßen durchzogene Lederhaut. Bei Injektion in diese Schicht kann eine kleine Blutung oder ein blauer Fleck entstehen. Dann folgt das Unterhautfettgewebe, der richtige Injektionsort für das Insulin, unabhängig davon, ob es mit einer Spritze, einem Pen oder einer Pumpe injiziert wird. Darunter liegt die sehr stark durchblutete Muskulatur. Bei Injektion in den Muskel wird das Insulin sehr schnell aufgenommen.

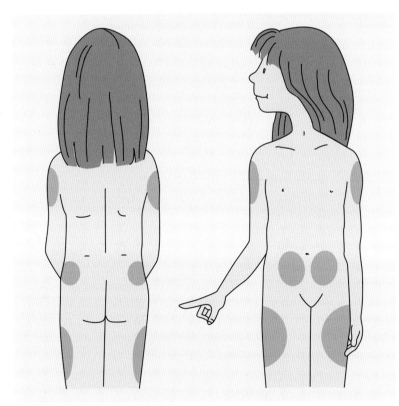

■ **Abb. 2.13** Die wichtigsten Injektionsstellen sind die Oberschenkel, die Bauchhaut und die obere Gesäßregion. Insulin kann auch in den Oberarm injiziert werden. Von Mal zu Mal sollten die Injektionsstellen mindestens 5 cm auseinander liegen. Am schnellsten wird das injizierte Insulin aus der Bauchhaut aufgenommen.

Die Aufnahmegeschwindigkeit hängt aber auch von der Beschaffenheit des Unterhautfettgewebes ab. Sehr wichtig ist dabei die unterschiedliche Blutgefäßdichte des Fettgewebes. Die Aufnahmegeschwindigkeit aus dem Fettgewebe der Bauchhaut ist besonders groß, die aus dem Fettgewebe des Oberschenkels besonders klein. Die Injektionsstellen

■ **Abb. 2.14** Lottas (10) Schwester hält ihr eine Hautfalte am Oberarm, um ihr die Insulininjektion zu erleichtern.

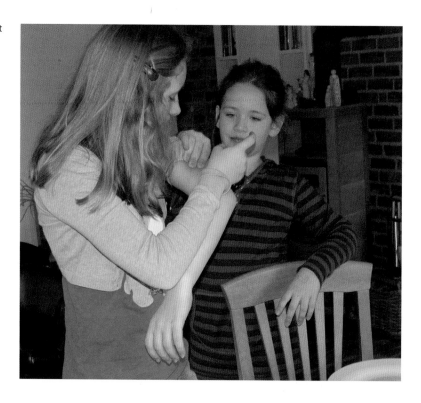

am Oberarm, Unterarm und Gesäß nehmen eine Mittelstellung ein (■ Abb. 2.13).

Erwärmen der Injektionsstelle, intensive Sonneneinstrahlung, Massage und Muskelarbeit führen zur Beschleunigung der Insulinaufnahme aus dem Unterhautfettgewebe ins Blut. Stark verzögert wird das Insulin dort aufgenommen, wo es zu einer Vermehrung oder Verminderung des Unterhautfettgewebes durch häufige Injektionen in immer gleiche Areale gekommen ist. Diese Veränderungen des Fettgewebes nennt man Lipodystrophien.

Bevor man diese Veränderungen der Haut sieht, kann man sie bereits spüren. Lassen Sie sich von Ihrem Kinderarzt zeigen, wie Sie vorsichtig über die beanspruchte Haut streichen und dabei erste Veränderungen durch zu häufige Injektionen fühlen können. Die Behandlung der Lipodystrophien besteht einfach darin, diese Stellen zu schonen und nicht mehr hineinzuspritzen. Nach einigen Wochen oder Monaten bilden sich die Lipodystrophien von selbst zurück. Allerdings braucht man dazu viel Geduld.

> Das Insulin sollte nicht in veränderte Hautareale gespritzt werden, unabhängig davon, ob es mit der Spritze, dem Pen oder der Pumpe injiziert wird, denn bei Lipomen und auch bei Lipoatrophien wird das Insulin vermindert und verzögert aufgenommen. Daher sollten bei jedem Arztbesuch die Injektionsstellen Ihres Kindes begutachtet werden.

Unter der Lupe

Lipodystrophien: Es gibt Kinder, bei denen es nach wiederholten Injektionen in immer gleiche Areale zu Veränderungen des Unterhautfettgewebes kommt. Man nennt diese typischen Veränderungen des Unterhautfettgewebes Lipodystrophien.

Meistens bilden sich Vermehrungen des Fettgewebes, die man an Vorwölbungen oder Verdickungen der Haut erkennt. Diese Nebenwirkung der Insulininjektion im Bereich der Injektionsstelle wird als Lipom bezeichnet.

Seltener treten Verminderungen des Fettgewebes auf, die als Dellen in Erscheinung treten. Diese Veränderung im Bereich der Injektionsstelle nennt man Lipoatrophie.

Achten Sie darauf, dass Ihr Kind die Injektionsstellen regelmäßig wechselt und kein Hautareal übermäßig beansprucht.

Womit wird das Insulin ins Unterhautfettgewebe gespritzt?

Für die Insulininjektionen stehen drei Gerätetypen zur Verfügung: Insulinspritzen, Insulinpens und Insulinpumpen.

- **Insulinspritzen**

Am besten haben sich Insulinspritzen aus Kunststoff bewährt, bei denen die Kanüle fest eingeschweißt ist. Sie sollen nur einmal benutzt werden, damit es nicht zu Hautveränderungen kommt (◨ Abb. 2.16).

Unter der Lupe

Wie wird Insulin dosiert: Die Dosierung des Insulins erfolgt in Internationalen Einheiten. Die blutzuckersenkende Wirkung von einer Einheit Insulin ist dabei genau festgelegt.

Für die Insulinspritzen, Insulinpens und Insulinpumpen gibt es heute vor allem Insuline, die pro ml 100 Einheiten Insulin enthalten. Man nennt sie daher **U-100-Insuline** (◨ Abb. 2.15). U-200- und U-300-Insuline werden bei Kindern und Jugendlichen nicht eingesetzt.

Die Kanülen der Spritzen sind sehr dünn, die Injektion daher fast schmerzfrei. Es gibt unterschiedlich lange Kanülen: (4 bis 13 mm). Jedes Kind sollte ausprobieren, welche Kanülenlänge bei seiner Hautbeschaffenheit am besten geeignet ist, um sicher und schmerzfrei ins Unterhautfettgewebe zu spritzen.

- **Insulinpens**

Großer Beliebtheit erfreuen sich die Insulinpens. Dabei handelt es sich um Insulininjektionsgeräte, die in Aufbau und Größe einem Füllfederhalter ähneln (◨ Abb. 2.17).

Sie enthalten eine Patrone mit 3 ml U-100-Insulin. Durch Knopfdruck oder Drehen kann eine exakt abgemessene Insulindosis vorgewählt werden.

Die Hersteller der verschiedenen Insulinpens bieten Injektionskanülen mit unterschiedlichen Längen an. Die Palette reicht von 4 mm bis zu 13 mm.

◨ **Abb. 2.15** In der Regel enthalten Insulinfläschchen U-100-Insulin, d.h. in einem Milliliter Insulinlösung befinden sich 100 Einheiten Insulin.

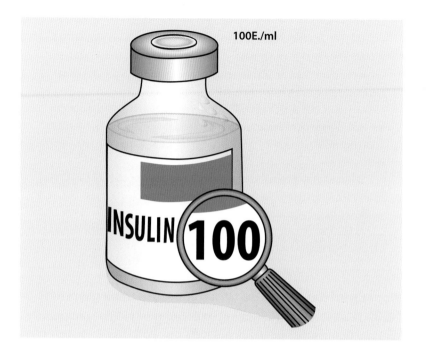

◨ **Abb. 2.16** U-100-Insulinspritzen: oben 0,3-ml-Spritze mit 30 Einheiten, unten 0,5-ml-Spritze mit 50 Einheiten Insulin.

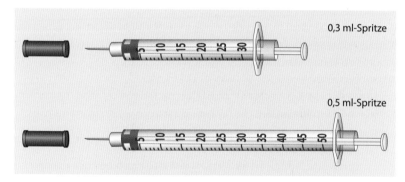

◨ **Abb. 2.17** Ein Beispiel aus dem großen Angebot verschiedener Insulinpens. Der eigene Pen sollte leicht zu bedienen sein. Eine halbe Einheit muss sicher dosiert werden können. Der Pen sollte außerdem Ihrem Kind gefallen.

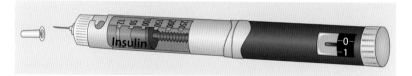

Die Kanülen, die auf den Pen geschraubt werden, sollten bei regelmäßigem Gebrauch zum Schutz der Haut nach jeder Injektion ausgetauscht werden.

Der unbestreitbare Vorteil der Pens besteht darin, dass das Insulin nicht mehr aufgezogen werden muss, sondern als Vorrat in der Patrone vorliegt.

Der große Nachteil aller Pens ist jedoch, dass in diesen Geräten schnell und verzögert wirkende Insuline nicht gemischt werden können. Es gibt keinen sogenannten Insulinmischpen. Viele Kinder und Jugendliche mischen vor der Insulininjektion zwei verschiedene Insuline. Das ist mit dem Pen nicht möglich. Daher ist ihr Einsatz begrenzt. Bei Kindern und Jugendlichen sollten weiterhin nur Pens in Gebrauch sein, bei denen 0,5 Einheiten Insulin sicher dosiert werden können.

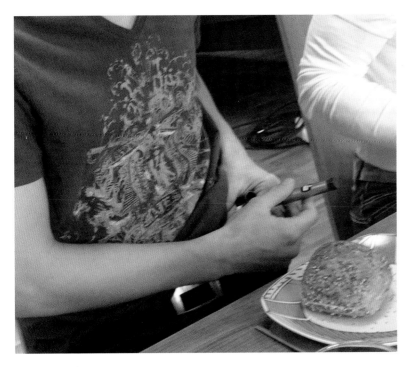

■ **Insulinpumpen**

Die Insulinpumpe (◻ Abb. 2.19) bietet neben der Insulinspritze und dem
Insulinpen eine weitere wichtige Möglichkeit, den Körper mit dem lebens-
wichtigen Insulin zu versorgen. Die Insulinpumpe ist ein Gerät von ca. 9 cm
Länge und 6 cm Breite, d. h. sie entspricht etwa dem Format einer Scheck-
karte und ist so dünn wie ein Kartenspiel.

In der Insulinpumpe befindet sich eine Insulinpatrone oder ein spezielles Insulinreservoir mit schnell wirkendem Insulinanalogon. Über einen
Katheter, d.h. einen feinen Plastikschlauch mit einer Teflon- oder Stahlkanüle am Ende, gelangt das Insulin in das Unterhautfettgewebe. Die Kathe-
terareale entsprechen den Injektionsarealen bei der Insulinspritze und
beim Insulinpen. Die Kanüle bleibt im Unterhautfettgewebe liegen und
wird alle zwei bis drei Tage gewechselt.

Die so genannte »Patch-Pump« ist ebenfalls eine Insulinpumpe. Sie
wird direkt auf die Haut geklebt und hat eine integrierte Kanüle, über die
der Körper mit Insulin versorgt wird. Damit ist bei einer Patch-Pump kein
Insulinschlauch mehr notwendig. Sie wird durch einen »persönlichen
Diabetes Manager« (PDM), einem separaten Gerät ähnlich einem Smartphone, von außen gesteuert.

Das Prinzip der Insulintherapie mit einer Insulinpumpe folgt dem der
intensivierten Insulintherapie, deren Durchführung Sie in ▶ Kap. 5 näher
kennenlernen werden.

Die Basalrate wird in die Insulinpumpe einprogrammiert, d. h. für jede
Stunde des Tages und der Nacht kann die passende Basalinsulindosis vorgewählt werden. Das Basalinsulin wird kontinuierlich in Form von schnell
wirkendem Insulinanalogon abgegeben. Damit ist es möglich, den während
des Tages und der Nacht wechselnden Insulinbedarf genau nachzuahmen.

□ **Abb. 2.19** Beispiel einer Insulinpumpe mit Katheter und Kanüle.

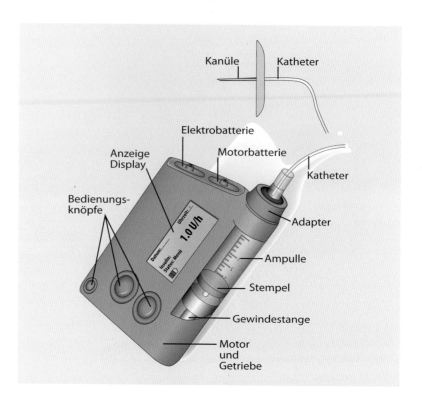

Das ist ein wichtiger Vorteil der Pumpe gegenüber der Behandlung mit einer Insulinspritze oder einem Insulinpen.

Zusätzlich ruft man das Mahlzeiteninsulin und wenn nötig auch das Korrekturinsulin vor jeder Mahlzeit durch Knopfdruck ab. Das Insulin, das bei der Insulinpumpe durch Knopfdruck abgerufen wird, bezeichnet man auch als Bolusinsulin, die Bolusinsulinmenge als Bolus.

Wie bei jeder Form der intensivierten Insulintherapie ist es unverzichtbar, den Blutzuckerwert regelmäßig vor jeder Mahlzeit und vor dem Einschlafen zu bestimmen. Die Insulindosis muss jedes Mal passend zur Mahlzeit berechnet werden. Ein weiterer Vorteil der Insulinpumpe besteht darin, dass zu jeder Zeit schnell und einfach bei hohen Blutzuckerwerten Insulin abgerufen werden kann.

❯ **Die beste Insulinpumpe kann jedoch die Kontrolle des Blutzuckers und das eigene Nachdenken über die richtige Insulindosierung nicht ersetzen.**

Einige wichtige Voraussetzungen müssen erfüllt sein, damit die Insulinpumpentherapie erfolgreich angewendet werden kann:

▬ Die Kinder und Jugendlichen müssen bereit und motiviert sein, ihren Blutzucker regelmäßig zu kontrollieren.

▬ Sie und ihre Eltern sollten einige Monate Erfahrung mit der intensivierten Insulintherapie gesammelt haben und die Insulindosis sicher berechnen können.

▬ Außerdem müssen die Familien in der Lage sein, das System der Insulinpumpe zu verstehen.

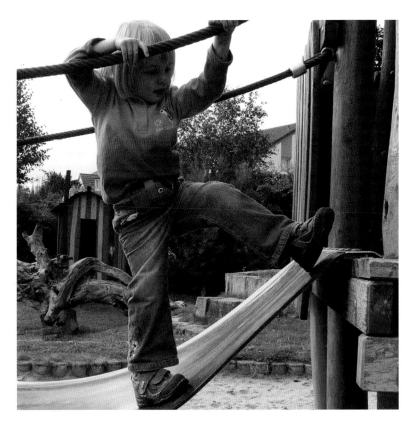

Abb. 2.20 Maja (3) trägt ihre Insulin-pumpe sicher am Gürtel. Auf dem Spiel-platz stört sie die Pumpe überhaupt nicht.

International ist man heute der Auffassung, dass die Insulinpumpenthera-pie u.a. bei folgenden Patienten eingesetzt werden sollte:

1. Säuglinge, Kleinkinder und Vorschulkinder,
2. Patienten mit ausgeprägtem DAWN-Phänomen oder häufig auftreten-den schweren Hypoglykämien, immer wiederkehrenden Hypoglyk-ämien und häufigen nächtlichen Hypoglykämien,
3. wenn trotz intensivierter Therapie mit täglich mehrfachen Insulin-injektionen häufig schwere Hypoglykämien auftreten, die Blutzucker-werte trotzdem häufig sehr hoch liegen und der HbA1c-Wert viel zu hoch ist, d.h. eine schlechte Stoffwechseleinstellung vorliegt,
4. Patienten mit ausgeprägter Spritzenangst,
5. Leistungssportler,
6. wenn die Lebensqualität durch die bisherige Insulinbehandlung erheb-lich eingeschränkt ist,
7. wenn die Blutzuckerwerte unabhängig von der Höhe des HbA1c-Wer-tes eine sehr große Streuung aufweisen.

In den letzten Jahren wird die Insulinpumpentherapie zunehmend häufiger eingesetzt. Kleine Kinder, d.h. Säuglinge, Kleinkinder und Vorschulkinder, erhalten mit großem Erfolg bereits unmittelbar nach der Diabetesmanifes-tation die Insulinpumpe. Die Eltern erlernen diese Therapieform schon während des ersten Klinikaufenthaltes.

Jugendliche können die Technik selbst erlernen. Die Umstellung auf eine Insulinpumpentherapie und das Insulinpumpentraining sollte von einem erfahrenen Diabetesteam während eines kurzen stationären Aufenthaltes in der Kinderklinik vorgenommen werden.

Die Entscheidung darüber, ob ein Kind eine Insulinpumpe erhalten soll, muss von allen Beteiligten sehr sorgfältig mit dem behandelnden Kinderdiabetologen und dem Diabetesteam erörtert werden. In der Regel werden die Mehrkosten einer Insulinpumpentherapie von der Krankenkasse übernommen. Allerdings muss der behandelnde Arzt die Notwendigkeit dieser Therapieform ausführlich schriftlich begründen.

Wie wird Insulin injiziert, mit der Insulinspritze, dem Insulinpen oder der Insulinpumpe?

■ Insulinspritze

Die Insulininjektion mit der Insulinspritze erfolgt in zwei Schritten:
1. Aufziehen des Insulins
2. Injektion des Insulins

■■ Aufziehen des Insulins in die Insulinspritze (◨ Abb. 2.22)

Zunächst werden die Hände gründlich gewaschen. Das reicht als Reinigung vollkommen aus.

1. Bei trübem Insulin muss das Insulinfläschchen gedreht oder geschwenkt werden, bis sich der weißliche Bodensatz aufgelöst und verteilt hat. Bei klarem Insulin ist das nicht nötig.
2. Anschließend wird der Kolben der Insulinspritze 2 bis 3 Teilstriche weiter zurückgezogen, als Insulin injiziert werden soll, zum Beispiel bei 10 Einheiten bis zum Teilstrich 12.
3. Dann wird die Kanüle durch den Gummistopfen in das aufrecht stehende Fläschchen eingeführt und der Spritzenkolben bis zum Anschlag heruntergedrückt, um Luft in das Fläschchen zu blasen. Der leichte Überdruck macht es im nächsten Schritt einfacher, das Insulin aufzuziehen.
4. Das Fläschchen wird auf den Kopf gestellt, sodass die Kanülenspitze in der Insulinlösung steht. Nun werden 2 bis 3 Einheiten mehr Insulin aufgezogen, als gespritzt werden sollen. Dann wird die Kanüle aus dem Fläschchen herausgezogen.

◨ **Abb. 2.21** Die Diabetesberaterin zeigt Bela (8) und seiner Mutter, wie Insulin aus dem Fläschchen in die Insulinspritze aufgezogen wird.

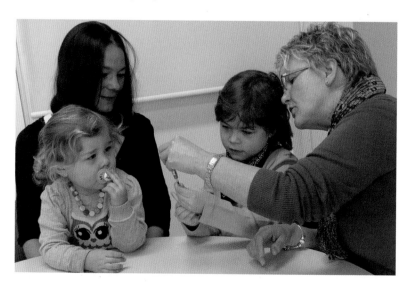

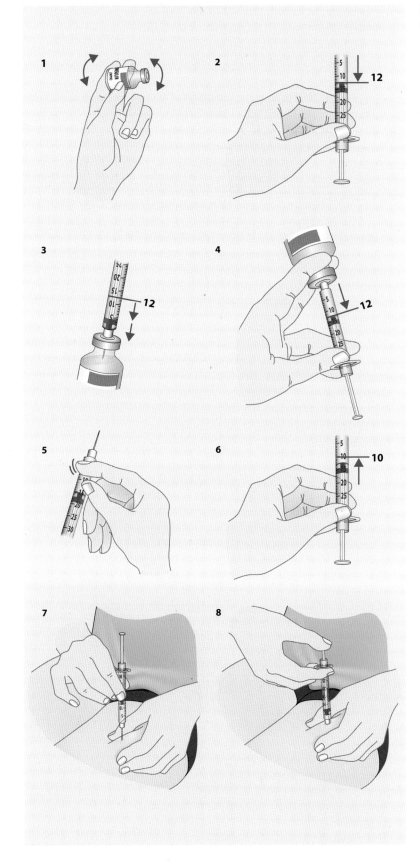

Abb. 2.22 Wie Insulin aufgezogen und injiziert wird.

5. Wenn sich eine kleine Luftblase in der Spritze befindet, klopfen Sie gegen die Spritze, bis die Luft nach oben zur Kanüle aufsteigt. Dann wird der Kolben langsam bis zur gewünschten Insulinmenge vorgedrückt, zum Beispiel 10 Einheiten. Das Luftbläschen verschwindet zusammen mit dem überschüssigen Insulin.

6. Zum Schluss überprüfen Sie noch einmal, ob Sie auch wirklich die Insulinmenge aufgezogen haben, die Sie injizieren wollen.

▪▪ Injektion des Insulins mit der Insulinspritze

Die Haut der Injektionsstelle muss sauber und trocken sein. Anders als in der Klinik ist eine Desinfektion der Haut zu Hause meistens nicht nötig.

7. Anschließend wird eine Hautfalte zwischen Daumen und Zeigefinger genommen und die Kanüle an der Basis der Hautfalte in das Unterhautfettgewebe in einem Winkel von etwa 90° eingeführt. Durch die Hautfalte können Sie verhindern, dass die Kanüle zu tief eindringt und das Insulin in die Muskulatur gespritzt wird. Vor der Insulininjektion braucht der Kolben der Spritze nicht zurückgezogen zu werden, um zu prüfen, ob Blut zurückfließt. Das ist bei Pens und Fertigspritzen technisch auch gar nicht möglich.

8. Das Insulin wird langsam und ruhig in das Fettgewebe injiziert, damit sich im Gewebe kein zu hoher Druck entwickelt. So kann zusätzlicher Schmerz vermieden werden. Danach verbleibt die Kanüle noch einige Sekunden im Gewebe, bevor sie langsam herausgezogen wird. Damit können Sie sicherstellen, dass möglichst wenig Insulin aus dem Stichkanal austreten kann. Ganz ist das manchmal jedoch nicht zu vermeiden (◘ Abb. 2.22).

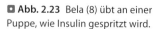

◘ **Abb. 2.23** Bela (8) übt an einer Puppe, wie Insulin gespritzt wird.

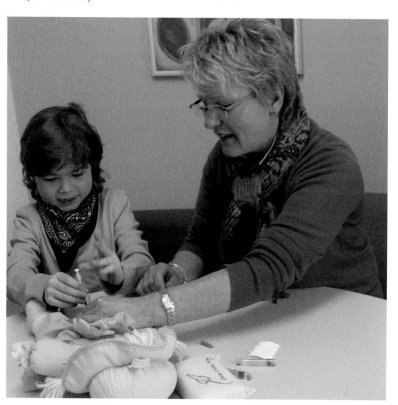

■ **Insulinpen**

Bei Insulinpens entfällt das Aufziehen von Insulin, da es in einer Insulinpatrone vorliegt. Die Injektion des Insulins mit dem Pen erfolgt per Knopfdruck.

■ **Insulinpumpe**

■■ **Das Füllen der Insulinpumpe mit Insulin**

Auch bei der Insulinpumpe entfällt wie beim Insulinpen das Aufziehen des Insulins. Es wird bei dem einen Pumpentyp als Insulinpatrone in die Pumpe eingelegt. Beim anderen Pumpentyp muss das Insulin zunächst aus einem 10-ml-Fläschchen in ein Insulinreservoir gefüllt werden, das anschließend in die Insulinpumpe eingelegt wird.

■■ **Injektion des Insulins mit der Insulinpumpe**

Die Injektion des Insulins mit der Insulinpumpe in das Unterhautfettgewebe erfolgt über einen Katheter, d.h. einen 30 bis 110 cm langen sehr dünnen Plastikschlauch. Es gibt zwei Arten von Kathetern:

1. einen Katheter, der über ein Anschlussstück direkt mit der Insulinpumpe verbunden ist;
2. einen Katheter, der aus zwei Teilen besteht, die über eine Kupplung miteinander verbunden sind.

Der zweite Kathetertyp ist besonders beim Sport, Schwimmen, Duschen oder Baden geeignet und daher sehr beliebt, denn er erlaubt das rasche Ablegen und Wiederanlegen der Insulinpumpe.

Am Ende des Schlauches befindet sich entweder ein Teflonkatheter oder eine Stahlkanüle, die in das Unterhautfettgewebe eingeschoben werden (◘ Abb. 2.24). Die Kanüle bleibt zwei bis drei Tage im Unterhautfettgewebe liegen.

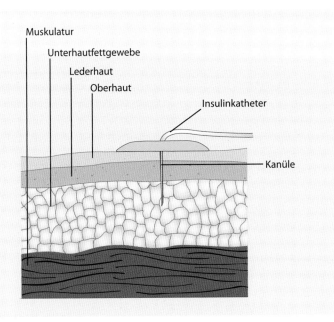

◘ **Abb. 2.24** Die Lage der Katheterspitze im Unterhautfettgewebe.

Muskulatur
Unterhautfettgewebe
Lederhaut
Oberhaut
Insulinkatheter
Kanüle

◘ **Abb. 2.25** Sichern und Fixieren des Insulinkatheters und der Insulinkanüle.

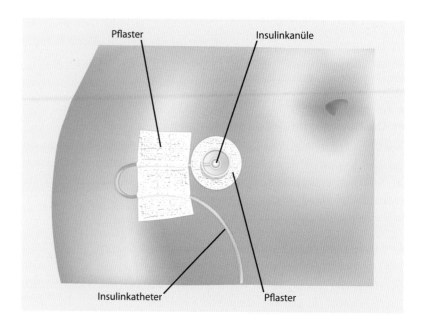

Für das Einführen der 6 bis 12 mm langen Kanüle gibt es kleine mechanische Einstichhilfen. Für kleinere Kinder hat sich der Einsatz schmerzlindernder Salbenpflaster für das Legen der Insulinkatheter bewährt. Der Insulinschlauch wird mit einem Pflaster gesichert und die Katheterspitze mit einem speziellen Pflaster fixiert. Die Pflaster müssen hautfreundlich und gut verträglich sein (◘ Abb. 2.25).

Die Injektionsareale bei der Pumpe entsprechen denen bei der Insulinspritze und dem Insulinpen und müssen wie bei Spritze und Pen von Mal zu Mal gewechselt werden.

Das Legen des Katheters bereitet bei sachgerechter Schulung nach zwei- bis dreimaligem Üben keinerlei Schwierigkeiten.

■ ■ **Tragen der Insulinpumpe**

Es gibt verschiedene Möglichkeiten, die Insulinpumpe sicher zu tragen. Viele Kinder und Jugendliche befestigen die Insulinpumpe am Gürtel, entweder mit einem Clip oder in einer speziellen Tasche. Andere tragen die Insulinpumpe an einem Band um den Hals. Kleine Kinder können die Insulinpumpe auch in einem kleinen Rucksack auf dem Rücken dabei haben. Die bereits oben erwähnte schlauchlose Patch-Pump kann im Bereich des Oberarms, des Bauches oder des Oberschenkels fixiert werden (◘ Abb. 2.26).

■ **Angst vor der Injektion**

Die Angst, sich selbst oder einem anderen Menschen durch eine Injektion Schmerzen zu bereiten, ist natürlich. Ebenso normal ist auch Ihre Scheu oder innere Abwehr gegen das Spritzen. Das alles können Sie am besten durch eigene Erfahrung abbauen. Lassen Sie sich von der Diabetesberaterin in der Kinderklinik genau zeigen, wie Insulin mit der Insulinspritze injiziert wird oder wie die Kanüle für die Insulinpumpe gelegt wird und probieren Sie es an sich selbst und Ihrem Partner aus – natürlich nicht mit Insulin, sondern mit physiologischer Kochsalzlösung. Stechen Sie dabei nicht zu

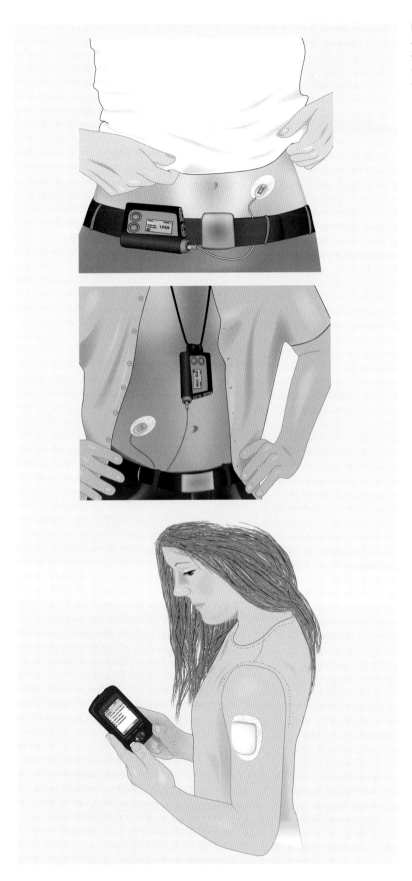

■ **Abb. 2.26** Die Insulinpumpe kann am Gürtel in einer Tasche getragen werden (oben) oder an einem Band um den Hals (unten). Die Patch-Pump wird direkt auf die Haut geklebt.

rasch, sondern schieben Sie die Kanüle langsam und ruhig unter die Haut. So behalten Sie alles unter Kontrolle. Versuchen Sie sich beim Einstich auf andere Körperregionen, zum Beispiel den großen Zeh, zu konzentrieren. Solche Ablenkung kann auch Ihrem Kind helfen, die Injektionen leichter zu akzeptieren.

Familienleben

Wann sollten Kinder selbst Insulin spritzen können?

Eindeutige Altersgrenzen gibt es dafür nicht. Wann immer ein Kind Interesse zeigt, sollte es bei der Vorbereitung und Durchführung der Injektion helfen dürfen. Loben und fördern Sie jede Initiative Ihres Kindes. Manchmal sind schon Vierjährige stolz, wenn sie bei dem einen oder anderen Handgriff helfen können. Viele Kinder, die gerade erst zur Schule gekommen sind, können schon erstaunlich geschickt mit einer Spritze, einem Pen oder sogar der Pumpe hantieren. Ihr Zahlenverständnis setzt ihrer Selbständigkeit aber noch deutliche Grenzen, denn die Gefahr, dass ihnen Fehler bei der Dosierung unterlaufen, ist zu groß. Sie benötigen immer die Unterstützung eines Erwachsenen.

Am Ende des Grundschulalters können sich fast alle Kinder selbst spritzen, wenn es die Situation erfordert und sie beispielsweise bei Freunden Geburtstag feiern oder dort übernachten wollen. Die Insulindosis wird aber weiterhin von den Eltern oder anderen Erwachsenen bestimmt und überwacht. Lassen Sie Ihr Kind nicht zu früh allein sein Insulin spritzen, selbst wenn es die Technik der Injektion schon sicher beherrscht. Die eigene Verantwortung für die Diabetestherapie ist auch für Zehnjährige noch zu groß.

Ältere Kinder, die sich noch nicht trauen, selbst zu spritzen, lernen es rasch, wenn sie mit anderen Gleichaltrigen an einer Diabetesschulung teilnehmen. Das Vorbild anderer Kinder macht ihnen Mut und weckt ihren Ehrgeiz.

Die Einstellung der Eltern bestimmt immer das Erleben ihrer Kinder. Meist geschieht das unbewusst. Sie können Ihrem Kind die notwendigen Injektionen erleichtern, indem Sie selbst versuchen, vor allem die positiven Seiten des Insulins zu sehen: »Sie haben ein wirksames Medikament in der Hand, mit dem Sie Ihrem Kind helfen können. Dank des Insulins wird Ihr Kind normal aufwachsen. Der Einstich ist sicher nicht angenehm, aber durch die sehr feinen Kanülen kaum schlimmer als ein kurzes Zwicken.«

Je gelassener Sie die Injektion betrachten, umso weniger wird auch Ihr Kind Angst und Unruhe verspüren. Machen Sie Ihrem Kind keine Angst. Zeigen Sie keine übertriebenen Zeichen des Schmerzes, wenn Sie sich selbst spritzen. Ihr Vorbild zählt. Übertriebener Trost und große Belohnungen helfen wenig. Oft wird es dadurch erst recht schwierig. Am meisten hilft es, wenn das Spritzen mit der Spritze oder das Legen der Kanüle für die Pumpe für Sie und Ihr Kind zu einer normalen Angelegenheit wird: »Das Insulin fehlt im Körper, also geben wir es ihm eben«.

Kinder, Spritzen, Pens und Pumpen

Entgegen landläufiger Meinung ist die Zahl der Kinder und Jugendlichen gering, denen es über längere Zeit sehr schwer fällt, Injektionen zu akzeptieren. Die anfängliche Angst weicht schnell der Neugier, und irgendwann wird Spritzen für alle Kinder eher zu einer zwar lästigen, aber alltäglichen Sache.

Für ältere Kinder und Jugendliche, die bereits verstehen können, dass Insulin für sie lebensnotwendig ist, gilt das Gleiche wie für ihre Eltern: Praktische Erfahrungen in ruhiger Atmosphäre, möglichst dünne Kanülen in der richtigen Länge, Entspannung oder Ablenkung beim Einstich und schließlich positive Gedanken zum Insulin helfen, die erste natürliche Angst zu überwinden.

Viele ältere Kinder und Jugendliche sind so geschickt und interessiert, dass sie die Technik der Injektion schneller beherrschen als manche Erwachsene. Lassen Sie Ihrem Kind den Vortritt und erkennen Sie die Leistung an. Der Stolz hebt das Selbstbewusstsein und fördert die Selbständigkeit.

Kinder im Vorschulalter und auch jüngere Schulkinder können viel weniger verstehen, warum sie Insulin spritzen müssen. Wenn sie in entspannter Atmosphäre an die Injektion mit der Insulinspritze bzw. dem Insulinpen oder das Legen der Kanüle für die Insulinpumpe herangeführt werden, sind sie oft neugierig und möchten lernen, wie es geht. Sie sind stolz, wenn sie Ihnen dabei helfen können. Anerkennung und Lob machen ihnen Freude. Kinder, die bereits länger Diabetes haben und sich schon selbst spritzen, können Anfängern durch ihre oft unbefangene Art helfen, das Insulinspritzen weniger bedrohlich zu erleben.

Manchmal entwickeln Kinder Ängste, die wir Erwachsenen nicht immer auf den ersten Blick verstehen, weil sie dem kindlichen Denken oder ihrer Phantasie entspringen. Kleine Kinder lehnen die Injektion in den Bauch vehement ab, weil sie befürchten, dass innere Organe, vor allem ihr Herz, dabei getroffen werden könnten. Bestehen Sie nicht darauf, dass Ihr Kind sich in den Bauch spritzt, wenn es davor Angst hat. Die anderen Injektionsareale reichen aus. Kleine Blutungen nach der Injektion können manchen Kindern Angst machen, weil sie glauben, dass die Blutung nicht wieder aufhört. Hier müssen Eltern beruhigen und versichern, dass ganz bestimmt nichts passieren kann. Wie bei anderen kleinen Verletzungen kann auch ein Pflaster beruhigen.

Die Erfahrungen mit Kleinkindern sind sehr unterschiedlich. Leider lassen sich nur wenige scheinbar unberührt spritzen. Viele kleine Kinder widersetzen sich eine Zeit lang mit aller Kraft. Die Phasen heftiger Abwehr können sich über Wochen, manchmal sogar über Monate hinziehen. Die Eltern erleben dies als große seelische Belastung, die sehr viel Kraft kostet.

◩ **Abb. 2.27** Maja (3) zeigt ihrem Kinderarzt, dass sie ihre Pumpe schon selbst »bedienen« kann.

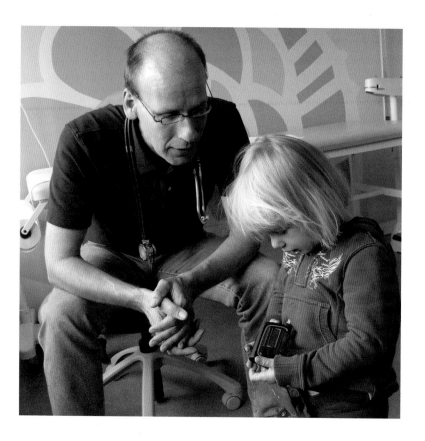

❯ Daher ist es eine große Hilfe, kleinen Kindern im Vorschulalter die täglich mehrfachen Injektionen mit der Insulinspritze zu ersparen und das Insulin über eine Insulinpumpe zuzuführen. Denn der Katheter mit der Kanüle für die Insulinpumpe muss nur alle paar Tage neu gelegt werden.

Patentrezepte für die Insulininjektion gibt es nicht, dafür einige Erfahrungen, die einzelnen Eltern geholfen haben:

- Spritze, Pen oder Pumpe in Ruhe vorbereiten, während das Kind im Nebenraum spielt.
- Die Injektion oder das Legen des Katheters entspannt und mit positiver Einstellung vornehmen. Die Ruhe der Eltern überträgt sich auf das Kind.
- Erwarten Sie nicht zu viel von sich und Ihrem Kind. Protest und Widerstand sind normale Verhaltensweisen von Kleinkindern, die gerade lernen, ihren eigenen Willen durchzusetzen. Sie lassen ja auch sonst nicht mehr alles mit sich machen, zum Beispiel Fingernägel schneiden. Wenn sich Ihr Kind nach der Injektion schnell wieder beruhigt, dann haben Sie sehr viel erreicht.
- Die Injektion an feste Rituale binden, zum Beispiel Insulin spritzen und dann gemeinsam ein Bilderbuch ansehen.
- Die Injektion nicht erzwingen, wenn das Kind gerade sehr erregt oder im Spiel vertieft ist. Eine Viertelstunde später einen besseren Moment abpassen.

- Manchen Kindern hilft Ablenkung, zum Beispiel durch ein Spiel, eine spannende Geschichte oder Fernsehen. Sie möchten gar nicht sehen, was mit ihnen passiert.
- Viele Kinder möchten hingegen mitentscheiden, wohin gespritzt wird. Außerdem möchten sie unbedingt genau sehen, wie ihre Eltern spritzen.
- Beide Eltern sind für das Spritzen verantwortlich. Sie sollten sich gegenseitig ablösen und unterstützen.
- Es hat keinen Sinn, mit Kindern über die Insulininjektion zu diskutieren, wenn sie absolut nicht verstehen oder einsehen wollen, dass sie Insulin benötigen. Da helfen meist keine noch so guten Worte.
- Ein liebevolles, aber konsequentes Handeln kann verhindern, dass es zu langwierigen Machtkämpfen kommt. Die Insulininjektion oder das Legen des Katheters sollte in der Regel nach etwa 10 Minuten beendet sein.

Viele Jugendliche und junge Erwachsene, die als Säuglinge oder Kleinkinder Diabetes bekommen haben, sind überrascht, wenn sie heute von ihren Eltern hören, dass sie sich eine Zeit lang gegen die Behandlung gewehrt haben. Sie können sich einfach nicht mehr daran erinnern. Sie haben auch nicht das Gefühl, dass ihr Verhältnis zu ihren Eltern dadurch zu irgendeiner Zeit beeinträchtigt worden ist. Für sie war das alles »normal«.

Wie der Diabetes die seelische Entwicklung von Kindern beeinflusst, hängt von sehr vielen Dingen ab. Die Tatsache, dass ein Kind eine Zeit lang gegen seinen Willen gespritzt wurde, wird dabei nur ein Mosaiksteinchen im komplizierten Geschehen der gesamten Persönlichkeitsentwicklung sein.

Welche Wege nimmt Insulin im Körper?

Das ist eine sehr wichtige Frage, denn es ist natürlich ein großer Unterschied, ob das Insulin in das Unterhautfettgewebe gespritzt wird oder wie bei Kindern ohne Diabetes von der Bauchspeicheldrüse abgegeben wird.

Normalerweise wird das Insulin in den B-Zellen der Langerhans'schen Inseln gebildet und je nach Bedarf in das Blutgefäßsystem der Bauchspeicheldrüse abgegeben. Von da gelangt es direkt zur Leber und entfaltet dort seine Wirkung. Nur ein Teil des Insulins wird von der Leber wieder abgegeben und verteilt sich im Körper, um besonders in der Muskulatur und im Fettgewebe zu wirken.

Das bei Kindern ohne Diabetes von der Bauchspeicheldrüse abgegebene Insulin ist sofort verfügbar. Es wirkt nur ungefähr fünf bis zehn Minuten lang. Die kurze Wirkdauer reicht aus, weil das Insulin je nach Bedarf immer wieder nachgeliefert werden kann.

Damit der Blutglukosespiegel gar nicht erst über 125 mg/dl ansteigen kann, wird schon bei einem geringfügigen Anstieg über 90 mg/dl etwas Insulin ausgeschüttet. Die Inselzellen registrieren jeden Blutglukoseanstieg und reagieren sensibel mit der notwendigen Insulinausschüttung. Die Blutglukosewerte werden durch diese ständige Bereitschaft der Inselzellen, Korrekturinsulin auszuschütten, zwischen 65 und 125 mg/dl ausbalanciert. Diese fein abgestimmte, von der Höhe des Blutglukosespiegels abhängige Insulinausschüttung ist weder mit Insulininjektionen noch mit der Insulinpumpe vollständig nachzuahmen.

Das in das Unterhautfettgewebe injizierte Insulin ist erst nach einer gewissen Zeit nach und nach verfügbar. Seine Wirkung hält daher viel länger an, nämlich viele Stunden. Um eine ausreichend starke Wirkung zu erzielen, muss auch mehr Insulin injiziert werden, als der Körper eigentlich braucht. Außerdem gelangt das Insulin aus dem Unterhautfettgewebe zuerst in die Muskulatur und das Fettgewebe und erst später in die Leber. Dadurch wird die Glukoseproduktion in der Leber zu wenig unterdrückt, sodass der Blutzuckerspiegel ansteigt.

Das Insulin nimmt also bei einem Kind mit Diabetes einen umgekehrten Weg wie beim Kind ohne Diabetes. Daraus ergeben sich erhebliche Folgen für die Steuerung des Glukosestoffwechsels.

> Wegen dieser unterschiedlichen Wege des Insulins im Körper ist es auch heute noch unmöglich, bei Kindern mit Diabetes ständig normale Blutglukosewerte zwischen 65 und 125 mg/dl zu erreichen.

Wie wird Insulin hergestellt?

Die Insuline von Säugetieren unterscheiden sich nur wenig voneinander. Das Insulin des Menschen ähnelt am meisten dem Insulin des Schweins. Daher wurde das für die Insulinbehandlung notwendige Insulin viele Jahre hindurch aus den Bauchspeicheldrüsen von geschlachteten Schweinen gewonnen.

Der Wunsch, für die Diabetesbehandlung ein Insulin zu besitzen, das mit dem von Menschen gebildeten Insulin identisch ist, wurde Ende der 70er-Jahre erfüllt. Im Jahre 1979 wurde in den USA die gentechnologische Herstellung von **Humaninsulin**, wie das Insulin des Menschen genannt wird, entwickelt. Heute wird von allen Insulinherstellern gentechnologisch gewonnenes Humaninsulin angeboten.

> Es ist eine Selbstverständlichkeit, dass alle Kinder und Jugendlichen mit Humaninsulin behandelt werden.

Welche Insulinsorten gibt es?

Nach der Entdeckung des Insulins im Jahr 1921 gab es zunächst nur eine Sorte Insulin. Es war das schnell und kurz wirkende Normalinsulin. Es liegt als klare, durchsichtige Insulinlösung vor und ist auch heute noch ein wichtiges Insulinpräparat (Huminsulin Normal, Actrapid, Insuman Rapid, Berlinsulin H Normal).

Seit einigen Jahren stehen außerdem sogenannte Insulinanaloga zur Verfügung, die noch etwas schneller und kürzer als das Normalinsulin wirken (◧ Abb. 2.28). Dabei handelt es sich um gentechnisch abgewandelte Normalinsuline, zum Beispiel das Humalog, das NovoRapid, Liprolog und das Apidra.

Als Nachteil empfand man in der Frühzeit der Insulinära, dass Normalinsulin zu kurz wirkt und mehrmals täglich injiziert werden muss. Um den Patienten die häufigen Injektionen zu ersparen, wurden daher während der 1930er-Jahre Insulinpräparate mit verzögerter Wirkung entwickelt. Sie werden daher Verzögerungsinsuline genannt. Verzögerungsinsuline sind heute die NPH-Insuline der verschiedenen Firmen: Huminsulin Basal, Protaphan, Berlinsulin H Basal und InsumanBasal, das mittellang wirkende

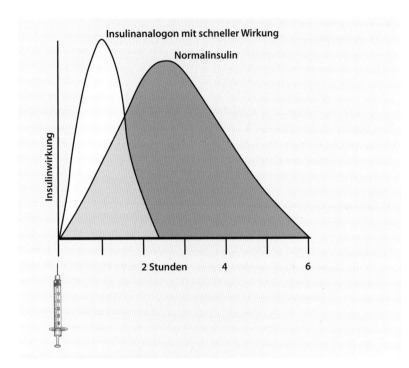

■ **Abb. 2.28** Normalinsulin wirkt relativ schnell. Seine Wirkung beginnt etwa eine viertel Stunde nach Injektion ins Unterhautfettgewebe. Nach zwei bis vier Stunden wirkt es am stärksten, nach etwa sechs Stunden ist die Wirkung beendet. Die Insulinanaloga Humalog, Liprolog, NovoRapid und Apidra wirken noch schneller. Ihre Wirkung setzt bereits nach wenigen Minuten ein, die stärkste Wirkung entfalten sie nach einer Stunde, nach zwei bis drei Stunden ist die Wirkung vorüber.

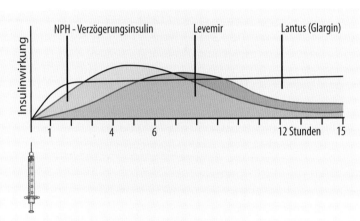

■ **Abb. 2.29** Verzögerungsinsuline sind so aufbereitet, dass ihre Wirkung verspätet eintritt und länger anhält. Die NPH-Insuline beginnen etwa eine halbe Stunde nach der Injektion zu wirken, die stärkste Wirkung erreichen sie nach 4 bis 6 Stunden. Nach 12 bis 16 Stunden ist ihre Wirkung vorbei. Das mittellang wirkende Insulinanalogon Levemir wirkt länger als das NPH-Insulin, das Maximum seiner Wirkung tritt später ein. Die Wirkung des sehr lang wirkenden Insulinanalogons Lantus (Glargin) kann 24 Stunden und länger anhalten.

Insulinanalogon Levemir sowie das sehr lang wirkende Insulinanalogon Lantus (Glargin) (■ Abb. 2.29).

Sehr wichtig ist, dass Normal- und NPH-Verzögerungsinsuline gemischt werden können, ohne dass sie ihre charakteristischen Wirkungen verlieren. So kann Normalinsulin mit NPH-Verzögerungsinsulin in der Spritze gemischt werden (zum Beispiel 6 Einheiten Normalinsulin mit 10 Einheiten NPH-Insulin). Die Mischung von Normal- und NPH-Verzögerungsinsulin kann auch schon in der Insulinfirma vorgenommen werden. Die konstanten Mischungen von Normal- und NPH-Verzögerungsinsulin nennt man Kombinationsinsuline. Für die Insulintherapie bei Kindern und Jugendlichen mit Diabetes haben die Kombinationsinsuline ihre Bedeutung verloren.

Die Zahl der von der Industrie angebotenen Insulinpräparate ist nach wie vor sehr groß. Darum wäre es sinnlos, hier alle in den Apotheken verfügbaren Insulinpräparate vorzustellen.

❯ Wichtig sind zwei Gruppen von Insulinpräparaten:
1. Normalinsuline und schnell wirkende Insulinanaloga,
2. NPH-Insuline und lang oder sehr lang wirkende Insulinanaloga.

Wie wird Insulin aufbewahrt?

Insulinpräparate müssen während der Zeit der Bevorratung sorgfältig bei einer Temperatur zwischen +2 ° und +15 °C aufbewahrt werden, damit ihre Wirksamkeit voll erhalten bleibt. Am besten geschieht das im Gemüse- oder Butterfach des Kühlschranks. Insulin verträgt keine Temperaturen unter +2 °C, deshalb darf es nie im Gefrierfach oder dessen Nähe gelagert werden.

Angebrochene Insulinfläschchen können bei Zimmertemperatur aufbewahrt und natürlich auch überall mitgenommen werden. Vermeiden Sie dabei jedoch zu große Hitze, zum Beispiel in der Sonne, an der Heizung oder im aufgeheizten Auto. Damit das Insulin im Winter nicht zu kalt wird, sollten Sie es bei Frost nicht in Außentaschen, im Rucksack oder im Auto aufbewahren. Auch Frachträume in Flugzeugen sind oft nicht ausreichend gegen Kälte isoliert. Nehmen Sie daher immer alle Insulinfläschchen mit in die Passagierkabine.

Achten Sie auch auf das Verfallsdatum der Insulinpräparate. Es ist auf dem Etikett jedes Fläschchens angegeben. Angebrochene Insulinfläschchen sollten nicht länger als vier Wochen in Gebrauch sein. Darauf sollten Sie besonders achten, wenn Ihr Kind noch einen sehr niedrigen Insulinbedarf hat. Schließlich muss Insulin immer verworfen werden, wenn es anders als sonst aussieht, zum Beispiel Flocken, Schlieren oder eine andere Färbung aufweist.

❯ Insulin sollte in jedem Fall verworfen werden, wenn es einmal gefroren war, anders aussieht, das Verfallsdatum überschritten ist oder es länger als vier Wochen gebraucht wurde.

Sicherheit für alle Kinder!

Insulinspritzen, Insulinpens und Insulinpumpen sollten für Ihr Kind mit der Zeit zu etwas Alltäglichem werden. Gleichzeitig sollten Sie ihm aber auch vermitteln, dass einige Hygieneregeln beachtet werden müssen. Ihr Kind sollte genau wissen, dass es nur seine eigenen Spritzen benutzen darf. Niemals, wirklich niemals, darf es gebrauchte Spritzen oder seinen Pen mit anderen Kindern tauschen. Insulinspritzen oder Pens dürfen auch nie als Spielzeug dienen. Beim Toben und Raufen kann es sonst zu Situationen kommen, die für alle beteiligten Kinder gefährlich sein können. Verletzungen und die Übertragung von Krankheiten sind möglich. Gebrauchte Spritzen müssen so entsorgt werden, dass sie nicht in falsche Hände geraten oder andere Kinder gefährden können.

Gewöhnen Sie Ihr Kind daran, dass seine Diabetesutensilien besonders geschützt und sorgfältig aufbewahrt werden müssen. Im Alltag hat es sich bewährt, dafür ein besonders schönes Etui zu nutzen, in dem alle Materialien untergebracht sind, die für einen Tag mit Diabetes gebraucht werden. Kosmetiktaschen oder Stiftetuis mit Reißverschluss sind gut geeignet. Um Krümel, Staub und andere Verunreinigungen fernzuhalten, sollten darin keine anderen Sachen wie Stifte, Anspitzer oder Spielzeuge aufbewahrt werden.

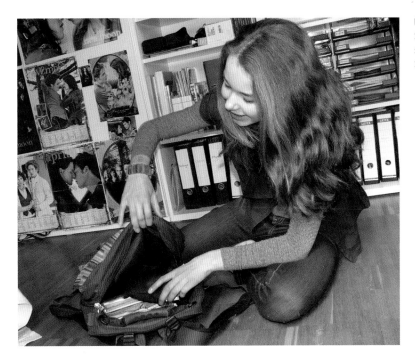

■ **Abb. 2.30** Neben vielen anderen Sachen hat Lena (13) alle Diabetesutensilien in einem speziellen Etui in ihrer Schultasche.

Wenn Sie es sich zur Regel machen, den Inhalt dieses Etuis morgens bei der ersten Injektion zu überprüfen und wenn nötig aufzufüllen, können Sie den Tag gelassen angehen. Sie und Ihr Kind sind vor unangenehmen Überraschungen geschützt. Zum Beispiel: Das Insulin reicht nicht aus, zu wenig Teststreifen sind vorhanden oder sogar zu wenig Traubenzucker zur Behandlung einer Unterzuckerung. Um Verwechslungen sicher zu vermeiden, sollten Insulinpens und Insulinpumpen mit Namen gekennzeichnet werden.

❯ Gebrauchte Spritzen unbedingt sicher entsorgen!

2.4 Wie wird die Insulinbehandlung durchgeführt?

Sie haben bereits erfahren, dass mithilfe der täglichen Insulininjektionen die natürliche Insulinausschüttung aus den B-Zellen der Bauchspeicheldrüse nachgeahmt werden soll. Um zu wissen, was nachzuahmen ist, müssen Sie lernen, wie die natürliche Insulinausschüttung erfolgt. Weiterhin müssen Sie wissen, wie viel Insulin Kinder täglich benötigen. Erst dann können Sie die Insulinbehandlung Ihres Kindes wirklich verstehen. Im folgenden Abschnitt sind die wichtigsten Grundlagen dargestellt. Wie Sie die Insulinbehandlung Ihres Kindes genau durchführen können, ist Thema des ▶ Kap. 5.

Wie funktioniert die natürliche Insulinausschüttung?

Das Ziel der natürlichen Insulinausschüttung ist, den Blutzuckerspiegel im Normalbereich zwischen 65 und 125 mg/dl auszubalancieren. Wenn der Blutglukosespiegel absinkt, zum Beispiel auf Werte unter 70 mg/dl, stellt die Bauchspeicheldrüse kein Insulin mehr bereit.

Wenn der Blutglukosespiegel jedoch ansteigt, zum Beispiel auf Werte über 90 mg/dl, und die Grenze von 120 mg/dl zu überschreiten droht, schüttet die Bauchspeicheldrüse Insulin in entsprechender Menge aus.

Sie haben bereits verschiedene Ursachen für einen Blutglukoseanstieg kennengelernt. Der stärkste Anstieg erfolgt während und nach einer Mahlzeit. Wenn der Blutzuckerspiegel durch Nahrung ansteigt, wird entsprechend Insulin ausgeschüttet. Dieses während und nach einer Mahlzeit bereitgestellte Insulin bezeichnet man als Mahlzeiteninsulin. Normalerweise nehmen die Menschen bei uns 3-mal am Tag eine Hauptmahlzeit ein, morgens, mittags und abends. Die Folge ist, dass 3-mal am Tag Mahlzeiteninsulin ausgeschüttet wird.

Wenn man die natürliche Ausschüttung von Mahlzeiteninsulin bei Kindern ohne Diabetes in Form einer Kurve aufzeichnet, erkennt man 3-mal am Tag zu Zeiten der Hauptmahlzeiten deutliche Insulinspitzen. Zeichnet man die dazugehörige Blutglukosekurve auf, so erkennt man, dass kaum Blutglukosewerte von 125 mg/dl überschritten werden. Die genaue Anpassung des Mahlzeiteninsulins an die Nahrung sorgt also dafür, dass die Blutglukose in engen Grenzen zwischen 65 und 125 mg/dl schwankt (◘ Abb. 2.31).

> ❯ Das während und nach einer Mahlzeit ausgeschüttete Mahlzeiteninsulin sorgt dafür, dass der Blutglukosespiegel nach der Nahrungsaufnahme nicht zu stark ansteigt.

Aus unterschiedlichen Gründen kann der Blutglukosespiegel auch unabhängig von der Nahrungsaufnahme ansteigen, zum Beispiel durch die Glukoseproduktion der Leber bei Stress oder Krankheit. Jede Annäherung an den Grenzwert von 125 mg/dl beantworten die B-Zellen der Bauchspeicheldrüse mit der Ausschüttung von Insulin. Das Insulin, das jederzeit bereitgestellt werden kann, um Blutglukosespitzen zu korrigieren, nennt man Korrekturinsulin (◘ Abb. 2.31).

> ❯ Das jederzeit verfügbare Korrekturinsulin sorgt dafür, dass die Blutzuckerwerte nicht über 125 mg/dl ansteigen.

Nun werden jedoch nicht nur Mahlzeiteninsulin und Korrekturinsulin von der Bauchspeicheldrüse ausgeschüttet, sondern es wird auch ununterbrochen Tag und Nacht eine kleine Insulinmenge an das Blut abgegeben.

Dieses Insulin nennt man Basalinsulin. Es steuert die Glukoseproduktion in der Leber. Wenn wenig oder überhaupt kein Basalinsulin bereitgestellt wird, produziert die Leber ungebremst Glukose. Blutglukosewerte über 125 mg/dl sind die Folge.

Wenn dagegen zu viel Basalinsulin verfügbar ist, wird die Glukoseproduktion in der Leber gebremst. Blutglukosewerte unter 65 mg/dl können die Folge sein.

Wenn man die Ausschüttung von Basalinsulin aufzeichnet, erkennt man eine niedrige, flache Kurve, die sich über den ganzen Tag und die ganze Nacht erstreckt (◘ Abb. 2.31).

> ❯ Die ständige Bereitstellung von Basalinsulin bei Kindern ohne Diabetes sorgt dafür, dass die Leber nicht zu viel Glukose produziert.

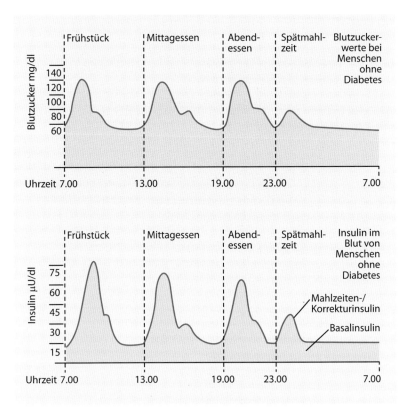

■ **Abb. 2.31** Die Blutglukosekurve zeigt, dass die Werte bei Kindern ohne Diabetes zwischen 65 und 125 mg/dl schwanken. Die Insulinkurve zeigt hohe Mahlzeiteninsulinspitzen nach den drei Hauptmahlzeiten. Die Basalinsulinkurve ist flach und zieht sich über den ganzen Tag und die ganze Nacht hin.

Um eine ausgeglichene Blutglukosekurve zu erreichen, muss Mahlzeiteninsulin während oder unmittelbar nach den Mahlzeiten, Korrekturinsulin bei Blutzuckerspitzen und Basalinsulin kontinuierlich Tag und Nacht ausgeschüttet werden.

❯ Beim komplizierten Balanceakt der natürlichen Insulinausschüttung müssen drei Vorgänge unterschieden werden:
1. Das Mahlzeiteninsulin verhindert einen zu starken Blutglukoseanstieg nach der Nahrungsaufnahme.
2. Das Korrekturinsulin verhindert Blutzuckerspitzen über 125 mg/dl.
3. Das Basalinsulin bremst die Glukoseproduktion in der Leber ununterbrochen Tag und Nacht.

Wie viel Insulin benötigen Kinder und Jugendliche?

Der tägliche Insulinbedarf beträgt bei Kindern und Jugendlichen ohne Diabetes etwa 1 Einheit pro kg Körpergewicht. Ein 30 kg schweres Mädchen benötigt zum Beispiel pro Tag etwa 30 Einheiten Insulin. Bei Kleinkindern (jünger als 6 Jahre) und Schulkindern (6 bis 12 Jahre) liegt der Insulintagesbedarf eher etwas niedriger, das heißt bei 0,8 Einheiten pro kg Körpergewicht, bei Jugendlichen (12 bis 16 Jahre) dagegen eher etwas höher, bis 1,2 Einheiten pro kg Körpergewicht.

Das Verhältnis zwischen Mahlzeiteninsulin und Basalinsulin beträgt bei Kindern etwa zwei Drittel zu einem Drittel, das heißt täglich etwa 0,6 bis

0,7 Einheiten Mahlzeiteninsulin und 0,4 bis 0,3 Einheiten Basalinsulin pro kg Körpergewicht.

❯ Der Insulintagesbedarf von Kindern und Jugendlichen liegt bei etwa 1 Einheit pro kg Körpergewicht.

Wie viel Insulin müssen Kinder und Jugendliche mit Typ-1-Diabetes injizieren?

Die Menge Insulin, die Kinder und Jugendliche mit Diabetes spritzen müssen, hängt davon ab, wie viel Insulin die B-Zellen ihrer Bauchspeicheldrüse noch produzieren. Der Diabetes tritt erst dann auf, wenn nur noch 15 bis 20% der insulinproduzierenden B-Zellen in der Bauchspeicheldrüse vorhanden sind. Erst jetzt kann die Diagnose Diabetes gestellt werden und die Insulinbehandlung beginnen.

Während dieser **Anfangs-** oder **Initialphase** der Insulinbehandlung liegt der Insulinbedarf der Kinder und Jugendlichen ziemlich hoch. Meist muss der gesamte Insulintagesbedarf von etwa 1 Einheit pro kg Körpergewicht ersetzt werden.

Etwa 14 Tage bis drei Wochen nach Behandlungsbeginn sinkt der Insulinbedarf in der Regel ab. Die Kinder benötigen meist weniger als 0,5 Einheiten Insulin pro kg Körpergewicht.

Das liegt daran, dass sich die B-Zellen erholen und wieder deutlich mehr Insulin produzieren. Diese Zeit stark verminderten Insulinbedarfs nennt man **Erholungs-** oder **Remissionsphase.** Sie dauert unterschiedlich lange an, bei manchen Kindern nur ein halbes Jahr, bei anderen zwei Jahre. Niemand kann voraussehen, wie lange diese Phase niedrigen Insulinbedarfs andauert.

Nach und nach wird jedoch immer weniger eigenes Insulin produziert. Irgendwann sind dann alle B-Zellen zerstört, und es wird überhaupt kein eigenes Insulin mehr hergestellt. Jetzt muss das gesamte für den Körper notwendige Insulin von außen zugeführt werden. Diese Phase nennt man **Nacherholungs-** oder **Postremissionsphase**. Sie dauert lebenslang.

❯ Bei Kindern und Jugendlichen mit Diabetes werden drei Phasen des Insulinbedarfs unterschieden:
  1. die Anfangs- oder Initialphase,
  2. die Erholungs- oder Remissionsphase,
  3. die Nacherholungs- oder Postremissionsphase.

Welche Insulintherapie bei Kindern und Jugendlichen mit Typ-1-Diabetes?

Das wichtigste Prinzip jeder Insulinbehandlung ist, die natürliche Insulinbereitstellung nachzuahmen. Für Ihr Kind kann das am besten erreicht werden, wenn es vor den Hauptmahlzeiten und Zwischenmahlzeiten Mahlzeiteninsulin injiziert. Die Menge des Mahlzeiteninsulins hängt vor allem von der Menge und der Zusammensetzung der jeweiligen Mahlzeit ab. Bei sehr hohen Blutglukosewerten vor der Mahlzeit kann Korrekturinsulin hinzugefügt werden. Bei sehr niedrigen Blutglukosewerten muss das Mahlzeiteninsulin vermindert werden. Außerdem ist es unverzichtbar, den Basalinsulinbedarf für den Tag und für die Nacht zu ersetzen.

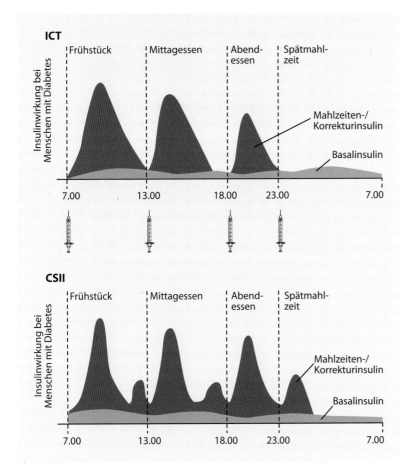

Das Vorbild der intensivierten Insulintherapie bei Kindern, Jugendlichen und Erwachsenen mit Typ-1-Diabetes ist die natürliche Insulinausschüttung bei Menschen ohne Diabetes (◘ Abb. 2.31).
Obere Kurve: intensivierte Insulintherapie mit Insulinspritze oder Insulinpen (ICT): Die Kurve zeigt die Wirkung des Mahlzeiteninsulins (rot), das zu den Haupt- und Zwischenmahlzeiten entweder mit der Spritze oder dem Pen gespritzt wird, sowie des Basalinsulins (blau), das morgens, mittags und abends sowie zur Nacht mit der Insulinspritze oder dem Insulinpen gespritzt wird.
Untere Kurve: die Nachahmung der natürlichen Insulinausschüttung mithilfe der Insulinpumpe (CSII): Mahlzeiten- und Korrekturinsulin (rot) als Bolusgabe, Basalinsulin (blau) als vorprogrammierte kontinuierliche Insulinzufuhr.

Die Nachahmung der natürlichen Insulinbereitstellung mithilfe von Mahlzeiten-, Korrektur- und Basalinsulin wird intensivierte Insulintherapie genannt (◘ Abb. 2.32). Sie ist heute die allgemein anerkannte und beste Methode der Insulinbehandlung bei Kindern, Jugendlichen und Erwachsenen mit Typ-1-Diabetes. Sie wird entweder mit vier oder mehr täglichen Insulininjektionen mit der Insulinspritze bzw. dem Insulinpen oder mit der Insulinpumpe durchgeführt.

Wie Sie die intensivierte Insulintherapie mit der Insulinspritze, dem Insulinpen oder der Insulinpumpe im Alltag praktisch umsetzen können, wird ausführlich Schritt für Schritt in ► Kap. 5 erklärt und an Übungsbeispielen erläutert.

> Die intensivierte Insulintherapie mit täglich vier oder mehr Injektionen oder mit der Insulinpumpe ist das heute allgemein anerkannte und beste Prinzip der Insulintherapie bei Kindern, Jugendlichen und Erwachsenen mit Typ-1-Diabetes.

Viele Jahre hindurch wurde bei Kindern und Jugendlichen mit Typ-1-Diabetes während der Erholungsphase mit oft sehr niedrigem Insulinbedarf eine sogenannte konventionelle Insulintherapie mit täglich 1 oder 2 Insulininjektionen durchgeführt. Diese Therapieform ist heute fast vollständig verlassen und durch die intensivierte Insulintherapie abgelöst worden.

❯ **Welche Insulintherapie für welches Kind?**

Alle Kinder und Jugendlichen mit Typ-1-Diabetes sollten heute eine intensivierte Insulintherapie erhalten, die entweder mit täglich vier oder mehr Insulininjektionen oder mit der Insulinpumpe durchgeführt wird.

Wann Insulinspritze, wann Insulinpumpe?

Fast alle jüngeren Kinder (Vorschulalter) erhalten heute bereits unmittelbar nach der Diabetesmanifestation eine intensivierte Insulintherapie mit der Insulinpumpe. Ältere Kinder (Schulkinder) und Jugendliche erhalten ebenfalls von Anfang an eine intensivierte Insulintherapie, häufig jedoch zunächst mit vier oder mehr Insulininjektionen täglich, später aber fast immer mit der Insulinpumpe.

Gesunde Ernährung für Kinder und Jugendliche

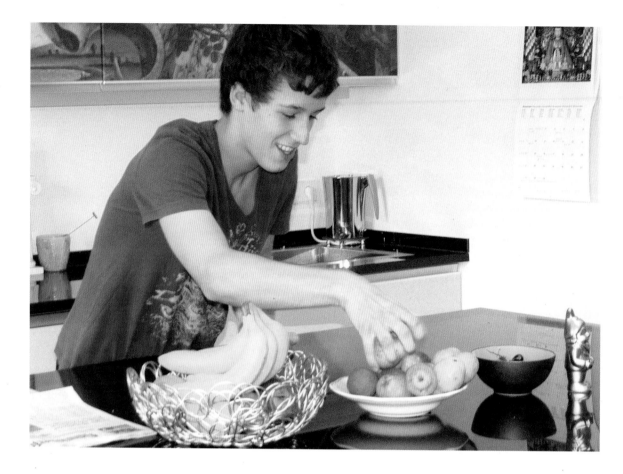

3   Gesunde Ernährung für Kinder und Jugendliche

In ► Kap. 2 haben Sie bereits erfahren, welchen großen Einfluss die Nahrung auf den Blutglukosespiegel bei Diabetes hat. In diesem Kapitel geht es darum, wie die Insulindosis und die Auswahl der Nahrung so miteinander abgestimmt werden können, dass der Blutzuckerspiegel Ihres Kindes möglichst normal bleibt. Ebenso wichtig ist aber auch, dass sich Kinder und Jugendliche mit Diabetes gesund ernähren, damit sie sich körperlich gut entwickeln und leistungsfähig sind. Schließlich soll der Genuss beim Essen und Trinken nicht vergessen werden. Darum finden Sie hier viele praktische Anregungen, wie Sie Ihrem Kind das anbieten können, was ihm schmeckt und Freude bereitet.

3.1   Wie beeinflusst Diabetes die Ernährung Ihres Kindes?

Manche Menschen verbinden mit dem Wort Diabetes auch heute noch eine »strenge Diät« mit Verboten und Vorschriften. Zum Glück hat diese Vorstellung wenig mit der Wirklichkeit zu tun. Die heute gültigen Ernährungsempfehlungen für Kinder und Jugendliche mit Diabetes unterscheiden sich nicht von denen, die für Gleichaltrige ohne Diabetes gelten.

Kinder und Jugendliche mit Diabetes haben den gleichen Bedarf an Energie und Nährstoffen wie alle anderen in ihrem Alter. Darum gibt es für sie keine typische Diabetesdiät, sondern eine Ernährung, die möglichst gut abgestimmt ist mit:

- ihrer aktuellen Wachstumsphase,
- ihrem persönlichen Energiebedarf,
- ihrer körperlichen Aktivität,
- den Gewohnheiten ihrer Familie und
- den persönlichen Vorlieben jedes einzelnen Kindes.

Ihr Kind wird also weiterhin am Familientisch essen und bis auf ganz wenige Ausnahmen das genießen können, was seinen Geschwistern und Eltern schmeckt. Dazu gehören auch zuckerhaltige Süßigkeiten, die es ab und zu essen darf. Selbstverständlich wird Ihr Kind auch weiterhin mit ins Restaurant gehen, am Strand ein Eis schlecken oder ein Stück Geburtstagskuchen genießen können. Spezielle Diabetes-Nahrungsmittel sind nicht sinnvoll und schon gar nicht erforderlich. Auch Ihre besten Back- und Kochrezepte werden Sie beibehalten können. Besondere Kochbücher für Kinder mit Diabetes sind nicht nötig. Vieles in der Ernährung Ihres Kindes wird auch nach der Diagnose des Diabetes so bleiben, wie es vorher war.

Was ändert sich beim Essen und Trinken?

Eine große Änderung wird es aber doch geben. Vor jeder Mahlzeit, selbst vor einer kleinen Zwischenmahlzeit, muss nun überlegt werden, welchen Einfluss die Nahrung auf den Blutglukosespiegel Ihres Kindes haben wird. Einfach drauflos essen, ohne darüber nachzudenken, was und wie viel, das lässt sich leider nicht mit einer guten Diabetesbehandlung vereinbaren. Am Anfang wird es Ihnen sicher nicht leicht fallen, ständig über die Nahrung nachzudenken, zu überlegen, ob die Portion auf dem Teller ausreicht oder zu groß ist, oder ob ein Lebensmittel den Blutzuckerspiegel überhaupt beeinflusst. Damit Sie und Ihr Kind in Zukunft trotzdem möglichst flexibel und mit Genuss essen und trinken können, werden Sie in den folgenden Abschnitten lernen, wie die verschiedenen Nahrungsmittel den Blutzucker beeinflussen. Mit Übung und Geduld wird es Ihnen dann nach einigen Monaten so gehen wie vielen diabeteserfahrenen Eltern und Kindern. Solche Profis schauen im Restaurant nur kurz auf einen gefüllten Teller und denken automatisch: »4 KE«. Nehmen Sie sich zu Beginn Zeit, um möglichst viel von der Diätassistentin Ihrer Kinderklinik darüber zu erfahren, wie Sie Ihr Kind gesund und passend zur Insulinbehandlung ernähren können.

Wie sieht die Ernährung während der ersten Wochen aus?

Während der ersten Tage nach Auftreten des Diabetes wird die Diätassistentin in der Kinderklinik eingehend mit Ihnen über die Ernährungsgewohnheiten Ihres Kindes sprechen. Berichten Sie möglichst ausführlich, wie Ihr Kind und die ganze Familie bisher gegessen und getrunken haben. Scheuen Sie sich nicht, auch die Vorlieben, Wünsche und Gewohnheiten anzusprechen, von denen Sie meinen, dass sie vielleicht nicht zu einer gesunden Ernährung gehören.

Die Diätassistentin wird alle Angaben notieren und daraus einen vorläufigen Ernährungsplan für Ihr Kind erstellen. Der Plan legt fest, wie

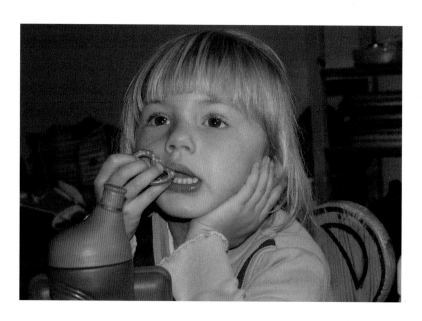

◘ Abb. 3.1 Maja (3) isst Brezeln beim gemeinsamen Frühstück in der Spielgruppe, weil sie die am liebsten mag.

viele Kohlenhydrate Ihr Kind normalerweise wann essen sollte. Das ist ein vorläufiger Plan, nach dem seine Mahlzeiten in den nächsten Tagen zusammengestellt werden. Die Diätassistentin bemüht sich, den Plan so zusammenzustellen, dass die Gewohnheiten Ihrer Familie so weit wie möglich beibehalten werden können.

An diesen Ernährungsplan wird der Kinderarzt die Insulinbehandlung anpassen. Wenn Ihr Kind nicht satt wird oder nicht alles schafft, was ihm angeboten wird, kann die Nahrungsmenge geändert werden. In der Anfangszeit werden die Mitarbeiterinnen des Diabetesteams diese Änderungen vornehmen und mit Ihnen besprechen. Sie können so nach und nach lernen, nach welchen Regeln die Ernährung und die Insulintherapie verändert werden können. Je mehr Erfahrungen Sie dabei sammeln, umso sicherer werden Sie und Ihr Kind die Mahlzeiten auswählen können. Der Ernährungsplan, der Ihnen am Anfang als Orientierung dient, wird mit zunehmender Erfahrung immer mehr an Bedeutung verlieren.

❯ **Zu Beginn erhält jedes Kind einen vorläufigen Ernährungsplan. Er zeigt an, wie viele Gramm Kohlenhydrate das Kind wann essen sollte. Mit zunehmender Erfahrung der Familie kann es davon immer weiter abweichen.**

3.2   Wie verändert die Nahrung den Blutglukosespiegel?

Am Beispiel einer Pizza wollen wir zeigen, wie die Nahrung den Blutglukosespiegel Ihres Kindes beeinflusst. Stellen Sie sich diesen Vorgang genau vor, das hilft Ihnen, ein wichtiges Prinzip der Diabetesbehandlung zu verstehen.

Bei einer Pizza ist der Nährstoff Kohlenhydrate vor allem im Teig des Bodens enthalten. Die Nährstoffe Fett und Eiweiß befinden sich hauptsächlich im Belag aus Salami und Käse.

Nachdem Ihr Kind kräftig in die Salamipizza gebissen und gekaut hat, gelangt der Speisebrei aus der Mundhöhle über die Speiseröhre in den Magen

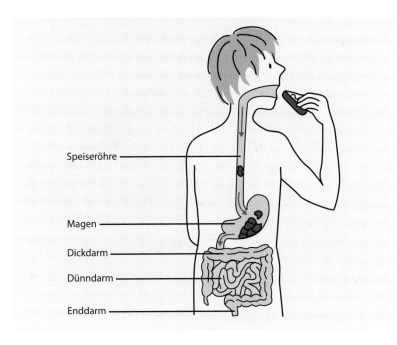

(◘ Abb. 3.2). Wenn die Pizza reichlich mit Käse und Salami belegt ist, bleibt der Speisebrei länger im Magen als bei einem Stück Pizzaboden ohne Belag. Der Käse und die Wurst verzögern die Magenentleerung, weil sie sehr viel Fett enthalten.

Sehr viel schneller als der feste Speisebrei würde ein Glas Fruchtsaft den Magen verlassen. Flüssige Nahrung beschleunigt die Entleerung des Magens.

Vom Magen gelangt die Nahrung in den Dünndarm. Dort wird der Speisebrei mit Verdauungssäften vermischt. Die Nährstoffe der Pizza werden dabei in kleine Bruchstücke zerlegt. Sie können über die Darmwand ins Blut aufgenommen werden. Über den Blutkreislauf stehen die Nährstoffe damit allen Organen des Körpers als Baustoff oder Energiequelle zur Verfügung.

Bei Menschen mit Diabetes ist eine Nährstoffklasse besonders wichtig: die Kohlenhydrate. Sie sind in vielen Nahrungsmitteln in Form von Einfachzuckern enthalten, zum Beispiel als Glukose (Traubenzucker) oder Fruktose (Fruchtzucker). Sie werden in der Darmwand direkt ins Blut aufgenommen.

Unter der Lupe

Nährstoffe: Die Nährstoffe Kohlenhydrate, Fett und Eiweiß sind Energieträger. Eiweiß dient außerdem als Baustoff, der für das Wachstum und den Ersatz von Körpersubstanz notwendig ist.

Zusätzlich werden Vitamine, Mineralstoffe und Spurenelemente aufgenommen, die in vielen Lebensmitteln in sehr kleinen Mengen enthalten sind. Sie liefern keine Energie, sind aber notwendig, damit der Stoffwechsel reibungslos funktionieren kann.

Das Wasser wird als Nährstoff oft vergessen. Dabei ist es für viele Vorgänge im Körper unverzichtbar. Es dient der Wärmeregulation, der Bil-

▼

> dung von Blut, Lymphflüssigkeit und Verdauungssäften, dem Transport von Nährstoffen, der Ausscheidung und vielem anderen mehr. Die tägliche Wasserzufuhr in ausreichender Menge ist lebensnotwendig. Gerade Kinder dürfen und sollen deshalb reichlich trinken.

Daneben gibt es noch Zweifachzucker, zum Beispiel die Saccharose (Haushalts- oder Kochzucker) und die Laktose (Milchzucker) sowie Vielfachzucker, die Stärke. Diese Zucker werden im Dünndarm zu den Einfachzuckern Glukose, Fruktose und Galaktose (Schleimzucker) aufgespalten. In dieser Form können sie von der Darmwand aufgenommen werden und gelangen in den Blutkreislauf.

Der wichtigste Einfachzucker ist die Glukose, der Traubenzucker. Die vielen Glukoseteilchen aus den verschiedenen kohlenhydrathaltigen Nahrungsmitteln werden von der Dünndarmwand aufgenommen. Bei dem Stück Pizza aus unserem Beispiel sind die Kohlenhydrate vor allem im Mehl des Pizzabodens in Form von Stärke enthalten. Das Mehl, das heißt der Vielfachzucker Stärke, wird im Darm zu Glukose gespalten und dann ins Blut aufgenommen. Aus der Stärke in der Pizza wird so Glukose im Blut.

❯ Kohlenhydrate werden im Darm zu Glukose aufgespalten. Sie gelangen über die Darmwand ins Blut und werden zu Blutglukose.

> **Kohlenhydrate im Überblick**
> - Einfachzucker:
>   - Glukose (Traubenzucker in Früchten)
>   - Fruktose (Fruchtzucker in Früchten)
>   - Galaktose (Schleimzucker in Milchprodukten)
>   - Alle Einfachzucker werden von der Dünndarmwand direkt ins Blut aufgenommen.
> - Zweifachzucker:
>   - Saccharose (Haushaltszucker aus Zuckerrohr oder Zuckerrüben)
>   - Maltose (Malzzucker in keimendem Getreide)
>   - Laktose (Milchzucker in Milchprodukten)
>   - Die Zweifachzucker werden zu Einfachzuckern aufgespalten und dann ins Blut aufgenommen.
> - Vielfachzucker:
>   - Stärke (zum Beispiel in Getreideerzeugnissen, Kartoffeln, Hülsenfrüchten)
>   - Die Stärke wird in unzählige Glukoseteilchen aufgespalten und dann ins Blut aufgenommen.
> - Nicht verwertbare Kohlenhydrate:
>   - Für Menschen unverdauliche Bestandteile pflanzlicher Nahrungsmittel, zum Beispiel Fasern, Schalen oder Pektin. Als Ballaststoffe fördern sie unsere Verdauung. Sie liefern aber keine Energie und erhöhen auch nicht den Blutzucker.

Welche Nahrungsmittel enthalten Kohlenhydrate?

Kohlenhydrate sind vor allem in pflanzlichen Nahrungsmitteln zu finden, besonders in Getreidekörnern, Obst und Kartoffeln. In tierischen Nahrungsmitteln kommen Kohlenhydrate nur in der Milch in nennenswerter Menge vor.

Nahrungsmittel, die Kohlenhydrate enthalten

- Getreidekörner und alles, was daraus hergestellt wird, zum Beispiel Mehl, Brot, Brötchen, Nudeln, Grieß, Cornflakes, Haferflocken, Kuchen, Kekse, Reis und Mais. Die Kohlenhydrate liegen hier in Form von Stärke vor. Sie schmecken zwar nicht süß, werden aber im Darm zu Glukose (Traubenzucker) aufgespalten.
- Kartoffeln zählen zu den wenigen Gemüsen, deren Kohlenhydratgehalt so groß ist, dass die Wirkung mit dem Insulin abgestimmt werden muss. Sie enthalten Stärke. Auch bei Hülsenfrüchten oder Mais ist der Stärkegehalt so groß, dass er unter bestimmten Umständen berechnet werden muss.
- Alle Früchte und Fruchtsäfte, selbst wenn sie so sauer schmecken wie Grapefruits oder grüne Äpfel. Sie alle enthalten Traubenzucker (Glukose) und Fruchtzucker (Fruktose).
- Zucker in jeder Form. Dazu zählen neben dem Traubenzucker (Glukose) auch der weiße Haushaltszucker (Saccharose) aus Zuckerrüben oder Zuckerrohr, brauner Zucker, Sirup und auch der Honig.
- Milch und viele Milchprodukte wie Joghurt, Kefir, Buttermilch, Dickmilch oder Sauermilch. Das Kohlenhydrat der Milch ist Laktose (Milchzucker). Ausnahmen sind Käse und Quark. Sie enthalten so wenig Kohlenhydrate, dass sie bei der Berechnung des Insulins keine Rolle spielen.

Zehn Gramm KH = …

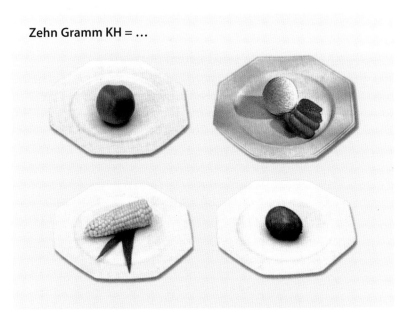

◘ **Abb. 3.3** »Zehn Gramm KH = …« ist eine Hilfe zum Austauschen kohlenhydrathaltiger Nahrungsmittel (Aus Grüßer et al. 2014).

◘ **Abb. 3.4** Beispiel aus der Tabelle »Zehn Gramm KH = …«. Diese Mengen enthalten etwa 10 g Kohlenhydrate.

1 KE =

Milch und Milchprodukte

1 Glas	Milch	200 ml
1 Glas	Kefir	200 ml
1 Glas	Joghurt	200 ml
1 Glas	Buttermilch	200 ml

Brot, Backwaren

1/2	Brötchen	20 g
1-2 Sch.*	Knäckebrot	15-25 g*
*je nach Sorte, siehe Packungsdeklaration		
1/2 Scheibe	Pumpernickel	25 g
1/2 Scheibe	Roggenvollkornbrot	25 g
1 Scheibe	Vollkorntoastbrot	25 g
1 Scheibe	Weißbrot	20 g
1/2 Scheibe	Weizenmischbrot	20 g
2	Zwieback	15 g
5	Kräcker	15 g
15	Salzstangen	15 g

Mehl, Teigwaren

1 Esslöffel	Buchweizen	15 g
2 Esslöffel	Cornflakes	15 g
1 Esslöffel	Gerstenkörner	15 g
1 Esslöffel	Gerstengraupen	15 g
1 Esslöffel	Grünkern	15 g
1 Esslöffel	Haferkörner	15 g
1 Esslöffel	Haferflocken	15 g

Wie viele Kohlenhydrate sind in einer Portion?

Um die Wirkungen von Insulin und Nahrung aufeinander abzustimmen, müssen Sie nicht nur wissen, welche Nahrungsmittel kohlenhydratreich sind, sondern auch welche Menge davon in einer Portion enthalten ist. Diese Informationen finden Sie in den sogenannten Kohlenhydrat-Austauschtabellen oder KH-Tabellen.

In den KH-Tabellen wird für die wichtigsten Grundnahrungsmittel jeweils die Menge angegeben, die etwa 10 g verwertbaren Kohlenhydraten entspricht. Oft wird diese Menge als 1 KE (Kohlenhydrat-Einheit) abgekürzt. Manchmal findet man dafür auch noch den älteren Begriff BE (Broteinheit mit 10 bis 12 g Kohlenhydraten).

In Deutschland sind verschiedene KH-Tabellen in Gebrauch, sie unterscheiden sich jedoch nur in Details und sind alle gut für den täglichen Gebrauch geeignet. Wir verwenden in diesem Buch die Angaben aus der Tabelle von Grüßer, Jörgens und Kronsbein (2014), in der eine 10 g-KH-Ein-

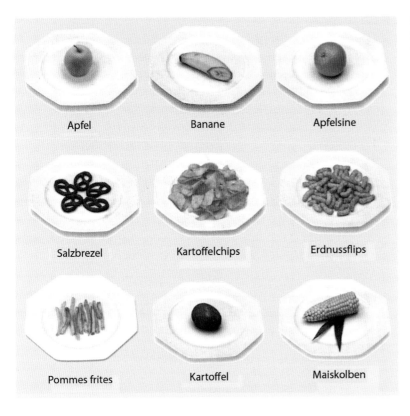

Apfel Banane Apfelsine

Salzbrezel Kartoffelchips Erdnussflips

Pommes frites Kartoffel Maiskolben

heit verwendet wird, d. h. etwa 10 g Kohlenhydrate entsprechen einer KE (◼ Abb. 3.3, ◼ Abb. 3.4).

Die Einheit KE ist recht praktisch, weil sie sich gut in üblichen Küchenmaßen ausdrücken lässt. In den KH-Tabellen finden Sie nicht nur das Gewicht für 1 KE, sondern auch eine Schätzung der Menge als Scheibe, Esslöffel oder Glas. In der Tabelle »Zehn Gramm KH = …« gibt es zusätzlich Fotos der Mengen, die jeweils 1 KE entsprechen (◼ Abb. 3.5).

❯ **1 KE entspricht der Menge eines Nahrungsmittels, die etwa 10 g verwertbare Kohlenhydrate enthält.**

◾ **Nahrungsmittel austauschen**

Mit Hilfe Ihrer KH-Tabelle können Sie Ihrem Kind viele verschiedene Nahrungsmittel anbieten. Da für jedes Produkt die Menge angegeben ist, die 10 g Kohlenhydraten entspricht, können alle Nahrungsmittel gegeneinander ausgetauscht werden. Kleine Unterschiede in der Wirkung verschiedener Nahrungsmittel können Sie dabei vernachlässigen.

Beispiel

Ihr Kind möchte statt der halben Scheibe Roggenvollkornbrot (25 g) lieber ein Brötchen essen. Die halbe Scheibe Brot entspricht 1 KE. In der KH-Tabelle können Sie nachlesen, dass ein halbes Brötchen (20 g) 1 KE entspricht. Sie können also eine halbe Scheibe Brot gegen ein halbes

▼

Brötchen austauschen. Die Wirkung auf den Blutzucker wird dabei etwa gleich sein. Dieses Austauschprinzip können Sie ebenso für Obst, Milchprodukte, Kartoffelprodukte oder Nährmittel anwenden. Ein kleiner Apfel (90 g) entspricht 1 KE, ebenso ein Glas Milch (200 ml), eine mittelgroße Kartoffel (65 g) oder 45 g gekochte Nudeln. Je nach Vorliebe Ihres Kindes können Sie die verschiedenen Nahrungsmittel gegeneinander austauschen und mit der Insulindosis abstimmen (◘ Abb. 3.6).

◘ **Abb. 3.6** Ein weiteres Beispiel aus der Tabelle »Zehn Gramm KH = …«.

1 KE = …

Mehl, Teigwaren

1 Esslöffel	Hirse	15 g
1 Esslöffel	Maismehl	15 g
1 Esslöffel	Paniermehl	15 g
1 Esslöffel	Puddingpulver (Schoko)	15 g
1 Esslöffel	Reis, roh	15 g
2 Esslöffel	Reis, gekocht	45 g
1 Esslöffel	Roggenkörner	15 g
1 Esslöffel	Roggenmehl	15 g
	Teigwaren, roh	15 g
	Teigwaren, gekocht	45 g
1 Esslöffel	Weizenkörner	15 g
1 Esslöffel	Weizenmehl	15 g
1 Esslöffel	Weizengrieß	15 g

Kartoffelprodukte und Gemüse

1 hühner-eigroße	Kartoffel	65 g
	Kartoffelchips	25 g
1 Esslöffel	Kartoffelpüreepulver	15 g
2 Esslöffel	Kartoffelpüree	75 g
	Kastanien (Maronen)	30 g
1/2	Knödel	45 g
2	Kroketten	35 g
3 Esslöffel	Maiskörner	65 g
	Maiskolben ohne Blätter	100 g
	Pommes frites	35 g

Wenn es um gesunde Ernährung für alle Menschen geht, sind sich die Ernährungswissenschaftler heute einig. Ihr Rat lautet: »Mehr Vollkornprodukte und reichlich Gemüse, Kartoffeln und Obst!« Die kohlenhydrathaltigen Nahrungsmittel liefern viele wertvolle Vitamine und Mineralstoffe, sie regen die Verdauung an, und sie sättigen, ohne Übergewicht zu fördern.

Diese Empfehlung gilt auch für Kinder und Jugendliche mit Diabetes. Der Kohlenhydratanteil in ihrer Nahrung sollte mehr als 50% der gesamten aufgenommenen Energie ausmachen. Wenn Ihr Kind das passende Mahlzeiteninsulin berechnet, brauchen Sie nicht zu befürchten, dass der Blutglukosespiegel zu hoch ansteigt.

Vor vielen Jahren, als die Insulinbehandlung noch sehr viel starrer war und an jedem Tag gleich viel Insulin gespritzt wurde, versuchte man, den Kindern mit Diabetes möglichst wenig Kohlenhydrate zu geben. Damit wollte man Blutzuckerschwankungen vermeiden. Aus dieser Zeit stammen Backrezepte für »viel Käsekuchen fast ohne Kohlenhydrate«. Leider findet man solche »Diabetiker-Kuchenrezepte« sogar heute noch im Internet, obwohl sie einer ausgewogenen und gesunden Ernährung für Kinder und Jugendliche widersprechen. Wir können diese Rezepte und Kochbücher heute nicht mehr empfehlen.

Ihr Kind sollte also auf keinen Fall Kohlenhydrate sparen, sondern sich daran satt essen dürfen und passend Insulin spritzen. Geben Sie Ihrem Kind bitte keine zusätzlichen Würstchen, Käse oder andere fettreiche Nahrungsmittel, wenn es bei den Mahlzeiten nicht satt wird. Viel sinnvoller ist es, wenn Sie ihm stattdessen mehr kohlenhydrathaltige Lebensmittel und entsprechend mehr Mahlzeiteninsulin geben. Und haben Sie keine Scheu vor größeren Insulinmengen, auch Menschen ohne Diabetes schütten viel Insulin aus, wenn sie reichlich Kohlenhydrate essen.

Muss jede Mahlzeit ausgewogen werden?

Der Kohlenhydratgehalt der meisten Nahrungsmittel schwankt von Natur aus. Die Gewichtsangaben werden deshalb in allen Tabellen als Schätzwerte bezeichnet. Sie entsprechen dem Durchschnitt vieler unterschiedlicher Proben. Ob der 90 g schwere grüne Apfel, den Sie gerade für Ihr Kind zurechtmachen, nun genau 10 g, 9,5 g oder 12 g Kohlenhydrate enthält, kann man nur sagen, wenn man ihn mit großem Aufwand wissenschaftlich untersuchen würde. Es hat daher keinen Sinn, jede Mahlzeit bis auf das letzte Gramm genau auszuwiegen oder von einer Scheibe Brot ein kleines Eckchen abzuschneiden, um statt 28 g genau 25 g zu essen. Hüten Sie sich vor übertriebener Genauigkeit, das kostet nur unnötig Kraft und nimmt Ihnen und Ihrem Kind auf Dauer die Freude an den Mahlzeiten.

In der ersten Zeit mit Diabetes ist das aber noch anders. Hier möchten wir Ihnen empfehlen, möglichst oft mit einer Waage zu üben. Sie sollte etwa auf ein Gramm genau wiegen. Nur so können Sie mit der Zeit ein sicheres Gefühl für die richtigen Nahrungsmittelmengen entwickeln.

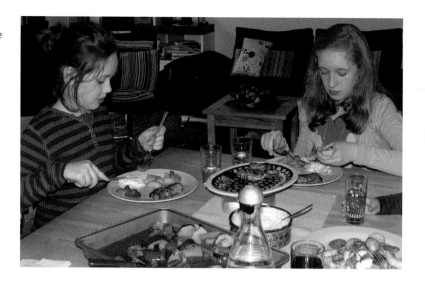

■ **Abb. 3.7** Gemeinsam zu Abend essen, das genießen Lotta (10) und ihre Schwester besonders, weil es immer etwas Spannendes zu erzählen gibt.

Beim ersten Aufenthalt in der Kinderklinik wird die Diabetesberaterin mit Ihnen und Ihrem Kind möglichst viele Mahlzeiten auswiegen. So können Sie das Schätzen trainieren. Mit zunehmender Erfahrung sollte das Wiegen bei Ihnen zu Hause nach und nach zur Ausnahme werden.

Ganz sollten Sie aber nicht darauf verzichten. Selbst Diabetesprofis benutzen ihre Waage von Zeit zu Zeit, wenn sie eine neue Brotsorte probieren möchten oder in der Erdbeerzeit nicht mehr genau wissen, wie 1 KE dieser Früchte aussieht. Außerdem ist es manchmal sinnvoll, das eigene Schätzgefühl zu überprüfen. Wenn statt geplanter 3 KE Nudeln aus Versehen 5 KE gegessen werden, passen Nahrung und Insulin nicht mehr zusammen. Der Blutglukosespiegel wird zu hoch ansteigen.

> **Kinderleben**
>
> Vielen Kindern macht es Spaß, mit ihren Eltern auszuprobieren, wer besser schätzen kann. Wie sehen 3 KE Spaghetti, 2 KE Reis, 2 KE Chips, 2 KE Mandarinen, 1 KE Banane oder Salzstangen aus? Zuerst darf jeder schätzen, dann werden die Mengen mit der Waage überprüft. Wer dem richtigen Wert am nächsten kommt, hat gewonnen.

Wirken alle kohlenhydrathaltigen Nahrungsmittel gleich?

Wenn Sie noch einmal den Weg bedenken, den die Nahrung durch den Körper nimmt, dann erinnern Sie sich vielleicht, dass dies unterschiedlich schnell geschehen kann. Abhängig von der Zusammensetzung einer Mahlzeit kann die gleiche Menge von Kohlenhydraten den Blutglukosespiegel schneller oder langsamer ansteigen lassen. Dafür gibt es drei Gründe:

- Die Nahrung gelangt unterschiedlich schnell aus dem Magen in den Dünndarm. Besonders schnell, meist innerhalb weniger Minuten, steigt der Blutzucker bei Getränken an, die Zucker in reiner Form enthalten, zum Beispiel zuckerhaltige Limonaden, Cola oder auch naturreine Fruchtsäfte. Flüssige Nahrungsmittel gelangen sehr schnell durch den Magen in den Dünndarm. Anders ist es bei Fett und Eiweiß. Diese

Nährstoffe verzögern die Magenentleerung. Genauere Informationen über die Wirkung dieser Nährstoffe finden Sie in ▶ Abschn. 3.3.

▬ Ein zweiter Grund ist der Ballaststoffgehalt der Nahrung. Ballaststoffe sind nicht verdauliche Pflanzenfasern, die vor allem in Vollkornprodukten, Obst und Gemüse vorkommen. Kohlenhydrate in Nahrungsmitteln mit einem sehr hohen Gehalt an Ballaststoffen, zum Beispiel Hülsenfrüchte oder Nüsse, werden sehr langsam aufgeschlossen. Dadurch ist der Blutglukoseanstieg verzögert. Nahrungsmittel mit geringem Ballaststoffgehalt, zum Beispiel fein ausgemahlene Stärkeprodukte (weißes Mehl oder Kartoffelstärke), aber auch Einfach- und Zweifachzucker (Traubenzucker oder Haushaltszucker), lassen den Blutglukosespiegel dagegen schneller ansteigen.

▬ Schließlich muss bei Obst und Gemüse bedacht werden, dass neben den Ballaststoffen auch der Gehalt an Fruktose zum verzögerten Blutglukoseanstieg beiträgt. Der Einfachzucker Fruktose wird nicht gleich zu Blutzucker, er muss erst in der Leber zu Glukose umgewandelt werden.

Beispiel
Wie werden ganze Mahlzeiten berechnet?

Schreiben Sie alle Zutaten und die entsprechenden Mengen untereinander. Dann schauen Sie in der KH-Tabelle nach, wie viel Gramm von jeder Zutat 1 KE entsprechen.

▬ **Frühstück: Vollkornbrötchen mit Käse, Tomate und Milch**

Zutaten	Menge	1 KE ≅	KE gesamt:
Vollmilch	1 Glas, 200 ml	200 ml	1
Vollkornbrötchen	1 ganzes, ca. 50 g	25 g	2
Butter	10 g	keine KH	–
Edamer Käse	30 g	keine KH	–
Tomate	1 mittelgroße	keine KH	–
grüne Kräuter		keine KH	–
		zusammen: 3 KE	

▬ **Mittagessen: Spaghetti mit selbst gemachter Tomatensauce, Mineralwasser**

Zutaten	Menge	1 KE ≅	KE gesamt:
Spaghetti	ca. 140 g	gekocht 45 g	3
Olivenöl	1 Esslöffel	keine KH	–
Tomaten	120 g	keine KH	–
Paprika grün	40 g	keine KH	–
Zwiebel	15 g	keine KH	–
mageres Hackfleisch	80 g	keine KH	–
grüne Kräuter, Pfeffer, wenig Salz		keine KH	–
Nachtisch:			
kleiner Apfel	ca. 100 g	90 g	1
Getränk: Mineralwasser	1 Glas	keine KH	–
		zusammen: 4 KE	

▼

▬ Abendessen: Wurstbrot, Möhrenstifte mit Kräuterjoghurt, Früchtetee

Zutaten	Menge	1 KE ≅	KE gesamt:
Vollkornbrot	1½ Scheiben (75 g)	25 g	3
Pflanzenmargarine	15 g	keine KH	–
Schinken	1 Scheibe	keine KH	–
Jagdwurst	2 kleine Scheiben	keine KH	–
Möhrenstifte (roh)	70 g	keine KH	–
Joghurt	100 ml	200 ml	½
grüne Kräuter, Pfeffer, wenig Salz		keine KH	
Getränk: Früchtetee mit Süßstoff	1½ Tassen	keine KH	–
		zusammen: 3½ KE	

Um die unterschiedliche Wirkung von Nahrungsmitteln auf den Blutglukosespiegel zu beschreiben, wurde vor einigen Jahren der sogenannte glykämische Index diskutiert. Im Alltag hat sich dieser Wert jedoch nur wenig bewährt.

Unter der Lupe

Glykämischer Index: In vielen wissenschaftlichen Experimenten wurde untersucht, in welchem Ausmaß einzelne Nahrungsmittel den Blutzucker im Vergleich zu reiner Glukose beeinflussen. Der Vergleichswert, das heißt die Blutglukosewirksamkeit eines kohlenhydrathaltigen Nahrungsmittels über einen Zeitraum von drei Stunden, wurde glykämischer Index genannt. Für Glukose wurde der glykämische Index mit 100 festgelegt, alle anderen Nahrungsmittel erhielten entsprechend ihrer Wirkung auf den Blutzucker niedrigere Werte, zum Beispiel Spaghetti 64, Apfel 35, Erdnüsse 12. Der Wert 64 bei den Spaghetti bedeutet zum Beispiel, dass 100 g Kohlenhydrate in Form von Spaghetti den Blutzucker langsamer und weniger hoch ansteigen lassen als 100 g Kohlenhydrate in Form von Traubenzucker.

Leider erwiesen sich die Ergebnisse verschiedener Experimente zum glykämischen Index als unzuverlässig und widersprüchlich. Der Orangensaft eines Herstellers war nicht mit dem eines anderen zu vergleichen, beim Reis kam es auf die genaue Zubereitung an, jeder Mensch reagierte etwas anders, die Tageszeit und die körperliche Aktivität spielten ebenfalls eine Rolle. Man konnte durch die Untersuchungen zum glykämischen Index zwar das Wissen über die vielen Einflüsse der Nahrung auf den Blutzucker vertiefen, daraus aber leider kaum praktische Regeln für den Alltag ableiten. Da die meisten üblichen Mahlzeiten auch noch aus verschiedenen flüssigen und festen Nahrungsmitteln zusammengesetzt sind, ist eine verlässliche Vorhersage der Blutglukosewirksamkeit unmöglich. Die Angaben zum glykämischen Index haben sich daher in der täglichen Diabetesbehandlung kaum durchgesetzt.

❯ Aus den Untersuchungen zur Wirkung verschiedener kohlenhydrathaltiger Nahrungsmittel ergeben sich für das tägliche Essen und Trinken folgende Regeln:

1. Der Blutglukosespiegel steigt umso schneller an, je flüssiger, je eiweiß- und fettärmer, je ärmer an Ballaststoffen, je reicher an Zucker und hoch ausgemahlenem Mehl eine Mahlzeit ist.

2. Der Blutglukosespiegel steigt umso langsamer an, je fester, je eiweiß- und fettreicher, je reicher an Ballaststoffen, je ärmer an Zucker und hoch ausgemahlenem Mehl die Nahrungsmittel sind.

Wie wirken Gemüse und Salate?

Gemüse und grüne Salate versorgen uns mit Vitaminen und Mineralstoffen. Sie sollten mehrfach täglich auf dem Speiseplan aller Familienmitglieder stehen. Die meisten Gemüse und grünen Salate enthalten kaum verdauliche Kohlenhydrate, ihr Ballaststoffanteil ist oft recht groß. Sie sättigen und helfen damit, Übergewicht zu vermeiden. Bei üblichen Gemüseportionen (ca. 200 g) steigt der Blutzuckerspiegel kaum an. Darum müssen sie nicht berechnet werden.

■ Kohlenhydratarme Gemüse und Salate

Artischocke, Aubergine, Avocado, Bambussprossen, Bleichsellerie, Blumenkohl, grüne Bohnen, Broccoli, Champignons, Chicorée, Chinakohl, Eisbergsalat, Endiviensalat, Feldsalat, Fenchel, Grünkohl, Gurken, Gewürzgurken, Knollensellerie, Kohlrabi, Kopfsalat, Kürbis, Lauch, Mangold, Möhren, Okraschoten, Oliven, Paprikaschote, Palmito, Pastinake, Pfifferlinge, Porree, Radicchio, Radieschen, Rettich, Rhabarber, Rosenkohl, Rotkohl, Sauerkraut, Sojabohnenkeimlinge, Spargel, Spinat, Steckrüben, Steinpilze, Stielmus, Tomate, Tomatenpaprika, Topinambur, weiße Rübchen, Weißkohl, Wirsing, Zucchini, Zwiebeln und alle grünen Küchenkräuter.

Alle diese Gemüse und Salate brauchen nicht als KE angerechnet zu werden!

Nur wenige Gemüse enthalten so viele verwertbare Kohlenhydrate, dass sie als KE berücksichtigt werden müssen. Dazu gehören vor allem Kartoffeln und alles, was daraus hergestellt wird.

Bei Mais, Schwarzwurzeln und frischen grünen Erbsen kommt es auf die Menge an. Ein bis zwei Esslöffel dieser Gemüse als Beilage brauchen Sie nicht als KE anzurechnen. Sind die Mengen jedoch sehr viel größer, sollten Sie den Effekt auf den Blutzucker Ihres Kindes beobachten. Für einen oder zwei gegrillte Maiskolben ist sicher zusätzlich Insulin erforderlich. Auch Popcorn, das ja auch aus Mais hergestellt wird, muss als KE angerechnet werden. 15 g davon entsprechen einer KE, die kleine Tüte Popcorn von 70 g entspricht damit bereits 4,5 KE.

■ Hülsenfrüchte lassen den Blutzucker langsam ansteigen

Hülsenfrüchte, zum Beispiel getrocknete Erbsen, Bohnen, Sojabohnen oder Linsen, nehmen eine Sonderstellung ein. Sie enthalten relativ viel verwertbare Kohlenhydrate (10 g Kohlenhydrate in ca. 25 g trockenen Hülsenfrüchten), aber auch sehr viel Ballaststoffe, die den Blutzuckeranstieg erheblich verzögern.

Selbst unter Fachleuten ist umstritten, wie viel Insulin für eine Mahlzeit aus Hülsenfrüchten gespritzt werden muss. Entscheidend sind die Verarbeitung, das Rezept und die Gesamtmenge der Hülsenfrüchte. Wegen des sehr langsamen Blutzuckeranstiegs hat es sich bei manchen Kindern bewährt, das Insulin erst zu spritzen, nachdem sie zum Beispiel ihren Teller Chili con Carne (mit roten Bohnen) gegessen haben. Ein verzögerter Bolus bei einer Pumpentherapie hat sich ebenfalls bei solchen Eintopfgerichten bewährt. Viele Kinder brauchen für 1 KE Hülsenfrüchte weniger Insulin als für 1 KE Brot oder Kartoffeln. Oft reicht die halbe Insulindosis pro KE Hülsenfrüchte aus. Nach unserer Erfahrung kann man im Einzelfall nur mit Hilfe von Blutglukosekontrollen nach einer Mahlzeit feststellen, ob und wieviel Insulin gegeben werden muss. Hier zählt Ihre Erfahrung. Wenn Sie gelernt haben, die Blutzuckerwirkung von Hülsenfrüchten bei Ihrem Kind einzuschätzen, können diese Nahrungsmittel regelmäßig in den Speiseplan aufgenommen werden. Sie sind ein wertvoller Bestandteil vollwertiger Ernährung.

Kinderleben

Ich mag aber kein Gemüse!

Manchmal liegt es einfach an den zu großen sperrigen Salatblättern oder an der zu sauren Sauce, manchmal ist es die zu grüne oder zu rote Farbe oder ein spezieller Geschmack, der Kinder einzelne Gemüse ablehnen lässt. Manchmal mögen Kinder einfach nicht so lange kauen. Dagegen kommt es eher selten vor, dass Kinder gar kein Gemüse essen wollen. Möhren, Rahmspinat oder Erbsen zählen sogar zu den Lieblingsspeisen vieler Kinder.

Was hilft bei kleinen Gemüsemuffeln?

Probieren Sie neue Formen aus: Gemüsebratlinge, Gemüse als Zutat oder Grundlage von selbst gemachten Nudelsaucen, Gemüsegratins, Gemüsespießchen oder eine mild gewürzte Gemüsepfanne aus dem Wok.

- Mundgerechte Möhren- oder Paprikastreifen, Gurkenstücke, Kohlrabistreifen mit Kräuterdip eignen sich als Knabberei zwischendurch. Wenn sie appetitlich angerichtet sind, greifen Kinder gerne zu.
- Das Auge isst mit: Gefüllte Gurkenschiffchen oder kunterbunte Paprikaspießchen machen Appetit.
- »Gesund« ist für viele Kinder kein besonders attraktives Argument. Fantasievolle Geschichten um ein »spezielles Prinzessinnen-Brötchen« oder einen »Piraten-Salat« mit roten und grünen Paprikastreifen können viel überzeugender sein.
- »Selber machen« steht bei Kindern hoch im Kurs. Beziehen Sie Ihr Kind beim Kochen und der Vorbereitung der Mahlzeit ein. Das eigene Werk schmeckt noch mal so gut.
- Auch beim Essen sind Eltern die wichtigsten Vorbilder. Essen Sie selbst regelmäßig Gemüse als Rohkost und Sie werden erleben, wie auch Ihre Kinder bei Möhren- oder Kohlrabistreifen, Gurkenstückchen oder Paprika zugreifen, ohne dass Sie sie dazu auffordern müssen.

3.3 · Was ist bei fett- und eiweißhaltigen Nahrungsmitteln zu beachten?

91

3

Kinder haben ganz persönliche Vorlieben und auch Abneigungen. Lassen sie es wegen eines einzelnen abgelehnten Nahrungsmittels nicht zum Streit kommen. In der Regel verlieren dabei beide – Kind und Eltern – die Freude am Essen. Schließlich gibt es kein Nahrungsmittel, das jedem schmecken muss. Und niemand muss alles mögen. Das gilt auch für Kinder. Andererseits können Kinder nur dann Geschmack an Gemüse finden, wenn es ihnen regelmäßig in leckerer Form angeboten wird. Hier möchten wir Sie sehr motivieren, mit Ihren Kindern gemeinsam zu kochen und interessante Rezepte auszuprobieren. Diese Erfahrungen sind die besten Voraussetzungen dafür, dass Kinder Nahrungsmittel ein Leben lang sicher einschätzen können.

> **Kinder sollten so früh und so oft wie möglich beim Kochen und Backen helfen. Sie entwickeln so ein sicheres und bis ins Erwachsenenalter bleibendes Gefühl dafür, wie verschiedene Gerichte einzuschätzen sind.**

■ Nüsse, Kerne und Samen

Nüsse, Kerne und Samen enthalten neben Kohlenhydraten sehr viel Fett und Ballaststoffe. Die Wirkung von Erdnüssen, Haselnüssen, Walnüssen, Kokosnuss, Pistazien, Mandeln, Kürbiskernen, Leinsamen und anderen auf den Blutzucker ist so gering, dass eine Handvoll ohne Berechnung der Kohlenhydrate verzehrt werden kann. Als ständige Knabberei zwischendurch sind sie wegen des hohen Fettgehalts ungeeignet. Sie führen schnell zu Übergewicht. Gerade bei gesalzenen Erdnüssen oder gerösteten Kürbiskernen fällt es vielen Menschen schwer, nach einer kleinen Menge aufzuhören. Bei größeren Mengen ist zu bedenken, dass in 100 g etwa 10 g Kohlenhydrate enthalten sind, die den Blutzuckerspiegel jedoch sehr verzögert ansteigen lassen.

> **Bis auf wenige Ausnahmen, zum Beispiel Kartoffeln, können alle Gemüse reichlich und ohne Anrechnung der Kohlenhydrate verzehrt werden.**

3.3 Was ist bei fett- und eiweißhaltigen Nahrungsmitteln zu beachten?

Viele Nahrungsmittel setzen sich vor allem aus Fett, Eiweiß und Wasser zusammen. Ihr Kohlenhydratgehalt ist praktisch immer zu vernachlässigen. Sie müssen deshalb im Rahmen von Mahlzeiten nicht mit der Insulinwirkung abgestimmt werden. Sie werden nicht als KE angerechnet.

Nahrungsmittel ohne Kohlenhydrate:
- Fleisch, Wurst, Schinken, Würstchen, Speck
- Fisch, Meeresfrüchte
- Eier
- Käse, Quark, Sahne
- Margarine, Öl, Butter

Wie viel Fett dürfen Kinder verzehren?

Sie haben bereits erfahren, dass Fett den Körper vor allem mit Energie versorgt. Verglichen mit Kohlenhydraten und Eiweiß ist der Energiegehalt von Fett etwa doppelt so hoch (1 g Fett entspricht 9 kcal). Wie der Name schon andeutet, ist ein übermäßiger Fettverzehr die wichtigste Ursache für Übergewicht und viele Zivilisationskrankheiten, die sich daraus im Laufe des Lebens entwickeln können. Überschüssiges Fett aus der Nahrung, das im Moment nicht als Energiequelle genutzt wird, speichert der Organismus als Körperfett.

Ernährungsfachleute empfehlen allen Menschen, sparsam mit Fetten und fettreichen Lebensmitteln umzugehen. Das gilt für die sichtbaren Fette, zum Beispiel Butter, Margarine oder Speiseöl, ebenso wie für die versteckten Fette, zum Beispiel in Fleisch, Wurst, Speck, Fisch, Käse, Sahne, Milch, Pommes frites, Chips, Nüssen, Keksen, Kuchen, Schokolade und vielen Süßigkeiten.

Für die Ernährung normalgewichtiger Kinder reichen einige einfache Regeln aus: Brote dünn mit Margarine oder Butter bestreichen, wenig Wurst oder Käse als Auflage, ein kleines Stück Fleisch, ein Ei oder ein Würstchen zur Mahlzeit. Wenn Sie es sich in Ihrer Familie zur Gewohnheit machen, sparsam mit sichtbaren und auch versteckten Fetten umzugehen, dann braucht Ihr Kind wegen seines Diabetes nicht weiter auf den Fettgehalt seiner Nahrung zu achten. Spezielle Nahrungsmittel sind nicht notwendig. Der Fettgehalt der Mahlzeiten Ihres Kindes muss weder geplant noch berechnet werden.

Neigt Ihr Kind jedoch zu Übergewicht, dann sollten Sie besonders auf den Fettgehalt der Nahrung achten. Wenn möglich, sollten Sie dann besonders magere oder fettreduzierte Produkte auswählen, zum Beispiel teilentrahmte Milch, magerer Joghurt oder Quark. Ebenso sollten Sie die oft sehr fetten Fertigprodukte, z. B. Aufback-Pommes frites, Lasagne oder Käsesticks aus der Fritteuse, durch weniger energiereiche Mahlzeiten ersetzen. Die Diätassistentin Ihrer Kinderklinik kann Ihnen und Ihrem Kind Anregungen geben, wie überflüssige Pfunde langsam abgebaut werden können.

> ❯ Bei normalgewichtigen Kindern muss der Fettanteil in der Nahrung weder genau geplant noch berechnet werden. Die bewusste Auswahl weniger fettreicher Nahrungsmittel kann jedoch die ganze Familie vor Übergewicht schützen.

Welche Fette sind geeignet?

Nicht nur die Menge, sondern auch die Qualität der verzehrten Fette spielt eine Rolle, wenn es um gesunde Ernährung geht. Besonders geeignet sind Pflanzenfette, zum Beispiel Sonnenblumen-, Maiskeim-, Soja- oder Olivenöl. Hinweise auf eine gute Qualität liefern die Bezeichnungen »kalt gepresst« oder »nicht raffiniert«. Bei Margarine sind Produkte mit dem Aufdruck »Pflanzenmargarine« (ungehärtet) günstig. Sie alle enthalten wertvolle ungesättigte Fettsäuren.

Butter und auch andere tierische Fette, zum Beispiel Schmalz, Talg, fette Wurst und fettes Fleisch, sollten dagegen sparsam verwendet werden.

3.3 · Was ist bei fett- und eiweißhaltigen Nahrungsmitteln zu beachten?

93   3

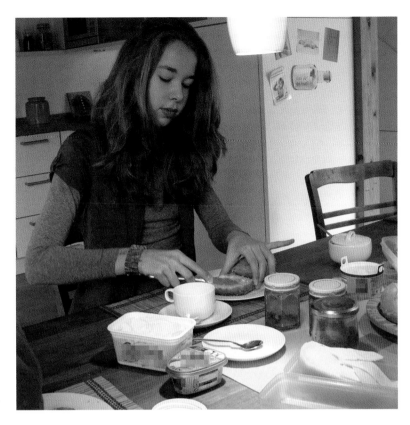

◘ **Abb. 3.8** Eigentlich berechne ich Fett nicht, aber ich passe auf, dass es nicht zu viel wird.

Das gilt auch für viele Backwaren und Süßigkeiten, die oft einen hohen Anteil ungünstiger gesättigter Fettsäuren enthalten. Im Übermaß verzehrt, tragen sie auf lange Sicht bei allen Menschen zur Schädigung der großen und kleinen Blutgefäße bei, Gewichtsprobleme werden verstärkt.

Fett beeinflusst den Blutzuckerspiegel indirekt

Im Abschnitt über die Wirkung der verschiedenen Kohlenhydrate wurde der indirekte Einfluss von Fett auf den Blutglukoseanstieg bereits angesprochen. Fett verzögert die Magenentleerung und damit die Aufnahme von Kohlenhydraten ins Blut. Kohlenhydrate, die zusammen mit einer fettreichen Mahlzeit verzehrt werden, lassen den Blutzucker langsamer ansteigen als die gleiche Menge an Kohlenhydraten ohne Fett.

Zum Beispiel lässt ein Sahneeis mit Zucker den Blutglukosespiegel langsamer ansteigen als ein Wassereis mit genau demselben Zuckergehalt. Das Fett der Sahne verzögert die Aufnahme der Kohlenhydrate ins Blut. Die Wirkung der fetten Eissorte passt besser zur Wirkung des gespritzten Insulins.

> Fett hat keinen direkten Einfluss auf den Blutglukosespiegel. Es muss nicht berechnet werden. Zu viel Fett führt wegen seines hohen Energiegehaltes jedoch bei allen Menschen zu Übergewicht.

Wie viel Eiweiß brauchen Kinder?

Wie Fett und Kohlenhydrate ist auch der Nährstoff Eiweiß ein Energielieferant. Zusätzlich liefert Eiweiß hochwertige Baustoffe, die besonders für das Wachstum von Kindern und Jugendlichen erforderlich sind. Die Deutsche Gesellschaft für Ernährung empfiehlt je nach Alter eines Kindes oder Jugendlichen zwischen 0,9 g und 2,0 g Eiweiß je Kilogramm Körpergewicht täglich. Kleinkinder benötigen relativ mehr, Jugendliche weniger. In Deutschland wird diese Menge von fast allen Kindern und Jugendlichen deutlich überschritten. Sie brauchen bei einer ausgewogenen Ernährung Ihres Kindes bestimmt keinen Mangel an Eiweiß zu befürchten. Lassen Sie sich deshalb auch nicht von Werbesendungen täuschen, die einen solchen Mangel immer wieder nahe legen und eiweißreiche Produkte für Kinder empfehlen.

Unter der Lupe

Richtwerte für die Eiweißzufuhr im Kindes- und Jugendalter
(aus: D-A-CH Referenzwerte für die Nährstoffzufuhr 2008 DGE)

Alter des Kindes (Jahre)	Tägliche Eiweißzufuhr (g/Tag)[a]
1–4	Mädchen 13 / Jungen 14
4–7	Mädchen 17 / Jungen 18
7–10	etwa 24
10–13	Mädchen 35 / Jungen 34
13–15	Mädchen 45 / Jungen 46
15–19	Mädchen 46 / Jungen 60

[a] bezogen auf das Sollgewicht

Wenn Sie sich über den Eiweißgehalt verschiedener Nahrungsmittel informieren möchten, finden Sie darüber genaue Angaben in der Tabelle »Kalorien mundgerecht« und in einigen Tabellenwerken im Internet. Im Anhang sind diese für Sie zusammengestellt.

Nicht nur tierisches Eiweiß in Form von Wurst oder Fleisch, sondern auch pflanzliches Eiweiß, zum Beispiel in Getreide, Hülsenfrüchten oder Gemüse, und auch Eiweiß in Milch und Eiern liefern wichtige Baustoffe für das Wachstum und den Muskelaufbau. Regelmäßige Fischmahlzeiten runden eine ausgewogene Ernährung ab. Bei einer ausgewogenen Ernährung sollte tierisches Eiweiß nicht im Mittelpunkt jeder Mahlzeit stehen, sondern eher eine Beilage sein. Alle tierischen Nahrungsmittel enthalten nicht nur Eiweiß, sondern auch relativ viel verstecktes Fett. Ein übermäßiger Verzehr von tierischem Eiweiß schadet der Gesundheit aller Familienmitglieder auf Dauer ebenso wie übermäßig viel tierisches Fett.

Der direkte Einfluss von Eiweiß auf den Blutglukosespiegel ist so gering, dass er bei gemischten ausgewogenen Mahlzeiten vernachlässigt werden kann. Die Insulinwirkung für die Kohlenhydrate deckt auch die Wirkung dieses Eiweißanteils mit ab. Sie brauchen die Eiweißmenge, die Ihr Kind bei einer ausgewogenen Ernährung verzehrt, weder auszuwiegen noch zu berechnen.

3.3 · Was ist bei fett- und eiweißhaltigen Nahrungsmitteln zu beachten?

95

3

> Eiweiß in ausgewogenen Mahlzeiten hat nur geringen Einfluss
> auf den Blutzuckerspiegel. Es muss im Alltag nicht berechnet
> werden.

Fett- und eiweißhaltige Nahrungsmittel zum Sattwerden?

Der Eiweiß- und Fettanteil in ausgewogenen Mahlzeiten mit ausreichend
Kohlenhydraten braucht bei Diabetes nicht extra bei der Insulindosierung
bedacht werden. Da kann es nahe liegen, bei großem Appetit einfach nur
auf eiweiß- und fettreiche Nahrungsmittel auszuweichen und kein Insulin
zu spritzen: Beim kleinen Hunger zwischendurch schnell ein oder zwei
Würstchen, ein großes Stück Käse oder eine Schüssel Quark. Leider ist diese
Idee nicht so gut, wie sie auf den ersten Blick erscheinen mag.

Zum einen widerspricht diese Art der Nahrungsauswahl einer gesunden ausgewogenen Ernährung. Der Anteil von Fett und Eiweiß in der Nahrung wird gegenüber den Kohlenhydraten sehr groß, und das Risiko für
Übergewicht und für Fettstoffwechselstörungen steigt und zwar nicht nur
bei Kindern mit Diabetes, sondern bei allen Menschen, die zu viel Fett und
Eiweiß verzehren. Es ist sinnvoller, den Hunger mit mehr kohlenhydrathaltigen und ballaststoffreichen Lebensmitteln zu stillen. Selbstverständlich
muss entsprechend mehr Mahlzeiteninsulin gespritzt werden. Haben Sie
dabei keine Scheu vor höheren Insulinmengen! Es geht bei der Diabetestherapie nicht um möglichst wenig Insulin, sondern um genau die richtige
Menge.

Zum anderen ist bei Diabetes zu bedenken, dass Eiweiß in größeren
Mengen den Blutzuckerspiegel doch ansteigen lässt. Wenn Ihr Kind beispielsweise am Abend mehrere Würstchen oder ein halbes Hähnchen verzehrt, ohne dass es dazu Brot und entsprechend Insulin bekommt, kann der
Blutzucker während der Nacht durch die große Eiweißportion deutlich
ansteigen. Das überschüssige Eiweiß wird nach und nach von der Leber zu
Glukose umgewandelt und die wird wieder an das Blut abgegeben. Wenn
sehr große Portionen eiweißreicher Nahrungsmittel gegessen werden, z. B.
Pizza, Nudelgerichte mit fetter Käsesoße oder gegrilltes Fleisch und Brat-
würstchen, dann stellen viele Kinder und Jugendliche fest, dass ihr Blutzucker in den folgenden Stunden zu hoch ansteigt, obwohl sie für die Kohlenhydrate das passende Mahlzeiteninsulin berechnet und gespritzt oder
über die Pumpe gegeben haben. Nach einem opulenten Abendessen kann
sich der Anstieg über viele Stunden, manchmal bis in den frühen Morgen
hinziehen.

> Große Eiweißmengen, die außerhalb ausgewogener Mahlzeiten
> verzehrt werden, lassen den Blutzucker ansteigen. Dafür sollte
> zusätzlich Insulin gegeben werden.

Sehr große fett- und eiweißreiche Mahlzeiten einschätzen?

Die Angaben für das Mahlzeiteninsulin pro KE beziehen sich in der Regel
auf normale Portionsgrößen zwischen einer und etwa sechs KE. Wenn
große und sportliche Jugendliche nach einem anstrengenden Tag zu Abend
essen, reichen ihnen 6 KE »gerade einmal für die Vorspeise«. 10, 12 oder
sogar mehr KE sind notwendig, um ihren Hunger zu stillen. Viele Mütter,

die selbst sorgfältig auf ihr Körpergewicht achten, können oft nur staunend zusehen, wie der schlanke 1,85 m große Sohn den Kühlschrank regelmäßig und scheinbar ohne negative Folgen für seine Figur leert. Würde der Sohn sein Mahlzeiteninsulin für beispielsweise 14 KE am Abend nach der üblichen Regel berechnen (2 Einheiten je KE) und die 28 Einheiten schnelles Analoginsulin vor dem Essen injizieren, müsste er damit rechnen, dass sein Blutzucker während oder kurz nach den Mahlzeiten zu sehr absinkt. Warum kommt es dann zu einer Hypoglykämie? Das Insulin wirkt auch in der hohen Dosis sehr schnell, dagegen dauert es einige Stunden, bis die riesige Mahlzeit verdaut ist. Die Wirkung des Insulins passt zeitlich nicht zur Wirkung der Nahrung.

Bei so großen Mahlzeiten hat es sich bewährt, die Insulindosis zu teilen und die eine Hälfte vor dem Essen und die andere Hälfte ca. 2 bis 3 Stunden später zu injizieren. Pumpenträger können dafür einen verzögerten oder dualen Bolus nutzen. Da jeder Mensch auf sehr große Portionen unterschiedlich reagiert und das Tempo der Verdauung von der Zusammensetzung der Mahlzeit abhängt, können wir hier nur ungefähre Angaben machen. Jeder Jugendliche, der häufig große Mahlzeiten verzehrt, sollte seinen Blutzucker danach mehrfach kontrollieren und für sich persönlich herausfinden, wie er das Insulin am günstigsten verteilen sollte. Außerdem haben einige Jugendliche dabei festgestellt, dass sie bei sehr großen KE-Mengen etwas weniger Insulin je KE benötigen als bei kleinen Portionen. Aber auch das ist von Person zu Person unterschiedlich.

❯ Bei sehr großen Portionen sollte das Mahlzeiteninsulin auf zwei Injektionen im Abstand von ca. 2 Stunden aufgeteilt oder über einen verzögerten Bolus gegeben werden.

Manche Mahlzeiten haben einen sehr hohen Anteil an Fett und Eiweiß, z.B. beim Grillfest, beim Käsefondue oder wenn es selbst gemachte Lasagne mit viel Fleisch und Käse gibt. Hier reicht das Mahlzeiteninsulin nur für die Kohlenhydrate oft nicht aus, um auch die Wirkung des hohen Fett- und Eiweißanteils auf den Blutzucker aufzufangen. Etwas Insulin zusätzlich für das Eiweiß und das Fett ist hier oft nötig. Dazu wurde in den letzten Jahren die sogenannte Fett-Protein-Einheit (FPE) als Schätzgröße diskutiert. Eine FPE steht für ca. 100 kcal in Form von Fett und Eiweiß. Die Angaben zum Fett- und Eiweißgehalt finden Sie in der Broschüre »Kalorien mundgerecht« oder auf den Packungen von Fertigprodukten. Einige Forscher schlagen vor, die FPE ebenso zu bewerten wie eine KE und dafür etwa die gleiche Menge an Mahlzeiteninsulin zu geben. Da das Eiweiß und das Fett den Blutzucker aber deutlich verzögert ansteigen lassen, sollte das entsprechende zusätzliche Insulin auch erst nach zwei bis drei Stunden injiziert oder über die Pumpe abgerufen werden. Eine andere Möglichkeit besteht besonders bei großen Mahlzeiten am Abend darin, das Basalinsulin für die Nacht etwas zu erhöhen. Genaue Vorhersagen können hier aber nicht gemacht werden, weil es nicht nur auf die Menge und die Zusammensetzung der Mahlzeit ankommt, sondern auch darauf, wie ein einzelner Jugendlicher diese Portion verträgt.

3.4 · Womit können Kinder und Jugendliche ihren Durst löschen?

97   3

3.4 Womit können Kinder und Jugendliche ihren Durst löschen?

Kinder haben einen deutlich höheren Flüssigkeitsbedarf als Erwachsene. An heißen Tagen, beim Herumtoben und im aktiven Spiel kann der Wasserbedarf von Kindern auf mehr als das Doppelte ansteigen. Ideale Durstlöscher sind Getränke, die möglichst energiefrei und damit auch kohlenhydratfrei sind. Solche Getränke beeinflussen den Blutzucker bei Diabetes nicht und fördern auch kein Übergewicht.

Getränke ohne Kohlenhydrate

Trinkwasser, Mineralwasser, ungesüßter Kräuter- oder Früchtetee sind die besten Durstlöscher. Mit Süßstoff gesüßte Diätlimonaden oder Diät-Cola-Getränke (»light«) beeinflussen den Blutzucker ebenfalls nicht, jedoch sollte ihr Koffeingehalt und auch die Gesamtmenge der aufgenommenen Süßstoffe bedacht werden. Die meisten Limonaden schmecken ausgesprochen süß. Sie können dazu führen, dass sich Kinder zu sehr daran gewöhnen und andere Getränke ablehnen.

Für Erwachsene mit Diabetes gehören auch Kaffee und Tee zu den Getränken, die keinen Einfluss auf den Blutzucker haben. Bei Instantgetränken, zum Beispiel bei Cappuccino, die nur noch mit heißem Wasser aufgegossen werden, sollten Sie jedoch genau darauf achten, ob dem Getränkepulver bereits Zucker zugesetzt ist.

Getränke, die Kohlenhydrate enthalten

Einige der wichtigsten kohlenhydrathaltigen Getränke sind bereits genannt worden: Milch und Milchprodukte. Ein Glas (200 ml) Milch, Buttermilch, Joghurt oder Kefir enthält etwa 10 g Kohlenhydrate. Das entspricht 1 KE. Milch ist kein Durstlöscher, sondern wegen ihres Gehalts an Fett, Eiweiß, Kohlenhydraten, Vitaminen und Spurenelementen eine wertvolle Zwischenmahlzeit. Die Milch trägt zur Deckung des Kalziumbedarfs in der Wachstumsphase bei. Etwa 1/2 l Milch oder auch andere Milchprodukte sollten deshalb zum täglichen Speiseplan von Kindern gehören. Unabhängig vom Fettgehalt haben alle Milchsorten etwa den gleichen Gehalt an Kohlenhydraten und Vitaminen. Der Kohlenhydratgehalt der Milch muss mit der Insulinwirkung abgestimmt werden.

Naturreine Fruchtsäfte enthalten ebenso wie die Früchte, aus denen sie hergestellt sind, von Natur aus Glukose und Fruktose. Der Aufdruck »ohne Zuckerzusatz« auf solchen Getränken bedeutet nur, dass kein Zucker hinzugefügt wurde, er bedeutet jedoch nicht »zuckerfrei«. In einem kleinen Glas (100 ml) sind etwa 10 g Kohlenhydrate enthalten (1 KE). In Flüssigkeit gelöst, gelangen diese Kohlenhydrate sehr schnell in den Dünndarm, werden ins Blut aufgenommen und erhöhen rasch den Blutglukosespiegel. Daher sind naturreine Fruchtsäfte für Kinder und Jugendliche mit Diabetes als Durstlöscher ungeeignet. Sie sind jedoch sehr günstig, um den Blutzuckerspiegel schnell ansteigen zu lassen, wenn er zu stark abgesunken ist. Auch die heute beliebten Smoothies entsprechen einem Fruchtpüree, das den Blutzucker ebenfalls sehr schnell ansteigen lässt.

■ **Abb. 3.9** Tennistraining macht durstig. In der Flasche ist Mineralwasser mit ganz wenig Kohlensäure und etwas Apfelsaft für den Geschmack.

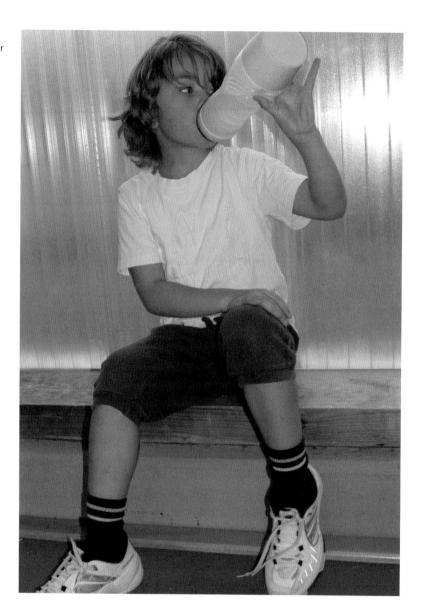

> »Ohne Zuckerzusatz« bedeutet nicht zuckerfrei.

Vor Fruchtnektaren, Fruchtsaftgetränken oder Fruchtlimonaden muss gewarnt werden. Sie bestehen alle aus wenig Fruchtsaft, viel Wasser und sehr viel Zucker. Sie lassen den Blutzucker bei Diabetes sehr schnell ansteigen. Das gilt ebenso für alle mit Zucker gesüßten Limonaden, Cola-Getränke und auch Malzbier. Eine Dose Cola-Getränk (0,33 l) enthält zum Beispiel die Menge von 11 Stückchen Würfelzucker (36 g).

Bei den Diät-Fruchtsaftgetränken wird einer Mischung aus Fruchtsaft und Wasser statt des Zuckers ein energiefreier Süßstoff zugesetzt. Sie können in der Zutatenliste auf dem Etikett lesen, welche Menge etwa 10 g Kohlenhydrate enthält. Die Menge für 1 KE ist meist deutlich größer als bei naturreinen Fruchtsäften. Mit Mineralwasser verdünnt sind die Diät-Fruchtsaftgetränke als Schorle für Kinder mit Diabetes geeignet, bei sehr starker Verdünnung auch ohne Anrechnung als KE.

Instant- und Mix-Getränke

Zunehmend beliebt sind Instant-Getränke, zum Beispiel Zitronentee, Eis-kaffee, Kakao- und Milchmix-Getränke. Bei diesen Fertigprodukten müs-sen Sie jedoch gut aufpassen. Die Zutatenliste auf den Packungen zeigt meist, dass dem Getränkepulver sehr viel Zucker zugesetzt ist. Diese In-stant-Getränke sind nicht geeignet, um den Durst von Kindern mit Diabe-tes zu löschen. Wenn Sie in einem sehr gut sortierten Supermarkt schauen, können Sie jedoch einige wenige Getränkepulver finden, die mit künstli-chem Süßstoff oder ganz ohne Süßungsmittel hergestellt sind.

Wenn Ihr Kind gerne Kakao trinken möchte, können Sie das Getränk selbst aus Milch, Kakaopulver und Süßstoff zubereiten und den Kohlenhy-dratgehalt der Milch berechnen.

Erfrischungsgetränken, wie zum Beispiel Eistee oder Energy Drinks, die trinkfertig angeboten werden, ist in der Regel sehr viel Zucker zugesetzt. Der Blutglukosespiegel steigt dadurch schnell und deutlich an. Solche Ge-tränke sind deshalb bei Diabetes ungünstig. Dagegen hat ein von Ihnen aufgebrühter Früchtetee, den Sie selbst mit Zitronensaft und etwas Süßstoff abschmecken, keinen Einfluss auf den Stoffwechsel Ihres Kindes.

> Der Zuckergehalt von Getränken wird oft unterschätzt. Schauen Sie auf die Zutatenliste!

Kinderleben

Wie können Sie Ihrem Kind erklären, was es beim Essen und Trinken beachten muss?

Im Kinderschulungsprogramm gibt »Jan« eine sehr einfache anschau-liche Erklärung für das Zusammenspiel von Insulin und Nahrung: »Es-sen und Insulin sind im Körper wie gute Freunde. Sie müssen immer gut zusammenpassen, damit sie Kraft geben können. Wenn Sie nicht zusammenpassen, gibt es Probleme« (◻ Abb. 3.10).

Orientieren Sie sich an diesem einfachen Bild, und überfordern Sie Ihr Kind nicht mit schwierigen theoretischen Erklärungen. Ihr Kind soll-te wissen, dass es beim Essen und Trinken fragen muss, ob die Freunde Insulin und Nahrung zusammenpassen. Die praktischen Seiten der täg-lichen Ernährung sollten im Vordergrund stehen:

— Wann muss Ihr Kind fragen?
— Was darf es einfach so essen?
— Warum muss es aufessen?
— Was kann es tun, wenn es Hunger hat? Im Kinderschulungspro-gramm finden Sie Ratespiele und Anregungen, wie Sie mit Ihrem Kind spielerisch üben können.
— Ihr Kind kann Nahrungsmittelbilder aus Illustrierten ausschneiden und daraus ein Bild mit kohlenhydrathaltigen und ein anderes Bild mit kohlenhydratfreien Lebensmitteln basteln.
— Es kann im Supermarkt nach Süßigkeiten und Getränken suchen, die nicht als KE angerechnet werden.

▼

- Sie können gemeinsam um die Wette üben, wer am genauesten 2 KE Kartoffeln oder Pommes frites schätzen kann.
- Ihr Kind kann die Mengen einiger Nahrungsmittel selbst auswiegen, die 1 KE entsprechen.
- Finden Sie gemeinsam heraus, wie ein Eis oder ein Schokoriegel genau berechnet werden (»Kalorien mundgerecht«).
- Besprechen Sie mit Ihrem Kind, was es sagen kann, wenn ihm fremde Menschen Süßigkeiten oder andere Nahrungsmittel anbieten.
- Was soll es seinem Freund sagen, der mit ihm sein Frühstück tauschen möchte?
- Überlegen Sie zusammen, was zu tun ist, wenn Ihr Kind plötzlich Appetit hat und Sie nicht in der Nähe sind.
- Gibt es einige Nahrungsmittel, bei denen Ihr Kind nach Lust und Laune entscheiden kann, ob und wie viel es essen oder trinken möchte? Basteln Sie eine Liste.
- Sie können auch ein Fach oder eine Dose im Kühlschrank einrichten, aus dem sich Ihr Kind ungefragt bedienen darf.

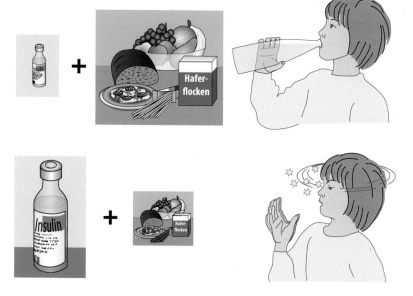

◻ Abb. 3.10 So erklärt Jan im Kinderprogramm, was passiert, wenn Nahrungsmenge und Insulindosis nicht gut aufeinander abgestimmt sind: »Hast Du zu wenig Insulin und zu viel Nahrung, steigt Dein Blutzucker an. Du bekommst Durst. Hast Du zu viel Insulin und zu wenig Nahrung, wird Dein Blutzucker zu niedrig. Dir wird schwindlig«.

3.5   Wie wirken die verschiedenen Süßungsmittel?

Fast alle Kinder und viele Erwachsene mögen Süßigkeiten. Die Vorliebe für den süßen Geschmack ist angeboren. Ein Eis oder ein Riegel Schokolade bedeuten für viele Menschen Genuss und Lebensqualität. Auch Kindern und Jugendlichen mit Diabetes soll diese Freude nicht genommen werden. Deshalb finden Sie im folgenden Abschnitt Informationen darüber, welche Möglichkeiten es gibt, süße Speisen zu genießen und mit der Wirkung des injizierten Insulins abzustimmen.

Zucker

Wenn Traubenzucker, der übliche weiße Haushaltszucker aus Zuckerrüben oder Zuckerrohr, brauner Zucker, Ahornsirup, Birnendicksaft oder Honig pur gegessen oder in einem Getränk aufgelöst getrunken werden, steigt der Blutzucker bei Kindern mit Diabetes sehr schnell an. In dieser Form sind süße Nahrungsmittel nicht geeignet. Zwischen den einzelnen Zuckerarten gibt es keine bedeutsamen Unterschiede. Honig hat gegenüber dem weißen Haushaltszucker keinen Vorteil.

Wenn Zucker nicht pur, sondern in Nahrungsmitteln oder Mahlzeiten mit Fett, Eiweiß oder Ballaststoffen gemischt verzehrt wird, muss dagegen bei passender Insulingabe kein zu rascher oder zu hoher Anstieg des Blutzuckers erwartet werden. Viele Süßigkeiten, zum Beispiel Schokolade, Schokoriegel, Kekse, Kuchen oder Sahneeis, können Kinder mit Diabetes daher ruhig essen. 10 g Zucker, also 10 g Kohlenhydrate, werden dabei als 1 KE berechnet.

> ❯ Zucker kann in den Zutatenlisten auch unter folgenden Begriffen erscheinen: Glukosesirup, Glukose, Saccharose, Dextrose, Maltodextrin, Maltose oder Laktose.

■ **Wie werden zuckerhaltige Süßigkeiten eingeschätzt?**

Wenn Ihr Kind eine Süßigkeit ausgewählt hat, die neben Zucker auch Fett und Eiweiß enthält, dann reicht es aus, wenn Sie sich am Kohlenhydratgehalt orientieren. Entsprechende Angaben finden Sie in der Zutatenliste, die auf den Verpackungen angegeben ist. Viele Hersteller informieren zusätzlich im Internet ausführlich über die Zusammensetzung ihrer Produkte.

In der Tabelle »Kalorien mundgerecht« (▶ Anhang) finden Sie Angaben über die Zusammensetzung von ca. 2500 Lebensmitteln und Getränken.

◻ Tab. 3.1 Beispiele aus der Tabelle Kalorien mundgerecht

	Eiweiß [g]	KH [g]	Fett [g]
Bounty, 1 Riegel, 29 g	1	18	7
Duplo, 1 Riegel, 18 g	1	10	6
Hanuta, 1 Stück, 22 g	2	12	7
Kinder Country, 1 Riegel, 24 g	2	13	8
Nussini Schoko-Riegel Milka, 37 g	3	19	13
Snickers, 1 Riegel, 57 g	5	32	16
Cornetto-Nuss-Eis	3	25	14
Magnum-Mandel-Eis	5	26	18

Die Spalte Kohlenhydrate zeigt, wie groß die Blutglukosewirksamkeit einer Süßigkeit ist. 10 g KH entsprechen 1 KE. Eine Hanuta-Waffel kann danach als 1 KE angerechnet werden, ein Nussini Schokoriegel als 2 KE und ein Magnum-Mandel-Eis etwa als 2,5 KE.

Wie für alle anderen Kinder sollte auch für Kinder mit Diabetes gelten, dass Süßigkeiten eine Ausnahme sind. Es hat wirklich nichts mit gesunder

■ **Abb. 3.11** »Gibst du mir etwas von deiner Nikolausüberraschung ab?«.

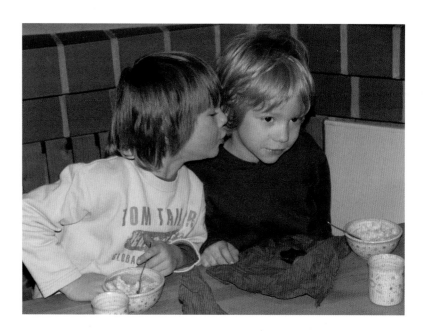

Ernährung zu tun, wenn ganze Mahlzeiten regelmäßig durch Süßigkeiten ersetzt werden – selbst dann nicht, wenn der Blutzuckerspiegel normal bleibt. Süßigkeiten, die fast nur aus Zucker bestehen, wie z. B. Fruchtgummi oder Gummibärchen, lassen den Blutzucker sehr viel schneller ansteigen als das Insulin wirkt.

Lassen Sie sich in der Tabelle »Kalorien mundgerecht« nicht von der letzten Spalte mit der Kennzeichnung »BE« irritieren, in der Sie immer, wenn ein Nahrungsmittel Zucker enthält, das Zeichen Ø (für Diabetiker nicht empfehlenswert) finden. Diese Angabe musste der Verlag wegen längst überholter gesetzlicher Vorgaben machen. Ignorieren Sie diese Spalte einfach. Dafür ist die Spalte »Zu« interessant, in der die Menge an Zucker pro Portion oder pro 100 g angegeben wird.

> Zucker kann verzehrt werden, wenn er in fett-, eiweiß- oder ballaststoffhaltigen Speisen gut verpackt ist.

Süßstoffe

Künstliche Süßstoffe werden heute nicht nur von Menschen mit Diabetes verwendet, sondern auch von vielen anderen, die auf ihr Gewicht achten. Als kleine weiße Tabletten, als klare Flüssigkeiten in Flaschen oder als Streusüße wird Süßstoff in jedem Supermarkt angeboten. Alle Süßstoffe sind kalorienfrei, das heißt, sie sind keine Energieträger und enthalten damit auch keine Kohlenhydrate. Sie haben also weder einen Einfluss auf den Blutglukosespiegel noch auf das Körpergewicht. Die Zutatenliste auf den Packungen zeigt Ihnen, welche Süßstoffe in einem Produkt enthalten sind.

Die Namen der wichtigsten Süßstoffe, die in Deutschland zugelassen sind, lauten: Acesulfam K, Aspartam, Aspartam-Acesulfamsalz, Cyclamat, Neohespiridin DC, Saccharin, Stevia, Sucralose und Thaumatin.

Verglichen mit dem Haushaltszucker ist die Süßkraft der Süßstoffe enorm groß. Bereits wenige Tropfen flüssigen Süßstoffs reichen aus, um

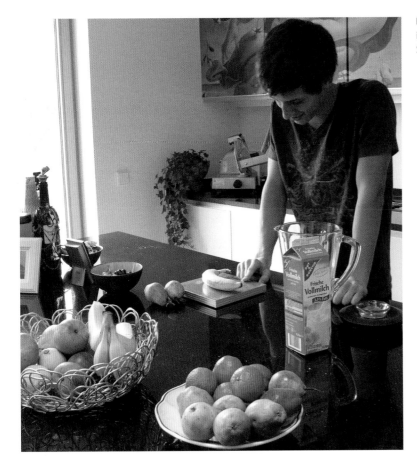

Abb. 3.12 Auch Jungen finden sich in der Küche zurecht. Den Bananen-Shake mixt Lino perfekt.

eine Nachspeise oder ein Getränk zu süßen. Die Süßkraft einer Süßstofftablette entspricht etwa der eines gehäuften Teelöffels Zucker. Streusüße ist pulverförmig und aus einer Trägersubstanz (Maltodextrin) und Süßstoff zusammengesetzt. Sie wird gerne zum Bestreuen von Obst, Kuchen oder Waffeln verwendet. Obwohl der Hersteller der Streusüße wegen der veralteten gesetzlichen Regelungen verpflichtet ist, den Hinweis »für Diabetiker nicht geeignet« auf die Packung zu drucken, kann sie ohne Anrechnung als KE verwendet werden.

Süßstoffe sind sehr gut geeignet, um kalte und warme Getränke, Joghurt, Kompott, Quark, Pudding, Salate und viele andere Speisen abzuschmecken. Zum Backen sind flüssige Süßstoffe nur begrenzt geeignet. Sie haben zu wenig Masse für Biskuit- oder Rührteige. Dagegen lassen sich Hefe-, Knet- oder Brandteige gut damit herstellen. Außer Aspartam und Thaumatin, die durch Erhitzen ihre Süßkraft verlieren, können die anderen Süßstoffe auch zum Kochen und Backen verwendet werden.

Viele »light«-Produkte, vor allem Limonaden oder Cola-Getränke, einige Diät-Konfitüren und Süßigkeiten, zum Beispiel zahnfreundliche Kaugummis, sind mit künstlichem Süßstoff hergestellt. Sie sind für Kinder mit Diabetes günstig, weil sie den Blutglukosespiegel kaum beeinflussen und deshalb nicht als KE angerechnet werden müssen. Außerdem finden Sie Joghurt, Quark, Milchmix-Getränke, Nektar, Pudding und Obstkonserven, bei denen Zucker durch Süßstoff ersetzt wurde. Auch diese Produkte können dann sinnvoll sein, wenn diesen Lebensmitteln normalerweise sehr viel Zucker zugesetzt wird, zum Beispiel handelsüblicher Fruchtquark oder Joghurtzubereitungen.

Die Verträglichkeit der Süßstoffe wurde von Wissenschaftlern und Behörden besonders genau überprüft. Die Mengen, die von Kindern und Jugendlichen mit Diabetes üblicherweise verzehrt werden, liegen deutlich unter den strengen Grenzwerten, die von der Weltgesundheitsorganisation (WHO) festgelegt wurden. Für ein 30 kg schweres Kind würden diese Grenzen bei täglich etwa 27 Tabletten Acesulfam-K, 80 Tabletten Aspartam, 10 Tabletten Cyclamat und 36 Tabletten Saccharin liegen. Man ist sich heute sicher, dass mit dem Verzehr von Süßstoffen kein erhöhtes Gesundheitsrisiko verbunden ist.

> Süßstoffe bieten eine günstige Möglichkeit, Speisen zu süßen, ohne dass dadurch der Blutglukosespiegel ansteigt.

Zuckeraustauschstoffe

Neben den Süßstoffen gibt es Zuckeraustauschstoffe, die früher in vielen sogenannten »Diabetiker- oder Diät-Produkten« verwendet wurden. Die bekanntesten Zuckeraustauschstoffe sind Fruktose (Fruchtzucker), Sorbit, Mannit, Isomalt (Palatinit), Maltit, Lactit und Xylit. Zum Teil werden sie wie üblicher Haushaltszucker als Pulver angeboten, zum Teil finden Sie die Zuckeraustauschstoffe auf den Zutatenlisten von Keksen, Schokolade, Bonbons oder anderen Süßigkeiten.

Sie sollten diese Zuckeraustauschstoffe sicher von Süßstoffen unterscheiden können, denn ihre Wirkungen sind sehr unterschiedlich. Die Zuckeraustauschstoffe enthalten Energie, einige, zum Beispiel die Fruktose, sogar genau so viel wie Glukose und Saccharose. Die Fruktose beeinflusst den Blutzucker nicht direkt, sie wird aber in der Leber nach und nach zu Glukose umgewandelt. Sorbit gehört chemisch zu den Zuckeralkoholen. Es wird im Körper zu Fruktose umgebaut und beeinflusst den Blutzucker nur wenig und sehr langsam. Bei Isomalt oder Palatinit, Maltit und Lactit ist der Energiegehalt etwas niedriger. Ihre Wirkung auf den Blutzuckerspiegel ist so langsam und gering, dass sie bei kleineren Mengen (10 bis 20 g) vernachlässigt werden kann. Insgesamt müssen Sie davon ausgehen, dass die Zuckeraustauschstoffe den Blutzuckerspiegel Ihres Kindes überhaupt nicht oder nur wenig und langsam ansteigen lassen.

Lange Zeit wurde dies als Vorteil für Menschen mit Diabetes angesehen. Seitdem sich aber gezeigt hat, dass zuckerhaltige Speisen mit einer guten Stoffwechseleinstellung vereinbar sind, haben Zuckeraustauschstoffe ihre Bedeutung für Menschen mit Diabetes verloren. Eine unerwünschte Nebenwirkung der meisten Zuckeraustauschstoffe sind Verdauungsstörungen. Bereits kleine Mengen, bei Kindern oft nur 10 g, können zu Blähungen und Durchfall führen. Schauen Sie auf die Zutatenliste der Verpackung, wenn Ihr Kind nach dem Genuss von ein paar zuckerfreien Bonbons über solche Beschwerden klagt. Oft liegt es am Zuckeraustauschstoff, aus dem die Süßigkeiten hergestellt sind.

Wenn Kinder ab und zu naschen möchten, sind zuckerhaltige Süßigkeiten bei passender Insulingabe möglich. Damit der Blutzucker nicht zu schnell ansteigt, sollten die Naschereien Fett und Eiweiß enthalten. Süßigkeiten, die nur aus Zucker bestehen, zum Beispiel Bonbons, Lutscher oder Fruchtgummi, sind weniger geeignet.

Zum Süßen von Salaten, Nachspeisen, Getränken und vielen anderen Gerichten haben sich energiefreie Süßstoffe bewährt.

Getränke, Konfitüren, Fruchtjoghurt oder Fruchtquark, die mit Süßstoff hergestellt sind, können empfohlen werden. Der Zuckeranteil in den üblichen Produkten ist meist sehr hoch.

Zuckeraustauschstoffe und damit Spezialprodukte für Diabetiker sind überflüssig. Zahnfreundliche Bonbons bilden die Ausnahme. Sie können in kleinen Mengen zwischendurch gegessen werden, ohne dass sie als KE angerechnet werden müssen.

 Süßungsmittel überlegt einsetzen

Süßigkeiten und gesunde Ernährung?

Süß ist ein angenehmer Geschmack. Fast alle Kinder und Jugendlichen mögen und genießen ihn. Es hat deshalb keinen Sinn, Süßigkeiten vollkommen zu verbieten oder aus dem Haushalt zu verbannen. Die Naschereien würden dadurch nur noch attraktiver. Außerdem wären Heimlichkeiten spätestens dann vorprogrammiert, wenn ein Kind, das zuvor keine Süßigkeiten kennengelernt hat, mit anderen Kindern zusammenkommt.

Wenn dem Wunsch nach Süßigkeiten aber ständig nachgegeben wird, kann es zu Karies und Übergewicht kommen. Deshalb sollten Eltern darauf achten, dass alles, was im Haushalt mit Zucker zu tun hat, möglichst sparsam verwendet wird. Ein Übermaß an Süßigkeiten führt zu einseitiger Ernährung mit Einschränkungen in der Konzentrations- und Leistungsfähigkeit bei Kindern ebenso wie bei Erwachsenen. Viele Süßigkeiten enthalten neben Zucker sehr viel Fett. Einerseits ist das zwar bei Diabetes günstig, weil der Zucker aus der Nahrung dadurch ausreichend langsam zu Blutglukose wird. Andererseits fördert gerade das energiereiche Fett Übergewicht.

> **Kinderleben**

Das richtige Maß für Süßigkeiten finden

- Vermeiden Sie, bereits Säuglinge und Kleinkinder an den süßen Geschmack zu gewöhnen. Getränke für diese Kinder sollten zum Schutz der Zähne nicht gesüßt werden, und bei Nachspeisen können Sie Zucker und andere Süßungsmittel sehr sparsam verwenden.
- Eltern sind Vorbilder für ihre Kinder, auch beim Essen und Trinken. Unabhängig vom Diabetes sollten Sie einmal überlegen, welche Rolle Süßigkeiten in Ihrem Leben spielen. Gibt es ständig eine Schale mit Keksen, Pralinen oder Fruchtgummi, die offen im Wohnzimmer steht? Was und wie viel naschen Sie nebenbei beim Fernsehen? Ist der Kühlschrank nur gut gefüllt, wenn darin auch einige Schokoriegel zu finden sind? Und was tun Sie, wenn Ihnen die Arbeit und der Stress über den Kopf wachsen? Gibt es dann eine

▼

Tafel Schokolade oder eine Tüte Gummibärchen als Nervennahrung? Und wie sehen Ihre Zwischenmahlzeiten aus? Obst, rohes Gemüse oder lieber süße Müsliriegel, Milchschnitten oder andere Süßigkeiten?

— Kleine Mengen, zum Beispiel Mini-Schoko-Täfelchen, helfen Kindern, das richtige Maß zu finden. Jeder weiß, wie schwer es ist, bei einer großen Tafel Schokolade nach vier Stückchen aufzuhören. Wählen Sie Süßigkeiten aus, bei denen ein Riegel oder eine Packung 1 oder 2 KE entspricht. Erlauben Sie bereits Kindergartenkindern, eine kleine Menge selbst einzuteilen.

— Wählen Sie möglichst kleine zuckerfreie Bonbons aus, die gut zu lutschen sind. Sie halten lange vor. Außerdem kommt es seltener zu Verdauungsstörungen durch die Zuckeraustauschstoffe.

— Wenn Sie bei Süßigkeiten »Nein« sagen, begründen Sie das bitte nicht mit dem Diabetes. Auch bei einem gesunden Kind würden Sie Süßigkeiten begrenzen. Dafür gibt es viele gute Gründe. Ihr Kind sollte nicht den Eindruck bekommen, dass ohne seinen Diabetes alle Süßigkeiten ständig möglich wären. Es würde ihm dadurch schwerer fallen, gut mit seinem Diabetes umzugehen.

— Lebensmittel sind keine Erziehungshilfen! Süßigkeiten sollten nicht als Belohnung dienen. Damit entsteht nur ein falsches Verhältnis zur Nahrung. Es gibt so viele Alternativen, zum Beispiel kleine Spielzeuge, Taschenbücher, Sticker. Die schönsten Belohnungen sind für Kinder gemeinsame Aktivitäten mit den Eltern, Spiele, Ausflüge, Basteln usw. Süßigkeit als Trost hilft einem Kind viel weniger als die Hinwendung und Unterstützung durch Eltern oder Geschwister.

— Bitten Sie Freunde und Bekannte freundlich, auf süße Mitbringsel zu verzichten. Sie sind dabei in guter Gesellschaft mit vielen anderen Eltern, die sich um eine gesunde Ernährung ihrer Kinder bemühen. Der Diabetes muss dabei gar nicht als Grund vorgeschoben werden.

— Um den Hunger und den Appetit vor den Mahlzeiten nicht zu verderben, sollten Süßigkeiten nicht vor, sondern nach den Mahlzeiten oder als selbstständige Zwischenmahlzeiten gegeben werden, zum Beispiel als Kuchen oder Kekse am Nachmittag.

— Wenn der Blutglukosespiegel zu niedrig ist, sollten Sie Ihrem Kind naturreinen Fruchtsaft, Traubenzuckerplättchen oder andere sehr schnell wirkende Kohlenhydrate geben. Süßigkeiten sind dafür ungeeignet, selbst wenn sie fast nur aus Zucker bestehen. Ihr Kind könnte sonst auf die Idee kommen, eine normale Mahlzeit auszulassen, um dann bei zu niedrigen Blutzuckerwerten kräftig zu naschen.

— Es kommt immer mal wieder vor, dass ein Kind seine Mahlzeit nicht aufessen will oder kann, obwohl dafür bereits Insulin gespritzt wurde. Der Blutzucker droht zu sehr abzusinken, es kann zu einer Hypoglykämie kommen. Selbst wenn Sie sehr beunruhigt sind, sollten Sie Ihrem Kind in dieser Situation auf keinen Fall Süßigkeiten anbieten, um es zum Essen anzuregen. Spätestens dann lernt jedes Kind, wie es seinen Wunsch nach Süßigkeiten bei seinen Eltern durchsetzen kann. Bieten Sie Ihrem Kind etwas zu trinken an, zum Beispiel Fruchtsaft oder Milch, wenn es meint, nicht mehr essen zu können.

— Einige Nahrungsmittel zählen wir oft nicht zu den Süßigkeiten, obwohl sie einen sehr hohen Anteil an Zucker enthalten. Beispiele sind viele Cornflakes-Produkte, Müsliriegel oder die Nuss-Nugat-Creme, die viele auf ihr Frühstücksbrot streichen. Auch hier sollten Sie überlegen, ob das Frühstück Ihres Kindes vor allem aus solchen Süßigkeiten bestehen sollte, die immer zu einem sehr schnellen und hohen Blutzuckeranstieg führen.

Jedem normalgewichtigen 10-jährigen Kind, egal ob mit oder ohne Diabetes, würde man heute als Daumenregel nicht mehr als 2 KE täglich in Form von Süßigkeiten, zum Beispiel Kekse, Eis oder Schokolade, empfehlen. Davon sollte wirklich nur ausnahmsweise bei besonderen Anlässen abgewichen werden, zum Beispiel beim Geburtstag.

Schließlich zeigt die Erfahrung mit älteren Kindern und Jugendlichen, dass es sehr schwierig ist, den Blutzuckerspiegel bei übermäßigem Verzehr von Süßigkeiten gut zu steuern. Wenn eine Tüte mit Fruchtgummi oder Schokobonbons einmal geöffnet ist, fällt es vielen Menschen schwer, nach wenigen Stückchen aufzuhören. Rasch verlieren sie den Überblick, schätzen die notwendige Insulindosis sehr grob über den Daumen und erreichen so nur in seltenen Glücksfällen eine normale Stoffwechsellage. Die Blutzuckerwerte schwanken immer mehr.

Für Eltern bedeutet dies, mit ihrem Kind frühzeitig gute und altersgemäße Kompromisse im Umgang mit Süßigkeiten zu schließen. Klare Ab-

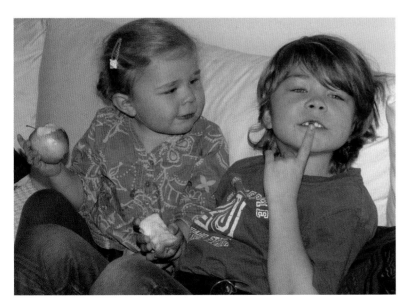

◨ **Abb. 3.13** Äpfel mögen Yuma (2) und Bela (8) besonders gern – Bela hat dabei einen Milchzahn verloren, aber der wäre auch so ausgefallen.

sprachen sind dabei gerade für jüngere Kinder hilfreich. Ältere Kinder müssen Schritt für Schritt lernen, eigene Regeln zu entwickeln und sie ohne fremde Kontrolle einzuhalten. Denn selbst für erfahrene Erwachsene mit Diabetes ist es nicht möglich, bei ungezügeltem Süßigkeitenkonsum eine gute Stoffwechseleinstellung zu erreichen. Größere Mengen Schokolade, Kuchen, Bonbon oder Eis sollten eine Ausnahme bleiben – und die kann es nun mal nicht jeden Tag geben.

❯ Gesunde Ernährung und Süßigkeiten schließen sich nicht aus – es kommt auf das Maß und den richtigen Zeitpunkt an.

3.6   Essen und Trinken zu Hause und unterwegs

Der folgende Abschnitt befasst sich mit dem täglichen Leben und den praktischen Fragen, die sich zum Essen und Trinken von Kindern und Jugendlichen mit Diabetes ergeben können. Es geht noch einmal etwas genauer um gesunde Ernährung, außerdem darum, wie Sie Fertigprodukte und eigene Kochrezepte berechnen können. Essen und Trinken bei besonderen Anlässen, beim Kindergeburtstag oder auf Feiern werden ebenfalls besprochen.

Gesunde Ernährung für die ganze Familie

Die Deutsche Gesellschaft für Ernährung (DGE) hat die vielen wissenschaftlichen Erkenntnisse zum Thema Essen und Trinken gesammelt und daraus Vorschläge für eine gesunde Ernährung zusammengestellt. Die zehn Regeln zum Thema »Vollwertig essen und trinken« sind als Anregung dafür gedacht, wie schmackhafte, abwechslungsreiche und gesunde Mahlzeiten für die ganze Familie zubereitet werden können. Die Regeln gelten für alle Menschen, unabhängig davon, ob sie mit Diabetes leben oder nicht.

Eine vollwertige Ernährung, die sich an diesen Prinzipien orientiert, hilft allen Familienmitgliedern, ihr normales Gewicht zu halten. Kinder und Jugendliche werden mit allen Nährstoffen versorgt, die sie brauchen, um zu wachsen, leistungsfähig zu sein und sich wohlzufühlen. Die Ernährungsempfehlungen verzichten bewusst auf strenge Verbote oder starre Pläne. Spontane Wünsche, Lieblingsspeisen, exotische Gerichte und vieles andere mehr, was Essen und Trinken erst zum Genuss und zum schönen Gemeinschaftserlebnis macht, sind ausdrücklich gewünscht.

Anregungen und Rezepte, wie eine vollwertige Ernährung für Kinder praktisch und schmackhaft zubereitet werden kann, sind in einer Reihe von Broschüren nachzulesen, die von der Deutschen Gesellschaft für Ernährung (DGE) herausgegeben werden (▶ Anhang). Im Buchhandel finden Sie weitere interessante Koch- und Backbücher, die sich an den Richtlinien der DGE zu vollwertiger Ernährung orientieren.

Wie werden Mahlzeiten geplant?

Der Ernährungsplan, die sogenannte Standard-KE-Verteilung, den die Diätassistentin mit Ihnen für Ihr Kind in der Klinik entworfen hat, soll in den ersten Wochen als Orientierung dienen. Er zeigt an, wann Ihr Kind wie viele Gramm Kohlenhydrate, das heißt wie viele KE, essen oder trinken sollte, damit die Nahrung zur Wirkung des gespritzten Insulins passt. Die Zeitangaben müssen dabei nicht auf die Minute genau eingehalten werden. Die Mahlzeiten können in der Regel ohne Probleme um eine halbe Stunde früher oder später eingenommen werden, wenn die Insulingaben zur Mahlzeit entsprechend verschoben werden.

Unter der Lupe

Vollwertig essen und trinken

1. Vielseitig, aber nicht zu viel
Abwechslungsreiches Essen, bei dem möglichst viele verschiedene Nahrungsmittel verwendet werden, ist schmackhaft und sorgt dafür, dass der Körper ausreichend mit allen notwendigen Nährstoffen versorgt wird. Die Portionsgrößen sollten so ausfallen, dass Übergewicht oder Untergewicht vermieden werden.

2. Weniger Fett und fettreiche Lebensmittel
Zu viel Fett macht dick, egal ob mit oder ohne Diabetes. Es geht um einen sparsamen Umgang mit sichtbaren Fetten, aber auch mit versteckten Fetten in Fleisch, Wurst, frittierten Nahrungsmitteln und Süßigkeiten.

3. Würzig, aber nicht salzig
Kräuter und Gewürze unterstreichen den Eigengeschmack der Speisen, zu viel Salz überdeckt ihn.

4. Wenig Süßes
Kinder und auch viele Erwachsene lieben den süßen Geschmack. Die Freude daran soll niemandem genommen werden. Zu bedenken ist jedoch für alle Menschen, wie oft und wie viele Süßigkeiten verzehrt werden. Naschereien sind kein sinnvoller Ersatz für vollständige Mahlzeiten, im Übermaß führen sie zu Gewichtsproblemen und Karies.

5. Mehr Vollkornprodukte
Vollkornprodukte liefern wichtige Nährstoffe und Ballaststoffe. Auch Kinder mit Diabetes können und sollten sich daran satt essen. Ihre Insulinmenge kann mit dem Kohlenhydratgehalt dieser Nahrungsmittel gut abgestimmt werden.

6. Reichlich Gemüse, Kartoffeln und Obst
Diese Lebensmittel enthalten Vitamine, Mineralstoffe, Spurenelemente und Ballaststoffe. Sie gehören in den Mittelpunkt der Ernährung von allen Menschen, die geistig und körperlich leistungsfähig sein wollen.

7. Weniger tierisches Eiweiß
Pflanzliches Eiweiß ist für Kinder ebenso wichtig wie tierisches. Milch, verschiedene Milchprodukte und vor allem Fisch sind wertvolle Eiweißlieferanten. Die bei uns üblichen Fleisch- und Wurstportionen übersteigen bei Weitem den Eiweißbedarf von Kindern, Jugendlichen und Erwachsenen. Deshalb wird hier zu Sparsamkeit geraten. Es muss nicht jeden Tag eine Fleischportion geben.

▼

8.   Trinken mit Verstand

Der Flüssigkeitsbedarf von Kindern ist besonders hoch. Er sollte mit Wasser, Mineralwasser, ungesüßtem Früchtetee oder stark verdünnten Fruchtsäften gelöscht werden. Alkoholische Getränke sind für Kinder tabu. Aber auch ältere Jugendliche und Erwachsene müssen überlegen, wo die eigene Grenze zwischen gelegentlichem Genuss und Übermaß liegt. Jede Art von Gewöhnung ist ein Gesundheitsrisiko.

9.   Öfter kleinere Mahlzeiten

Große Mahlzeiten belasten die Verdauungsorgane und machen müde. Kleine Mahlzeiten zwischen den drei nicht zu großen Hauptmahlzeiten erhalten die Leistungsfähigkeit über den ganzen Tag. Gerade diejenigen, die Gewicht abnehmen möchten, sollten regelmäßig essen. Lange Hungerperioden führen automatisch zu Fressattacken, gegen die sich niemand wehren kann.

10. Schmackhaft und nährstoffschonend zubereiten

Nahrungsmittel sollten so kurz wie möglich gelagert und gegart werden. Damit die wertvollen Nährstoffe und der Eigengeschmack erhalten bleiben, sollten Sie bei der Zubereitung möglichst wenig Fett und Wasser verwenden.

◻ Abb. 3.14 »Ich esse eigentlich so, wie ich auch ohne Diabetes essen würde«.

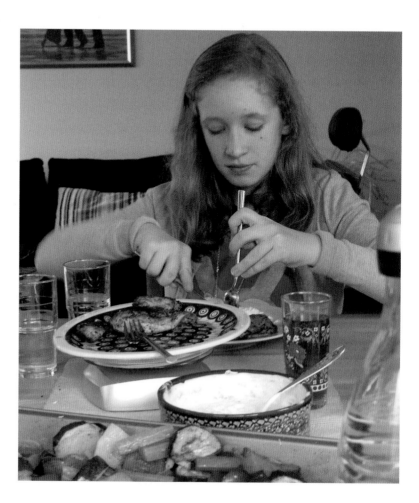

Wenn Sie im Laufe der Zeit gelernt haben, wie Insulin und Nahrung miteinander abgestimmt werden, können Sie von der Standard-KE-Verteilung
der Klinik immer mehr abweichen.

In welcher Form die Kohlenhydrate verzehrt werden, bleibt Ihnen und
den Vorlieben Ihres Kindes überlassen. Bei der Auswahl der Nahrungsmittel ohne Kohlenhydrate gibt es ebenfalls keine besonderen Regeln für
Kinder und Jugendliche mit Diabetes. Wie für alle anderen gilt auch für sie:
»Vollwertig essen und trinken«.

> **Vermeiden Sie von Anfang an, Nahrung nur noch als Instrument
> zur Steuerung des Blutzuckers zu sehen. Beim gemeinsamen
> Essen sollten weiterhin Freude, Genuss und Wohlbefinden im
> Vordergrund stehen. Lieblingsgerichte gehören ebenso dazu wie
> eine entspannte, fröhliche Atmosphäre der ganzen Familie.**

■ **Die richtige Mischung macht's!**

Als Vorbild für einen gesunden und ausgewogenen Speiseplan wurde die
Ernährungspyramide in ▪ Abb. 3.15 entworfen. Die Pyramide unterteilt die
vielen verschiedenen Nahrungsmittel in Gruppen. Die Flächen in der Pyramide zeigen, wie groß der Anteil jeder Nahrungsmittelgruppe etwa pro Tag
sein sollte. Dieses Prinzip gilt wieder für alle Menschen, die schlank und fit
bleiben wollen.

▬ Kohlenhydratreiche Nahrungsmittel, zum Beispiel Brot, Kartoffeln,
   Hülsenfrüchte, Reis und Nudeln, sind die breite Basis der Pyramide. Sie
   sollten den größten Anteil der täglichen aufgenommenen Energie ausmachen. Diese Nahrungsmittel versorgen uns mit Vitamin B und Eisen.
   Vollkornprodukte liefern außerdem die wichtigen Ballast- und Mineralstoffe.

▪ **Abb. 3.15** Die Nahrungspyramide
zeigt das Prinzip einer ausgewogenen
Ernährung.

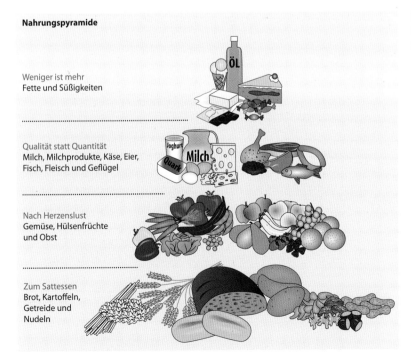

Nahrungspyramide

Weniger ist mehr
Fette und Süßigkeiten

Qualität statt Quantität
Milch, Milchprodukte, Käse, Eier,
Fisch, Fleisch und Geflügel

Nach Herzenslust
Gemüse, Hülsenfrüchte
und Obst

Zum Sattessen
Brot, Kartoffeln,
Getreide und
Nudeln

- Früchte und Gemüse stellen den nächstgrößeren Anteil im täglichen Speiseplan dar. Sie liefern Vitamine, speziell die Vitamine A und C, Mineralstoffe und Spurenelemente.
- Milchprodukte sind ein Teil der dritten Stufe. Sie liefern Kalzium, Eiweiß und Vitamin D.
- Fleisch und anderes tierisches Eiweiß ergänzen die dritte Stufe der Pyramide. Einige dieser Nahrungsmittel versorgen uns mit Eisen und anderen Mineralien, ebenso mit einigen Vitaminen. Sie sollten möglichst fettarm sein. Kleine Portionen reichen völlig aus.
- Süßigkeiten und Fette machen die schmale Spitze der Pyramide aus. Diese Nahrungsmittel sind nicht nur bei Kindern sehr beliebt. Wenn sie im Übermaß genossen werden, führen sie zu Übergewicht und halten viele Menschen davon ab, die Nahrungsmittel zu essen, die für eine vollwertige Ernährung günstig sind. Eine Ernährung, die sich an dieser Pyramide orientiert, begrenzt Süßigkeiten und versucht, sparsam mit Fett umzugehen.

> Viele kohlenhydratreiche Nahrungsmittel, sparsamer Fettverzehr und sparsamer Zuckerkonsum fördern das Wohlbefinden und die Leistungsfähigkeit aller Familienmitglieder.

Wie sind Fertigprodukte zusammengesetzt?

In der Tabelle »Kalorien mundgerecht« finden Sie Angaben über den Nährstoffgehalt von über 2500 Lebensmitteln und Getränken, unter anderem auch von Fertigprodukten wie Snacks, Fastfood und Süßigkeiten (■ Tab. 3.2). Die Tabelle wird regelmäßig aktualisiert und um neue Produkte erweitert. Sie ist überall im Buchhandel erhältlich.

Die Hersteller von Tiefkühlprodukten bieten auf ihren Websites im Internet die Inhaltsangaben ihrer Produkte an, ebenso fast alle Anbieter von Fastfood (z. B. McDonalds, Burger King und andere).

Beispiel

In der Tabelle »Kalorien mundgerecht« (■ Tab. 3.2) finden Sie Angaben zu verschiedenen Sorten Eiscreme. Schauen Sie dazu auf die Reihe mit den Werten für das Eishörnchen »Magnum Classic«. Ein solches Eis enthält 25 g Kohlenhydrate, also ca. 2,5 KE. Weiterhin enthält dieses Eis relativ viel Fett, nämlich 16 g. Gegenüber einem Wasser- oder Fruchteis, zum Beispiel »Flutschfinger«, mit geringem Fettgehalt, hat das fettere Milch- oder Sahneeis den Vorteil, dass es den Blutzuckerspiegel bei Diabetes langsamer ansteigen lässt.

Die letzte Spalte der Tabelle ist eigentlich für Menschen mit Diabetes gedacht. In ihr soll die Zahl der BE angegeben werden. Leider wird darin überall, wo ein Produkt etwas Zucker enthält, das Zeichen ⊘ gedruckt. Es soll »für Diabetiker nicht empfehlenswert« bedeuten. Das deutsche Lebensmittelrecht verlangt diese inzwischen überholte und verwirrende Angabe. Nach aktuellen wissenschaftlichen Erkenntnissen ist Zucker in der Ernährung von Menschen mit Diabetes möglich, wenn entsprechend Insulin gespritzt wird. Lassen Sie sich also nicht von der letzten Spalte irritieren! Orientieren Sie sich nur an den Angaben zum Kohlenhydratgehalt.

◻ **Tab. 3.2** Beispiele aus: »Kalorien mundgerecht«.

Eis	kcal	kJ	Ew g	KH g	Zu g	Ba g	Fett g	gFS g	Na mg	BE
Stieleis, Tüten, Portionsbecher – pro Stück										
Domino, Langnese, 50 g	130	543	2	12	10	+	8	7,0	40	⊖
Ed von Schleck, Langnese, 55 g	95	397	2	12	12	2	4	3,5	30	⊖
Eiscreme, i.D., 75 g	120	502	2	23	23	0	2	1,2	30	⊖
Eiskaffee, 200 ml	458	1914	5	13	12	+	44	26,2	60	⊖
Flutschfinger, Langnese, 73 g	60	251	+	15	13	+	+	+	+	⊖
Frubetto Joghurt Waldfrucht, Schöller, 62 g	91	380	1	17	16	+	2	2,0	0	⊖
Vivana Joghurt Pfirsich, Schöller, 62 g	74	309	1	12	.	1	3	2,4	0	1,0
Fruchteis, i.D., 75 g	56	234	2	22	22	0	2	0,5	20	⊖
Hello Kitty, Schöller, 59 g	95	397	1	13	10	+	4	3,7	0	⊖
Himbi, Schöller, 52 g	85	355	1	13	11	+	3	2,9	0	⊖
Kaktus, Schöller, 50 g	56	234	+	10	8	+	1	1,0	0	⊖
King Sundae, Burger King, 130 g	189	790	4	28	28	+	7	4,7	100	⊖
Caramel, Burger King, 145 g	245	1024	4	38	37	+	8	5,5	120	⊖
Chocolate, Burger King, 145 g	231	966	4	38	36	1	7	4,8	100	⊖
KitKat Tüte, Schöller, 76 g	232	970	3	30	22	2	12	8,8	100	⊖
Macao, Mandel, Mövenpick, 81 g	292	1221	4	25	24	1	19	13,0	100	⊖
Schoko & Brownies, Mövenpick, 73 g	240	1003	3	21	15	2	16	8,8	+	⊖
Vanilla, Mövenpick, 78 g	258	1078	3	24	.	.	17	.	.	⊖
White Dream, Mövenpick, 73 g	242	1012	2	23	15	+	16	12,0	+	⊖
Magnum Classic, Langnese, 86 g	260	1087	4	25	23	2	16	12,0	50	⊖
Caramel Nuts, Langnese, 52 g	180	752	3	19	17	+	10	7,0	50	⊖
Ecuador Dark, Langnese, 86 g	270	1129	4	22	22	2	17	13,0	30	⊖
Mandel, Langnese, 86 g	280	1170	5	26	25	1	18	11,0	50	⊖
Temptation, Langnese, 68 g	240	1003	4	23	22	2	16	10,0	10	⊖
Weiss, Langnese, 86 g	260	1087	4	26	25	+	16	12,0	60	⊖
Yoghurt fresh, Langnese, 86 g	250	1045	3	26	24	2	15	11,0	30	⊖
Maxibon Sandwich, Schöller, 100 g	326	1363	4	35	25	2	20	14,1	100	⊖
McFlurry, Mc Donald's, 166 g	255	1066	7	38	23	0	8	7,0	+	⊖
mit Karamellsauce, Mc Donald's, 206 g	383	1061		65	28	1	10	8,0	70	⊖
mit KitKat, Mc Donald's, 196 g	401	1676	9	58	37	1	14	11,0	40	⊖
mit Schokosauce, Mc Donald's, 204 g	381	1593	9	56	39	1	13	11,0	100	⊖
mit Smarties, Mc Donald's, 202 g	412	1722	8	63	45	4	14	11,0	20	⊖
Mc Sundae Eis ohne Waffeltüte, Mc Donald's, 80 g	120	502	3	15	18	0	4	3,0	+	⊖
mit Karamellsauce, Mc Donald's, 148 g	290	1212	5	52	37	0	7	5,0	140	⊖
mit Schokosauce, Mc Donald's, 148 g	280	1170	5	45	37	1	9	7,0	160	⊖
Milchspeiseeis, i.D., 75 g	56	234	3	17	17	0	3	1,7	50	⊖
Milk Flip, Schöller, 20 g	26	109	1	4	4	+	1	0,1	0	⊖
Nesquik, Schöller, 55 g	111	464	2	13	12	1	6	4,0	0	⊖
Nimm 2 Eis, Storck, 70 g	84	351	+	21	18	+	+	+	+	⊖
Nogger Original, Langnese, 67 g	210	878	3	18	15	1	14	11,0	70	⊖
Choc, Langnese, 66 g	230	961	3	20	18	1	18	15,0	20	⊖
Riegel, Langnese, 66 g	210	878	3	26	20	1	11	7,0	20	⊖

■ **Wie viele KE hat ein Hamburger?**

Für viele Kinder ist der Besuch eines Fastfood-Restaurants ein Ereignis, bei dem sie sich mit ihren Freunden treffen und die besondere Atmosphäre erleben möchten. Kinder mit Diabetes können daran teilnehmen, wenn sie die angebotenen Gerichte richtig einschätzen und passend dazu Insulin spritzen (◻ Tab. 3.3).

Ein normaler Hamburger oder ein Cheeseburger enthalten jeweils etwa 30 g Kohlenhydrate, das entspricht 3 KE. Sie können einfach eingeschätzt und mit der Insulindosis abgestimmt werden. Da die Produkte immer gleich hergestellt werden, kann man sich bei den KE kaum verschätzen.

Beim Milchshake macht Zucker den größten Anteil der Kohlenhydrate aus. Diese große Zuckermenge, in Flüssigkeit gelöst, lässt den Blutzucker-

◻ **Tab. 3.3** Kohlenhydratgehalt von Fastfood-Produkten

Angaben je Portion	Kohlenhydrate[a]	KE
Hamburger	30 g	3
Cheeseburger	30 g	3
Big Mäc	40 g	4
Mc Rib	43 g	4
Pommes frites (mittlere Portion)	42 g	4
Sundae Eis (mit Waffel und Schokosoße)	45 g	4 1/2
Milchshake (Vanille klein)	36 g	3 1/2

[a] Nach www.McDonalds.de 2015

spiegel sehr schnell ansteigen. Insulin, das ins Unterhautfettgewebe gespritzt wird, wirkt dafür in der Regel zu langsam. Die Milchshakes sind für Kinder und Jugendliche mit Diabetes daher eher ungünstig. Zum Durstlöschen sind Mineralwasser, Cola light oder andere light-Limonaden besser geeignet.

❯ **Aufpassen bei der Bestellung von Cola light! Im Trubel der vielen Kunden in Burger-Restaurants kann es passieren, dass der Zusatz »light« nicht gehört und stattdessen normale Cola ausgeschenkt wird. Achten Sie darauf, dass die Bedienung wirklich Cola light wählt, wenn das Getränk nicht sowieso selbst gezapft werden kann.**

Aus ernährungswissenschaftlicher Sicht spricht nichts dagegen, wenn Kinder oder Jugendliche gelegentlich ein Fastfood-Restaurant besuchen. Entscheidend ist, dass in der Familie bei den vielen Mahlzeiten zwischen den Besuchen eine vollwertige Nahrung angeboten wird. Die meisten Fastfood-Produkte, zum Beispiel die Pommes frites oder die Burger, enthalten sehr viel Fett. Als Ausnahme sind sie möglich, als regelmäßiger Teil der Ernährung sind sie jedoch für alle Menschen ungeeignet.

Sehr viel schwieriger ist es, das Fastfood einzuschätzen, das heute von vielen Bäckereien, in Bahnhöfen oder in kleinen Bistros billig angeboten wird. Viele der Kuchenstücke, Pizzataschen, Döner oder Laugenbrezel sind relativ groß und enthalten bis zu 6 KE oder mehr – meist in Form von Zucker oder fein ausgemahlenem Mehl. Obwohl sie oft nur als »kleine« Zwischenmahlzeit gesehen werden, sind sie eher eine große, aber unausgewogene Hauptmahlzeit. Sie ersetzen keine vollwertige Mahlzeit, obwohl sie oft mehr Kalorien enthalten als diese und daher zu Übergewicht führen können.

❯ **Snacks können keine vollwertigen Mahlzeiten in der Familie ersetzen, oft sind sie besonders energiereich.**

Wie können Sie Fertigprodukte selbst beurteilen?

Fertigprodukte, zum Beispiel Pizza, Lasagne, Suppen, Soßen, Kuchen oder andere Backwaren, spielen bei unserer modernen Lebensweise eine immer größere Rolle. Die Zutatenliste auf den Verpackungen von Fertigprodukten liefert wichtige Hinweise auf die Art und die Menge der darin enthaltenen Kohlenhydrate, Fette und Eiweiße.

In den Zutatenlisten sind alle Zutaten in absteigender Reihenfolge ihres Gewichtsanteils aufgeführt. Die Zutat mit dem größten Anteil steht an erster Stelle, die mit dem kleinsten Anteil an letzter Stelle.

Beispiel
Tortellini in Sahnesoße (Tiefkühlkost) (◻ Abb. 3.16)

Auf dem Etikett der Packung stehen drei wichtige Angaben:

1. Das Gewicht des gesamten Inhalts, hier 1000 g.
2. Die Zutatenliste: Tortellini gegart 72% *(Wasser, Hartweizengrieß, Weizenmehl, Schweinefleisch, Eier, Zwiebeln, Dinkel, jodiertes Speisesalz, Tomatenmark, Würzmischung (Speisesalz, Stärke, Reismehl, Zucker, Gewürze, pflanzliches Öl, Zitronensaftkonzentrat, Gewürzextrakt), Weinessig, Gewürze, Stärke, Zucker)*, *Sahne 5%, gekochter Hinterschinken 5% (Schweinefleisch, Wasser, Speisesalz, Traubenzucker), pflanzliche Fette, pflanzliche Öle, Vollmilchpulver, Weizenmehl, Hartkäse, jodiertes Speisesalz, modifizierte Stärke, Milchzucker, Würze (enthält Soja), Milcheiweiß, Gewürze (enthält Sellerie), Rotes Palmöl, Hefeextrakt (Hefe, Speisesalz, pflanzliche Öle), Verdickungsmittel (Johannisbrotkernmehl), Traubenzucker, Gewürzextrakt, Malzextrakt.*
   Wasser steht an erster Stelle, es macht den größten Anteil aus. Hartweizengrieß macht den zweitgrößten Anteil aus. Der Zucker steht in der Reihe sehr weit hinten bei den Gewürzen. Er macht nur einen sehr geringen Teil aus. Weizengrieß steht weit vorne und macht deshalb einen großen Teil aus.
3. Unter dem Stichwort »Nährwerte pro 100 g« steht, wie viel Gramm Kohlenhydrate in 100 g Tortellini enthalten sind. In unserem Beispiel sind es 26 g.
   - Der Packungsinhalt wiegt insgesamt 1000 g.
   - Die ganze Packung Tortellini mit Soße enthält also 10 mal 26 g = 260 g Kohlenhydrate.
   - Eine ganze Packung entspricht also etwa 26 KE.
   - Eine Portion wird mit 250 g angegeben, sie enthält entsprechend 6,5 KE.

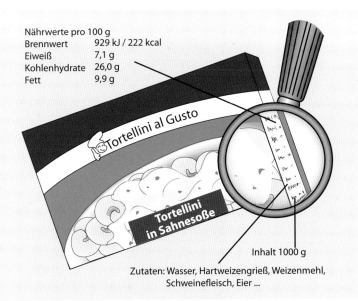

Nährwerte pro 100 g	
Brennwert	929 kJ / 222 kcal
Eiweiß	7,1 g
Kohlenhydrate	26,0 g
Fett	9,9 g

Tortellini al Gusto

Tortellini in Sahnesoße

Inhalt 1000 g

Zutaten: Wasser, Hartweizengrieß, Weizenmehl, Schweinefleisch, Eier ...

◻ **Abb. 3.16** Man muss schon sehr genau hinsehen, aber dann lässt sich der KH-Gehalt einer Portion gut einschätzen.

Beispiel

Pizza aus der Kühltruhe (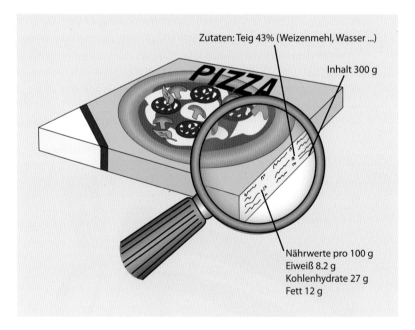 Abb. 3.17)

— In der Zutatenliste der Pizza steht Weizenmehl an erster Stelle, es macht den größten Anteil aus.
Der Zucker steht in der Liste sehr weit hinten bei den Gewürzen. Er macht nur einen geringen Teil aus.

— Unter »Nährwerte« ist angegeben, wie viel Gramm Kohlenhydrate in 100 g Pizza enthalten sind.
Bei der Pizza im Beispiel sind das 27 g.

— Die Pizza wiegt insgesamt 300 g. Die ganze Pizza enthält also 3 mal 27 g = 81 g Kohlenhydrate. Sie
müsste etwa 8 KE entsprechen.

Unter Umständen kann es sinnvoll sein, nur von 7 KE auszugehen. Warum? Die Kohlenhydratangaben
auf den Packungen müssen sich auf die Kohlenhydrate insgesamt beziehen. Dazu gehören die verdau-
lichen Kohlenhydrate ebenso wie die unverdaulichen, die keinen Einfluss auf den Blutzucker haben, wie
zum Beispiel die Ballaststoffe.

Die Pizza des Beispiels hat Tomaten und anderes Gemüse als Belag, und diese enthalten unverdau-
liche Ballaststoffe. Die unverdaulichen Stoffe sind jedoch Teil der angegebenen Kohlenhydratmenge.
Sie sollten nicht als KE angerechnet werden. Im Alltag reicht es aus, wenn Sie den Anteil unverdaulicher
Kohlenhydrate grob schätzen und entsprechend von etwas weniger KE ausgehen, im Beispiel 1 KE weniger. Ob diese Schätzung richtig war, zeigt Ihnen der Blutzuckerwert zwei bis drei Stunden nach dem
Pizzaessen am Abend, wenn Ihr Kind ins Bett geht. Wie in ▶ Abschn. 3.3.6 erklärt, kann es hier sinnvoll
sein, das Insulin in zwei Schritten im Abstand von zwei Stunden zu injizieren.

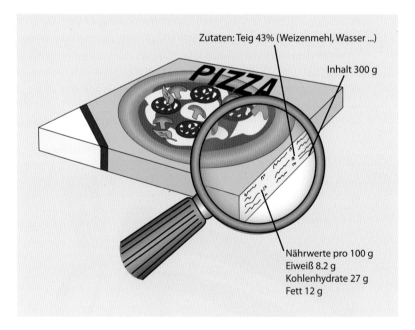

▣ **Abb. 3.17** Die Angaben auf der Verpackung zeigen genau, wie ein Produkt zusammenge-setzt ist.

Zutaten: Teig 43% (Weizenmehl, Wasser ...)

Inhalt 300 g

Nährwerte pro 100 g
Eiweiß 8.2 g
Kohlenhydrate 27 g
Fett 12 g

❯ Bei Fertigprodukten steht die Zutat mit dem größten Anteil an
erster Stelle der Zutatenliste, die mit dem kleinsten Anteil an
letzter Stelle.

Wie werden eigene Kuchenrezepte berechnet?

Bei der Berechnung von Backrezepten gehen Sie ähnlich vor, wie bei der Berechnung von gemischten Mahlzeiten. Sie notieren alle Zutaten und Mengen in einer Spalte untereinander. Dann schauen Sie in der KH-Tabelle nach, welche Zutaten Kohlenhydrate enthalten und notieren in einer zweiten Spalte die Mengen, die davon jeweils einer KE entsprechen. In der dritten Spalte berechnen Sie, wie vielen KE die Menge jeder Zutat entspricht. Schließlich zählen Sie alle Werte der vierten Spalte zusammen. Das ist die Anzahl der KE für das ganze Rezept.

Beispiel: Zwetschgenkuchen vom Blech

Zutaten	1 KE =	Rechnung	KE gesamt
Für den Teig:			
250 g Mehl	15 g	250 ÷ 15 ≈	16 1/2
20 g frische Hefe	keine KH	–	
10 g Zucker	10 g	10 ÷ 10 ≈	1
50 ml Milch	200 ml	50 ÷ 200 ≈	1/4
1 Ei	keine KH	–	
1 Prise Salz	keine KH	–	
30 g Butter	keine KH	–	
Für den Belag:			
1 kg Zwetschgen (mit Steinen) für den Belag noch entsteinen	100 g	1000 ÷ 100 ≈	10
60 g Mandelblättchen	keine KH	–	
1/2 TL Zimt	keine KH	–	
20 g Zucker	10 g	20 ÷ 10 ≈	2
	Das ganze Rezept enthält:		etwa 30 KE

Wenn Sie den Zwetschgenkuchen in 10 gleich große Stücke aufteilen, entspricht jedes Stück etwa 3 KE.

Wie können Sie Restaurantbesuche stressfrei genießen?

Auch mit Diabetes sind Restaurantbesuche für Ihre Familie möglich, so wie vorher auch. Bei der Auswahl einer Gaststätte sollten nur Ihre persönlichen Vorlieben, die Atmosphäre und die Kochkunst entscheiden.

Selbstverständlich müssen Sie alle wichtigen Diabetesutensilien mitnehmen. Wie zu Hause wird der Blutzucker vor dem Essen gemessen. Danach wird die Insulindosis für die Mahlzeit berechnet und gespritzt oder über die Pumpe gegeben. Das sollte erst im Restaurant geschehen, wenn absehbar ist, dass der Kellner das ausgewählte Gericht bald serviert. Es wäre nicht sinnvoll, bereits zu Hause Insulin zu spritzen. Sie könnten aufgehalten werden, den Bus verpassen oder in einem überfüllten Restaurant sehr lange auf das Essen warten. Wenn der Blutzucker Ihres Kindes dann immer tiefer sinkt, entstehen Stress und Ärger, weil eine Unterzuckerung droht. Von Genuss kann keine Rede mehr sein.

Mit etwas Übung können Kinder und Jugendliche ihren Blutzucker im Restaurant so messen, dass andere Gäste sich nicht beim Essen gestört fühlen. Auch das Insulin kann am Tisch gespritzt oder über die Pumpe gegeben werden.

In der ersten Zeit nach der Diabetesdiagnose ist es einfacher, im Restaurant Gerichte auszuwählen, bei denen die Kohlenhydrate sicher eingeschätzt werden können. Kartoffeln, Pommes frites, Reis oder Nudeln als Beilagen zu Fleisch oder Fisch und Gemüse lassen sich gut überblicken. Das Gefühl für die richtigen Mengen können Sie zu Hause mit einer Waage trainieren. Im Restaurant hat dieses Küchengerät nichts zu suchen.

Schwieriger einzuschätzen sind Eintöpfe, gemischte Nudelgerichte, zum Beispiel Lasagne oder Cannelloni, und Aufläufe. Selbst erfahrene Eltern und Jugendliche können den Kohlenhydratgehalt nur grob überschlagen. Da jeder Koch sein eigenes Rezept hat und auch die Portionen unterschiedlich ausfallen, nutzen mittlere Angaben aus Büchern oder Tabellen, zum Beispiel für Lasagne, wenig. Man muss bei jeder einzelnen Lasagneportion schauen, wie groß der Anteil der Nudelplatten ist und wie die Soße gebunden wurde. Selbst Profis verschätzen sich dabei immer mal wieder. Wenn sie nach einem leckeren Essen im Restaurant feststellen, dass der Blutzuckerwert zu hoch angestiegen ist, dann injizieren sie das fehlende Insulin nachträglich und korrigieren so den zu hohen Wert. Profis lernen aus solchen Erfahrungen für das nächste Mal, die Freude an Restaurantbesuchen lassen sie sich wegen eines hohen Blutzuckerwertes aber nicht verderben.

> ❯ **Bei einem Restaurantbesuch sollte Ihr Kind das Mahlzeiteninsulin erst injizieren, kurz bevor das Essen serviert wird.**

┌─ **Unter der Lupe** ──────────────

Haben Sie eine Mahlzeit richtig eingeschätzt? Die einzige Möglichkeit, um die Wirkung einer bestimmten Mahlzeit zu überprüfen, besteht in Blutzuckerkontrollen vor und nach dem Essen.

- Ohne einen Ausgangswert, das heißt dem Wert vor der Mahlzeit, kann keine Aussage getroffen werden. Also: vorher messen!
- Die richtigen Zeitpunkte für Kontrollen nach der Mahlzeit hängen davon ab, wie schnell die Nahrung den Blutglukosespiegel ansteigen lässt und wie die Wirkdauer des Mahlzeiteninsulins zu beurteilen ist.

Bei Nahrungsmitteln, die sehr schnell in den Darm gelangen und den Blutglukosespiegel rasch ansteigen lassen, zum Beispiel Fruchtpüree oder Brot mit Konfitüre, ist es sinnvoll, bereits eine halbe bis eine Stunde nach dem Essen zu kontrollieren. Der höchste Wert wird um diese Zeit erreicht.

Bei sehr fetten Speisen, zum Beispiel einer Pizza mit viel Käse, kann es mehrere Stunden dauern, bis der Blutglukosespiegel seinen höchsten

▼

Wert erreicht. Eine Blutglukosemessung ist erst nach zwei bis drei Stunden sinnvoll. Ähnlich ist es bei Gerichten mit Hülsenfrüchten, zum Beispiel Chili con Carne mit roten Bohnen. Wenn der höchste Wert nach der Mahlzeit gut ausfällt, hat die Wirkkurve des Insulins gut zur Wirkkurve der Nahrung gepasst. Zeitpunkt und Menge der Injektion waren passend gewählt.

Die Wirkung des Normalinsulins, das einige Kinder als Mahlzeiteninsulin spritzen, ist nach vier Stunden nahezu beendet. Wenn der Blutglukosespiegel zu diesem Zeitpunkt dem Ausgangswert vor der Mahlzeit entspricht, war die Insulindosis richtig gewählt. Bei den schnellen Insulinanaloga, die meist in den Insulinpumpen, aber auch oft in Pens verwendet werden, ist die Wirkung schneller vorüber, die abschließende Messung kann schon nach zwei bis drei Stunden stattfinden.

> **Mit einer kontinuierlichen Glukosemessung (CGM; s. ▶ Kap. 4.2) können Sie am besten erkennen, ob die Wirkung des Mahlzeiteninsulins zu der Mahlzeit gepasst hat.**

Wenn Jugendliche auf einer Feier Alkohol trinken möchten

Alkohol sollte für alle Kinder und jüngeren Jugendlichen tabu sein, das ist auch gesetzlich vorgegeben. Ein Grund dafür ist die Tatsache, dass ein sich entwickelndes Gehirn durch Alkohol noch schneller geschädigt wird als das von Erwachsenen. Außerdem weiß man heute, dass Jugendliche sehr schnell von Alkohol abhängig werden.

Ältere Jugendliche und Erwachsene müssen in unserer Gesellschaft ihren eigenen Weg im Umgang mit alkoholischen Getränken finden. Ein generelles Alkoholverbot für Menschen mit Diabetes lässt sich nicht begründen. Ganz unproblematisch ist der Genuss von Alkohol aber auch nicht. Jugendliche mit Diabetes sollten daher über die besondere Alkoholwirkung Bescheid wissen, bevor sie damit ihre ersten Erfahrungen machen.

Alkoholhaltige Getränke können den Blutglukosespiegel auf zwei Arten beeinflussen:
1. Einige Getränke enthalten Kohlenhydrate, zum Beispiel der Malzzucker im Bier oder Haushaltszucker in Likören. Sie erhöhen den Blutzucker.
2. Der Alkohol selbst hat eine blutzuckersenkende Wirkung. Alkohol hemmt die Glukoseproduktion in der Leber.

Wenn ältere Jugendliche oder Erwachsene mit Diabetes beispielsweise abends Alkohol trinken, müssen sie damit rechnen, dass ihre Leber im Laufe der Nacht weniger Glukose ins Blut abgibt als sonst. Ihr Basalinsulin, das auf die normale nächtliche Glukosefreisetzung der Leber abgestimmt ist, kann daher nach Alkoholkonsum zu hoch dosiert sein. Es droht eine Unterzuckerung.

Wie Alkohol im Einzelfall genau wirkt, lässt sich schwer vorhersagen. Der Effekt hängt von der individuellen körperlichen Konstitution jedes Menschen ab.

Die blutzuckersenkende Wirkung des Alkohols bleibt so lange bestehen, wie die Leber braucht, um ihn wieder abzubauen. Bei höherem Alkoholkonsum am Abend muss daher auch am nächsten Morgen noch mit einer Hypoglykämie gerechnet werden.

> **Alkohol hemmt die Glukoseproduktion in der Leber.**

Ein weiteres Risiko besteht darin, dass die Anzeichen einer Unterzuckerung unter Alkoholeinfluss nicht erkannt oder auch nicht behandelt werden. Unbehandelt kann eine schwere Hypoglykämie mit Bewusstseinstrübung oder sogar Bewusstlosigkeit auftreten. Mehr darüber erfahren Sie in ▸ Kap. 6.

- **Risiken vermeiden!**
- Zur eigenen Sicherheit sollten Jugendliche und Erwachsene mit Diabetes ihren Alkoholkonsum so begrenzen, dass sie immer noch genau wissen, was sie tun.
- Auf Festen oder Feiern sollten Jugendliche einen Hinweis auf ihren Diabetes bei sich tragen, zum Beispiel einen Diabetes-Notfallhinweis. Die größte Sicherheit bieten Freunde, die über den Diabetes Bescheid wissen.
- Wenn auf einer Feier Alkohol getrunken wurde, sollte der Blutzucker auf jeden Fall vor dem Einschlafen kontrolliert werden. Bei einem Wert unter 120 mg/dl sind eine oder zwei langsam wirkende KE zusätzlich nötig, damit der Blutzucker im Schlaf nicht zu tief absinkt.
- Jugendliche sollten, bevor sie ins Bett gehen, ihren Eltern immer Bescheid sagen, dass sie Alkohol getrunken haben. Es geht ja nur darum, dass jemand in der Nacht und am Morgen nachsieht, ob alles in Ordnung ist. Diese Offenheit hat zwei Vorteile. Die Eltern sind ruhiger und weniger besorgt, wenn ihre Kinder auf Feiern oder Partys gehen. Die Jugendlichen erhalten, wenn es notwendig ist, rechtzeitig Hilfe. Eltern und Jugendliche müssen in Ruhe besprechen, wie sie in solchen Situationen miteinander umgehen wollen. Strenge Verbote und Ermahnungen sind ebenso wenig hilfreich wie Heimlichkeiten der Jugendlichen. Die Erfahrung zeigt, dass gerade Eltern von Jugendlichen mit Diabetes ihren Kindern trauen können. Sie werden sehr viel seltener enttäuscht als Eltern stoffwechselgesunder Jugendlicher.

Unter der Lupe

Kohlenhydrate in alkoholischen Getränken?

Grundsätzlich lassen sich alkoholhaltige Getränke in zwei Gruppen gliedern:

- Getränke mit geringem oder ohne Kohlenhydratgehalt,
- Getränke mit hohem Kohlenhydratgehalt.

Zu vernachlässigen ist der Kohlenhydratgehalt in trockenem roten oder weißen Wein, trockenem Sekt (extra dry), trockenem Sherry, deutschem Apfelwein, außerdem bei hochprozentigen Bränden (zum Beispiel Cognac, Ouzo, klarer Schnaps, Whisky, Obstler, Gin, Wodka oder Rum). Vor allem bei hochprozentigen alkoholischen Getränken muss überprüft werden, ob noch etwas zusätzlich gegessen werden muss, damit der Blutzuckerwert durch die Alkoholwirkung nicht zu stark absinkt.

Fast alle Liköre enthalten zwischen 6 und 10 g Zucker pro Glas (2 cl). Auch bei süßen Weinen, süßem Sekt, Cidre, Obstwein und Bier sollte der Kohlenhydratgehalt berücksichtigt werden. Ganz besonders kohlenhydratreich können Cocktails sein, weil sie oft aus Fruchtsaft, Sirup und/oder Zucker und zusätzlich Alkohol gemixt werden. Hier muss man dem Barkeeper schon genau beim Mixen zusehen, um einschätzen zu können, was man wirklich trinkt. Selbst wenn der Kohlenhydratgehalt sicher eingeschätzt werden kann, ist es riskant, dazu nach den üblichen Regeln zusätzlich Insulin zu spritzen. Die zusätzliche blutzuckersenkende Wirkung des Alkohols darf dabei nicht übersehen werden.

Alkohol ist energiereich. Ein Gramm Alkohol entspricht etwa 7 kcal, also fast so viel wie 1 g Fett mit 9 kcal.

Bier – was ist drin?

Je 0,5 l	KH [g][a]	Alkohol [g][a]	kcal[a]
Pils	16	20	210
Exportbier	16	20	210
Weizenbier	15	18	190
Doppelbock	20	28	300
Diätbier	4	24	200
Alkoholfreies Bier	26	2	130

* Nach Kalorien mundgerecht.

Es lässt sich kaum vorhersagen, wie ein Glas Bier den Blutzucker genau beeinflusst. Die individuelle Wirkung muss mithilfe von Blutglukosemessungen vorher und nachher überprüft werden. Die Erfahrung zeigt, dass für ein Glas Bier (0,3 l) im Rahmen einer Mahlzeit meist kein Insulin zusätzlich gespritzt werden muss. Auch ein Glas Weißbier (0,5 l) hat bei vielen Erwachsenen mit Diabetes nur eine geringe Wirkung auf den Blutzucker. Aber das gilt eben nicht für jeden Mann und jede Frau.

❯ **Übermäßiger Alkoholkonsum ist aus drei Gründen riskant:**
   1. **Hypoglykämiegefahr,**
   2. **Hypoglykämieanzeichen werden schlechter oder gar nicht bemerkt.**
   3. **Alkoholische Getränke sind energiereich und fördern Übergewicht.**

Wie werden Kindergeburtstage unbeschwert gefeiert?

Geburtstage sind für alle Kinder herausragende Ereignisse, die sie mit vielen Freunden ausgelassen feiern wollen. Für viele Menschen zählen sie zu den schönsten Kindheitserlebnissen. Kinder mit Diabetes dürfen ihre Geburtstage feiern wie alle anderen, und sie dürfen selbstverständlich auch die Feiern ihrer Freunde besuchen. Für jedes Kind sollte der Diabetes an diesem Tag ganz weit im Hintergrund stehen. Die Freude am Geburtstagskuchen, an Wettspielen mit Freunden, am Verkleiden oder beim Würstchengrillen ist viel wichtiger.

■ **Die eigene Geburtstagsfeier**

Der eigene Geburtstag lässt sich für Kindergarten- und Schulkinder sehr gut vorbereiten. Richten Sie ihn nach den Wünschen Ihres Kindes aus, und laden Sie die kleinen Gäste zu einem fröhlichen Nachmittag ein. Ihr Kind sollte wissen, dass es ein ganz besonderer Tag ist und dass einige Ausnahmen beim Essen möglich sind, weil Sie die Insulinmenge daran anpassen.

Den Geburtstagskuchen können Sie nach den Wünschen Ihres Kindes backen und verzieren. Kunterbunte Schokostreusel begeistern die meisten Kinder, und auch diese Zutat kann als KE berechnet werden. Wenn Ihr Kind sowieso mit vier Injektionen täglich oder mit einer Insulinpumpe behandelt wird, lässt sich das Mahlzeiteninsulin für die Geburtstagstafel und den Kuchen nach den üblichen Regeln berechnen.

Kein Kindergeburtstag sollte jedoch nur im Zeichen von Kuchen und vielen Süßigkeiten stehen. Fantasievolle Spiele, Verkleiden, Schnitzeljagd oder kleine Ausflüge, zum Beispiel auf einen Bauernhof, in einen Tierpark oder auf einen Abenteuerspielplatz, lassen eine Feier erst zum einzigartigen Erlebnis werden. Bei Wettspielen können Sticker oder Sammelbildchen als Preise ausgesetzt werden. Es ist heute im Sinne aller Eltern, wenn Kinder nicht ständig mit Süßigkeiten belohnt werden. Der Diabetes Ihres Kindes sollte bei dieser Entscheidung weder eine Rolle spielen noch als Grund genannt werden.

Zum Abendessen können Sie zum Beispiel Pizzateig und viele Zutaten vorbereiten. Jedes Kind darf seine Pizza nach eigenem Geschmack belegen und dekorieren. Den Teig der Pizza Ihres Kindes können Sie vorher einschätzen und das Insulin berechnen.

■ **Einladung zum Geburtstag**

Wenn Ihr Kind zum Geburtstag eines Freundes eingeladen wird, sollte es selbstverständlich zusagen dürfen. Überlegen Sie, ob Sie Ihrem Kind bereits zutrauen, den Nachmittag allein zu verbringen, oder ob Sie der gastgebenden Mutter anbieten, etwas zu helfen. Ihr Kind sollte bei der Feier jedoch nicht den Eindruck gewinnen, dass es ständig überwacht wird. Wenn Ihr Kind bereits etwas selbstständiger ist, sollte es möglichst allein gehen dürfen, vielleicht kommen Sie nur noch vor dem Abendessen zum Spritzen hinzu.

Viele ältere Schulkinder sind jedoch stolz, wenn sie sich an einem solchen Ausnahmetag allein versorgen können. Zur Sicherheit kann das Kind vor der Abendinjektion bei Ihnen zu Hause anrufen.

Es ist günstig, wenn Sie einige Tage vor der Feier mit der Mutter des Geburtstagskindes über den Ablauf sprechen. Vermeiden Sie dabei, dass die Mutter den Eindruck gewinnt, dass wegen des Diabetes vieles geändert werden muss. Üblicherweise gibt es immer etwas zu trinken, das auch für Kinder mit Diabetes geeignet ist, wenn nicht, bitten Sie einfach um ein

»light«-Getränk. Ein Stück des Geburtstagskuchens lässt sich immer grob einschätzen. Vielleicht backen Sie auch selbst einen Kuchen, von dem auch die anderen Kinder gern probieren. Backen Sie aber bitte keinen »Diätkuchen« mit Zuckeraustauschstoff, zum Beispiel Sorbit. Es kann sonst passieren, dass einige Kinder die Geburtstagsfeier wegen Darmbeschwerden frühzeitig verlassen müssen.

Wenn Sie einer Mutter, die Sie bisher noch nicht kannten, vom Diabetes Ihres Kindes berichten, sollten Sie ihr einfach nur das erklären, was nötig ist, damit Ihr Kind den Geburtstag sicher und mit Spaß verbringen kann. Selbstverständlich braucht sie nicht die Verantwortung für die Blutzuckerwerte zu übernehmen. Sie braucht auch nicht Insulin zu spritzen oder den Blutzucker zu kontrollieren. Es reicht aus, wenn sie dem Kind bei einer Unterzuckerung ein Glas Apfelsaft gibt und Sie anruft. Wenn sie außerdem noch darauf achtet, dass Ihr Kind nur die abgesprochenen Mengen isst und sich beim Naschen zurückhält, hat sie wirklich alles getan, was nötig ist.

Kinder wachsen am Vertrauen, das man ihnen schenkt. Wenn Sie mit Ihrem Kind in Ruhe besprechen, was bei einer Geburtstagsfeier wegen des Diabetes bedacht werden muss, können Sie recht sicher sein, dass es sich sehr anstrengen wird, alles richtig zu machen. Sagen Sie Ihrem Kind, dass Sie ihm zutrauen, schon einen Nachmittag selbst auf sich aufzupassen. Sagen Sie ihm auch, dass Sie darauf sehr stolz sind. Lob und Anerkennung spornen viel mehr an als besorgte Ermahnungen oder strenge Verbote. Selbstverständlich werden Sie nach der Feier den Blutzuckerwert Ihres Kindes wissen wollen. Er sollte aber weder das erste noch das zweite Thema sein. Viel wichtiger sind die spannenden Erlebnisse, über die Ihnen Ihr Kind ausführlich berichten will, egal ob es mit 120 mg/dl oder 260 mg/dl nach Hause kommt. Was bedeutet für einen Sechsjährigen schon ein normaler Blutzuckerwert im Vergleich zum zweiten Preis bei der Schnitzeljagd?

> **Kindergeburtstage sollen nicht im Zeichen des Diabetes stehen, sondern unbeschwert gefeiert werden.**

Familienleben

Wie soll ich das alles schaffen? Gute Tipps erfahrener Eltern.
Wenn Sie gerade erst vor wenigen Tagen vom Diabetes Ihres Kindes erfahren haben, werden Sie vielleicht auch noch daran zweifeln, ob all die neuen Ernährungsregeln in Ihrer Familie umsetzbar sind. Wir möchten Sie zum Abschluss dieses Kapitels ermutigen und dazu einige gute Tipps und Erfahrungen von anderen Eltern an Sie weitergeben:

— Lassen Sie sich zu Beginn Zeit, alles Schritt für Schritt zu erproben, und nutzen Sie das Wissen der Diätassistentin Ihrer Kinderklinik. Keine Frage ist dumm und keine Frage und kein »Lieblingsnahrungsmittel« sollte Ihnen peinlich sein.

— Routine baut Stress ab: Je regelmäßiger Ihre Familie isst und trinkt, umso weniger müssen Sie nach kurzer Zeit über den Diabetes Ihres Kindes nachdenken. Machen Sie es sich zur Regel, gemeinsam die drei Hauptmahlzeiten etwa zur gleichen Zeit einzunehmen. Drei

▼

vollwertige Hauptmahlzeiten täglich schützen Kinder und auch Eltern vor Essattacken, die automatisch bei jedem Menschen nach längeren Hungerphasen entstehen.

— Verzichten Sie bewusst auf Getränke, die sich kaum mit der Insulinwirkung abstimmen lassen. Dazu gehören alle zuckerhaltigen Limonaden, Fruchtsaftgetränke und anderen Getränke, denen viel Zucker zugesetzt ist. Das hilft auch Eltern, ihr Gewicht zu halten.

— Süßigkeiten zum Genuss und nicht als Mittel zum Trost oder gegen Langeweile. Kinder dürfen naschen und das mit Genuss, jedoch sollten diese Leckereien nicht ständig verführerisch auf dem Tisch stehen. Auch beim Fernsehen, Spielen oder Lernen muss nicht ständig etwas Essbares greifbar sein. So behalten Sie und Ihr Kind den Überblick.

— Auch wenn es über die Insulinpumpe sehr einfach ist, dem Körper jederzeit Insulin zu geben, sollte dies nicht dazu führen, ständig kleine Naschereien mit Insulin »abzudecken«. Kinder mit Diabetes werden davon ebenso wie Kinder ohne Diabetes schnell übergewichtig.

— Sorgfalt ohne übertriebene Genauigkeit: Zu Beginn werden Sie das Gewicht einer Portion noch abwiegen, um ein Gefühl für die richtige Menge zu bekommen. Nach einiger Zeit sollte Ihr Gefühl aber ausreichen. Auf wenige Gramm mehr oder weniger sollte es dann nicht ankommen.

— Flexibilität, aber kein Chaos: Immer genau das Gleiche zu essen, das ist langweilig. Probieren Sie passend zur Jahreszeit viele verschiedene Grundnahrungsmittel und interessante Rezepte aus. Wenn Sie dabei regelmäßig zu ähnlichen Zeiten etwa gleich große Portionen essen, wird Ihr Kind recht schnell ohne großen Aufwand stabile Blutzuckerwerte erreichen. Sehr viel schwieriger wird es selbst für Diabetesprofis, wenn es mal riesige Portionen, mal nur Fleisch, nur Snacks oder mal gar keine Mahlzeit oder stattdessen eine Süßigkeit gibt. Auch bei ständigen kleinen und kleinsten Mahlzeiten verliert man schnell den Überblick und der Blutzucker macht scheinbar, was er will. Unter solchen Bedingungen lässt sich die richtige Insulindosis kaum berechnen.

— Keine Schuldgefühle bei Fehlern: Es passiert selbst den erfahrenen Menschen mit Diabetes, dass ihr Blutzucker nach einem tollen Restaurantbesuch die 200 mg/dl deutlich überschritten hat. Den Genuss sollten Sie sich davon nicht vermiesen lassen. Sie können zusätzlich Insulin zur Korrektur spritzen und für das nächste Mal lernen, dass z. B. die kleinen leckeren Sushi viel mehr Kohlenhydrate enthalten, als sie gedacht hatten. Nächstes Mal wissen Sie es besser.

— Bereiten Sie Mahlzeiten zusammen mit Ihrem Kind zu. Dabei lernt es ganz nebenbei, wie es Portionen einschätzen kann und wie Gerichte zusammengesetzt sind. Selbst Kochen und dann genießen, so können Kinder an diesen Teil der Diabetesbehandlung mit viel Freude herangeführt und selbstständiger werden.

Wie wird die Qualität der Stoffwechseleinstellung beurteilt?

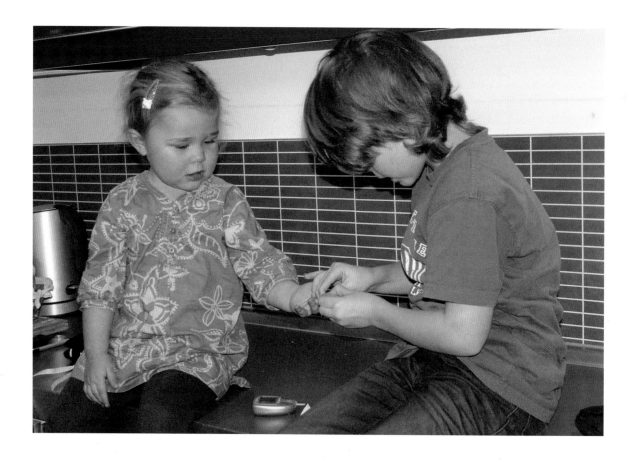

4   Wie wird die Qualität der Stoffwechseleinstellung beurteilt?

Sie wissen inzwischen, dass die wichtigste Maßnahme zur Behandlung des Typ-1-Diabetes bei Kindern und Jugendlichen die Insulintherapie ist. Die Grundlagen der Insulinbehandlung sind bereits eingehend besprochen worden. Sie haben auch schon gelernt, dass die tägliche Nahrungszufuhr sorgfältig mit der Insulintherapie abgestimmt werden muss. In diesem Kapitel geht es darum, wie Sie herausfinden können, ob die Stoffwechseleinstellung des Diabetes, das heißt das Ausbalancieren von Insulingaben, Ernährung, körperlicher Aktivität und aktueller Lebenssituation, erfolgreich war. Zur Überprüfung der Qualität der aktuellen Stoffwechselsituation eignen sich am besten Blutglukosebestimmungen. Sie werden mehrfach täglich zu Hause und überall da durchgeführt, wo sich Ihr Kind gerade aufhält. Darüber hinaus kann die Stoffwechseleinstellung heute über eine kontinuierliche Messung der Glukose (CGM) beobachtet und beurteilt werden.

Die Urinzuckermessung zur Beurteilung der Stoffwechseleinstellung wird bei uns in Deutschland nicht mehr durchgeführt. Verglichen mit der Blutglukosemessung ist sie zu ungenau, im Bereich zu niedriger Blutglukosewerte liefert sie keinerlei Informationen. Der Azetonnachweis im Urin oder Nachweis von Keton im Blut sind bei bestimmten Stoffwechselsituationen sinnvoll und notwendig.

Eine weitere unverzichtbare Methode zur Stoffwechselkontrolle ist die Bestimmung des HbA_{1c}-Wertes. Dieser Wert ist eine Art Blutzuckergedächtnis. Er sagt etwas über die Qualität der Stoffwechseleinstellung eines Zeitraums von 8 bis 12 Wochen aus. Der HbA_{1c}-Wert wird nicht zu Hause, sondern im Labor der Diabetesambulanz oder Klinik gemessen. Das geschieht in der Regel einmal in 8 bis 12 Wochen, also mindestens einmal im Vierteljahr.

4.1 Blutglukosebestimmung

Die Blutglukosemessung ist eine wichtige Methode der Stoffwechselselbstkontrolle. Darum lernen alle Eltern unmittelbar nach Manifestation des Diabetes, wie der Blutglukosespiegel ihres Kindes gemessen wird. Die Methode ist so einfach durchzuführen, dass auch Schulkinder und Jugendliche keine Mühe haben, sie zu erlernen. Blutzuckermessungen gehören genau wie die regelmäßigen Insulininjektionen zum Alltag mit Diabetes.

Was leistet die Blutglukosebestimmung?

Bei Menschen ohne Diabetes liegt der Blutglukosespiegel in sehr engen Grenzen. Der Bereich schwankt zwischen 65 und 125 mg/dl. Diese Werte nennt man Normalwerte oder Normoglykämie. Bei Menschen mit Diabetes fehlt Insulin. Das hat zur Folge, dass die im Blut vorhandene Glukose nicht in die Muskel- und Fettzellen eindringen kann. Außerdem produziert die Leber ungehemmt Glukose, die an das Blut abgegeben wird. Daher steigt der Blutzuckerspiegel bei Kindern mit Diabetes viel höher an als bei Kindern ohne Diabetes. Er kann Werte über 200, 300 und 400 mg/dl erreichen. Es liegt eine Hyperglykämie vor.

Unter der Lupe

Was bedeutet Stoffwechseleinstellung? Unter Stoffwechseleinstellung versteht man die täglich notwendige Balance zwischen Insulingaben und Nahrungsaufnahme, körperlicher Aktivität und aktueller Lebenssituation. Was dabei jeweils herauskommt, nennt man aktuelle Stoffwechselsituation. Sie ist durch die Höhe des Blutglukosespiegels charakterisiert.

Eine gute Stoffwechseleinstellung führt zu einer guten Stoffwechselsituation mit Blutglukosewerten zwischen 90 und 180 mg/dl.

Eine schlechte Stoffwechseleinstellung hat eine schlechte Stoffwechselsituation mit hohen Blutglukosewerten, meist sehr viel höher als 180 mg/dl, zur Folge.

Die einzelnen Blutzuckerwerte spiegeln die aktuelle Stoffwechselsituation wider und sind ein Maß für die Qualität der Stoffwechseleinstellung.

Um diese hohen Werte zu vermeiden, muss Insulin gespritzt werden. Die Blutglukosewerte sollten bei Kindern und Jugendlichen mit Diabetes möglichst zwischen 90 und 180 mg/dl liegen. Viel tiefer sollten sie allerdings nicht absinken, denn dann droht eine Hypoglykämie. Darunter versteht man Blutglukosewerte unter 65 mg/dl.

◘ **Abb. 4.1** Maja (3) will schon selbst Blutzucker messen, aber ohne Papa geht es noch nicht.

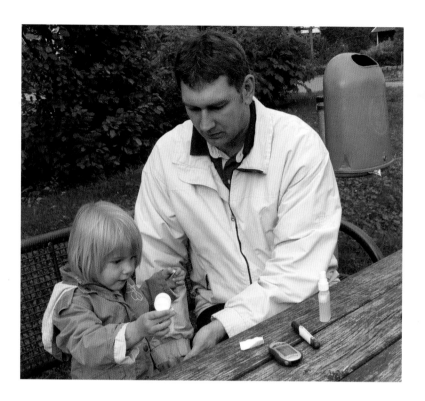

Wann sollte der Blutglukosespiegel gemessen werden?

Das muss sehr genau überlegt werden. Es ist nicht sinnvoll, regelmäßig alle 2, 4 oder 6 Stunden den Blutzuckerspiegel eines Kindes zu bestimmen. Viel vernünftiger ist es, Zeitpunkte zu wählen, die in enger zeitlicher Beziehung zur Insulininjektion, zur Nahrungsaufnahme und zum Sport stehen, aber auch dann, wenn die Kinder und Jugendlichen sich unwohl fühlen.

- Es ist zunächst einmal richtig, den Blutzucker unmittelbar vor jeder Mahlzeit zu messen.
- Um den nahrungsbedingten Blutglukoseanstieg zu erfahren, könnte man etwa ein bis eineinhalb Stunden nach der Mahlzeit den Blutzucker messen.
- Wichtig sind weiterhin der Nüchternwert unmittelbar nach dem Aufwachen morgens früh und besonders der Spätwert vor Beginn der Nacht zwischen 22 und 23 Uhr. Er gibt Ihnen die Sicherheit, dass Ihr Kind nachts vor einer Hypoglykämie geschützt ist und gut durchschlafen wird.
- Schließlich gibt es zwei weitere Zeitpunkte, die keine unmittelbare Beziehung zu Insulininjektionen und Mahlzeiten haben. Die Erfahrung zeigt, dass nachts zwischen 24 und 2 Uhr sehr niedrige Blutzuckerwerte auftreten können, in den frühen Morgenstunden zwischen 4 und 7 Uhr dagegen sehr hohe. Um das herauszufinden, kann es notwendig sein, hin und wieder während der ersten und der zweiten Nachthälfte den Blutzucker zu bestimmen.

Zusammengefasst ergibt sich folgender exemplarischer Tagesablauf, der bei einer intensivierten Insulintherapie einen genauen Überblick über den

◻ Tab. 4.1 Übliche Messzeitpunkte für Blutzuckerbestimmungen

Zeit	Messen	Spritzen/Essen
7.15 Uhr	1. Blutzucker (Nüchternwert)	
7.30 Uhr		1. Insulininjektion
8.00 Uhr		1. Hauptmahlzeit
9.30 Uhr	2. Blutzucker 1 ½ Stunden nach der Mahlzeit	
12.15 Uhr	3. Blutzucker, vor der zweiten Insulininjektion	
12.30 Uhr		2. Insulininjektion
13.00 Uhr		2. Hauptmahlzeit
14.30 Uhr	4. Blutzucker 1 ½ Stunden nach der Mahlzeit	
17.45 Uhr	5. Blutzucker vor der dritten Insulininjektion	
18.00 Uhr		3. Insulininjektion
18.30 Uhr		3. Hauptmahlzeit
20.00 Uhr	6. Blutzucker 1 ½ Stunden nach der Mahlzeit	
22.30 Uhr	7. Blutzucker, Spätwert	
22.35 Uhr		4. Insulininjektion
1.00 Uhr	8. Blutzucker (erste Nachthälfte)	
5.00 Uhr	9. Blutzucker (zweite Nachthälfte)	

Erfolg der Behandlung liefert (◻ Tab. 4.1). Nach diesem Tagesplan müsste der Blutzucker 9-mal täglich bestimmt werden. Das ist natürlich auf Dauer unzumutbar. Es muss daher täglich neu entschieden werden, wann und wie oft eine Blutglukosebestimmung notwendig ist. Eine neue Möglichkeit, den Verlauf der Blutzuckerwerte andauernd zu beobachten, bietet die kontinuierliche Glukosemessung im Gewebe (CGM). Diese Messmethode stellen wir Ihnen in ► Kapitel 4.2 vor.

Im Alltag reicht es bei gut eingestellten Kindern meistens aus, den Blutzucker etwa 6-mal am Tag zu bestimmen. Die wichtigsten unverzichtbaren Blutzuckerwerte sind die vor den drei Hauptmahlzeiten und der Wert spät abends vor dem Schlafen. Zusätzlich müssen Sie immer dann messen, wenn Sie wissen möchten, ob der Blutzuckerspiegel Ihres Kindes zu niedrig ist, das heißt, ob eine Unterzuckerung vorliegt. Wenn die Zahl der täglichen Kontrollen bei Ihrem Kind auf Dauer deutlich über 6 bis 8 Messungen liegt, sollten Sie darüber mit Ihrem Kinderarzt in der Diabetesambulanz sprechen, denn ein wichtiges Ziel der Diabetesbehandlung ist auch, dass Eltern und Kinder die Zeit zwischen den Insulininjektionen gelassen und ohne große Sorge vor unvorhersehbaren Blutzuckerschwankungen verbringen können.

❯ Der Blutzucker sollte täglich mindestens vor den drei Hauptmahlzeiten und vor dem Einschlafen gemessen werden.

Abb. 4.2 Beispiel eines Blutglukose-
messgerätes.

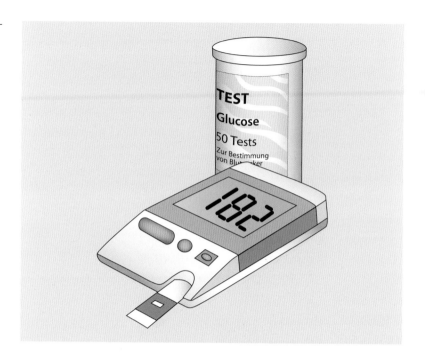

Wie wird der Blutglukosewert gemessen?

- **Herkömmliche Blutglukosemessung**

Die Blutglukosekonzentration wird heute mit handlichen Messgeräten bestimmt, in die ein Teststreifen eingeschoben wird. Nach Ansaugen von Blut
kann der Blutglukosewert nach kurzer Zeit auf einer Digitalanzeige abgelesen werden.

Inzwischen gibt es eine Vielzahl von Messgeräten (Abb. 4.2). Fast alle
paar Monate werden neue Modelle angeboten. Informationen darüber erhalten Sie in Ihrer Diabetesambulanz.

- **Welche Eigenschaften der Geräte sind für den täglichen Gebrauch
wichtig?**

- Die für die Messung erforderliche Blutmenge ist unterschiedlich. Mo-
derne Geräte benötigen nur 0,5 bis 2 µl. Dieser Gesichtspunkt ist besonders wichtig für kleine Kinder, denn je weniger Blut für den Test benötigt wird, desto geringer muss die Einstichtiefe für die Blutentnahme
sein.

- Der Messbereich der Geräte nach unten zur Hypoglykämie hin und
nach oben zur Hyperglykämie hin ist unterschiedlich. Ihr Gerät sollte
mindestens Werte zwischen 20 und 600 mg/dl anzeigen können.

- Die Speicherkapazität für Messwerte variiert ebenfalls. Sie ist heute aber
hinreichend groß, um die Daten mehrerer Wochen zu erfassen. Die
beste und übersichtlichste Methode für das Protokollieren der Blutglukosewerte ist das Eintragen in Protokollhefte. Inzwischen ist es aber
auch möglich, die schriftlichen Protokolle durch elektronische zu ersetzen und die Daten dann mit einer speziellen Software auszuwerten.

- Die Blutglukosegeräte sollten möglichst wenig störanfällig sein. Hitze
und Kälte, Feuchtigkeit und Trockenheit dürfen die Messmethode mög-

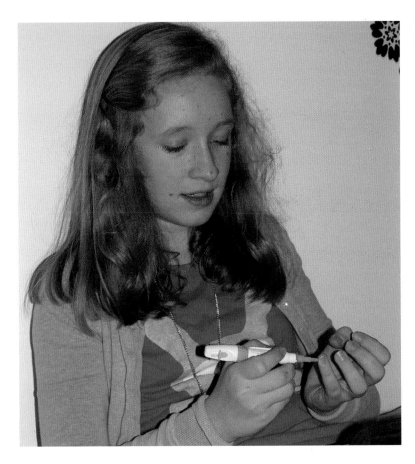

Abb. 4.3 Für Lotta (10) ist Blutzucker-messen Routine.

lichst wenig beeinträchtigen. Eine Fehleranzeige darf nicht fehlen. Bitte beachten Sie bei der Messung den Temperaturbereich, in dem Ihr Gerät verlässlich arbeitet. Insbesondere bei Frost sind Blutglukosemessungen draußen meist nicht zuverlässig oder überhaupt nicht möglich.

Die Digitalanzeige sollte groß und deutlich und auch in der Dunkelheit zu erkennen sein.

Bei einigen Geräten können die Messwerte und auch weitere Daten auf die Pumpe oder einen Computer übertragen und mit spezieller Software ausgewertet werden. Manche Jugendliche, junge Erwachsene und Eltern nutzen diese Möglichkeit, den Stoffwechsel systematisch zu beobachten. Neben den Glukosemesswerten können in diese Geräte auch andere wichtige Daten eingegeben werden, z. B. Kohlenhydrat-zufuhr, Insulingaben und körperliche Aktivität.

Schließlich sollen die Geräte klein, leicht und handlich sein und vor allem Ihrem Kind gefallen. Wünschenswert ist ein praktisches und ansprechendes Etui, das die Teststreifen, das Messgerät, das Blutentnahmegerät und die Lanzetten aufnehmen kann. Alle diese Wünsche werden heute von den Firmen mit viel Phantasie erfüllt.

■ **Abb. 4.4** Wie bei vielen anderen Einstichhilfen kann auch bei diesem Gerät
die Einstichtiefe passend zur Haut Ihres
Kindes eingestellt werden.

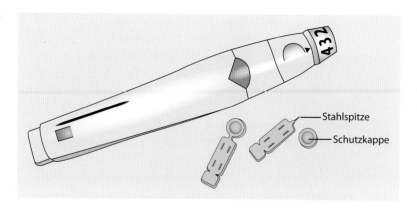

Stahlspitze

Schutzkappe

> ❯ Eine einfache und sichere Methode der Stoffwechselkontrolle
> besteht nach wie vor darin, zu bestimmten Zeitpunkten, etwa
> 6- oder auch 8-mal pro Tag, den Blutglukosewert zu bestimmen.
> Obwohl dabei nur Schnappschüsse des ständig schwankenden
> Blutzuckerspiegels gemacht werden, gewinnt man doch einen
> guten Einblick in die aktuelle Stoffwechselsituation.

Wie wird Blut für die Blutglukosemessung gewonnen?

Für die Blutglukosebestimmung muss ein Tropfen Blut gewonnen werden.
Das ist für viele Kinder, vor allem für Kleinkinder, der unangenehmste Teil
der Blutzuckermessung.

Der Ort der Blutentnahme ist in der Regel die seitliche Fingerbeere, in
Ausnahmefällen auch das Ohrläppchen. Zunächst wird die Blutentnahme-
stelle mit Wasser gereinigt. Selbst kleine Verunreinigungen, zum Beispiel etwas Fruchtsaft am Finger, können sonst zu falschen Messergebnissen führen.

Der Finger sollte gut durchblutet sein, damit ein ausreichend großer
Blutstropfen gewonnen werden kann. Durch Reiben, Waschen mit warmem
Wasser oder durch Heizungswärme kann die Durchblutung verbessert
werden.

Der Blutstropfen für die Messung wird durch einen Stich mit einer Lanzette in die Haut gewonnen. Beliebt und sehr gut geeignet sind dazu Einstichhilfen mit Einmallanzetten (■ Abb. 4.4). Durch individuell unterschiedliche Einstichtiefe kann das Ausmaß der Hautverletzung und damit
des Einstichschmerzes vermindert werden. Stechen Sie bei der Blutentnahme aus dem Finger nicht in die Fingerkuppe, sie ist sehr viel schmerz-
empfindlicher als die Seite der Fingerbeere (■ Abb. 4.5).

Schließlich wird der Blutstropfen bei den Teststreifen kapillar angeso-
gen bis die winzige Testkammer gefüllt ist. Wichtig ist, dass die Testkammer
vollständig gefüllt ist.

Messgeräte liefern nur dann genaue Werte, wenn die Messung korrekt
durchgeführt wird. Achten Sie darauf, dass es nicht zu kalt oder zu warm
ist. Die meisten Geräte eignen sich nur für den Temperaturbereich zwischen +10 und +35 °C. Außerdem ist die Haltbarkeit der Teststreifen begrenzt. Die Genauigkeit Ihres Gerätes lässt sich überprüfen, indem Sie Ihre
gemessenen Werte mit denen des Labors Ihrer Klinik vergleichen. Außerdem gibt es zu jedem Messgerät Kontrolllösungen.

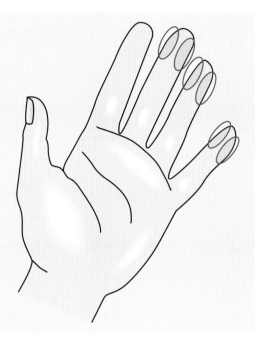

◼ Abb. 4.5 Für die Blutentnahme sind die Seiten der Fingerbeere gut geeignet, die Fingerkuppen sind zu schmerzempfindlich.

Angst vor Selbstkontrollen

Ebenso wie die Angst vor einer Spritze ist auch die Angst vor dem Einstich in den Finger natürlich, bei Kindern wie auch bei Erwachsenen. Erst die Erfahrung, dass es nicht so wehtut, wie man es erwartet, kann helfen, ruhiger mit diesem Teil der Behandlung umzugehen. Deshalb raten wir allen Eltern, selbst auszuprobieren, wie es sich anfühlt, wenn die Lanzette der Stechhilfe in die Haut eindringt.

Ist die Haut im Bereich des Einstichs gut durchblutet (vorher kräftig Blut aus der ganzen Hand in den Finger reiben), kann die Einstichtiefe der Stechhilfe gering eingestellt werden. Es ist nur noch ein kleiner Pieks spürbar, und die Stelle blutet kaum nach. Das beruhigt auch jüngere Kinder, die manchmal befürchten, dass die Blutung nicht aufhören könnte.

Die Einstellung der Eltern hat großen Einfluss darauf, wie ihre Kinder die Kontrollen erleben. Spüren sie, dass ihre Eltern die Messungen positiv sehen, wird das Pieksen für sie bald zur Routine. Machen Sie sich selbst klar, dass es ohne Messungen keine gute Insulinbehandlung geben kann. Die Kontrollen helfen, unsichere Situationen zu klären und Ängste, vor allem vor Hypoglykämien, abzubauen. Erst seit es Blutglukosemessungen gibt – die ersten wurden in Deutschland Mitte der 70er-Jahre angeboten –, kann der Diabetes bei Kindern so gut behandelt werden wie heute. Sagen Sie Ihrem Kind, dass es gut ist, wenn man weiß, wie hoch der Blutzucker ist. Bereits jüngere Kinder können verstehen, dass Mama oder Papa vor dem Spritzen im Blut nachsehen müssen, ob das Kind mehr oder weniger Insulin braucht.

▼

Lassen Sie Ihr Kind den Streifen in das Gerät einlegen. Es darf den Finger aussuchen und das Gerät bedienen. Wenn es sich auf die richtige Handhabung konzentriert, tritt die Angst in den Hintergrund. Jede kleine Hilfe sollte selbstverständlich gelobt werden. Ältere Kinder können bei einem neuen Messgerät selbst herausfinden, wie es funktioniert und den Eltern erklären. Das Erfolgserlebnis motiviert.

Verstärken Sie die natürliche Angst des Kindes nicht dadurch, dass sie es schon vor der Messung bemitleiden, übertrieben trösten oder ihm eine Belohnung versprechen, wenn es tapfer ist. Wenn Sie sich selbst stechen, sollten Sie es ruhig und ohne Ausdruck von Angst oder Schmerz tun. Das Beispiel der Eltern zählt für Kinder.

Andere wichtige Vorbilder sind Kinder, die schon etwas länger Diabetes haben und ihren Blutzucker selbst kontrollieren. Durch ihre unbefangene Art gelingt es ihnen schnell, ängstlichen Kindern Mut zu machen. In Kinderschulungen beobachten wir immer wieder, dass sich unsichere Kinder an den »Erfahrenen« orientieren und nicht mehr zurückstehen möchten. Nach kurzer Zeit messen sie ihren Blutzucker selbst, ohne dass sie dazu vorher von Erwachsenen überredet werden mussten.

Ziel sollte es sein, dass regelmäßige Blutzuckerbestimmungen zu einer unverzichtbaren – manchmal vielleicht lästigen – Routine im Alltag werden, ebenso wie Waschen, Zähneputzen, Nägelschneiden oder andere Körperpflege.

Wann können Kinder Ihren Blutzuckerwert selbst messen?

Die Messgeräte sind inzwischen so einfach konstruiert, dass bereits einige Vorschulkinder wissen, wie sie bedient werden. Mit etwas Hilfe, zum Beispiel der Kindergärtnerin oder der Oma, können sie ihren Blutzuckerwert zuverlässig bestimmen. Alles weitere überfordert sie jedoch. Ihr Zahlenverständnis reicht noch längst nicht aus, um das Messergebnis zu bewerten. Lisa (5 Jahre) weiß, »dass ihr Blutzucker zu niedrig ist, wenn nur zwei Ziffern auf der Anzeige erscheinen, wenn drei Ziffern zu sehen sind, ist er nicht zu niedrig«. Mehr weiß sie noch nicht, weil sie erst bis 12 zählen kann. Auch Schulkinder der ersten Grundschulklassen, die oft schon sehr geschickt mit ihrem Gerät umgehen können, sind mit der Bewertung der Messergebnisse überfordert. Sie alle sind auf die Unterstützung ihrer Eltern angewiesen, die an regelmäßige Messungen denken, die Werte interpretieren und die Behandlung verantworten.

Nahezu ohne Ausnahme können alle älteren Schulkinder ihren Blutzucker messen. Wenn sie sich in der Schule »niedrig« fühlen, können sie selbst überprüfen, ob eine Unterzuckerung vorliegt. Diejenigen, die sich noch nicht trauen, lernen es meist in Schulungskursen gemeinsam mit anderen Kindern. Die Durchführung der Blutzuckermessung und auch das Eintragen in ein Protokollheft bereiten ihnen meist keine Schwierigkeiten. Sehr viel mehr Mühe macht die

▼

Beurteilung der Ergebnisse. Völlig überfordert sind sie, wenn sie aus ihren Werten Rückschlüsse auf die Behandlung ziehen sollten. Hier sind die Eltern ganz und gar gefordert. Sie müssen dafür sorgen, dass die Blutglukosemessungen richtig durchgeführt und deren Ergebnisse ins Protokoll eingetragen werden. Vor allem ist es aber ihre Aufgabe, die Insulindosierung immer wieder zu berechnen und damit die Therapie zu bestimmen.

> Die Kosten für die Teststreifen, die Blutglukosemessgeräte, die Einstichhilfen und die Lanzetten übernehmen die Krankenkassen anstandslos.

Wie werden die Blutglukosewerte protokolliert?

Die Messergebnisse sind in zweierlei Hinsicht wertvoll. Sie sind unverzichtbar, um jeweils die richtige Insulindosis zu berechnen, und sie sind die wichtigste Grundlage für jede Beratung in der Diabetesambulanz. Deshalb sollte jeder Blutglukosewert aufgeschrieben bzw. dokumentiert werden. Dafür sind verschiedene Protokollbögen, Hefte und Apps entwickelt worden. Klären Sie bitte mit Ihrem Diabetesteam, welche Form der Stoffwechselprotokolle sich am besten zur gemeinsamen Auswertung während der Ambulanzbesuche eignet.

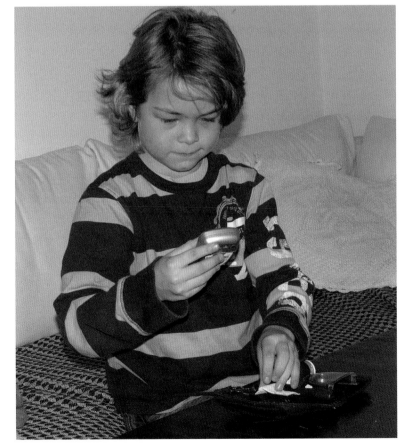

◼ **Abb. 4.6** Bela (8) weiß schon genau, was sein Blutzucker von 126 mg/dl bedeutet: »Alles okay!«.

◘ **Abb. 4.7** Lotta (10) trägt ihre Blutzuckerwerte in den Protokollbogen
ihrer Diabetesambulanz ein. Außerdem
notiert sie ihre Insulindosen und ob sie
eine Unterzuckerung hatte.

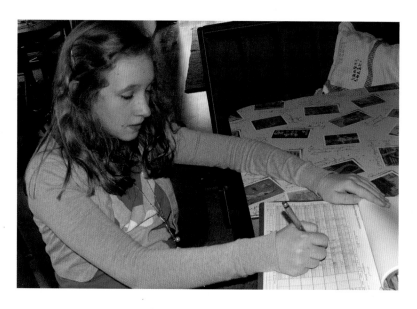

ICT					Wochenprotokollbogen						
Name:....................			Woche vom...................bis...................								
	INSULIN				**Blutglukose**						
	morgens	mittags	abends	spät							
Montag											
Dienstag											
Mittwoch											
Donnerstag											
Freitag											
Samstag											
Sonntag											
Bemerkungen:											

◘ **Abb. 4.8** Beispiel eines Wochenprotokollbogens für die intensivierte Insulintherapie mit Insulinspritzen oder Insulinpens.

Es gibt Protokollbögen für einen Tag, für eine Woche oder für einen Monat. Protokollbögen für eine Woche (◘ Abb. 4.8 und ◘ Abb. 4.9) haben sich
am besten bewährt. In ◘ Abb. 4.8 ist das Beispiel eines Wochenprotokollbogens für die intensivierte Insulintherapie mit Insulinspritze oder Insulinpen
(ICT) abgebildet. Folgende Informationen können eingetragen werden:

CSII									Wochenprotokollbogen				
Name...							Woche vom .... bis....................						
Uhrzeit	0-2	2-4	4-6	6-8	8-10	10-12	12-14	14-16	16-18	18-20	20-22	22-24	Bemerkungen
Mo BG													
KE													
Bolus													
Di BG													
KE													
Bolus													
Mi BG													
KE													
Bolus													
Do BG													
KE													
Bolus													
Fr BG													
KE													
Bolus													
Sa BG													
KE													
Bolus													
So BG													
KE													
Bolus													
Basalrate													
"													
"													

- Name des Kindes,
- Woche vom…bis…,
- Wochentage (Montag bis Sonntag),
- Insuline (Mahlzeiteninsulin/Korrekturinsulin/Basalinsulin),
- Blutglukosewerte,
- Bemerkungen, z. B. Ketonkörper, Krankheit, Feier oder anderes.

Etwas anders gestaltet und sehr viel ausführlicher ist der Wochenprotokoll-
bogen für die intensivierte Insulintherapie mit der Insulinpumpe (CSII)
(◘ Abb. 4.9), in den folgende Informationen eingetragen werden:
- Name des Kindes,
- Woche vom … bis …,
- Uhrzeiten (zweistündlich von 0 Uhr bis 24 Uhr),
- Wochentage (Montag bis Sonntag),
- BG (Blutglukosewert), KE (Kohlenhydrateinheit), Bolus (Mahlzeiten-
  insulin/Korrekturinsulin),
- Basalrate (Basalinsulin),
- Bemerkungen (z. B. Katheterwechsel, Azeton, besondere Ereignisse).

Für diejenigen Jugendlichen und Eltern, die sich noch genauer mit den Blutzuckerwerten beschäftigen möchten, wird eine Reihe von Apps und Com-
puterprogrammen angeboten, mit denen sie die Daten von ihrem Messgerät
übernehmen und systematisch auswerten können. Der Nutzen dieser Ana-

◘ Abb. 4.9 Beispiel eines Wochenprotokollbogens für die intensivierte
Insulintherapie mit der Insulinpumpe.

◻ Abb. 4.10 Die Ärztin diskutiert gemeinsam mit Lena (13) die Blutzuckerwerte der letzten vier Wochen.

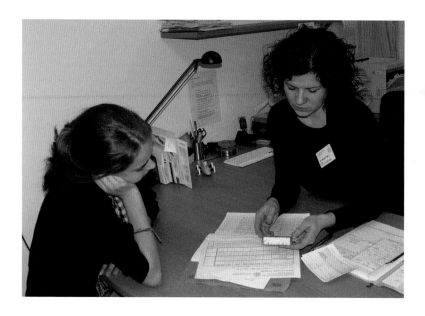

lysen hängt davon ab, wie vollständig nicht nur die Messwerte, sondern auch die Begleitumstände, d. h. Mahlzeiten und Snacks, Insulingaben, körperliche Anstrengung und besondere Anforderungen erfasst werden.

Eine weitere Möglichkeit, die eigene Behandlung zu überdenken, bietet ein ausführlicher Protokollbogen für einen Tag. Wie er aufgebaut ist und wie Sie damit arbeiten können, wird in ▶ Kap. 5 dargestellt.

❯ Das Protokoll ist die wichtigste Grundlage für das Gespräch während des Ambulanzbesuchs (◻ Abb. 4.10).

Kinderleben ▮

Manchmal möchten Kinder ihre Werte nicht aufschreiben

Es macht schon Mühe, alle Werte immer sorgfältig zu notieren. Doch der Aufwand lohnt sich, wenn die Unterlagen im Gespräch mit dem Diabetesarzt genutzt werden, um die Behandlung eines Kindes zu beurteilen und an neue Lebensumstände anzupassen. Selbstverständlich ist diese Aufgabe für Kindergartenkinder und Kinder der ersten Klassen noch viel zu schwierig. Manchmal sind sie aber stolz, wenn sie dabei helfen können, zum Beispiel eine Zahl einzutragen. Das sollte auch beim Kinderarzt lobend erwähnt werden.

Ältere Kinder können ihre Werte nach und nach selbst notieren, vor dem Jugendalter sollten sie damit aber nicht allein gelassen werden. Die Mühe, die sich Kinder beim Aufschreiben machen, sollte immer gewürdigt werden, egal wie hoch oder niedrig die Blutzuckerwerte sind.

Die meisten Schulkinder und Jugendlichen bemühen sich um möglichst normale Blutzuckerwerte. Sie sind wie ihre Eltern enttäuscht, wenn sie viel zu hohe Werte messen. Einige Kinder möchten diese Werte am liebsten ungeschehen machen oder wenigstens ganz schnell

▼

vergessen. Sie schreiben sie einfach nicht auf oder notieren stattdessen ihre Wunschwerte. Helfen Sie Ihrem Kind, ehrlich zu seinen Werten zu stehen. Sprechen Sie mit ihm darüber, wie Sie gemeinsam mit zu hohen Messergebnissen umgehen wollen. Ihr Kind muss wissen, dass zu hohe Werte vorkommen können, obwohl es alles richtig gemacht hat. Es muss auch wissen, dass es sehr wichtig ist, zu hohe Werte zu entdecken. Nur wenn man sie kennt, kann man etwas dagegen tun. Sie können es auch so erklären: »Wenn ein Kind zu hohe Werte einfach nicht aufschreibt und stattdessen normale Werte notiert, wird das Insulin falsch ausgerechnet, der Blutzucker bleibt dauernd zu hoch.«

Manchmal wissen Kinder auch, dass sie zu viel gegessen haben. Wenn das ab und zu vorkommt, sollten die hohen Werte kein Grund für Vorwürfe, erst recht nicht für Strafen sein. Wie Erwachsenen gelingt es auch Kindern nicht immer »standhaft« zu sein. Liebevolles Verständnis und praktische Hilfen, wie Ernährungsfehler besser vermieden werden können, erhalten das Vertrauen zwischen Kindern und Eltern und beugen Heimlichkeiten vor. Versuchen Sie, die Zuneigung zu Ihrem Kind und die Anerkennung für seine Anstrengungen unabhängig vom gemessenen Blutzuckerwert auszudrücken. Versuchen Sie, die Zuneigung zu Ihrem Kind und die Anerkennung für seine Anstrengungen unabhängig vom gemessenen Blutzuckerwert auszudrücken.

4.2 Kontinuierliche Glukosemessung (CGM)

Um ganz sicher zu sein, dass die Blutglukosewerte ständig zwischen 90 und 180 mg/dl liegen, müsste man permanent Tag und Nacht den Blutzuckerwert messen. Das ist heute technisch zwar möglich, allerdings benötigt man dafür teure Geräte. Der wichtigste Nachteil der kontinuierlichen Messung **im Blut** besteht aber darin, dass ein ständiger Zugang zu einem Blutgefäß notwendig ist. Eine feine Nadel (Kanüle) oder ein dünner Schlauch (Katheter) müssten ununterbrochen in dem Blutgefäß liegen, damit das Gerät den sich ständig ändernden Glukosespiegel kontinuierlich messen kann. Im Alltag ist dies nicht möglich. Darum wird diese Methode der Blutglukosemessung heute nur in der Forschung angewendet.

Kontinuierliche Messung der Gewebeglukose

Dagegen hat sich die kontinuierliche Messung der Glukosekonzentration in der Gewebsflüssigkeit (**CGM: continuous glucose monitoring**) inzwischen durchgesetzt. Bei dieser Methode liegt ein feiner Messfühler (Sensor), ähnlich wie ein Insulinpumpenkatheter, im Unterhautfettgewebe. Der Sensorfaden ist so fein und beweglich wie ein dickes Haar und weniger als 1 cm lang. Selbst bei intensiven Bewegungen ist er nicht zu spüren.

Der Sensor, der den Glukosegehalt in der Gewebsflüssigkeit misst, ist mit einem Sender, auch Transmitter genannt, verbunden. Ein spezielles Pflaster fixiert den Sensor mit dem Sender auf der Haut. Der Transmitter

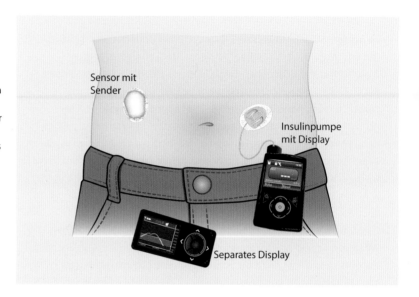

Abb. 4.11 Elemente eines CGM-Systems zur kontinuierlichen Glukose-messung im Gewebe: Sensor mit Sender links. Als Empfänger und Monitor dient bei einer Pumpentherapie die Insulinpumpe (rechts). Wenn das Insulin mit einem Pen oder einer Spritze gegeben wird, kann ein separater Empfänger als Monitor genutzt werden (Mitte unten). Neue Entwicklungen machen es auch möglich, ein Smartphone als Monitor zu verwenden.

sendet die im Unterhautfettgewebe gemessenen Glukosewerte weiter an einen Empfänger.

Auf dem Monitor des Empfängers werden kontinuierlich der aktuelle Glukosewert im Gewebe, die Werte der letzten Stunden als Linie und die Richtung (Trend) der Gewebeglukose als Pfeil angezeigt. Damit können Kinder und Eltern ohne Mühe jederzeit nachschauen, ob der Glukosespiegel im gewünschten Bereich, zu hoch oder zu niedrig liegt. Außerdem können sie abschätzen, ob der Wert in nächster Zeit eher ansteigen oder absinken wird.

Als Monitor kann entweder das Display der Insulinpumpe oder ein separates Display des CGM-Systems genutzt werden (■ Abb. 4.11). Der Empfänger speichert alle Glukosewerte, außerdem kann er die Insulingaben, die Mahlzeiten und besondere Ereignisse, z. B. Sport, speichern. Alle Daten können anschließend auf einen Computer übertragen und später ausgewertet werden. Sie dienen vor allem auch als Grundlage für die Beratung in der Diabetesambulanz.

Das sogenannte **Flash Glukose Messsystem (FGM)** misst ebenfalls die Gewebeglukose fortlaufend mit einem Sensor. Anders als bei den CGM-Systemen werden die Werte hier nur dann angezeigt, wenn ein Lesegerät über den Sensor geführt wird. Dadurch werden die Daten gescannt. Auf dem Display des FGM-Systems sind ebenfalls der aktuelle Glukosewert, die Werte der letzten Stunden als Linie und ein Trendpfeil zu sehen. Auch diese Daten können über eine spezielle Software in einem Computer gespeichert und ausgewertet werden.

■ **Wo kann ein Sensor getragen werden?**

Der CGM-Sensor kann ähnlich wie der Insulinpumpenkatheter an verschiedenen Hautarealen des Körpers getragen werden. Je nach Hersteller des Systems sind dies unterschiedliche Bereiche. Beliebt und praktisch sind der Bauch, die obere Hälfte des Gesäßes, die Oberschenkel (besonders bei Kleinkindern) und die Rückseiten der Oberarme (■ Abb. 4.12).

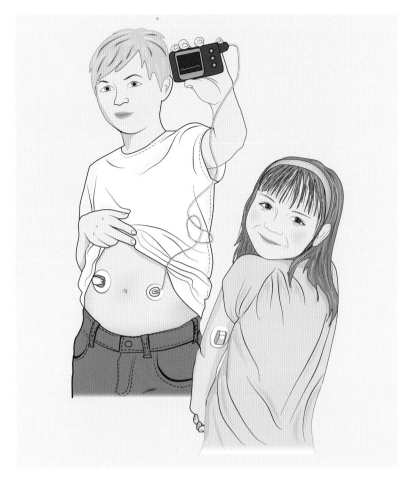

Abb. 4.12 Der Sensor kann am Bauch, auf der Rückseite des Oberarms oder auch der oberen Gesäßhälfte oder dem Oberschenkel gelegt werden.

Damit die Messungen möglichst genau sind, darf der Sensor nicht im Narbengewebe, in verhärteten Spritzstellen (Lipome), zu dicht am Pumpenkatheter oder in schlecht durchbluteten Bereichen liegen (z. B. unter einer Gürtelschnalle, einem engen Gürtel, unter einem Schultergurt des Tornisters).

Für den Empfänger der CGM-Systeme gibt es ähnlich wie für Insulinpumpen kindgerechte, bunte Taschen, die am Gürtel getragen werden können. Oft reicht auch eine Hosen- oder Jackentasche aus. Separate Empfänger können aber auch, z. B. nachts, einige Meter entfernt vom Kind im Schlafzimmer der Eltern liegen. So kann die Gewebeglukose überprüft werden, ohne das Kind im Schlaf zu stören. Eltern von sehr kleinen Kindern berichten auch, dass sie den Empfänger bei sich tragen, während das Kind im Garten oder in der Sandkiste mit anderen Kindern buddelt. Das Kind kann unbelastet spielen, und die Eltern fühlen sich sicher, weil das CGM-System sie frühzeitig warnt, wenn der Glukosewert ihres Kindes zu niedrig wird. Inzwischen können die Daten eines CGM-Systems auch auf ein Smartphone, z. B. eines Elternteils, übertragen werden.

■ **Wie wird ein Sensor gelegt?**

Jedes System zur kontinuierlichen Glukosemessung ist mit einer speziellen Setzhilfe ausgestattet, mit der der Sensor möglichst schmerzarm und sicher ins Unterhautfettgewebe eingeführt werden kann. Alle Hersteller bieten dazu auf ihren Websites anschauliche Videos mit vielen praktischen Tipps an. Bei kleinen oder besonders schmerzempfindlichen Kindern können Sie das Areal, in das der Sensor gesetzt werden soll, zuvor mit einer anästhesierenden Creme behandeln.

Da der Glukosesensor über mehrere Tage in der Haut Ihres Kindes liegen soll, müssen Sie beim Legen des Sensors unbedingt einige Hygieneregeln einhalten, um Entzündungen oder Veränderungen der Haut vorzubeugen:

1. Hände sehr gründlich waschen
2. Alle Materialien bereitlegen (Sprühdesinfektion, Zellstoff, Sensor, Setzhilfe, ggf. zusätzliche Pflaster)
3. Sensorareal entfetten (Sprühdesinfektion, mit Zellstoff abwischen)
4. Intensive Sprühdesinfektion vollständig trocknen lassen, ohne die Haut zu berühren
5. Sensor setzen, ohne den Sensorfaden und die Führung zu berühren
6. Den Sensor mit dem Sender (Transmitter) ggf. mit einem zusätzlichen Pflaster fixieren, damit beide auch beim Toben, Duschen oder beim Sport richtig festsitzen. Fragen Sie Ihr Diabetesteam nach geeigneten Pflastern (hypoallergen), um die Haut Ihres Kindes so gut wie möglich zu schonen.

> Nehmen Sie sich zum Legen eines Sensors ausreichend Zeit und halten Sie alle Hygieneregeln genau ein!

Familienleben

CGM: Entlastung für die ganze Familie oder zusätzliche Belastung für jüngere Kinder?

Ein Sensor mit Sender ist ein zusätzliches Gerät am Körper eines Kindes, das oft bereits eine Insulinpumpe trägt. Selbst wenn die Geräte in den letzten Jahren immer kleiner, leichter und zuverlässiger geworden sind, so bleiben sie weiterhin am Körper etwas Fremdes. Der Diabetes wird für andere sichtbar und durch die Alarme hörbar.

Diesen Nachteilen stehen viele Vorteile der CGM-Systeme gegenüber: deutlich weniger Blutzuckermessungen, das Kind wird seltener im Spiel und vor allem kaum noch nachts gestört. Das bedeutet vor allem auch mehr Sicherheit und Ruhe für die Eltern in der Nacht. Sie entwickeln ein besseres Verständnis für die Insulinwirkung bei der Ernährung, beim Sport, bei Krankheit und bei Stress. Darüber hinaus geben die Systeme frühzeitige Hinweise auf drohende Unterzuckerungen und darauf, ob der Glukosewert gerade steigt oder fällt. Und schließlich kann in Kombination mit bestimmten Insulinpumpen die Insulingabe automatisch gestoppt werden, wenn eine Unterzuckerung droht. Eltern und Kinder, die das CGM-System regelmäßig nutzen, können den HbA$_{1c}$-Wert des Kindes senken, ohne dass es vermehrt zu Unterzuckerungen kommt. Die Häufigkeit der Unterzuckerungen geht eher zurück.

▼

Was können Sie tun, um Ihr Kind so wenig wie möglich durch das CGM-System zu belasten?

- Erklären Sie jüngeren Kindern altersgemäß, was das Gerät macht, z. B.: »Es passt auf und piept, wenn Mama, Papa oder andere Erwachsene nachsehen sollen.« Vielleicht bekommt das Gerät auch einen persönlichen Namen. Das hilft Ihrem Kind, eine positive Haltung zum CGM aufzubauen.

- Wählen Sie wie beim Setzen des Katheters oder bei der Insulininjektion auch beim Setzen des Sensors neutrale Begriffe wie »Sensor anmachen« oder »Sensor auswechseln«. Begriffe wie »Stechen« machen eher Angst.

- Wählen Sie bei jüngeren Kindern die Alarmgrenzen so, dass sie nicht ständig beunruhigt werden. Das gilt vor allem für den Kindergarten. Dort reicht es zunächst aus, wenn die Erzieherinnen vor einer drohenden Unterzuckerung gewarnt werden. Weitere Alarme sollten Sie außerhalb Ihrer Betreuung nur einschalten, wenn gewährleistet ist, dass Ihrem Kind bei einem Alarm sachgerecht geholfen wird. Ständige Alarme, bei denen Ihr Kind nicht weiß, was es tun kann, machen es hilflos und ängstlich.

- Ihr Kind sollte auch wissen, dass es nicht schlimm ist, wenn der Sensor beim Toben oder beim Anziehen einmal aus der Haut rutscht und herunterfällt. Es reicht aus, wenn Ihr Kind einen Erwachsenen informiert.

- Die Sorge um das Wohlbefinden ihres Kindes kann dazu führen, dass einige Eltern ständig auf das Display des CGM-Systems schauen. Bitte richten Sie Ihre Aufmerksamkeit immer zuerst auf Ihr Kind, seine Wünsche und Interessen. Außer in dem seltenen Fall einer deutlichen Unterzuckerung haben Sie immer viel Zeit, um sich zuerst Ihrem Kind und dann den Glukosewerten zu widmen.

- Während der ersten Tage mit einem CGM-System werden Sie sehen, dass die Glukosewerte sehr viel mehr schwanken, als Sie es mit den punktuellen Blutzuckermessungen erlebt haben. Bleiben Sie gelassen, diese Schwankungen waren auch früher schon da, Sie haben sie nur nicht gesehen. Wir möchten Ihnen hier empfehlen, an einer Schulung zu dem CGM-System teilzunehmen. Diese Schulungseinheit heißt SPECTRUM (▶ Anhang). Hier erfahren Sie, wie Sie die vielen Daten, die Ihnen das System liefert, sinnvoll auswerten können und wie Sie auf zu große Schwankungen oder ungewöhnliche Verläufe der Glukosewerte reagieren können.

■ **Wie lange darf ein Sensor getragen werden?**

Je nach CGM-System beträgt die Tragedauer derzeit 5–7 Tage, es wird jedoch an Sensoren gearbeitet, die länger liegen können. Bitte richten Sie sich nach den Empfehlungen der Hersteller und Ihres Diabetesteams. Der Sensor des FGM-Systems kann bereits heute bis zu 14 Tage liegen bleiben.

Wenn Ihr Kind aber über Schmerzen berichtet, die Haut um den Sensor gerötet oder entzündet ist oder ein deutlicher Juckreiz auftritt, sollten Sie

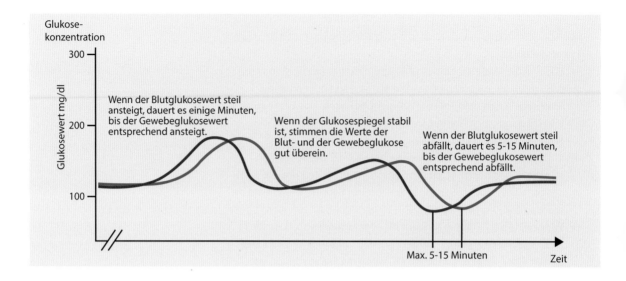

Glukose-
konzentration

Glukosewert mg/dl

Wenn der Blutglukosewert steil
ansteigt, dauert es einige Minuten,
bis der Gewebeglukosewert
entsprechend ansteigt.

Wenn der Glukosespiegel stabil
ist, stimmen die Werte der
Blut- und der Gewebeglukose
gut überein.

Wenn der Blutglukosewert steil
abfällt, dauert es 5-15 Minuten,
bis der Gewebeglukosewert
entsprechend abfällt.

Max. 5-15 Minuten

Zeit

Abb. 4.13 Die rote Kurve für die Blutglukose läuft der blauen Kurve der Gewebeglukose um einige Minuten voraus. Große Unterschiede zwischen den Werten können dann entstehen, wenn der Blutzuckerwert sehr steil ansteigt oder abfällt.

den Sensor sofort entfernen und an einer anderen Stelle einen neuen Sensor setzen. Jeder einzelne Sensor darf nur eine begrenzte Anzahl von Tagen getragen werden. Danach muss er gegen einen neuen Sensor ausgewechselt werden.

Viele wissenschaftliche Untersuchungen und Studien aus den letzten Jahren zeigen, dass der Einsatz eines CGM-Systems nur dann wirklich erfolgreich ist, wenn es ständig, d. h. an sieben Tagen in der Woche und über viele Jahre genutzt wird. Unter diesen Voraussetzungen konnte die Qualität der Stoffwechseleinstellung bei Kindern und Jugendlichen mit Typ-1-Diabetes deutlich verbessert werden. Vor allem konnte die Häufigkeit von Hypoglykämien verringert werden.

❯ Erfolgsrezept: das CGM-System wirklich ständig – ununterbrochen – tragen.

Was misst der Glukosesensor genau?

Der Sensor liegt im Unterhautfettgewebe und misst dort den Glukosegehalt, d. h. den Gewebeglukosewert. Dieser Wert ist dem aktuellen Blutzuckerwert sehr nahe, aber beide Werte stimmen nicht immer genau überein. Wenn ein Kind z. B. etwas isst, das seinen Blutzuckerwert sehr schnell ansteigen lässt, dann dauert es einige Minuten, bis auch die Glukose im Gewebe ansteigt. Diese Verzögerung dauert etwa 5 bis maximal 15 Minuten. Man nennt diese Lücke auch »lag time« (englisch: Verzögerungszeit). ▪ Abb. 4.13 zeigt dazu den Verlauf der **Blutglukosewerte** in rot und den Verlauf der **Gewebeglukosewerte** in blau. Meistens sind die Werte fast gleich. Wenn der Blutzuckerwert sehr schnell ansteigt oder fällt, dauert es etwas, bis sich auch der Gewebeglukosewert entsprechend ändert. Daher sollten Sie in Zweifelsfällen immer auch zusätzlich den Blutzuckerwert mit einem Messgerät messen, bevor Sie auf einen zu hohen oder viel zu niedrigen Gewebeglukosewert bei Ihrem Kind reagieren.

◘ Tab. 4.2 Wichtige Voraussetzungen für zuverlässige Gewebeglukosewerte

Sensor setzen	
Geeignete Areale	Bauch, Oberschenkel, obere Hälfte Gesäß, Rückseite Oberarm
Ungeeignete Areale	Verhärtungen, dicht am Pumpenkatheter, unter Schnallen, Gürtel, Riemen des Schulranzens
Perfekte Hygiene	Hände gründlich waschen, Haut entfetten, Sprühdesinfektion vollständig trocknen lassen, Sensor und Führung nicht berühren
Haut beobachten	Bei Jucken, Rötung, Schmerz oder Entzündungsanzeichen neuen Sensor in anderes Areal setzen
Sensor kalibrieren	
Regelmäßig	Richten Sie sich nach den Herstellerangaben
Nur bei stabilen Werten	Verschieben Sie die Kalibrierung, wenn sich der Glukosewert gerade stark verändert
Sorgfältige Blutzuckermessung	Hände gründlich waschen, zweiten Blutstropfen verwenden
Schnelle Eingabe	Den Blutzuckerwert sofort nach der Messung in das CGM-System eingeben
Genaues Blutzuckermessgerät	Blutzuckermessgerät regelmäßig mit einer Kontrolllösung überprüfen

- **Sind Blutzuckermessungen überhaupt noch nötig?**

Obwohl die CGM-Systeme und auch das FGM-System zuverlässige Daten liefern, sollten Sie bei fraglichen Werten immer in der Lage sein, den Blutzuckerwert Ihres Kindes direkt zu messen. Bei Therapieentscheidungen, z. B. vor einer Insulingabe, sollten Sie in der Regel den aktuellen Blutzuckerwert bestimmen. Sie können sich hierzu auf der Website des Herstellers Ihres CGM-Systems über die aktuellen Zulassungsbedingungen informieren.

Um die Zuverlässigkeit der CGM-Systeme zu überprüfen und ggf. zu verbessern, müssen die Geräte täglich kalibriert werden. Daran werden Sie durch ein Symbol auf dem Display erinnert. Zur Kalibrierung muss der Blutzuckerwert sorgfältig bestimmt und der Messwert in das CGM-System eingegeben werden. Die Kalibrierung sollten Sie **nur** durchführen, wenn der Glukosewert Ihres Kindes stabil ist. Während steiler Anstiege, z. B. nach einer Mahlzeit, oder wenn der Blutzucker z. B. beim Sport schnell sinkt, sollten Sie das CGM-System **nicht** kalibrieren (◘ Tab. 4.2).

Welche Informationen liefern CGM-Systeme?

Mit einem Blick auf das Display jedes CGM-Systems (◘ Abb. 4.14) können Sie den aktuellen Glukosewert Ihres Kindes und den zu erwartenden Verlauf in der nächsten Zeit ablesen. Der Glukosewert wird als Zahl entweder in mg/dl oder mmol/l angezeigt. Zusätzlich zeigt eine Linie den Verlauf während der letzten Stunden an. Der Pfeil zeigt den zu erwartenden Trend, d. h. die Richtung, in die sich der Glukosewert entwickeln wird.

Den besonderen Nutzen der Trendpfeile können Sie am Beispiel der ◘ Abb. 4.15 erkennen. Obwohl der aktuelle Gewebeglukosewert in beiden Diagrammen genau gleich bei 181 mg/dl liegt, sollten Sie darauf vorausschauend unterschiedlich reagieren. Bei einem steigenden Trend (links) kann es sinnvoll sein, unter Umständen zusätzlich Insulin zu geben. Bei einem deutlich fallenden Trend (rechts), könnte dies zu einer Hypoglykämie führen. Sie reagieren also nicht nur auf einen aktuellen Glukosewert

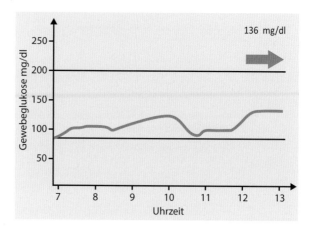

◻ **Abb. 4.14** Der aktuelle Gewebeglukosewert um 13.00 Uhr beträgt 136 mg/dl. Während des Vormittags waren die Werte stabil im Bereich zwischen 100 und 140 mg/dl. Der Trendpfeil zeigt, dass der Glukosewert stabil ist.

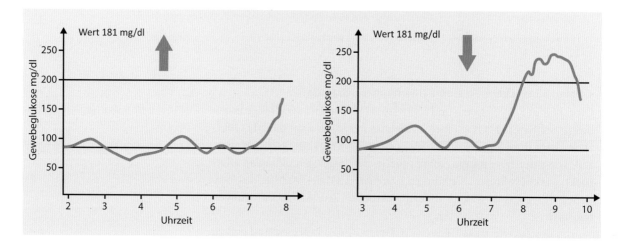

◻ **Abb. 4.15** In beiden Beispielen beträgt der Gewebeglukosewert 181 mg/dl. Die unterschiedlichen Richtungen der Trendpfeile sind hier viel wichtiger als der Glukosewert, um richtig zu reagieren.

wie bei der herkömmlichen Blutzuckermessung, sondern Sie beziehen auch die Entwicklungen der letzten Stunden bzw. der folgenden Stunden in Ihre Überlegungen ein.

■ **Verschiedene Alarme warnen nach Bedarf**

Ein besonders wichtiger Vorteil der unterschiedlichen CGM-Systeme sind die Alarmfunktionen. Dazu können Eltern individuell für ihr Kind einstellen, bei welchen Glukosewerten sie gewarnt werden wollen. Damit kann z. B. frühzeitig eine drohende Hypoglykämie (▶ Kap. 6), z. B. ein Wert von 70 oder 80 mg/dl, angezeigt werden. Für Eltern ist diese Warnfunktion vor allem nachts, wenn ihr Kind seine Hypoglykämieanzeichen nicht gut spürt, sehr beruhigend. Ebenso kann gewählt werden, bei welchem Wert gewarnt werden soll, wenn die Gewebeglukose viel zu hoch angestiegen ist (◻ Abb. 4.16).

Die Warnung kann entweder als deutlich hörbarer Ton oder aber auch als Vibration des Empfängers eingestellt werden.

Außer den Alarmen, die anzeigen, dass bestimmte Schwellenwerte erreicht wurden, können CGM-Systeme zusätzlich alarmieren, wenn der Glukosewert sehr schnell ansteigt oder sehr schnell abfällt. In Verbindung mit einigen Insulinpumpen kann auch vorausschauend alarmiert werden, wenn z. B. in 20 Minuten eine Unterzuckerung droht. Bei der so genannten sensorunterstützten Insulinpumpentherapie (SuP) ist es sogar möglich,

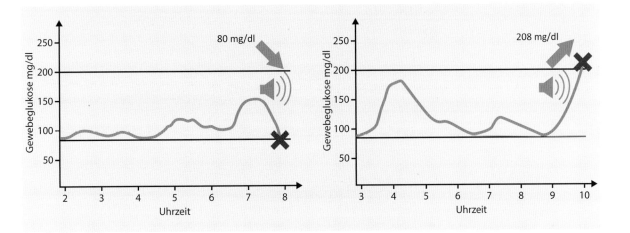

dass die Insulingabe der Pumpe vollständig unterbrochen wird, wenn ein vorher eingestellter niedriger Grenzwert erreicht wird oder sich ankündigt.

- **Alarme sollen schützen, aber nicht ständig stören**

Es ist eine Kunst, für jedes Kind die passenden Alarme und Alarmgrenzen so auszuwählen, dass es dadurch möglichst selten im Alltag gestört, aber doch sicher vor kritischen Situationen bewahrt wird. Falscher Ehrgeiz, d. h. zu niedrige Alarmwerte, kann zu ständigen Störungen durch Alarme führen und die Kinder und ihre Umgebung verunsichern. Ihr Diabetesteam wird Sie dabei beraten, wann welche Alarme für Sie und Ihr Kind sinnvoll und hilfreich sind.

Zusätzlich wird das Schulungsprogramm SPECTRUM zur Nutzung von CGM-Systemen speziell für Eltern von jüngeren Kindern und für Jugendliche angeboten (▶ Anhang). In den SPECTRUM-Seminaren wird Schritt für Schritt geübt, wie ein CGM-System eingestellt wird, wie es im Alltag praktisch genutzt werden kann und wie die Daten sinnvoll ausgewertet werden können.

❯ Lassen Sie sich durch Ihr Diabetesteam beraten, und nehmen Sie an einer Schulung teil, bevor Sie das CGM-System bei Ihrem Kind einsetzen.

Glukosedaten auswerten und dabei den Überblick behalten?

Gegenüber den bisherigen 4 bis 8 Blutzuckermessungen pro Tag fallen bei der CGM-Nutzung mehrere Hundert Glukosewerte am Tag an. Allerdings gibt es Hilfe: Die Daten der CGM-Systeme können mit einer speziellen Software in einen Computer eingelesen und ausgewertet werden. Die wichtigsten der vielen Wege, die Daten systematisch anzuschauen, stellen wir Ihnen im Folgenden am Beispiel von Ben (7) und Ella (12) vor.

Einen ersten guten Überblick liefert eine Auswertung wie in ◻ Abb. 4.17, in der die Glukosewerte von Ben (7) über eine Woche zusammengefasst wurden. Der mittlere Wert von 135 mg/dl spricht für eine sehr gute Stoffwechseleinstellung während der sieben Tage, in denen der Sensor lag (▶ Kap. 4.3). Dieser Wert passt gut zu Bens letztem HbA$_{1c}$-Wert von 6,5 %.

◻ **Abb. 4.16** Die untere waagerechte Linie zeigt an, dass ein Glukosewert von 80 mg/dl als Alarmgrenze für einen zu niedrigen Wert eingestellt wurde. Im Diagramm auf der linken Seite kam es um 8.00 Uhr zu einem »Niedrig-Alarm«. Die obere waagerechte Linie zeigt, dass ein Wert von 200 mg/dl als Alarmgrenze eingestellt wurde. Im rechten Diagramm kam es gegen 10.00 Uhr zu einem »Hoch-Alarm«.

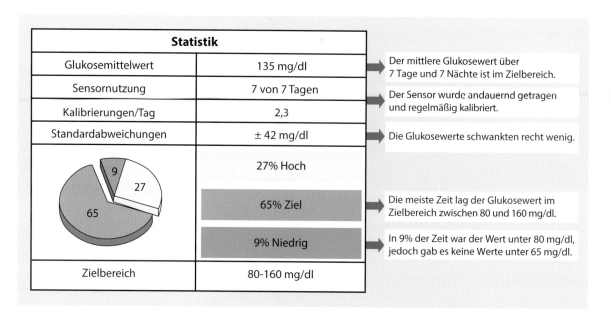

Statistik	
Glukosemittelwert	135 mg/dl	→ Der mittlere Glukosewert über 7 Tage und 7 Nächte ist im Zielbereich.
Sensornutzung	7 von 7 Tagen	→ Der Sensor wurde andauernd getragen und regelmäßig kalibriert.
Kalibrierungen/Tag	2,3	
Standardabweichungen	± 42 mg/dl	→ Die Glukosewerte schwankten recht wenig.

27% Hoch

65% Ziel → Die meiste Zeit lag der Glukosewert im Zielbereich zwischen 80 und 160 mg/dl.

9% Niedrig → In 9% der Zeit war der Wert unter 80 mg/dl, jedoch gab es keine Werte unter 65 mg/dl.

| Zielbereich | 80-160 mg/dl |

Abb. 4.17 Erste Auswertungen der Gewebeglukosedaten von Ben (7), der seinen Sensor eine ganze Woche getragen hat. Der mittlere Glukosewert ist mit 135 mg/dl recht niedrig. Da es keine Hypoglykämie mit Werten unter 65 mg/dl gab, können er und seine Eltern sehr zufrieden sein.

Das Tortendiagramm zeigt außerdem, dass Bens Glukosewerte in der meisten Zeit im Zielbereich von 80–160 mg/dl lagen. In 9 % der Zeit waren seine Werte niedriger als 80 mg/dl, zum Glück aber nie unter 65 mg/dl. Denn ganz niedrige Werte werden als dunkelrotes Tortenstück angezeigt. Ben und seine Eltern können sehr zufrieden sein. Das meinte auch die Kinderärztin, die sich aber zur Sicherheit noch weniger niedrige Werte wünscht, auch wenn dadurch der mittlere Glukosewert etwas ansteigen würde.

Bei jedem Ambulanzbesuch schauen sich Bens Kinderärztin und seine Eltern zunächst diese Zusammenfassung an und überlegen dann, ob grundsätzlich etwas an der Insulintherapie verändert werden sollte. Da es bei Ben nachts zweimal zu einem Niedrig-Alarm (Glukosewert unter 80 mg/dl) gekommen ist, schauen sie sich im Computer eine andere Auswertung, ein Liniendiagramm über mehrere Tagen, an (■ Abb. 4.18). Hier sind die Glukosewerte von fünf Nächten jeweils als eine Linie übereinander dargestellt. Jede Nacht verlief bei Ben etwas anders, aber insgesamt war alles im »grünen« Bereich. Nach dem Niedrig-Alarm hat Ben 1,5 KE als Saft getrunken. Man sieht in dem Liniendiagramm deutlich, wie die Glukoselinien nach dem Saft rasch auf etwa 150 mg/dl angestiegen sind. Die Kinderärztin hat dazu mit Bens Eltern besprochen, dass er immer mit einem Glukosewert über 120 mg/dl zu Bett gehen solle.

❯❯ Die Übersichtsstatistik ist ein guter Start, um die Stoffwechsellage zu beurteilen. Darüber hinaus zeigen Liniendiagramme von mehreren Tagen, zu welchen Tageszeiten es wiederholt zu Hypoglykämien oder Hyperglykämien gekommen ist.

■ **Aus den Erfahrungen an einzelnen Tagen lernen**

Die kontinuierliche Glukosemessung bietet die nahezu perfekte Möglichkeit, genau zu verfolgen, wie unterschiedliche Mahlzeiten, wie Stress, z. B. bei einer Klassenarbeit, wie verschiedene Sportarten oder wie ungewöhn-

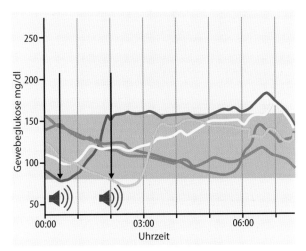

Abb. 4.18 Das Liniendiagramm über fünf Nächte zeigt, wann es bei Ben (7) zu Glukosewerten unter 80 mg/dl und Alarmen gekommen ist. Jede Linie stellt die Werte einer Nacht dar. Gemeinsam mit ihrer Kinderdiabetologin überlegen Bens Eltern, wie sie nächtlichen Unterzuckerungen bei ihm vorbeugen können.

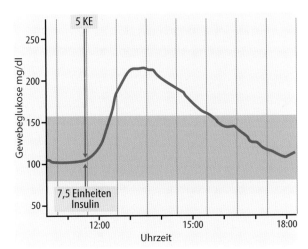

Abb. 4.19 Liniendiagramm eines Tages, an dem Ella (13) ausprobiert hat, ob 7,5 Einheiten Mahlzeiteninsulin bei ihr für ein Baguette (5 KE) ausreichen. Besonders klug war, dass Ella erst mal gelassen zugesehen und nicht gleich Korrekturinsulin gegeben hat, als ihr Glukosewert über 200 mg/dl angestiegen ist.

liche Aktivitäten die Glukosewerte beeinflussen. Voraussetzung dafür ist, dass neben den Messwerten auch möglichst vollständige Angaben über die Insulingaben, über die Mahlzeiten und über die Aktivitäten und Ereignisse vorliegen. Die meisten dieser Daten können mit der Hand in das CGM-System eingegeben werden. Die Insulingaben über eine Pumpe werden automatisch in der Pumpe gespeichert.

Ella (13) wollte überprüfen, ob sie mittags wirklich 1,5 Einheiten schnelles Insulin pro KE benötigt. Dazu hat sie sich das Liniendiagramm eines Tages angesehen, an dem sie mittags für 5 KE (Baguette mit wenig Auflage) genau 7,5 Einheiten Insulin mit ihrer Pumpe abgegeben hatte (■ Abb. 4.19). Das Diagramm zeigt, dass Ella erst während des Essens Insulin abgerufen hat. Die Mahlzeit hat die Gewebeglukose sehr schnell und hoch ansteigen lassen. Gegen Abend war Ellas Glukosewert wieder normal im Bereich von 100 mg/dl. Dies zeigt, dass die Menge des Mahlzeiteninsulins richtig war. Jedoch haben die Wirkungen des Insulins (zu langsam) und der Mahlzeit (zu schnell) weniger gut zusammengepasst. Beim nächsten Mal könnte Ella sich einige Zeit vor einer schnell wirkenden Mahlzeit Insulin geben oder etwas essen, was ihren Blutzucker langsamer ansteigen lässt.

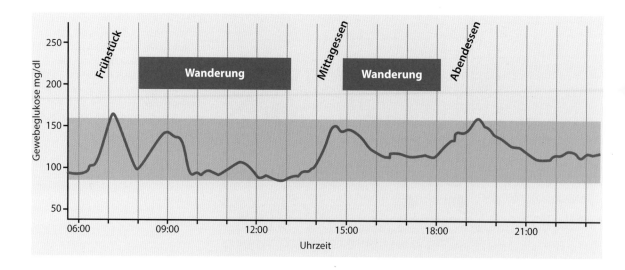

☐ **Abb. 4.20** Liniendiagramm eines
Tages, an dem Ella mit einer Jugendgruppe eine Wanderung in den Alpen
gemacht hat. Zusammen mit einigen
Notizen, die sie in ihrem Handy gespeichert hat, und den Daten aus ihrer
Insulinpumpe konnte sie lernen, wie
sie sich auf die nächsten Bergtouren
vorbereiten kann.

■ **Anstrengende Aktivitäten einschätzen lernen**

Während einer Bergwanderung in den Alpen hat Ella (13) ebenfalls ihren
Sensor getragen und so gut es ging alles, was für den Diabetes wichtig war,
in ihrem Smartphone gespeichert. Das Liniendiagramm dieses Tages
(☐ Abb. 4.20) zeigt, dass es ihr sehr gut gelungen ist, ihre Glukosewerte trotz
800 Höhenmetern und einer kräftigen Brotzeit auf der Almhütte gegen
14 Uhr gut zu steuern. Sie hatte die Dosis ihres Basalinsulins für den Tag
auf 50 % reduziert und sich auch weniger Insulin pro KE zu den Mahlzeiten
gegeben (▶ Kap. 7). Es war auch richtig, das Mahlzeiteninsulin zum Abendessen nach dem anstrengenden Wandertag zu reduzieren. So konnte Ella
erschöpft, aber voller wunderbarer Eindrücke und geschützt vor einer
nächtlichen Hypoglykämie beruhigt einschlafen.

Die Beispiele von Ben (7) und Ella (13) zeigen, dass Eltern und Jugendliche durch die kontinuierliche Glukosemessung lernen, den Stoffwechsel
besser zu steuern. Vor allem aber lernen sie, Unterzuckerungen sicher zu
vermeiden. Das CGM-System erfordert zu Beginn viel Zeit, Geduld und
Einsatz. Entscheidend ist, ob Eltern und Jugendliche bereit sind, sich die
Daten genau anzusehen und die Diabetesbehandlung regelmäßig an den
aktuellen Bedarf anzupassen.

Familienleben

»Rezepte« für einen entspannten Alltag mit CGM.

»Keine Wunder erwarten«: Erwarten Sie nicht, dass sich die Stoffwechsellage Ihres Kindes von einer Woche auf die andere rasant verbessert,
wenn es ein CGM-System nutzt. Wenn Sie dagegen Geduld aufbringen
und aus Ihren Erfahrungen gelernt haben, dann werden Sie nach wenigen Monaten eine deutliche Verbesserung der Stoffwechselsituation
bei Ihrem Kind bemerken.

»Zeit nehmen«: In den ersten Wochen werden Sie und Ihr Kind mehr
Zeit benötigen, um die Glukosewerte in Ruhe zu beurteilen. Zusam-

▼

men mit Ihrem Diabetesteam werden Sie überlegen, ob und wie die Insulintherapie verbessert werden kann.

»Kein falscher Ehrgeiz«: Wählen Sie zu Beginn die Alarm-Schwellen so, dass es möglichst selten zu ungerechtfertigten Alarmen kommt. Ein Wert von 160 mg/dl als Schwelle für einen Hoch-Alarm führt zu ständigen Warnungen, die schnell nur noch „nerven". Eine deutlich höhere Schwelle reicht zu Beginn aus, um den Stoffwechsel gut zu kontrollieren.

»Gelassen bleiben«: Selbst bei Menschen ohne Diabetes ist es normal, dass ihr Blutzuckerspiegel nach einer Mahlzeit oder bei Stress ansteigt. Wenn der Wert bei Ihrem Kind nach einer Mahlzeit mit passender Insulingabe scheinbar steil ansteigt, dann warten Sie in Ruhe die Wirkung des Insulins ab. Manche Eltern sind in einer solchen Situation versucht, noch schnell einige Einheiten Insulin zusätzlich aus der Pumpe abzurufen. In diesem Fall ist das Unterzuckerungsrisiko nach zwei bis drei Stunden hoch.

»Erst Ihr Kind, dann seine Glukosekurve«: Damit Ihr Kind das CGM-System auf Dauer akzeptiert, sollten Sie bewusst darauf achten, nicht ständig auf den Monitor zu schauen und Ihre Zuwendung zum Kind nicht vom Verlauf der Kurve abhängig machen. Schon sehr kleine Kinder spüren bereits, wenn das Gerät die Stimmung der Eltern beeinflusst. Das verunsichert sie.

»Jugendlichen die eigene Welt lassen«: Die kontinuierliche Glukosemessung bildet jede Aktivität ab. Mit etwas Erfahrung kann man erkennen, was eine Person getan oder nicht getan hat (Insulingaben, Mahlzeiten, Bewegung, Aufstehen, zu Bett gehen und vieles andere mehr). Als Eltern von älteren Schulkindern und vor allem von Jugendlichen sollten Sie mit Ihrem Kind darüber sprechen, wie Sie gemeinsam mit den Daten umgehen wollen. Bitte bedenken Sie, dass insbesondere Jugendliche Freiräume und Zeiten brauchen, in denen sie sich nicht ständig überwacht fühlen.

CGM für alle Kinder und Jugendlichen mit Typ-1-Diabetes?

Aktuelle wissenschaftliche Studien zeigen, dass die kontinuierliche Glukosemessung die Behandlung von sehr vielen Kindern und Jugendlichen mit Typ-1-Diabetes verbessert. Dabei wird jedoch vorausgesetzt, dass die Eltern und die Jugendlichen sich um die bestmögliche Behandlung kümmern wollen und können und dazu das CGM-System intensiv nutzen. Auch das modernste CGM-System ist keine künstliche Bauchspeicheldrüse, die den Blutzuckerspiegel automatisch im Gleichgewicht halten kann.

In einigen wenigen europäischen Ländern werden für alle Kinder mit Diabetes die Kosten für ein CGM-System erstattet. In Deutschland ist das derzeit – Mai 2016 – noch nicht der Fall. Nur unter besonderen Bedingungen werden die Kosten für ein CGM-System und die Sensoren nach einer Einzelfallprüfung durch die Krankenkassen übernommen. Besonders Eltern kleiner Kinder sollten es aus unserer Sicht auf jeden Fall versuchen, eine Kostenübernahme zu erreichen. Dabei können sie sich von ihrem Diabetesteam unterstützen lassen. Informationen zur Beantragung eines

CGM-Systems bietet auch die Arbeitsgemeinschaft für Pädiatrische Diabetologie AGPD e. V. auf ihrer Website (▶ Anhang). Wenn die Krankenkasse trotz Widerspruch und Unterstützung durch einen Anwalt eine Kostenübernahme ablehnt, ist es möglich, ein CGM-System auf eigene Kosten zu kaufen. Es bleibt jedoch zu hoffen, dass die eindrucksvollen Ergebnisse der kontinuierlichen Glukosemessung dazu führen, dass bald möglichst viele Kinder und Jugendliche sowohl weltweit als auch in Deutschland von den CGM-Systemen profitieren können.

4.3   Wie sind die Blutglukosewerte zu beurteilen?

Ideal wäre es, wenn mithilfe der Insulintherapie und der Ernährung normale Blutglukosewerte erreicht werden könnten. Bei Menschen ohne Diabetes steigen die Blutzuckerwerte selten über 120 oder 130 mg/dl an. Während und nach dem Essen wird bei ihnen genau so viel Insulin von der Bauchspeicheldrüse ausgeschüttet, dass trotz Aufnahme von Glukose aus dem Darm der Glukosespiegel nicht höher ansteigt. Das funktioniert so gut, weil das Insulin dafür sorgt, dass die Blutglukose in die Muskel- und Fettzellen gelangt und die Leber daran gehindert wird, zu viel Glukose zu produzieren.

Beim Diabetes ist das feine Wechselspiel zwischen Glukoseaufnahme ins Blut und Insulinausschüttung gestört. Darum steigt der Blutzuckerspiegel nach dem Essen stark an. Einerseits, weil sich die aus dem Darm ins Blut gelangte Glukose anstaut, andererseits weil die Leber ungehemmt weiter Glukose produziert und ans Blut abgibt. Mithilfe des Mahlzeiteninsulins vor dem Essen versucht man, den Blutglukoseanstieg in Grenzen zu halten. Mithilfe des nahrungsunabhängigen Basalinsulins versucht man, die Glukoseproduktion der Leber in Grenzen zu halten.

Bei Menschen ohne Diabetes funktioniert die Stoffwechselregulation automatisch. Beim Diabetes müssen dagegen die Insulingaben immer wieder an die Nahrungsmenge und an den aktuellen Blutglukosewert angepasst werden. Das ist sehr schwierig und verlangt immer wieder neues Nachdenken, Überlegen, Entscheiden und viel Erfahrung. Man kann schon sehr zufrieden sein, wenn die Blutglukosewerte bei einem Kind mit Typ-1-Diabetes zwischen 90 und 180 mg/dl liegen.

Das kann auch anders ausgedrückt werden: Die Stoffwechseleinstellung ist gut, wenn der Durchschnitt der Blutglukosewerte eines Tages, einer Woche oder eines Monats um 150 mg/dl liegt. Dieser Blutglukosewert wird auch mittlerer Blutglukosewert genannt. Auch bei der kontinuierlichen Glukosemessung spricht ein mittlerer Glukosewert von 150 mg/dl oder niedriger für eine gute Stoffwechseleinstellung eines Kindes oder Jugendlichen.

❯ Ein mittlerer Blutglukosewert von etwa 150 mg/dl spricht für eine gute Stoffwechseleinstellung.

Was sind zu hohe Blutglukosewerte?

Wenn man es sich einfach machen will, könnte man sagen, alle Werte über 180 mg/dl sind zu hoch. Damit würde man viele Eltern und ihre Kinder mit Diabetes zur Verzweiflung bringen, denn Werte über 180 mg/dl werden ziemlich häufig gemessen. Seitdem immer mehr Kinder und Jugendliche mit Diabetes ihren Glukosespiegel kontinuierlich messen, sieht man sehr viel deutlicher als früher, dass die Glukosewerte besonders nach Mahlzeiten sehr schnell und oft auch über 180 mg/dl ansteigen.

■ **Es kommt auf die Diabetesdauer an**

Zunächst einmal kommt es darauf an, in welcher Diabetesphase sich ein Kind befindet:

- Wenn der Diabetes erkannt wird, liegen die Blutzuckerwerte meist sehr hoch. Wenn der Diabetes entdeckt wird, werden Werte um 400 mg/dl gemessen, oft noch höhere, über 600 oder sogar 800 mg/dl.
- Etwa 4 bis 6 Wochen nach Beginn der Behandlung kommen die meisten Kinder in die Erholungs- oder Remissionsphase, in der wieder sehr viel eigenes Insulin produziert wird. Die Kinder müssen nur noch wenig Insulin spritzen. In dieser Zeit funktioniert die Selbststeuerung des Blutglukosespiegels gut. Die Blutzuckerwerte liegen häufig zwischen 60 und 140 mg/dl. Der mittlere Blutglukosewert beträgt etwa 120 mg/dl. In dieser Zeit sind Eltern schon sehr beunruhigt, wenn der Blutzuckerwert auf 180 oder 200 mg/dl klettert. Sie sollten wissen, dass Kinder, die schon länger Diabetes haben, durch solche Werte nicht irritiert werden.
- Wenn dann nach ein oder zwei Jahren die Restproduktion eigenen Insulins immer mehr nachlässt und der Insulintagesbedarf ansteigt, werden immer häufiger Blutzuckerwerte über 180 mg/dl und immer seltener niedrige unter 100 mg/dl gemessen – erst recht dann, wenn überhaupt kein eigenes Insulin mehr vorhanden ist und der gesamte Insulintagesbedarf injiziert werden muss.
- In der Nacherholungs- oder Postremissionsphase treten immer häufiger Werte über 180 mg/dl auf. Wenn es sich um Einzelwerte handelt, ist es nicht so schlimm. Auch wenn sie 250 oder 350 mg/dl betragen, sollten Eltern nicht gleich verzweifeln. Sie sollten gemeinsam mit ihrem Kind versuchen, herauszufinden, wie diese Blutzuckerspitzen entstanden sind. Wurde zu wenig Insulin gespritzt? Wurde zu viel gegessen? Gab es eine andere Besonderheit? Ausführliche Protokolle und die Daten einer kontinuierlichen Glukosemessung können hier helfen, den Ursachen für so große Schwankungen auf die Spur zu kommen.

Viel schlimmer als kurzfristige Blutzuckerspitzen, die sogenannten Ausreißer, sind langfristig hohe Blutzuckerwerte. Ein Blutglukoseplateau von 210 mg/dl oder mehr lässt den HbA_{1c}-Wert, der die Qualität der Behandlung anzeigt, sehr hoch ansteigen. Die Stoffwechseleinstellung ist schlecht.

❯ Seltene Ausreißer über 200 mg/dl sind nicht beunruhigend, langfristig hohe Werte über 200 mg/dl sind dagegen Ausdruck einer schlechten Stoffwechseleinstellung.

■ **Es kommt auf die Tageszeit an**

Für die Beurteilung der Frage, ob die Blutzuckerwerte zu hoch sind, ist jedoch nicht nur die Diabetesdauer wichtig, sondern auch die Tageszeit. Wenn man die Blutzuckerwerte von vielen Kindern und Jugendlichen mit Diabetes über den Tag und die Nacht verteilt betrachtet, zeigt sich ein typischer Blutglukoseverlauf:

- Manche Kinder mit Diabetes weisen morgens nüchtern hohe Werte auf. Sie betragen oft mehr als 200 mg/dl. Es ist gut zu verstehen, dass die Werte eine Stunde nach dem Frühstück dann noch höher liegen. Man kann daher feststellen, dass die Morgenwerte zwischen 6 Uhr und 10 Uhr oft die höchsten des Tages sind.
- Anders ist die Blutglukosesituation um die Mittagszeit. Hier liegen die Werte eher niedrig, oft unter 100 mg/dl.
- Im Laufe des Nachmittags, etwa ab 16 Uhr, steigt der Blutzuckerspiegel häufig wieder an, sodass vor der Abendmahlzeit höhere Werte vorliegen, manchmal über 200 mg/dl.
- In den Abendstunden bis zum Schlafen sind die Werte meist stabil.
- Nachts, etwa ab 24 Uhr, besteht erneut eine Neigung zu niedrigen Werten.
- Die Phase niedriger Blutglukosewerte endet zwischen 3 und 5 Uhr nachts. Der Blutzuckerwert steigt wieder an und erreicht am Morgen nicht selten die bereits genannten erhöhten Nüchternwerte.

Ursache dieses charakteristischen Blutglukoseverlaufs ist die unterschiedliche Wirkung des Insulins zu verschiedenen Tageszeiten. In ► Kap. 5 wird ausführlich erklärt, wie die Insulinmengen in Abhängigkeit von den Tageszeiten richtig dosiert werden können.

> **Wann sind Blutzuckerwerte zu hoch?**
> Für Menschen ohne Diabetes sind anhaltende Blutglukosewerte über 120 mg/dl schon zu hoch. Für Menschen mit Diabetes sind Blutglukosewerte über 180 mg/dl prinzipiell zu hoch.

- **Diese Beurteilung muss relativiert werden**
- In der Erholungsphase treten wegen der Restsekretion eigenen Insulins niedrigere Blutzuckerwerte auf als in der Nacherholungsphase ohne Restsekretion. In der Erholungsphase müssen daher schon Werte über 150 oder 160 mg/dl als zu hoch bewertet werden.
- In der Nacherholungsphase wird es dagegen immer schwieriger, Werte über 180 mg/dl zu vermeiden. Kurzfristige Blutzuckerspitzen über 180 mg/dl (Ausreißer) sind daher weniger ernst zu bewerten. Langfristige Blutglukoseplateaus über 180 mg/dl sind dagegen nicht zu akzeptieren.
- Blutglukosewerte über 180 mg/dl sind allerdings auch wegen der tageszeitlich unterschiedlichen Wirkung des Insulins unterschiedlich zu beurteilen. In der Phase geringer Insulinwirkung (zweite Nachthälfte, früher Morgen, später Nachmittag) sind Werte über 180 mg/dl eher zu akzeptieren als in der Zeit starker Insulinwirkung (mittags, erste Nachthälfte).

Kinderleben

Wenn hohe Blutzuckerwerte die Stimmung drücken

Der letzte Abschnitt zeigt, wie kompliziert es sein kann, die natürliche Insulinausschüttung der Bauchspeicheldrüse nachzuahmen. Selbst mit größter Mühe sind schwankende Werte bei Menschen mit Diabetes nicht immer zu vermeiden.

Trotzdem wird die Stimmung von Eltern und Kindern getrübt, wenn die Blutzuckerwerte ständig rauf und runter gehen. Manche Eltern sind dann sehr besorgt, sie sind enttäuscht, traurig oder sie beginnen sogar, an sich und ihren Fähigkeiten zu zweifeln. Manchmal überträgt sich die schlechte Stimmung auf die ganze Familie. Das Kind erlebt sich und seinen Diabetes als Ursache von Spannungen. Der Diabetes wird so zusätzlich zur seelischen Belastung.

Was können Eltern dagegen tun?

Zuerst einmal geht es darum, die eigenen Gefühle und Bewertungen bei zu hohen Werten kennen zu lernen. Manchmal merkt man überhaupt nicht mehr, wie stark die eigene Stimmung am Morgen von den Zahlen auf dem Messgerät beeinflusst wird. Dann sollte man sich fragen, ob die negativen Gefühle überhaupt angemessen sind. Schuldgefühle sind überhaupt nicht hilfreich, denn fast alle Eltern kümmern sich mit großem Engagement um ihre Kinder.

Vielleicht sind auch die eigenen Erwartungen zu hoch. Manche Diabetesbroschüren vermitteln den Eindruck, dass es ganz einfach und normal sei, ständig Blutzuckerwerte zwischen 60 und 140 mg/dl zu erreichen, man müsse es nur wollen. Die Wirklichkeit sieht gerade bei Kindern und Jugendlichen mit Diabetes anders aus. Es sollte individuell mit dem Diabetesarzt besprochen werden, welche Werte abhängig vom Alter und der Diabetesphase eines Kindes realistisch sind. Unerreichbar hohe Ziele beeinträchtigen jede Motivation.

Wenn Sie einen zu hohen Wert bei Ihrem Kind messen, sollten Sie gemeinsam sachlich überlegen, ob es dafür einen Grund gibt, aus dem Sie für die Zukunft lernen können. Dann passen Sie die Insulindosis an den hohen Blutglukosewert Ihres Kindes an. Damit haben Sie zur richtigen Zeit genau das Richtige für Ihr Kind getan. Es würde niemandem helfen, wenn Sie sich nun noch über Stunden wegen des hohen Wertes weiter grämen oder Vorwürfe machen würden.

Kinder haben ein feines Gespür für Stimmungen. Wenn sie zu großen seelischen Druck spüren, kann das unter ungünstigen Umständen ihre Blutzuckerschwankungen verstärken. Erleben Kinder dagegen, dass ihre Eltern gelassen und sicher auf zu hohe Werte reagieren, sind auch sie ruhiger. Auf keinen Fall sollten Kinder das Gefühl haben, dass die Zuneigung der Eltern von ihrem Blutzuckerspiegel abhängt. Kinder mit Diabetes müssen sich der Liebe und Fürsorge ihrer Eltern sicher sein, egal ob ihr Blutzucker zu hoch, zu niedrig oder normal ist.

▼

Schließlich haben alle Eltern und Kinder das Recht, sich über gemeinsame Erlebnisse zu freuen und sich wohl zu fühlen. Selbst wenn der Blutzuckerwert einmal mittags zu hoch war, sollten Sie bestimmt nicht auf einen Zoobesuch oder Ausflug verzichten, sondern sich erlauben, den schönen Tag unbeschwert zu genießen.

Was sind zu niedrige Blutglukosewerte?

Bei Menschen ohne Diabetes treten praktisch nie Blutglukosewerte unter 65 mg/dl auf. Bereits bei Werten zwischen 80 und 85 mg/dl stoppt ihre Insulinausschüttung. Die Leber produziert mehr Glukose, sodass der Blutglukosespiegel nicht weiter absinken kann.

Bei Menschen mit Diabetes ist das anders. Das Insulin wird in das Unterhautfettgewebe gespritzt, ins Blut aufgenommen und entfaltet seine Wirkung ganz und gar unabhängig davon, wie hoch der Blutglukosespiegel ist. Daher besteht prinzipiell immer die Gefahr, dass die Blutglukosewerte zu stark absinken. Das kann vor allem dann geschehen, wenn zu viel Insulin gespritzt, zu wenig Kohlenhydrate gegessen oder zu viel Muskelarbeit geleistet wurde.

Die Wirkung von länger wirkendem Verzögerungsinsulin ist dabei schwieriger vorherzusagen als die von kürzer wirkendem Normalinsulin.

Bei der Beantwortung der Frage, was zu niedrige Blutzuckerwerte sind, hat man festgelegt, dass Blutglukosewerte unter 65 mg/dl immer zu niedrig sind. Blutglukosewerte unter 65 mg/dl werden als Hypoglykämie oder Unterzuckerung bezeichnet. Aber auch Blutglukosewerte oberhalb 65 mg/dl können zu niedrig sein. Dafür gibt es verschiedene Beurteilungskriterien:

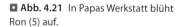
Abb. 4.21 In Papas Werkstatt blüht Ron (5) auf.

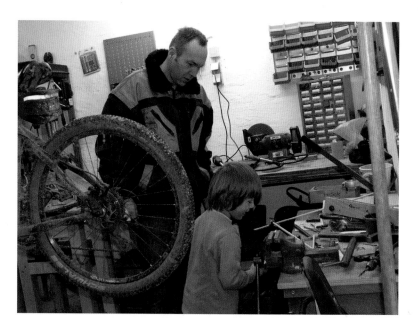

- **Es kommt auf die Tageszeit an**

- Sie wissen bereits, dass die Blutzuckerwerte morgens eher hoch sind, weil das Insulin in den frühen Morgenstunden nicht so stark wirkt. Beunruhigt sollte man sein, wenn der Blutzuckerwert frühmorgens unter 100 mg/dl liegt, erst recht, wenn er weniger als 80 mg/dl beträgt. Dann muss nämlich befürchtet werden, dass er in der Nacht während des Schlafes noch niedriger lag und sogar eine Hypoglykämie, das heißt ein Wert unter 65 mg/dl, auftrat. Darum gilt die Empfehlung, dass der Nüchternwert bei Kindern in der Regel nicht unter 120 mg/dl liegen soll.

- Mittags ist die Situation anders. Das Insulin wirkt stärker. Darum kommen Kinder häufig mit Werten unter 100 mg/dl und hungrig aus der Schule. Das ist nicht beunruhigend. Allerdings sollten die Blutzuckerwerte nicht unter 70 mg/dl liegen. Der Schritt zur Hypoglykämie, d. h. zu Werten unter 65 mg/dl, ist zu kurz.

- Nachmittags steigt der Blutzucker meist wieder an.

- Spät abends, vor dem Schlafengehen, vor Beginn der Nacht sind Werte unter 120 mg/dl zu niedrig, weil die Zeit der stärksten Insulinwirkung zwischen 24 Uhr und 2 Uhr nachts liegt. Die Eltern fühlen meistens sehr genau, wie hoch der Blutzuckerwert bei ihrem Kind um 22 oder 23 Uhr sein sollte, damit sie beruhigt und ohne Angst vor nächtlichen Hypoglykämien zu Bett gehen können. Manche wünschen sich einen Wert um 120 mg/dl, andere einen um 140 mg/dl. Kein Kind sollte vor Beginn der Nacht einen Blutglukosewert unter 100 mg/dl aufweisen.

Hypoglykämien, das heißt Blutzuckerwerte unter 65 mg/dl, haben eine große praktische Bedeutung für das tägliche Leben mit dem Diabetes. Darum werden Sie in ▶ Kap. 6 ausführlich über alle mit Hypoglykämien verbundenen Fragen informiert.

> **Wann sind Blutzuckerwerte zu niedrig?**
> - Blutzuckerwerte unter 65 mg/dl sind zu jeder Tages- und Nachtzeit zu niedrig. Es liegt eine Hypoglykämie vor.
> - Morgens nüchtern sind Blutglukosewerte unter 120 mg/dl zu niedrig. Es besteht die Gefahr, dass während des Nachtschlafes eine Hypoglykämie aufgetreten ist.
> - Vormittags, mittags und nachmittags können Blutzuckerwerte bis 70 mg/dl in Kauf genommen werden.
> - Spät abends vor dem Schlafengehen muss jedes Kind seinen individuellen Zielwert kennen. Werte unter 100 mg/dl sind zu diesem Zeitpunkt immer zu niedrig. Manche Eltern halten auch Werte unter 120 mg/dl für zu niedrig. Da nur die Eltern ihr Kind Tag und Nacht beobachten, ist ihr persönlicher Eindruck entscheidend.

4.4   Ketonkörpernachweis

Der Diabetes hat nicht nur Einfluss auf den Kohlenhydratstoffwechsel, sondern auch auf den Fettstoffwechsel. Wenn der Fettstoffwechsel gestört ist, werden Ketosäuren gebildet, die direkt im Blut gemessen und als Azeton im Urin ausgeschieden werden. Dies ist ein Anzeichen dafür, dass die Stoffwechseleinstellung unbefriedigend ist. Die Nahrungszufuhr und die Insulintherapie müssen überdacht werden.

Wann werden Ketonkörper gebildet?

Wenn nicht genügend Glukose vom Blut in die Fett- und Muskelzellen gelangt, hungern sie. Wegen des Glukosemangels kann keine Energie gewonnen werden. Um den Energiemangel auszugleichen, wird Fett abgebaut. Dabei entstehen Fettsäuren, die jedoch nur teilweise in Energie umgewandelt werden. Ein Teil der Fettsäuren gelangt in die Leber und wird dort zu Ketosäuren umgebaut. Diese Ketosäuren führen zur Säuerung des Blutes. Man spricht von einer diabetischen Ketoazidose.

Der Körper versucht, die Ketosäuren im Blut zu verringern, indem er sie mit dem Urin ausscheidet. Das Ausscheidungsprodukt der Ketosäuren im Urin ist das Azeton.

Der Hungerzustand der Zellen, der zum Abbau von Fett und damit letztendlich zur Azetonausscheidung im Urin führt, kann zwei Ursachen haben.

- Es fehlt Insulin. Die Folge ist, dass die Glukose vom Blut nicht in die Zellen gelangt. Die Zellen hungern. Ketosäuren werden gebildet und im Urin als Azeton ausgeschieden. Die Azetonausscheidung ist daher ein Zeichen für eine schlechte Stoffwechseleinstellung.
- Es fehlt Glukose. Es wird zu wenig gegessen. Daher gelangt keine Glukose vom Darm ins Blut und darum auch nicht vom Blut in die Zellen. Die Zellen hungern ebenfalls. Menschen ohne Diabetes, die massiv hungern, scheiden auch Azeton aus.

Wie kann man erkennen, welche der beiden Ursachen vorliegt?
- Hohe Ketonwerte im Blut und Azeton im Urin bei hohen Blutglukosewerten bedeuten Insulinmangel.
- Hohe Ketonwerte im Blut und Azeton im Urin bei niedrigen Blutglukosewerten bedeuten Glukosemangel.

> **Azeton im Urin bedeutet entweder Insulinmangel oder Glukosemangel oder auch beides.**

Wie wird Azeton im Urin nachgewiesen?

Das ist sehr einfach! Es gibt verschiedene Teststreifen, z. B. Ketostix der Firma Bayer, die zur Messung von Azeton kurz in den Urin getaucht werden. Nach 30 Sekunden kann das Ergebnis auf dem Testfeld abgelesen werden. Wenn Azeton im Urin vorhanden ist, färbt der Teststreifen sich blau-violett.

Wie werden Ketonkörper im Blut nachgewiesen?

Auch im Blut können inzwischen Ketonkörper mit einer einfachen Methode nachgewiesen werden. Auf den entsprechenden Teststreifen wird wie bei

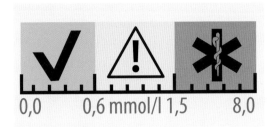

◨ **Abb. 4.22** Die Ergebnisse der Ketonmessung im Blut werden drei Gruppen zugeordnet. Bei einem Wert bis 0,6 mmol/l (links) ist alles in Ordnung. Zeigt das Gerät einen Wert zwischen 0,7 und 1,5 mmol/l an, sollten Sie Maßnahmen ergreifen, um den Stoffwechsel Ihres Kindes zu stabilisieren. Scheuen Sie sich nicht, in der Kinderklinik anzurufen, wenn Sie unsicher sind. Im Bereich zwischen 1,5 und 3 mmol/l hat Ihr Kind sehr wahrscheinlich eine Ketoazidose. Und bei Werten darüber ist es zu einem Notfall – einer schweren Ketoazidose – gekommen. Nehmen Sie bei Blutketonwerten über 1,5 mmol/l sofort Kontakt mit Ihrem Diabetesteam auf.

der Blutglukosebestimmung ein Blutstropfen aufgetragen und nach den Vorschriften abgelesen. Normalerweise liegt ein Blutketonwert unter 0,7 mmol/l. Im Bereich zwischen 0,7 und 1,5 mmol/l ist der Wert erhöht und Eltern und Jugendliche sollten darauf reagieren. Bei noch höheren Werten muss sofort gehandelt werden. Es droht eine schwere Stoffwechselentgleisung (Ketoazidose) (s. ◨ Abb. 4.22).

Wann müssen Urin auf Azeton oder Blut auf Ketonkörper untersucht werden?

Wir sind der Auffassung, dass auf den regelmäßigen Azetonnachweis im Urin oder die Ketonmessung im Blut weitgehend verzichtet werden kann. Man würde sich nur unnötig beunruhigen, denn Azeton ist häufig positiv, ohne dass es dafür schwerwiegende Gründe gibt. Trotzdem sollten Sie eine Packung mit Teststreifen zur Untersuchung des Blutes auf Ketonkörper und des Urins auf Azeton zu Hause haben.

Wenn allerdings der Eindruck entsteht, dass eine Stoffwechselentgleisung mit sehr hohen Blutzuckerwerten und der Gefahr einer Ketoazidose droht, z. B. beim Abknicken des Insulinpumpenkatheters, muss der Urin auf Azeton bzw. das Blut auf Keton untersucht werden. Bei kleinen Kindern empfehlen wir dazu immer die Blutuntersuchung auf Keton.

Auch wenn die Nahrungszufuhr unmöglich ist, zum Beispiel bei Appetitlosigkeit oder Erbrechen, sollte auf Azeton bzw. Keton getestet werden. In ▸ Kap. 8 erfahren Sie, was zu tun ist, wenn Ihr Kind krank ist, die Blutglukosewerte durcheinander geraten und viel Azeton im Urin oder zu hohe Ketonwerte im Blut festgestellt werden.

> Ein Ketontest im Blut bzw. ein Azetontest im Urin wird notwendig:
> — bei drohender Ketoazidose mit hohen Blutzuckerwerten wegen eines Insulinmangels.

> Der Ketonkörpernachweis im Blut wird notwendig, wenn bei kleinen Kindern eine Stoffwechselentgleisung droht.

■ Keton positiv: was tun?

Die zwei wichtigsten Gründe für erhöhte Blutketonwerte sind ein erheblicher Insulinmangel mit sehr hohen Blutzuckerwerten in der Folge oder ein Nahrungsmangel durch Erbrechen oder Appetitlosigkeit, verbunden mit erhöhtem Insulinbedarf bei Krankheit. In ▸ Kapitel 8.3 können Sie an einigen Beispielen nachvollziehen, wie Infektionskrankheiten zu erhöhten Blutketonwerten führen. Dort erfahren Sie auch, wie Sie darauf richtig reagieren.

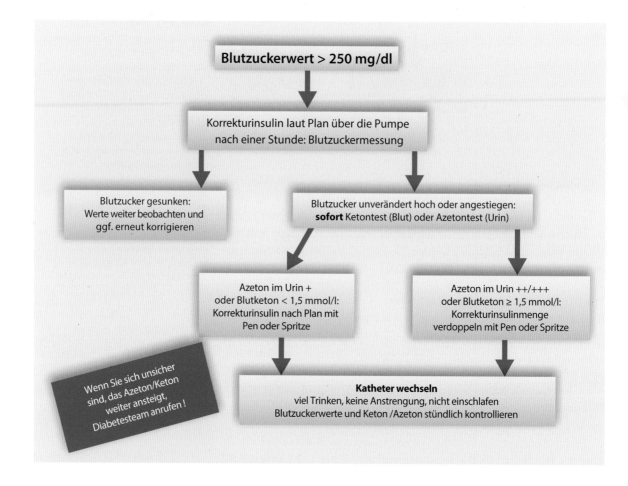

Blutzuckerwert > 250 mg/dl

Korrekturinsulin laut Plan über die Pumpe
nach einer Stunde: Blutzuckermessung

Blutzucker gesunken:
Werte weiter beobachten und
ggf. erneut korrigieren

Blutzucker unverändert hoch oder angestiegen:
sofort Ketontest (Blut) oder Azetontest (Urin)

Azeton im Urin +
oder Blutketon < 1,5 mmol/l:
Korrekturinsulin nach Plan mit
Pen oder Spritze

Azeton im Urin ++/+++
oder Blutketon ≥ 1,5 mmol/l:
Korrekturinsulinmenge
verdoppeln mit Pen oder Spritze

Wenn Sie sich unsicher
sind, das Azeton/Keton
weiter ansteigt,
Diabetesteam anrufen!

Katheter wechseln
viel Trinken, keine Anstrengung, nicht einschlafen
Blutzuckerwerte und Keton /Azeton stündlich kontrollieren

◘ **Abb. 4.23** Korrektur zu hoher Blutzucker- und Ketonwerte bei der Pumpentherapie. Scheuen Sie sich nicht, Ihr Diabetesteam anzurufen, wenn Ihre ersten Korrekturen nicht wirksam sind.

Ein massiver Insulinmangel kann vor allem bei der Pumpentherapie entstehen, wenn die Insulinzufuhr unbemerkt unterbrochen wird. Mögliche Gründe dafür können sein:

- der Katheter ist abgeknickt
- der Katheter hat ein feines Loch
- die Kanüle ist unter dem Pflaster aus der Haut gerutscht
- die Insulinampulle hat einen feinen Riss
- die Verbindung zwischen Ampulle und Katheter ist undicht
- die Haut an der Katheterstelle hat sich entzündet
- der Katheter liegt zu lange
- der Katheter liegt in verhärtetem Gewebe
- das Insulin ist nicht mehr wirksam
- die Insulinampulle ist leer

Diese Ereignisse sind zwar recht selten, trotzdem sollten alle Kinder, Jugendlichen und Eltern wissen, wie sie auf plötzlich steigende Blutglukose- und hohe Ketonwerte reagieren müssen. Die ◘ Abb. 4.23 fasst dazu die wichtigsten Überlegungen und Handlungen zusammen. Ihr Kind und auch Sie können diesen Plan gerne mit dem Smartphone fotografieren und so für den Notfall immer dabei haben.

Wenn Sie oder Ihr Kind typische Anzeichen hoher Blutzuckerwerte bemerken, messen Sie zunächst den Blutzuckerwert. Liegt der Wert bei 250 mg/dl oder darüber, muss der Urin auf Azeton oder das Blut auf Keton untersucht werden. Dann sollte Insulin zur Korrektur mit der Pumpe nach den persönlichen Dosierungsregeln gegeben werden. Wenn der Blutzucker nach einer Stunde unverändert hoch oder sogar angestiegen und Keton weiterhin positiv ist, sollte eine erneute Korrektur mit einer Spritze oder einem Pen stattfinden. Anschließend setzen Sie bei Ihrem Kind einen neuen Katheter, um die Insulinversorgung über die Pumpe wieder sicherzustellen. In der Phase mit sehr hohen Blutzuckerwerten und hohen Blutketonwerten sollte Ihr Kind viel Wasser oder Tee trinken und sich nicht körperlich anstrengen.

Wenn trotz aller Maßnahmen Übelkeit, Erbrechen, Bewusstseinsveränderungen oder eine angestrengte Atmung auftreten, rufen Sie umgehend den Notarzt. Bitte scheuen Sie sich aber auch niemals, Ihr Diabetesteam jederzeit anzurufen, wenn Sie wegen einer Ketoazidose Hilfe benötigen.

❯❯ Holen Sie sich umgehend in der Kinderklinik Rat,
wenn sie wegen erhöhter Ketonwerte unsicher sind!

4.5   HbA$_{1c}$-Bestimmung

Viele Jahre hindurch hat man sich eine objektive Methode gewünscht, mit deren Hilfe genau bestimmt werden kann, wie gut oder wie schlecht ein Diabetes behandelt wird. Seit etwa 1980 steht eine Messmethode für die Beurteilung der Qualität der Stoffwechseleinstellung zur Verfügung. Es ist die Bestimmung des HbA$_{1c}$-Wertes.

HbA$_{1c}$ – was ist das?

Die roten Blutkörperchen sind für den Transport des Sauerstoffs von der Lunge zu den Körperzellen verantwortlich. Mit den weißen Blutkörperchen, den Blutplättchen und dem Plasma sind sie Teil des Blutes, das über den Blutkreislauf in alle Organe des Körpers gelangt.

Die roten Blutkörperchen sind winzig kleine Scheibchen. Sie haben eine runde und abgeplattete Form, etwa wie ein Diskus. Sie sind mit dem roten Blutfarbstoff, dem Hämoglobin, angefüllt. Das Hämoglobin gibt dem Blut seine rote Farbe. Es ist ein kompliziert gebautes Eiweißmolekül. Das Hämoglobin wird auch kurz als HbA bezeichnet.

Der größte Teil des HbA enthält keine Glukose. Es wird HbA$_2$ genannt. An einen kleinen Teil des HbA ist jedoch Glukose gebunden. Diesen geringen Anteil des Gesamt-Hämoglobins nennt man HbA$_1$ oder Glykohämoglobin, was so viel wie Zuckerhämoglobin bedeutet.

Der HbA$_1$-Anteil beträgt bei Menschen ohne Diabetes 4 bis 5%. Wenn bei Menschen mit Diabetes die Glukosekonzentration im Blut ansteigt, werden immer mehr HbA-Moleküle mit Glukose beladen. Die Folge ist, dass der HbA$_1$-Anteil ansteigt. Er kann Werte von 8, 10, 12% oder mehr erreichen.

Die Sache mit dem HbA_1 wird dadurch kompliziert, dass es aus drei Anteilen besteht: dem HbA_{1a}, dem HbA_{1b} und dem HbA_{1c}. Das HbA_{1c} hat sich als beständigster und sicherster Maßstab für die Bewertung der Qualität der Stoffwechseleinstellung bewährt. Der HbA_{1c}-Wert ist daher heute aus der Behandlung von Menschen mit Diabetes nicht mehr wegzudenken.

> Als HbA_{1c} bezeichnet man den Anteil des roten Blutfarbstoffs (Hämoglobin), an den Glukose gebunden ist. Bei normalem Blutzuckerspiegel liegt der HbA_{1c}-Wert zwischen 4 und 5%. Bei Diabetes steigt der HbA_{1c} dagegen auf Werte über 6% an.

Wie hängen HbA_{1c}- und Blutglukosewerte zusammen?

Zwischen dem mittleren Blutglukosewert und dem HbA_{1c}-Wert besteht eine direkte Beziehung. Der Blutglukosespiegel ist bei Menschen ohne Diabetes nicht konstant. Er schwankt zwischen 65 und 120 mg/dl. Wenn man aus allen Blutzuckerwerten den Mittelwert berechnet, erhält man einen mittleren Blutglukosewert von etwa 80 mg/dl. Das entspricht einem HbA_{1c}-Wert von 5%.

Bei Diabetes schwanken die Blutzuckerwerte sehr viel stärker. Sie liegen selbst bei gut behandelten Kindern zwischen 80 und 180 mg/dl. Wenn der mittlere Blutglukosewert zum Beispiel 150 mg/dl beträgt, entspricht das einem HbA_{1c} von 7,0%. Bei schlecht eingestelltem Diabetes kann der mittlere Blutglukosewert auch 225 mg/dl betragen. Das entspricht einem HbA_{1c} von 9%. Das HbA_{1c} kann bei noch höheren mittleren Blutzuckerwerten weiter ansteigen. So entspricht ein HbA_{1c} von 11% einem mittleren Blutglukosewert von 300 mg/dl (◘ Tab. 4.3).

In Zukunft wird der HbA_{1c}-Wert nicht mehr in %, sondern in mmol/mol angegeben (◘ Tab. 4.4).

Eine besondere Schwierigkeit bestand bisher darin, dass es verschiedene Methoden zur Bestimmung des HbA_{1c}-Wertes gibt. Darum hatte jedes Labor etwas andere Normalwerte. Durch die Einführung der Maßeinheit mmol/mol werden die mit unterschiedlichen Methoden gemessenen HbA_{1c}-Werte problemlos vergleichbar.

Welche HbA_{1c}-Werte sind erstrebenswert?

Es kann nicht das Ziel der Diabetesbehandlung sein, einen normalen HbA_{1c}-Wert wie bei Menschen ohne Diabetes zu erreichen. Es wäre viel zu gefährlich, den Blutzuckerspiegel so sehr zu senken, dass der mittlere Blutglukosewert um 80 mg/dl liegt. Die Gefahr, dass gehäuft Hypoglykämien auftreten, wäre zu groß.

Nach internationalen Empfehlungen liegt eine gute Stoffwechseleinstellung vor, wenn der HbA_{1c}-Wert unter 7,5% bzw. unter 58 mmol/mol liegt. Eine mäßige Stoffwechseleinstellung liegt vor, wenn der HbA_{1c}-Wert zwischen 7,5 und 9% bzw. zwischen 58 und 75 mmol/mol liegt. Die Stoffwechseleinstellung ist schlecht bei HbA_{1c}-Werten über 9% bzw. über 75 mmol/mol.

Mehr über dieses wichtige Thema erfahren Sie in ▸ Kap. 9.

◘ **Tab. 4.3** Dargestellt ist die Beziehung zwischen HbA$_{1c}$ und mittlerem Blutglukosewert (MBG). Bei einem HbA$_{1c}$ von 5% beträgt der mittlere Blutzuckerwert etwa
80 mg/dl. Das entspricht dem Normalwert, das heißt dem mittleren Wert von Menschen ohne Diabetes. Ein HbA$_{1c}$-Wert von 7% steht für einen mittleren Blutglukosewert von etwa 150 mg/dl. Umgekehrt entspricht ein mittlerer Blutzuckerwert von
225 mg/dl einem HbA$_{1c}$-Wert von 9%

HbA$_{1c}$ (%)	MBG (mg/dl)*	
15,0	443	schlechte Stoffwechseleinstellung
14,5	424	
14,0	406	
13,5	388	
13,0	370	
12,5	351	
12,0	333	
11,5	315	
11,0	297	
10,5	278	
10,0	260	
9,5	242	
9,0	224	
8,5	205	befriedigende Stoffwechseleinstellung
8,0	187	
7,5	169	gute Stoffwechseleinstellung
7,0	151	
6,5	132	
6,0	114	
5,5	96	Normalwert von Menschen ohne Diabetes
5,0	78	

[*mittlerer Blutglukosewert]

> Die HbA$_{1c}$-Werte sollten bei Kindern und Jugendlichen mit Dia-
> betes möglichst zwischen 6,5 und 7,4% liegen. Dann weiß man,
> dass sie gut behandelt sind. Bei HbA$_{1c}$-Werten über 9% muss
> man sich Sorgen machen, denn diese Kinder und Jugendlichen
> weisen eine schlechte Stoffwechseleinstellung auf. Ihre Gesund-
> heit ist auf lange Sicht bedroht.

Wie schnell kann sich der HbA$_{1c}$-Wert verändern?

Leider steigt der HbA$_{1c}$-Wert ziemlich schnell an, wenn ein Kind einige
Wochen lang hohe Blutzuckerwerte aufweist. Das im Blut kreisende Hämoglobin wird mit Glukose beladen, sodass der HbA$_{1c}$-Wert in kurzer Zeit
deutlich ansteigt.

◘ **Tab. 4.4** Die ab 1. 4. 2010 international gültige Umrechnungstabelle für den HbA$_{1c}$-Wert

HbA$_{1c}$ %	HbA$_{1c}$ mmol/mol
5,0	31
5,5	37
6,0	42
6,5	48
7,0	53
7,5	58
8,0	64
8,5	69
9,0	75
9,5	80
10,0	86
10,5	91
11,0	97
11,5	102
12,0	108
12,5	113
13,0	119
13,5	124
14,0	130

◘ **Abb. 4.24** Beim Abendbrot bespricht der Papa mit Bela (8), wie das Tennistraining war. Bela ist schon richtig müde. Yuma (2) ist dagegen hellwach, sie hatte über Mittag geschlafen.

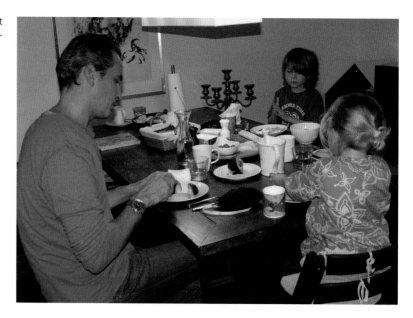

Wenn ein schlecht behandeltes Kind mit hohem HbA$_{1c}$-Wert besser eingestellt ist und niedrige Blutglukosewerte aufweist, sinkt sein HbA$_{1c}$-Wert dagegen nur langsam ab. Jedes Kind möchte den Erfolg seiner Anstrengung möglichst schnell am HbA$_{1c}$-Wert ablesen können. Leider muss es aber eine ganze Weile darauf warten.

Der Grund dafür ist, dass die einmal an das Hämoglobin gebundene Glukose nicht wieder abgespalten wird. Das HbA$_{1c}$ verschwindet daher gemeinsam mit den roten Blutkörperchen nur sehr langsam aus dem Körper. Es werden ständig neue rote Blutkörperchen und Hämoglobin nachgebildet, zunächst nur HbA$_2$, abhängig vom Blutzuckerspiegel später auch HbA$_{1c}$. Aber es dauert etwa 120 Tage, bis das einmal entstandene HbA$_{1c}$ durch den Abbau der roten Blutkörperchen aus dem Körper wieder vollkommen verschwunden ist. Darum ist es auch nicht sinnvoll, sehr häufig, zum Beispiel alle 14 Tage, den HbA$_{1c}$-Wert zu bestimmen. Es genügt, ihn im Rhythmus der Lebensdauer der roten Blutkörperchen, das heißt alle 8 bis 12 Wochen, zu messen.

Sie und auch Ihr Kind sollten wissen, dass der HbA$_{1c}$-Wert beim Wechsel von guter zu schlechter Stoffwechseleinstellung schnell ansteigt, beim Wechsel von schlechter auf gute Stoffwechseleinstellung aber nur langsam absinkt.

Kinderleben

Das HbA$_{1c}$ ist keine Schulnote!

Die meisten Familien sind bei ihren regelmäßigen Besuchen in der Ambulanz gespannt darauf, zu erfahren, wie hoch der HbA$_{1c}$-Wert ihres Kindes ist. Schließlich sagt der Wert auch etwas darüber aus, ob sich die Anstrengungen der letzten Wochen gelohnt haben. Liegt er im gewünschten niedrigen Bereich, sind Kinder und Eltern beruhigt und auch stolz.

Wenn der HbA$_{1c}$-Wert dagegen zu hoch angestiegen ist, zum Beispiel über 9%, sind die Familien besorgt. Das ist berechtigt und sollte Anlass sein, gemeinsam mit dem Diabetesteam zu überlegen, wie die Behandlung verbessert werden kann. Es gibt viele Gründe dafür, dass der HbA$_{1c}$-Wert ansteigt. Ein höherer Wert bedeutet aber längst nicht immer, dass eine Familie nachlässig mit dem Diabetes umgegangen ist. Das HbA$_{1c}$ ist keine Leistungsbewertung wie eine Schulnote. Gegenseitige Vorwürfe oder Schuldgefühle bei schlechten HbA$_{1c}$-Werten sind daher unberechtigt.

Sachlich betrachtet, weist der Anstieg des HbA$_{1c}$ darauf hin, dass alles daran gesetzt werden muss, damit die Behandlung wieder besser an die Lebenssituation des Kindes angepasst wird. Vielleicht braucht es mehr Insulin, weil weniger körpereigenes Insulin gebildet wird. Vielleicht war das Kind häufiger krank, und die Anpassung der Insulindosis reichte nicht aus. Vielleicht hat sich der Alltag des Kindes geändert, und es muss noch lernen, wie es besser damit umgehen kann. Ebenso normal und verständlich ist es aber auch, wenn andere Sorgen oder

▼

Probleme im Alltag den Familienmitgliedern nicht mehr genug Kraft für die notwendige Diabetesbehandlung lassen. Auch darüber können und sollten Familien vertrauensvoll mit ihrem Diabetesteam sprechen. Schließlich darf nie vergessen werden, dass der HbA_{1c}-Wert »nur« den mittleren Blutglukosewert der letzten Wochen beschreibt. Selbst wenn das HbA_{1c} bei einem Jugendlichen einmal 9% übersteigt, bleibt er weiterhin ebenso sympathisch und liebenswert wie vorher bei einem HbA_{1c} unter 7,5%.

> Für die objektive Beurteilung der Qualität der Stoffwechseleinstellung von Kindern und Jugendlichen mit Typ-1-Diabetes ist der HbA_{1c}-Wert der wichtigste Maßstab. Er spiegelt am genauesten den mittleren Blutglukosewert eines Zeitraums von 8 bis 12 Wochen wider.

Wie wird die Insulintherapie durchgeführt?

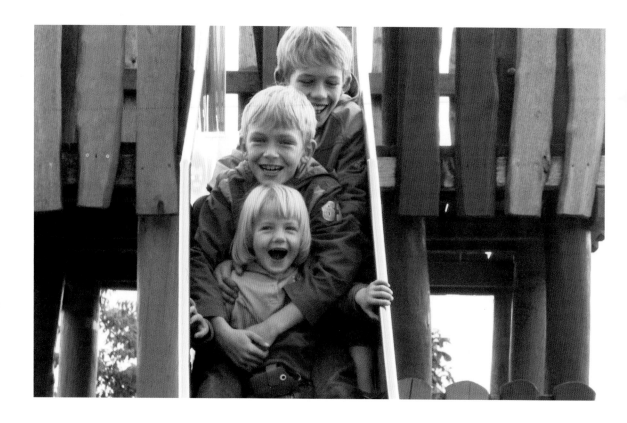

5   Wie wird die Insulintherapie durchgeführt?

Die Prinzipien der Insulintherapie haben Sie bereits in ▶ Kap. 2 kennengelernt. Jetzt geht es darum, zu lernen, wie Sie die Insulinbehandlung im täglichen Leben Ihres Kindes umsetzen können. Sie haben erfahren, dass der Verlauf des Diabetes in drei Phasen eingeteilt werden kann.

— In den ersten Tagen unmittelbar nach Manifestation des Diabetes hängt die Art der Behandlung davon ab, in welchem Zustand ein Kind mit Diabetes in die Kinderklinik kommt. Das ist die Insulinbehandlung während der Anfangs- oder Initialphase des Diabetes. Wie die Kinderärzte bei der Initialbehandlung vorgehen, wird im ersten Abschnitt dieses Kapitels beschrieben.

— Während der ersten ein bis zwei Jahre hängt die Behandlung davon ab, wie viel Insulin die Bauchspeicheldrüse eines Kindes noch produziert und wie lange diese Eigenproduktion von Insulin anhält. Das ist die Insulinbehandlung während der Erholungs- oder Remissionsphase des Diabetes.

— Schließlich wird kein eigenes Insulin mehr gebildet. Das für den täglichen Bedarf notwendige Insulin muss nun vollständig ersetzt werden. Das ist die Insulinbehandlung während der Nacherholungs- oder Postremissionsphase des Diabetes.

Im Mittelpunkt dieses Kapitels steht die intensivierte Insulintherapie mit täglich vier oder mehr Insulininjektionen oder mit einer Insulinpumpe. Alle Eltern müssen von Anfang lernen, diese Therapieform zu verstehen und in die Praxis umzusetzen.

5.1 Die Insulintherapie während des ersten Klinikaufenthalts

Die Verantwortung für die Diabetesbehandlung unmittelbar nach der Manifestation liegt bei den Ärzten der Kinderklinik. Der folgende Abschnitt stellt die Prinzipien dar, nach denen die Kinderärzte in den ersten Tagen vorgehen. Uns ist bewusst, dass die Anfangstherapie sehr kompliziert ist und von denjenigen, die sich erst seit kurzem mit dem Diabetes beschäftigen, nur schwer verstanden werden kann. Trotzdem haben wir uns dafür entschieden, die Anfangstherapie ausführlich zu beschreiben, damit Sie sich ein Bild davon machen können, was mit Ihrem Kind während des ersten Klinikaufenthalts geschieht. Dabei erwartet niemand, dass Sie in der ersten Zeit alles verstehen oder gar selbst Therapievorschläge machen. Ihre Verantwortung beginnt erst nach der Anfangstherapie, wenn Sie mit Ihrem Kind wieder nach Hause gehen. Auch dann werden die Mitglieder des Diabetesteams Sie nicht allein lassen und Ihnen mit Rat und Tat zur Seite stehen.

Die Insulintherapie unmittelbar nach der Manifestation hängt davon ab, wie ausgeprägt die Stoffwechselentgleisung zum Zeitpunkt der Einweisung in die Kinderklinik ist. Man unterscheidet drei unterschiedlich ausgeprägte Manifestationsformen:

1. die leichte Manifestation,
2. die mittelschwere Manifestation,
3. die schwere Manifestation.

Wie erkennt und behandelt man eine leichte Manifestation?

Die Erfahrung zeigt, dass etwa ein Drittel der Kinder mit Diabetesmanifestation innerhalb der ersten 14 Tage nach Auftreten der ersten Diabeteszeichen in die Klinik kommen. Die Eltern erkennen sehr schnell, dass ihr Kind häufiger am Tag und auch in der Nacht auf die Toilette muss, ständig über Durst klagt und viel mehr trinkt als sonst. Sie sind beunruhigt, denken darüber nach, was ihrem Kind fehlen könnte und reden mit anderen Leuten darüber. Irgendjemand kommt dann auf die Idee, dass es Diabetes sein könnte.

Daraufhin suchen die Eltern mit ihrem Kind einen Arzt auf, der den Blutglukosewert bestimmt und den Urin auf Glukose und Azeton untersucht. Ein hoher Blutglukosewert und der Nachweis von Glukose und Azeton im Urin sichern die Diagnose Diabetes.

Das Kind mit neu entdecktem Diabetes wird in die Kinderklinik eingewiesen. Der Blutzucker liegt zwischen 200 und 400 mg/dl. Im Urin werden 1 bis 5 g% Zucker ausgeschieden. Häufig ist der Azetonnachweis im Urin positiv. Das Kind fühlt sich trotzdem wohl. Es kann gar nicht verstehen, dass es krank sein soll. Auch der HbA_{1c}-Wert ist nur leicht erhöht. Er liegt zwischen 6,5 und 8,0%.

Das Kind muss selbstverständlich nicht ins Bett. In aller Ruhe kann der Stationsarzt eingehend mit den Eltern sprechen. Anschließend berichten die Eltern und das Kind den Kinderkrankenschwestern, der Diabetesberaterin oder der Diätassistentin über die Ernährungsgewohnheiten der Familie. Ein Ernährungsplan wird festgelegt. Vor der ersten, in der Klinik eingenommenen Mahlzeit wird zum ersten Mal im Leben des Kindes Insulin gespritzt. Die nächsten Tage stehen im Zeichen der Diabetesschulung, in der die Eltern und ihr Kind die Behandlung kennenlernen und üben.

Wie erkennt und behandelt man eine mittelschwere Manifestation?

Bei ungefähr der Hälfte der Kinder mit Diabetesmanifestation ist der Zeitraum zwischen dem ersten Auftreten der Diabeteszeichen und der Einweisung in die Klinik länger. Er kann drei bis fünf Wochen dauern. Die Krankheitszeichen werden nicht so ernst genommen oder sie werden fehlgedeutet. Der starke Durst wird zum Beispiel mit der Sommerhitze in Zusammenhang gebracht, das häufige Urinlassen als Harnwegsinfektion erklärt. Diese Eltern haben vielleicht noch nie etwas von Diabetes gehört oder meinen, dass Diabetes nur bei älteren Menschen auftritt. Sie warten ab.

Durch die ständig hohen Blutzuckerwerte verliert das Kind immer mehr Flüssigkeit über die Niere. Der Flüssigkeitsverlust des Kindes wird damit immer ausgeprägter. Es tritt ein deutlicher Gewichtsverlust auf. Die Haut fühlt sich trocken an, die Zunge ist trocken und belegt, die Lippen werden rissig, die Augen haben dunkle Ränder. Dem Kind geht es von Tag zu Tag, später von Stunde zu Stunde schlechter. Es hat keinen Appetit mehr, umso größer ist sein Durst. Es fühlt sich schlapp, mag nicht mehr in den Kindergarten oder in die Schule gehen. Es wird höchste Zeit, dass der Diabetes des Kindes erkannt wird.

Bei Ankunft in der Klinik liegt der Blutglukosewert meist über 400 mg/dl, im Urin wird viel Zucker und viel Azeton nachgewiesen. Der HbA$_{1c}$-Wert liegt wegen des schon längere Zeit bestehenden Diabetes über 9%. Wegen des ausgeprägten Flüssigkeitsverlustes erhalten die Kinder sofort eine Infusionsbehandlung. In der Regel haben sie etwa 5 bis 10% ihres normalen Körpergewichts verloren. Sie müssen daher ein bis zwei Tage lang am Tropf bleiben, damit die verlorene Flüssigkeit wieder dem Körper zugeführt werden kann. Daneben erhalten sie mit der Infusion eine genau berechnete Menge Insulin, denn der Mangel an Insulin hat die Kinder erst in diesen Zustand gebracht.

Im Laufe der Infusionsbehandlung wirken die Kinder rasch wie ausgewechselt. Sie haben keinen übermäßigen Durst mehr, fühlen sich stark, munter, möchten aus dem Bett springen und auf der Station herumlaufen. Sie lachen wieder. Anschließend läuft im Prinzip alles so ab wie bei den Kindern mit leichter Manifestation.

Wie erkennt und behandelt man eine schwere Manifestation?

Bei etwa 10 bis 15% der Kinder tritt eine lebensbedrohliche schwere Manifestation auf. Die Stoffwechselentgleisung ist so ausgeprägt, dass keine Zeit mehr bis zum Beginn der Intensivbehandlung verloren werden darf.

Dieser schwer kranke Zustand des Kindes entwickelt sich, wenn noch mehr Zeit, zum Beispiel fünf bis acht Wochen, bis zur Diagnosestellung vergangen sind. Der Körper verliert durch die sehr hohen Blutglukosewerte extrem viel Flüssigkeit, Salze und Glukose. Die Blutmenge im Körper wird stark vermindert. Alle Organe, auch die Nieren, werden nicht mehr genug durchblutet. Giftige, vor allem saure Stoffwechselprodukte sammeln sich im Körper an. Ketosäuren entstehen massenhaft beim Abbau von Fett. Es besteht nicht nur eine ausgeprägte Austrocknung des Organismus, sondern auch eine Säuerung des Blutes (Azidose). Wegen der Ketosäuren im Blut wird dieser Zustand Ketoazidose, wegen des Diabetes diabetische Ketoazidose genannt. Es kann auch zu einem Kreislaufzusammenbruch (Schock) kommen.

Da oft auch eine Hirnstoffwechselstörung auftritt, können die Kinder eine Bewusstseinstrübung oder sogar einen Bewusstseinsverlust erleiden. Es muss nicht betont werden, dass ein sehr dramatisches und bedrohliches Krankheitsbild vorliegt. Die Blutzuckerwerte liegen oft über 800 mg/dl, die HbA_{1c}-Werte über 15%.

Die Infusionsbehandlung dauert bei den Kindern mit diabetischer Ketoazidose oft zwei, manchmal drei Tage. Während dieser Zeit werden der Insulinmangel sowie der Flüssigkeits-, Salz- und Glukoseverlust ausgeglichen. Die Kinder mit schwerer Diabetesmanifestation brauchen einige Tage, um sich zu erholen und sich wieder gesund und stark zu fühlen. Sie bleiben darum im Bett und müssen sich zwei bis drei Tage länger ausruhen. Nach vier bis fünf Tagen springen sie jedoch genau so munter auf der Station herum wie die anderen Kinder mit Diabetesmanifestation. Die weitere Insulintherapie verläuft auch bei ihnen im Prinzip so wie bei leichter oder mittelschwerer Manifestation.

> ❯ Die aktuelle Bedrohung der Kinder mit Diabetesmanifestation hängt von ihrem Zustand bei der Diagnosestellung ab. Die Schwere der Manifestation hat jedoch keinen Einfluss darauf, wie der Diabetes sich in Zukunft entwickeln wird.

Familienleben

»Hätten wir bloß eher gehandelt!«

Manche Eltern machen sich Vorwürfe, weil sie die ersten Diabeteszeichen nicht ernst genommen und ihr Kind erst sehr spät in die Kinderklinik gebracht haben. Einige glauben sogar, dass der Diabetes bei ihrem Kind hätte verhindert werden können, wenn sie eher gehandelt hätten. Das stimmt nicht. Der Diabetes ist leider nicht aufzuhalten, nicht einmal dann, wenn er sehr früh entdeckt wird.

Selbstverständlich ist eine schwere Manifestation ein dramatisches Ereignis, das sofort intensiv behandelt werden muss. Wenn die Erstbehandlung erfolgreich durchgeführt wurde, hat die Schwere der Manifestation keinen bedeutsamen Einfluss auf den weiteren Verlauf des Diabetes. Schuldgefühle sind deshalb nicht begründet. Sie nehmen Eltern nur die Kraft, die sie brauchen, um in Zukunft gut für ihr Kind mit Diabetes zu sorgen.

Wie verläuft die Insulintherapie während des weiteren Klinikaufenthalts?

Während der ersten Tage in der Klinik müssen die behandelnden Ärzte herausfinden, wie viel Insulin ein Kind benötigt und wie der Insulinbedarf sich während der ersten Tage der Behandlung entwickelt. Sie orientieren

◪ **Abb. 5.1** Maja (3) ist noch in
der Klinik. Die Mutter sagt ihr, dass
sie bald nach Hause kommt.

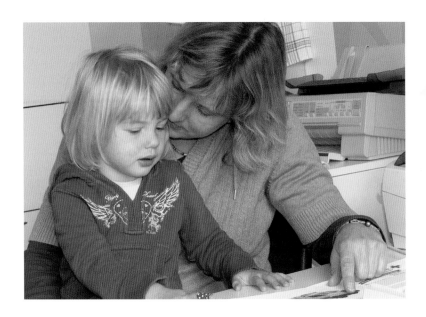

sich dabei an der Manifestationsform, dem Alter und dem Gewicht des
Kindes.

Etwa eine Woche lang ändert sich die einmal gewählte Insulindosis bei
Kindern mit leichter und mittelschwerer Manifestation kaum. Die Blutglukosewerte stabilisieren sich und liegen zwischen 60 und 160 mg/dl. Der
sehr hohe Insulintagesbedarf bei schwerer Manifestation sinkt ein bis zwei
Tage nach Behandlungsbeginn auf Werte zwischen 0,8 und 1,0 Einheiten
pro kg Körpergewicht.

Besonders wachsam müssen die Ärzte etwa 10 bis 14 Tage nach Beginn
der Insulinbehandlung sein, denn um diese Zeit geht der Insulinbedarf bei
fast allen Kindern deutlich zurück. Die Kinder kommen in die Erholungsphase. Plötzlich treten Blutglukosewerte von 50 oder 60 mg/dl auf. Wenn
in dieser Situation die Insulindosis nicht reduziert wird, drohen Hypoglykämien, das heißt zu niedrige Blutglukosewerte. Im Verlauf einer Woche
sinkt der Insulintagesbedarf bei mehr als 90% aller Kinder unter 0,5 Einheiten pro kg Körpergewicht. Diese Erholungsphase kann unterschiedlich
lange anhalten, meist dauert sie ein bis zwei Jahre.

> ┌─ **Unter der Lupe** ─────────────────────────
>
> **Wie hoch ist der Insulinbedarf ganz am Anfang?** Bei leichter Manifes-
> tation ist der Insulintagesbedarf relativ niedrig. Er liegt zwischen 0,5 und
> höchstens 0,8 Einheiten pro kg Körpergewicht. Bei der mittelschweren
> Manifestation entspricht er meist dem Tagesbedarf eines Kindes ohne
> Diabetes. Er beträgt 0,8 bis 1,0 Einheiten pro kg Körpergewicht. Am
> höchsten ist der anfängliche Insulinbedarf bei Kindern mit diabetischer
> Ketoazidose. Wegen der ausgeprägten Stoffwechselentgleisung, ins-
> besondere wegen der Säuerung des Blutes, wird ein Teil des injizierten
> Insulins unwirksam. Darum benötigen Kinder mit schwerer Manifestation
> anfangs oft 2 Einheiten pro kg Körpergewicht und mehr.
>
> ▼

Bei der milden Manifestation wird das Insulin von Anfang an ins Unterhautfettgewebe gespritzt, während es bei der mittelschweren und schweren Manifestationsform zunächst über die Infusion dem Körper zugeführt wird. Von Anfang an erfolgt die Feinregulierung der Insulindosierung über die Blutglukosewerte. Während der ersten Tage müssen daher mindestens 8-mal in 24 Stunden Blutzuckerbestimmungen durchgeführt werden.

Es ist sehr wichtig, dass die Verminderung der Insulindosis in der Klinik erfolgt. Zu diesem frühen Zeitpunkt kann von Eltern nicht verlangt werden, die Insulindosis selbst an die Blutglukosewerte ihres Kindes anzupassen. Der Rückgang des Insulinbedarfs ist neben der Diabetesschulung der zweite Grund, warum Kinder etwa 14 Tage in der Klinik bleiben müssen.

> Innerhalb der ersten Wochen sinkt der Insulinbedarf fast aller Kinder deutlich ab. Leider bedeutet das aber nicht, dass der Diabetes wieder verschwindet.

Beispiel
Insulinreduzierung während der Anfangsphase
Der 6-jährige Alexander mit einem Gewicht von 24 kg benötigt während der Ketoazidosebehandlung nach schwerer Manifestation am 1. und 2. Behandlungstag 2,0 Einheiten Insulin pro kg Körpergewicht, das heißt 48 Einheiten pro 24 Stunden. Am 3. und 4. Behandlungstag wird die Dosis auf 1,0 Einheit pro kg Körpergewicht reduziert, das heißt auf 24 Einheiten pro 24 Stunden. Die Blutglukosewerte liegen eine Woche lang zwischen 60 und 160 mg/dl.

Am 8. Behandlungstag treten plötzlich Werte unter 60 mg/dl auf, sodass die Insulindosis zügig reduziert werden muss. Am 10. Behandlungstag beträgt sie nur noch 0,4 Einheiten pro kg Körpergewicht, das heißt 10 Einheiten pro Tag. Am 14. Behandlungstag wird Alexander nach Hause entlassen. Er benötigt nur noch 0,3 Einheiten pro kg Körpergewicht, das heißt 8 Einheiten pro Tag. Alexander ist endgültig in der Erholungsphase angekommen, in der eine meist sehr stabile Stoffwechsellage besteht.

5.2 Die Insulintherapie zu Hause

Nach der Entlassung aus der Klinik stehen Sie wie alle Eltern vor der Aufgabe, den Diabetes Ihres Kindes selbst zu behandeln. Darum ist es so sehr wichtig, dass Sie von den Mitarbeitern des Diabetesteams eingehend und intensiv auf dem Gebiet der Insulintherapie geschult werden. Die heute übliche Methode der Insulinbehandlung ist die intensivierte Insulintherapie mit täglich vier oder mehr Injektionen oder der Insulinpumpe. Darum ist es sinnvoll, dass alle Eltern von Anfang an die intensivierte

5

◻ Abb. 5.2 Maja (3) ist wieder zu Hause und freut sich mit ihrem Papa über ihre Bilderbücher.

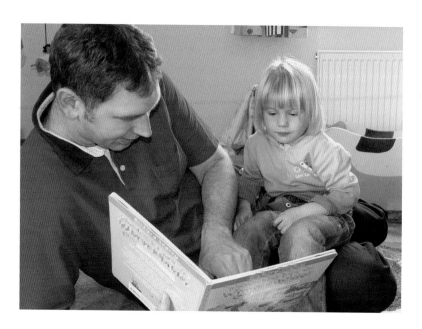

Insulintherapie kennenlernen und verstehen. Auf den folgenden Seiten wird ausführlich dargestellt, wie die intensivierte Insulintherapie im täglichen Leben eines Kindes durchgeführt wird.

Eltern, die erst seit wenigen Tagen vom Diabetes ihres Kindes wissen, wird der folgende Abschnitt mit den verschiedenen Regeln zur Berechnung der Insulindosis kompliziert erscheinen. Niemand erwartet von Ihnen, dass Sie diese Therapie innerhalb weniger Tage verstehen und fachgerecht durchführen können. Der folgende Text muss immer durch persönliche Gespräche und Übungen mit den Mitgliedern des Diabetesteams ergänzt werden. Zögern Sie nicht, immer wieder nachzufragen, wenn etwas nicht klar genug erläutert wurde oder wenn Sie mehr Einzelheiten erfahren möchten.

Die natürliche Insulinausschüttung als Vorbild für die intensivierte Insulintherapie

In ▸ Kap. 2 wurde bereits erklärt, wie die natürliche Insulinausschüttung dafür sorgt, dass die Blutglukosewerte bei Menschen ohne Diabetes Tag und Nacht zwischen 65 und 125 mg/dl ausbalanciert sind. Dabei wurden drei Vorgänge unterschieden:

1. die Bereitstellung von Mahlzeiteninsulin während und nach den Mahlzeiten,
2. die Bereitstellung von Korrekturinsulin bei Blutglukosespitzen,
3. die Bereitstellung von Basalinsulin für die Regulation der Glukoseproduktion in der Leber.

Selbstverständlich handelt es sich beim körpereigenen Mahlzeiten-, Korrektur- und Basalinsulin immer um das gleiche Insulin aus der Bauchspeicheldrüse. Die Anlässe zur Ausschüttung sind nur unterschiedlich, das heißt Mahlzeiten-, Korrektur- und Basalinsulin unterscheiden sich nur in ihrer Funktion.

Die Kunst der täglichen Insulinbehandlung bei Typ-1-Diabetes besteht darin, die natürliche Bereitstellung von Mahlzeiten-, Korrektur- und Basalinsulin so gut wie möglich nachzuahmen.

> Die intensivierte Insulintherapie mit täglich vier bis sechs Insulininjektionen oder mit einer Insulinpumpe kommt dem Vorbild der natürlichen Insulinausschüttung zwar nicht vollständig, aber doch schon recht gut nahe.

Welche Insulinpräparate für die intensivierte Insulintherapie?

Als Mahlzeiten- und Korrekturinsulin wird nach wie vor das kurz wirkende Normalinsulin verwendet. Die Wirkung beginnt schon etwa eine Viertelstunde nach Injektion in das Unterhautfettgewebe. Nach zwei bis vier Stunden wirkt es am stärksten, nach etwa sechs Stunden ist die Wirkung beendet.

Mindestens genauso häufig werden heute die noch schneller und noch kürzer wirkenden Insulinanaloga, das Humalog der Firma Lilly, das NovoRapid der Firma Novo Nordisk, das Liprolog der Firma Berlin-Chemie und das Apidra der Firma Sanofi verwendet. Insulinanaloga sind gentechnisch veränderte Normalinsuline. Sie haben den Vorteil, dass sie schneller als das übliche Normalinsulin wirken, wenn sie ins Unterhautfettgewebe gespritzt werden. Die Wirkung dieser Insulinanaloga tritt bereits kurz nach der Injektion ein, die stärkste Wirkung findet innerhalb von ein bis zwei Stunden statt. Nach spätestens drei Stunden ist ihre Wirkung vorüber (■ Abb. 2.28).

> Die schnell wirkenden Insulinanaloga sind aus der Diabetesbehandlung von Kindern und Jugendlichen nicht mehr wegzudenken.

Als Basalinsulin wurden die Verzögerungsinsuline entwickelt (■ Abb. 2.29). Ein häufig eingesetztes Verzögerungsinsulin ist das NPH-Insulin. Seine Wirkung beginnt etwa eine 1/2 Stunde nach der Injektion, die stärkste Wirkung erreicht es nach vier bis sechs Stunden. Nach 12 Stunden ist die Wirkung praktisch beendet. Sehr wichtig ist, dass NPH-Insulin in jedem Verhältnis mit Normalinsulin in der Spritze gemischt werden kann. Diese Mischung kann auch liegen bleiben und muss nicht unmittelbar, nachdem sie in der Spritze aufgezogen wurde, injiziert werden. Mahlzeiten-, Korrektur- und Basalinsulin brauchen daher nicht getrennt voneinander gespritzt werden.

Auch verzögert wirkende Insulinanaloga wurden entwickelt: das Levemir der Firma Novo Nordisk als lang wirkendes Insulinanalogon (Wirkungsdauer etwa bis 12 Stunden) und das Lantus der Firma Sanofi als sehr lang wirkendes Insulinanalogon (Wirkungsdauer etwa 24 Stunden).

Welche Injektionszeiten bei der intensivierten Insulintherapie?

Das Mahlzeiteninsulin wird morgens, mittags und abends vor den drei Hauptmahlzeiten injiziert, unabhängig davon, ob Normalinsulin oder ein schnell wirkendes Insulinanalogon gespritzt wird.

Der Spritz-Ess-Abstand, das heißt der Zeitraum zwischen der Injektion und dem Beginn der Mahlzeit, beträgt für Normalinsulin bei Blutzuckerwerten zwischen 100 und 200 mg/dl etwa 10 bis 30 Minuten. Er ist umso länger, je höher der aktuelle Blutglukosewert ist, und umso kürzer, je niedriger der aktuelle Blutzuckerwert ist. Wenn der Blutzuckerwert zum Beispiel vor dem Essen 250 mg/dl beträgt, würde man 40 Minuten vor der Mahlzeit spritzen, wenn er dagegen nur 80 mg/dl beträgt, würde man direkt vorher injizieren. Wenn er noch niedriger liegt, darf erst während oder nach der Mahlzeit Normalinsulin injiziert werden.

Ganz anders ist die Situation, wenn ein schnell wirkendes Insulinanalogon als Mahlzeiteninsulin verwendet wird. Bei Blutglukosewerten über 100 mg/dl injiziert man in der Regel unmittelbar vor dem Essen, bei Blutzuckerwerten unter 100 mg/dl dagegen erst nach der Mahlzeit. Auch bei Werten über 200 mg/dl sollte nach der Injektion bald gegessen werden. Im Vergleich zum Normalinsulin haben sich die schnell wirkenden Insulinanaloga als Mahlzeiteninsulin wegen des Wegfalls des Spritz-Ess-Abstandes weitgehend durchgesetzt.

Das Korrekturinsulin kann morgens, mittags und abends dem Mahlzeiteninsulin hinzugefügt werden. Es kann jedoch auch zwischen den Mahlzeiten und nachts, das heißt zu jeder Tages- und Nachtzeit, zur Korrektur hoher Blutzuckerwerte injiziert werden. Wegen ihres schnellen Wirkungseintritts und ihrer sehr kurzen Wirkdauer eignen sich die schnell wirkenden Insulinanaloga besonders gut als Korrekturinsulin.

Der Bedarf an Basalinsulin (◘ Abb. 2.29) während der Nacht kann entweder mit NPH-Insulin oder durch das lang wirkende Insulinanalogon Levemir gedeckt werden. Das Nachtbasalinsulin wird zwischen 22 und 23 Uhr gespritzt. Während des Tages wird Basalinsulin meist ein- bis dreimal vor den Hauptmahlzeiten als NPH-Insulin injiziert: entweder nur morgens vor dem Frühstück oder zum Frühstück und zum Mittagessen oder auch zusätzlich zum Abendessen.

Die Verwendung des sehr lang wirkenden Insulinanalogons Lantus als Basalinsulin mit mehr als 24-stündiger Wirkdauer hat sich bei Kindern und Jugendlichen nicht bewährt, da es nicht an den wechselnden Basalinsulinbedarf des Tages und der Nacht angepasst werden kann.

Familienleben

Spätspritze und ausreichend Schlaf?

Jüngere Kinder und selbstverständlich auch ältere Schulkinder, die morgens früh aufstehen müssen, können nicht bis zur Injektion des Nachtbasalinsulins zwischen 22 und 23 Uhr wach bleiben. Wie alle Kinder in ihrem Alter brauchen sie ausreichend Schlaf.

Viele Eltern haben inzwischen gute Erfahrungen damit gemacht, ihr Kind während des Schlafes zu spritzen. Selbstverständlich waren sie dabei anfangs sehr zögerlich und besorgt. Nachdem ihr Kind die ersten Tage durch die Injektion kurz wach wurde, schlief es bald von der Spritze unbeeindruckt weiter. Ältere Kinder berichten morgens oft, dass sie gar nichts bemerkt hätten, als ihnen die Eltern spät abends Insulin gespritzt haben. Die Spritze kann außerhalb des Kinderzimmers so vorbereitet

▼

werden, dass etwas Licht, zum Beispiel aus dem Flur, ausreicht, um die Injektion sicher durchzuführen.

Die Vorteile der späten Injektion von Basalinsulin sind so groß, dass es in jedem Fall lohnt, einmal für ein paar Tage auszuprobieren, ob ein Kind die Injektion während des Schlafes akzeptiert. Selbstverständlich sollten die Eltern die späte Injektion vorher mit ihrem Kind verabreden. Das Risiko nächtlicher Hypoglykämien wird deutlich verringert, wenn das Basalinsulin zur Nacht möglichst spät gespritzt wird. Gleichzeitig wird verhindert, dass der Blutglukosespiegel in den frühen Morgenstunden zu hoch ansteigt, weil die Insulinwirkung nachgelassen hat.

Wenn die Spätinjektion um 23 Uhr allerdings dem Kind immer wieder Schwierigkeiten bereitet, kann ein lang wirkendes Analogon (Levemir) oder die Behandlung mit einer Insulinpumpe erprobt werden.

Wie wird die Dosis des Mahlzeiteninsulins ermittelt?

Die Dosis des Mahlzeiteninsulins (◘ Abb. 2.28) hängt von der Kohlenhydratmenge ab, die gegessen werden soll. In ▸ Kap. 3 haben Sie bereits die Kohlenhydrateinheit (KE) kennengelernt. Sie entspricht der Nahrungsmenge, die 10 g Kohlenhydrate enthält. In 20 g Weißbrot ist zum Beispiel 1 KE enthalten.

Um zu verhindern, dass der Blutglukosewert zu stark ansteigt, wenn 1 KE gegessen wird, benötigt man eine ganz bestimmte Menge Insulin. Der Mahlzeiteninsulinbedarf für 1 KE ist jedoch nicht immer gleich. Der Insulinbedarf liegt zwischen 0,5 und 2,0, manchmal sogar zwischen 2,5 und 3,0 Einheiten pro KE und hängt vor allem von der Tageszeit, aber auch von der Diabetesdauer und dem Alter des Kindes ab.

Wenn ein Kind morgens beispielsweise 2 Einheiten Insulin pro KE benötigt und 4 KE Brot essen will, so muss es dafür 2 x 4 = 8 Einheiten

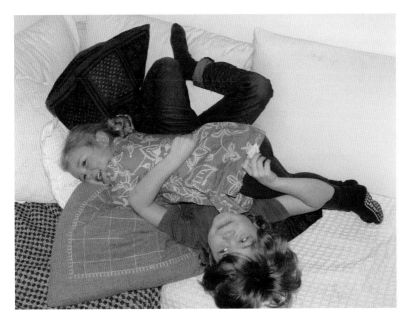

◘ **Abb. 5.3** Abends vor dem Schlafen toben Bela (8) und Yuma (2) wie die Wilden bis zur Erschöpfung.

Mahlzeiteninsulin injizieren. Wie viele Einheiten Mahlzeiteninsulin Ihr Kind pro KE benötigt, hängt von verschiedenen Faktoren ab:

1. von der Insulinwirkung zum Zeitpunkt der Injektion,
2. von der eigenen Insulinproduktion Ihres Kindes, d. h. von der Diabetesphase,
3. vom Alter des Kindes.

■ **Insulinwirkung zum Zeitpunkt der Insulininjektion**

Schon in ▸ Kap. 4 haben Sie bei der Besprechung der Beurteilung von Blutglukosewerten erfahren, dass Insulin zu verschiedenen Tages- und Nachtzeiten eine unterschiedliche Wirkung aufweist. Dementsprechend ist auch die Dosis des Mahlzeiteninsulins, das pro KE gespritzt werden muss, zu verschiedenen Tages- und Nachtzeiten unterschiedlich groß.

Man kann vier Wirkungsphasen des Insulins unterscheiden (◨ Abb. 5.4)

1. In der Zeit zwischen 4 und 9 Uhr morgens ist die Insulinwirkung deutlich vermindert. Es werden manchmal sogar mehr als 2 Einheiten Mahlzeiteninsulin pro KE benötigt.
2. Am späten Vormittag und um die Mittagszeit zwischen 11 und 14 Uhr wird deutlich weniger Mahlzeiteninsulin pro KE benötigt, da die Insulinwirkung sehr viel stärker als morgens ist. Pro KE werden häufig nur 1 bis 1,5 Einheiten Mahlzeiteninsulin benötigt.
3. Am späten Nachmittag zwischen 17 und 20 Uhr geht die Insulinwirkung wieder zurück, sodass pro KE wieder mehr Mahlzeiteninsulin gespritzt werden muss. Für die dritte Hauptmahlzeit am Abend benötigt man daher meist 1,5 bis 2 Einheiten Mahlzeiteninsulin pro KE.
4. Die ausgeprägteste Insulinwirkung liegt während der ersten Nachthälfte zwischen 23 und 2 Uhr vor. Während dieser Zeit muss das Insulin sehr vorsichtig dosiert werden. Wenn wegen einer Feier eine Nachtmahlzeit eingenommen werden soll, kommt man pro KE meist mit nur 0,5 Einheiten oder weniger Mahlzeiteninsulin aus.

Diese Faustregeln zur Berechnung des Mahlzeiteninsulins gelten nur, wenn ein Kind kein eigenes Insulin mehr bildet. Es muss auch darauf hingewiesen werden, dass sich die Insulinwirkung von Tag zu Tag ändern kann und dass sie individuell sehr unterschiedlich ist. Das bedeutet: Jeder muss für sich selbst herausfinden, welche Wirkung das Mahlzeiteninsulin morgens, mittags, abends und nachts bei ihm hat bzw. wie viel Mahlzeiteninsulin er morgens, mittags, abends und nachts pro KE benötigt.

❯ Die Insulinwirkung ist morgens schwach, mittags stark, abends wieder etwas schwächer und nachts sehr stark.

■ **Eigenproduktion von Insulin**

Die Dosis des Mahlzeiteninsulins pro KE hängt auch davon ab, wie viel Insulin Ihr Kind noch selbst produziert. Wenn zum Beispiel während der Erholungsphase noch die Hälfte des notwendigen Insulins von seiner Bauchspeicheldrüse bereitgestellt wird, benötigt es nur noch halb so viel Mahlzeiteninsulin pro KE wie ein Kind, das überhaupt kein Insulin mehr bildet.

Wenn während der Erholungsphase nur 50, 30 oder 20% des Insulintagesbedarfs injiziert werden müssen, ist die Mahlzeiteninsulindosis pro KE entsprechend kleiner.

Beispiele

Wenn der 14-jährige **Georg**, dessen Bauchspeicheldrüse kein eigenes Insulin mehr produziert, morgens, mittags und abends je 5 KE zu sich nimmt, benötigt er morgens 5 × 2 = 10 Einheiten Mahlzeiteninsulin, mittags 5 × 1,5 = 7,5 Einheiten, abends 5 × 2 = 10 Einheiten.

Wenn der 14-jährige **Julian**, der noch 50% Insulineigenproduktion aufweist, ebenfalls morgens, mittags und abends je 5 KE zu sich nimmt, benötigt er morgens 5 × 1 = 5 Einheiten Mahlzeiteninsulin, mittags 5 × 0,75 = 3,5 Einheiten, abends 5 × 1 = 5 Einheiten.

❯ Der Insulinbedarf pro KE hängt erstens von der Tageszeit der Insulininjektion und zweitens vom Ausmaß der eigenen Insulinproduktion ab. In gemeinsamen Gesprächen zwischen Arzt und Eltern muss herausgefunden werden, wie viele Einheiten Mahlzeiteninsulin pro KE ein Kind während der verschiedenen Injektionszeitpunkte benötigt.

Wie wird die Dosis des Korrekturinsulins ermittelt?

Die Dosis des Mahlzeiteninsulins hängt davon ab, wie viel gegessen werden soll, zu welcher Tages- oder Nachtzeit gespritzt wird und wie viel eigenes Insulin noch zur Verfügung steht. Diese Dosis kann immer dann injiziert werden, wenn der Blutglukosewert zum Zeitpunkt der Injektion in einem Bereich zwischen 80 und 120 mg/dl liegt.

Wenn der Blutzuckerwert unter 80 mg/dl liegt, kann die Dosis des Mahlzeiteninsulins vermindert, wenn er über 120 mg/dl liegt, kann sie erhöht werden, das heißt das Mahlzeiteninsulin kann korrigiert werden. Für die Berechnung der Dosis des Korrekturinsulins muss man wissen, um wie viel mg/dl der Blutzuckerspiegel gesenkt wird, wenn eine Einheit Normalinsulin oder schnell wirkendes Insulinanalogon injiziert wird. Anders ausgedrückt: Wie groß ist die Blutglukoseabsenkung nach Injektion von einer Einheit Normalinsulin? Sie hängt vom Alter, das heißt von der Größe und dem Gewicht des Kindes, der Diabetesdauer und vom Zeitpunkt der Insulininjektion ab.

▪ **Die Blutglukoseabsenkung hängt vom Alter des Kindes ab**

Die Blutglukoseabsenkung beträgt in der Nacherholungsphase bei einem Erwachsenen durchschnittlich etwa 30 mg/dl, bei einem 10-jährigen Schulkind etwa 40 bis 50 mg/dl und bei einem 3-jährigen Kleinkind etwa 60 bis 70 mg/dl. Die durchschnittliche Blutglukoseabsenkung ist also umso größer, je jünger und leichter ein Kind ist und je kürzer der Diabetes besteht.

Der Blutglukosezielwert für die Korrektur am Tag sollte nicht unter 100 mg/dl liegen. Die Mahlzeiteninsulindosis kann z. B. morgens bei einem

10-jährigen Schulkind in der Nacherholungsphase (Blutglukoseabsenkung 40 mg/dl) ohne eigene Insulinausschüttung wie folgt korrigiert werden:

Bei einem Blutglukosewert von 140 mg/dl wird dem Mahlzeiteninsulin eine Einheit Korrekturinsulin hinzugefügt, bei einem Blutzuckerwert von 180 mg/dl muss das Mahlzeiteninsulin um 2 Einheiten Korrekturinsulin erhöht werden, bei einem Wert von 220 mg/dl um 3 Einheiten. Auf der anderen Seite muss die Dosis des Mahlzeiteninsulins bei Blutzuckerwerten unter 100 mg/dl um eine Einheit Insulin reduziert werden.

Sie haben bereits gelernt, dass das Insulin während verschiedener Tages- und Nachtzeiten unterschiedlich stark wirkt. Das gilt auch für das Korrekturinsulin.

■ **Die Blutglukoseabsenkung hängt vom Zeitpunkt der Insulininjektion ab**

Wegen der unterschiedlichen Insulinwirkung morgens, mittags, abends und nachts wird der Blutglukosewert zu verschiedenen Tages- und Nachtzeiten unterschiedlich stark gesenkt. Wieder werden vier Wirkungsphasen des Insulins unterschieden (◻ Abb. 5.4):

1. Während der frühen Morgenstunden zwischen 4 und 9 Uhr wirkt das Insulin sehr schwach. Die Folge ist, dass eine Einheit Insulin den Blutglukosespiegel bei Kindern nur um 30 bis 60 mg/dl senkt.
2. Ganz anders ist die Situation um die Mittagszeit zwischen 11 und 14 Uhr. Das Insulin hat eine sehr viel stärkere Wirkung. Der Blutglukosespiegel wird durch eine Einheit Korrekturinsulin um 50 bis 80 mg/dl gesenkt.
3. Am späten Nachmittag zwischen 17 und 20 Uhr ist die Insulinwirkung dagegen herabgesetzt. Eine Einheit Korrekturinsulin senkt den Blutglukosespiegel nur um 40 bis 70 mg/dl.
4. Am ausgeprägtesten ist die Insulinwirkung während der ersten Nachthälfte zwischen 23 und 2 Uhr. In dieser Zeit wird der Blutglukosespiegel um 70 bis 140 mg/dl gesenkt, wenn eine Einheit Korrekturinsulin injiziert wird.

Die niedrigen Angaben gelten eher für Jugendliche und Erwachsene, die hohen Angaben für sehr kleine Kinder. Nicht zu unterschätzen ist die individuelle Spannweite dieser Angaben. Es handelt sich daher nur um Näherungswerte bzw. Faustregeln.

> **Beispiele**
> Eine Einheit Korrekturinsulin senkt den Blutglukosespiegel
>
> | Tageszeit | morgens | mittags | abends | spät |
> |---|---|---|---|---|
> | bei Sarah (3 Jahre): | 60 mg/dl | 80 mg/dl | 70 mg/dl | 140 mg/dl |
> | bei Sven (10 Jahre): | 40 mg/dl | 60 mg/dl | 50 mg/dl | 80 mg/dl |
> | bei Anne (16 Jahre): | 30 mg/dl | 50 mg/dl | 40 mg/dl | 70 mg/dl |

Die tageszeitlich unterschiedliche Insulinwirkung hat zur Folge, dass man bei der Ermittlung der Korrekturinsulindosis nicht von einer konstanten Blutglukoseabsenkung ausgehen kann. Gemeinsam mit Ihrem Kinderarzt

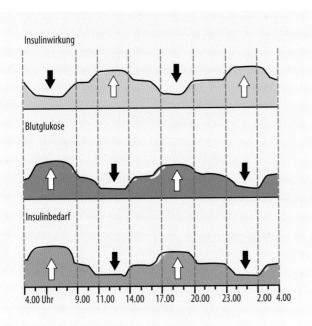

◻ **Abb. 5.4** Die vier unterschiedlichen
Wirkungsphasen des Insulins:

- Die Zeit zwischen 4 und 9 Uhr:
  Wegen der verminderten Insulin-
  wirkung besteht eine Neigung
  zu hohen Blutzuckerwerten. Folge:
  erhöhter Insulinbedarf
- Die Zeit zwischen 11 und 14 Uhr:
  Wegen der erhöhten Insulinwirkung
  besteht eine Neigung zu niedrigen
  Blutzuckerwerten und Hypoglykämie.
  Folge: eher geringer Insulinbedarf
- Die Zeit zwischen 17 und 20 Uhr:
  Wegen der verminderten Insulinwirkung besteht eine Neigung
  zu hohen Blutzuckerwerten. Folge:
  erhöhter Insulinbedarf
- Die Zeit zwischen 23 und 2 Uhr:
  Wegen stark erhöhter Insulinwirkung besteht eine Neigung zu nied-
  rigen Blutzuckerwerten und Hypo-
  glykämie. Folge: stark verminderter
  Insulinbedarf.

müssen Sie immer wieder beobachten und überlegen, um wie viel mg/dl der Blutglukosewert bei Ihrem Kind morgens, mittags, abends und nachts durch eine Einheit Normalinsulin bzw. schnell wirkendes Insulinanalogon abgesenkt wird.

Die ◻ Abb. 5.4 ist sehr wichtig und sollte Ihnen immer vor Augen stehen, wenn Sie über die richtige Insulindosis für Ihr Kind nachdenken. Sie zeigt die Beziehung zwischen Insulinwirkung, Blutglukosespiegel und Insulinbedarf während der vier Tages- und Nachtphasen, d. h. morgens, mittags, abends und spät.

Unter der Lupe ─────────────────────────

Dawn- und Dusk-Phänomen
Die häufig auftretende Hyperglykämieneigung morgens hat man auch als Dawn-Phänomen (Morgendämmerung) bezeichnet. Sie ist durch die geringe Insulinwirkung um diese Zeit begründet. Die Hyperglykämieneigung am späten Nachmittag nennt man auch Dusk-Phänomen (Abend-dämmerung). Bei vielen Jugendlichen ist das Dawn-Phänomen beson-ders ausgeprägt. Dies wird vor allem durch die deutliche Wachstumshor-monausschüttung während der Nacht hervorgerufen.

❯ Die endgültige Menge von Normalinsulin bzw. von schnell wir-kendem Insulinanalogon, die vor einer Mahlzeit injiziert wird, setzt sich aus Mahlzeiteninsulin und Korrekturinsulin zusammen. Wenn der Blutzuckerwert sehr hoch ist, wird dem Mahlzeiten-insulin Korrekturinsulin hinzugefügt. Wenn der Blutzuckerwert zu niedrig ist, wird die Mahlzeiteninsulindosis reduziert.

Beispiel

Der 10-jährige Sven möchte zum Frühstück 4 KE essen. Er weiß, dass er morgens pro KE 2,0 Einheiten Mahlzeiteninsulin benötigt, das heißt $4 \times 2,0 = 8$ Einheiten Normalinsulin. Vor der Insulininjektion liegt sein Blutglukosespiegel bei 200 mg/dl. Er möchte den Wert auf 120 mg/dl korrigieren, das heißt um 80 mg/dl senken. Er weiß, dass eine Einheit Korrekturinsulin seinen Blutglukosespiegel morgens um 40 mg/dl senkt. Er benötigt daher zusätzlich 2 Einheiten Korrekturinsulin. Er injiziert daher 8 Einheiten Mahlzeiteninsulin und 2 Einheiten Korrekturinsulin, insgesamt 10 Einheiten Normalinsulin.

Was aber hätte Sven gemacht, wenn sein Blutzuckerwert nur 80 mg/dl betragen hätte? Auch in dieser Situation hätte er den Wunsch gehabt, den Blutglukosewert auf 120 mg/dl zu korrigieren. Er hätte daher von den 8 Einheiten Mahlzeiteninsulin 1 Einheit abgezogen und insgesamt nur 7 Einheiten Normalinsulin injiziert.

Bei der Berechnung der Dosis des Korrekturinsulins stellt sich immer wieder die Frage, was ein zu hoher bzw. ein zu niedriger Blutzuckerwert ist. Das wurde bereits ausführlich in ▶ Kap. 4 diskutiert: Blutzuckerwerte über 180 mg/dl sind prinzipiell zu jeder Tages- und Nachtzeit zu hoch, während Blutzuckerwerte unter 80 mg/dl zu niedrig sind. Eine andere Frage ist, auf welchen Zielwert ein zu hoher oder ein zu niedriger Blutglukosewert korrigiert werden soll.

■ **Welcher Blutglukosezielwert ist wünschenswert?**

Die folgenden Zielwerte gelten für alle Kinder und Jugendlichen als Richtwerte, unabhängig von ihrem Alter. Für jedes einzelne Kind muss allerdings überlegt werden, welche individuellen Zielwerte ihm die größte Sicherheit bieten.

▬ Morgens früh nach dem Aufwachen sollte der Blutglukosewert nicht unter 100 mg/dl liegen. Bei niedrigeren Nüchternwerten muss man davon ausgehen, dass während der Nacht eine Hypoglykämie aufgetreten ist. Andererseits möchte man keine Werte über 180 mg/dl haben. Man ist daher gut beraten, wenn man den Blutglukosewert morgens auf 100 bis 120 mg/dl als Zielwert korrigiert.

▬ Mittags können niedrigere Blutglukosewerte toleriert werden. Als Zielwert kann zum Beispiel ein Blutzuckerspiegel zwischen 80 und 100 mg/dl angenommen werden.

▬ Abends ist die Situation ähnlich zu bewerten. Ein Zielwert zwischen 80 und 100 mg/dl erscheint akzeptabel.

▬ Abends spät und nachts muss man sehr viel vorsichtiger mit dem Korrekturinsulin umgehen. Wegen der Gefahr nächtlicher Hypoglykämien ist man gut beraten, einen Zielwert deutlich über 100 mg/dl zu wählen. Sehr viele Eltern und Jugendliche entscheiden sich für einen Zielwert von 120 mg/dl, nicht wenige sogar für einen von 140 mg/dl.

❯ Die Korrektur des Blutglukosespiegels mithilfe von Korrekturinsulin ist nicht einfach. Besonders beachtet und miteinander
abgestimmt werden müssen:

— die Blutglukoseabsenkung, abhängig von Alter, Diabetesphase und Injektionszeit,

— der Blutglukosezielwert, abhängig vom Zeitpunkt der Insulininjektion.

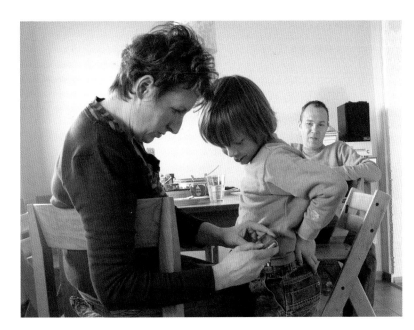

◼ **Abb. 5.5** Rons Insulinpumpe wird von seiner Mutter überprüft. Die Eltern achten sehr auf möglichst normale Blutzuckerwerte.

Beispiele

Bei der 9-jährigen Lara wird um 6 Uhr morgens ein Blutglukosewert von 240 mg/dl gemessen. Die Mutter möchte den Blutglukosespiegel auf einen Zielwert von 120 mg/dl korrigieren. Die Blutglukoseabsenkung liegt bei Lara zu dieser Tageszeit bei 40 mg/dl pro Einheit Korrekturinsulin. Die Mutter injiziert daher 3 Einheiten Korrekturinsulin.

Beim 5-jährigen David wird um 11 Uhr ein Blutglukosewert von 260 mg/dl gemessen. Die Mutter möchte den Blutglukosespiegel auf einen Zielwert von 100 mg/dl korrigieren. Die Blutglukoseabsenkung liegt bei David um diese Tageszeit bei 80 mg/dl pro Einheit Korrekturinsulin. Die Mutter spritzt daher 2 Einheiten Korrekturinsulin.

Bei der 12-jährigen Kathrin liegt der Blutglukosewert um 17 Uhr bei 250 mg/dl. Die Mutter und das Mädchen möchten den Blutglukosewert auf einen Zielwert von 100 mg/dl senken. Die Blutglukoseabsenkung liegt um diese Tageszeit bei 50 mg/dl. Kathrin injiziert daher 3 Einheiten Korrekturinsulin.

Beim 10-jährigen Niklas wird um 23 Uhr ein Blutglukosewert von 240 mg/dl gemessen. Der Vater möchte den Blutglukosespiegel auf einen Zielwert von 140 mg/dl senken. Die Blutglukoseabsenkungsrate beträgt zu diesem Zeitpunkt etwa 100 mg/dl. Niklas injiziert daher 1 Einheit Korrekturinsulin.

Zum Abschluss dieses wichtigen Themas über das Korrekturinsulin muss gefragt werden, wie häufig der Blutzuckerspiegel korrigiert werden soll. Selbstverständlich sollte vor jeder Hauptmahlzeit im Zusammenhang mit dem Mahlzeiteninsulin auch eine Korrektur durchgeführt werden.

Jede zusätzliche Injektion zur Korrektur des Blutglukosespiegels muss nicht nur wegen der Belastung für die Kinder genau überlegt werden. Korrekturen 2 Stunden nach einer Hauptmahlzeit sind nicht sinnvoll, weil die Wirkung von Normalinsulin als Mahlzeiteninsulin noch nicht abgeschlossen ist. Wird schnell wirkendes Insulinanalogon injiziert, sollte während der ersten Stunde nach einer Mahlzeit nicht korrigiert werden.

Zusätzliche Injektionen von Korrekturinsulin während der Zeit nach einer Mahlzeit bergen die Gefahr in sich, dass eine Hypoglykämie auftritt, weil sich die Insulinwirkungen überlagern.

Familienleben

»Kinder sind keine Computer!«

Der 6-jährige Sascha hat bereits seit zwei Jahren Diabetes. Seine Eltern bemühen sich sehr um eine gute Stoffwechseleinstellung. In den ersten Monaten während der Erholungsphase gelang ihnen das fast perfekt. Blutzuckerwerte über 200 mg/dl hatte Sascha ganz selten. Inzwischen stellt Saschas Bauchspeicheldrüse kein Insulin mehr her, und seine Blutzuckerwerte schwanken deutlich stärker als am Anfang. »Mich macht es ganz verrückt, dass Saschas Werte nie genauso sind, wie wir erwarten, obwohl ich die Insulinmenge und die Nahrung genau berechne«, berichtet seine Mutter verzweifelt. »Wenn das Messgerät einen Wert über 200 mg/dl anzeigt, bekomme ich Angst, mache mir Vorwürfe und möchte diesen Wert ganz schnell mit zusätzlichem Korrekturinsulin senken. Aber das macht es auch nicht besser! Inzwischen habe ich den Eindruck, dass der Blutzucker umso mehr verrücktspielt, je häufiger ich messe und korrigiere. Und Sascha will überhaupt nicht mehr mitmachen.«

Alle Regeln zur Berechnung von Mahlzeiten-, Korrektur- und Basalinsulin, die in diesem Kapitel erklärt werden, sind Faustregeln. Sie können helfen, den Insulinbedarf eines Kindes immer besser einzuschätzen. Der menschliche Körper ist jedoch kein Computer, der exakt berechenbar ist. Neben Insulin und Nahrung gibt es noch viele andere Einflüsse auf den Stoffwechsel, die nie genau zu erfassen sind. Eltern sollten mit sich zufrieden sein, wenn es ihnen gelingt, den Blutzuckerverlauf ihres Kindes in etwa vorherzusehen. Einzelne unerwartet hohe oder niedrige Werte gehören dazu. Es ist normal, dass sich der Blutzuckerwert an zwei Tagen abends um 50 oder 70 mg/dl unterscheidet, obwohl beide Tage gleich verlaufen sind.

Wenn Eltern trotzdem den Anspruch haben, den Stoffwechsel ihres Kindes präzise zu steuern, sind Schwierigkeiten und Sorgen vorprogrammiert. Es besteht die Gefahr, dass sie immer häufiger, nicht nur 6- oder 8-mal täglich messen, sondern vielleicht 12-mal oder noch viel öfter. Entsprechend oft spritzen sie außer der Reihe Korrekturinsulin. Die Wirkungen der häufigen Injektionen lassen sich kaum noch überblicken, da sich die Insulinwirkungen überlagern. Die Eltern verlieren die Übersicht. Es kommt zu Über- und Unterzuckerungen, der Blut-

▼

glukosespiegel geht rauf und runter wie ein Jojo. Irgendwann resigniert jeder Mensch, der auf diese Weise ständig Misserfolge erlebt. Die seelische und körperliche Belastung der Kinder mit Diabetes ist dabei unvertretbar groß.

Was kann Saschas Eltern helfen?

— Gemeinsam mit dem Diabetesteam überdenken Sie die Therapieziele für ihren Sohn. Sie nehmen sich vor, einzelne Ausreißer des Blutzuckers ohne Schuldgefühle zu akzeptieren und sich nicht jedes Mal aufzuregen.

— Sie messen den Blutzucker nach einem strukturierten Plan (▶ Tab.4.1) (in der Regel nur vor den Hauptmahlzeiten, vor dem Einschlafen und bei Hypoglykämien). Die Werte einer Woche werden insgesamt angeschaut. So können die Eltern nach und nach die Regeln erkennen, nach denen der Stoffwechsel ihres Sohnes funktioniert, bzw. zu welchen Tageszeiten er wie viel Insulin benötigt.

— Die Therapie wird erst dann geändert, wenn zu hohe oder zu niedrige Blutzuckerwerte wiederholt unter vergleichbaren Bedingungen auftreten.

> Die Wirkung zu häufiger Insulininjektionen lässt sich kaum überblicken, da sich die Insulinwirkungen überlagern können. Es kommt zu starken Blutglukoseschwankungen. Der Stoffwechsel gerät aus dem Gleichgewicht.

Hilfen zur Insulinbolusberechnung

Mit etwas Erfahrung gelingt es den meisten Eltern bald, die richtige Insulindosis für das Mahlzeiten- und Korrekturinsulin zu berechnen. Manchmal ist es aber auch schwierig abzuschätzen, ob Insulin, das zur letzten Mahlzeit gegeben wurde, noch wirksam ist. Kindern mit einer Insulinpumpentherapie und ihren Eltern kann dabei ein sogenannter Bolusrechner helfen. Dazu werden zunächst die wichtigsten Daten zur Insulinwirksamkeit zu verschiedenen Tageszeiten in die Pumpe eingegeben. Wenn zusätzlich noch alle Blutglukosewerte und der KE-Gehalt der Mahlzeit eingegeben werden, dann kann der Bolusrechner eine passende Insulindosis für eine geplante Mahlzeit und zur Korrektur vorschlagen. Die dazu notwendigen Einstellungen in der Pumpe sollten Sie gegebenenfalls gemeinsam mit dem Diabetesteam durchführen. Trotz dieser Hilfe sollten Eltern und Kinder den Vorschlägen des Bolusrechners nicht »blind« folgen. Sie sollten immer einschätzen können, ob ein Vorschlag wirklich passend ist. Die modernen Programme haben zwar einige Sicherheitssysteme, aber es kann trotzdem durch falsche Eingaben, z. B. des Blutzuckerwerts oder der geplanten KE, zu Insulindosisvorschlägen kommen, die zu hoch oder zu niedrig sein können.

> Ein Bolusrechner kann im Alltag hilfreich sein. Jedoch sollten Eltern und Kinder einschätzen können, ob die Vorschläge plausibel sind.

Wie wird die Dosis des Basalinsulins ermittelt?

Der Anteil des Basalinsulins beträgt bei Kindern etwa 30 bis 35% des täglichen Insulinbedarfs, bei Erwachsenen etwa 50%. Ein Kind benötigt täglich etwa 1 Einheit Insulin pro kg Körpergewicht, davon entfallen etwa 0,3 bis 0,35 Einheiten auf den Basalinsulinanteil, etwa 0,7 bis 0,65 Einheiten auf den Mahlzeiten- und Korrekturinsulinanteil. Diese Insulindosisangaben gelten nur für Kinder, deren Insulinbedarf vollständig durch Insulingaben ersetzt werden muss, das heißt für Kinder in der Nacherholungsphase. Kinder in der Erholungsphase produzieren noch eigenes Insulin. Darum müssen sie nur einen Teil ihres Insulinbedarfs durch Insulingaben ersetzen. Der Insulintagesbedarf liegt bei diesen Kindern meist deutlich unter 1 Einheit pro kg Körpergewicht, zum Beispiel bei zunächst 0,3, später 0,5 Einheiten pro kg Körpergewicht.

Beispiele

Die 10-jährige Inga ist bereits in der Nacherholungsphase. Mit einem Körpergewicht von 30 kg benötigt sie etwa 30 Einheiten Insulin pro Tag. Davon entfallen 10 Einheiten auf die Basalinsulindosis und 20 Einheiten auf die Mahlzeiten- und Korrekturinsulindosis.

Die 10-jährige Sophie mit dem Körpergewicht von 30 kg benötigt während der Erholungsphase zunächst nur 9, später 15 Einheiten Insulin täglich. Davon entfallen zunächst 3 Einheiten auf die Basalinsulindosis, 6 Einheiten auf die Mahlzeiten- und Korrekturinsulindosis, später beträgt das Verhältnis 5 zu 10 Einheiten.

> Das Verhältnis zwischen Basal- und Mahlzeiteninsulin bleibt während der Erholungs- und Nacherholungsphase gleich. Ein Drittel des Tagesbedarfs entfällt bei Kindern stets auf das Basalinsulin, zwei Drittel auf das Mahlzeiteninsulin.

▪ Wie oft und welches Basalinsulin wird injiziert?

Während der Erholungsphase genügt es meist, nur einmal oder auch zweimal am Tag NPH-Insulin als Basalinsulin zu injizieren. Möglichst spät, d. h. abends gegen 23 Uhr, können sowohl NPH-Insulin als auch Levemir gespritzt werden. Beide Insuline steuern als Nachtbasalinsulin während der lang dauernden nächtlichen Fastenperiode zwischen 23 Uhr nachts und 7 Uhr morgens die Glukoseproduktion der Leber.

Während der Erholungsphase wird der Basalinsulinbedarf einerseits noch durch eigenes Insulin, andererseits aber auch zum Teil durch das Mahlzeiteninsulin gedeckt, vor allem dann, wenn Normalinsulin Verwendung findet.

Wenn mit zunehmender Diabetesdauer die Eigenproduktion von Insulin nachlässt und der Insulinbedarf ansteigt, muss sehr genau überlegt werden, wie oft das Tagbasalinsulin NPH vor den drei Hauptmahlzeiten injiziert werden sollte: zuerst morgens vor dem Frühstück, später auch mittags vor dem Mittagessen. Manchmal ist es sogar notwendig, abends vor dem Abendessen Basalinsulin zu injizieren. Nachts finden weiterhin sowohl NPH-Insulin als auch Levemir als Nachtbasalinsulin Verwendung. Noch genauer lässt sich der Bedarf an Basalinsulin über eine Insulinpumpe decken. Damit kann für jede Stunde tagsüber und nachts die passende Insulindosis vorgewählt und injiziert werden.

Beispiele

Die 10-jährige Sophie mit einem Körpergewicht von 30 kg, die während der Erholungsphase 0,5 Einheiten Insulin pro kg Körpergewicht benötigt und damit einen Insulintagesbedarf von 15 Einheiten aufweist, muss 5 Einheiten NPH-Basalinsulin spritzen. Diese Dosis wird als Nachtbasalinsulin abends spät um 23 Uhr injiziert.

Die 10-jährige Inga benötigt während der Nacherholungsphase 1,0 Einheiten pro kg Körpergewicht. Sie hat damit einen Insulintagesbedarf von 30 Einheiten und muss insgesamt 10 Einheiten Basalinsulin spritzen. Sie injiziert morgens 2 Einheiten, mittags 1 Einheit NPH-Insulin als Tagbasalinsulin und spätabends vor dem Schlafen 7 Einheiten NPH-Insulin oder Levemir als Nachtbasalinsulin.

❯ Während der Erholungsphase wird wegen des niedrigen Insulinbedarfs in der Regel nur spät abends um 23 Uhr Nachtbasalinsulin injiziert. Während der Nacherholungsphase wird fast immer morgens zum Frühstück und mittags zum Mittagessen Tagbasalinsulin (NPH-Insulin) gespritzt, selten auch abends vor dem Abendessen. Nachtbasalinsulin (NPH-Insulin oder Levemir) wird spät abends vor dem Schlafen injiziert.

Unter der Lupe

Die Wirkungsdauer des Insulins hängt auch von der Höhe der Dosis ab. Die größte Wirkungsdauer des NPH-Insulins wird mit etwa vier bis sechs Stunden nach Injektion angegeben. Dabei wird von einer Dosis von etwa 10 Einheiten Insulin je Injektion ausgegangen. Wenn ein Jugendlicher morgens um 7 Uhr 10 Einheiten NPH-Insulin als Basalinsulin spritzt, wirkt das Insulin zwischen 11 und 13 Uhr am stärksten. Zu dieser Zeit besteht daher eine gewisse Neigung zu Hypoglykämien.

Anders ist es bei einem kleinen Kind, das z. B. nur 3 Einheiten Basalinsulin für den Tag benötigt. Die maximale Wirkung einer so kleinen Dosis NPH-Insulin ist deutlicher kürzer als vier bis sechs Stunden, oft nur zwei oder drei Stunden. Wenn ein 3-jähriges Kind morgens um 7 Uhr diese 3 Einheiten NPH-Insulin spritzt, ist die Wirkung um die Mittagszeit vorüber. Würde man die Dosis des NPH-Insulins am Morgen erhöhen, bestünde die Gefahr, dass mittags eine Hypoglykämie auftritt. Daher sollte man das NPH-Insulin morgens nicht erhöhen, sondern nun auch mittags etwas NPH-Insulin spritzen oder eine Insulinpumpentherapie erwägen.

Ähnlich verhält es sich mit unterschiedlich großen Mengen von Normalinsulin. Wenn ein Jugendlicher zu einer Mahlzeit deutlich mehr als 10 Einheiten, z. B. 20 Einheiten spritzt, muss er davon ausgehen, dass die größte Wirkung des Insulins länger als zwei bis vier Stunden, nämlich sechs oder acht Stunden anhalten kann.

Die Entwicklung der intensivierten Insulintherapie

Sie haben gelernt, dass man mit der intensivierten Insulintherapie versucht, die natürliche Insulinausschüttung nachzuahmen. Weiterhin haben Sie erfahren, dass Normalinsulin oder ein schnell wirkendes Insulinanalogon als Mahlzeiten- und Korrekturinsulin Verwendung finden.

Sie wissen, dass das Mahlzeiteninsulin morgens, mittags und abends vor den drei Hauptmahlzeiten injiziert wird, das Tagbasalinsulin morgens und mittags, seltener abends vor der Hauptmahlzeit und das Nachtbasalinsulin immer abends spät vor dem Schlafen. Das Korrekturinsulin wird, wenn es nötig ist, den drei Mahlzeiteninsulingaben morgens, mittags und abends hinzugefügt, seltener zwischen den Hauptmahlzeiten.

Bevor weitere Hilfen für die praktische Durchführung der intensivierten Insulintherapie im Alltag besprochen werden, soll am **Beispiel des 12-jährigen Dennis** die Entwicklung einer intensivierten Insulintherapie während der Anfangs-, Erholungs- und Nacherholungsphase dargestellt werden:

Der Diabetes beginnt

Dennis ist 12 Jahre alt, als der Diabetes bei ihm diagnostiziert wird. Die Erstbehandlung erfolgt in der Klinik. Er erhält von Anfang an eine intensivierte Insulintherapie mit vier Insulininjektionen pro Tag. Wie sich diese Therapie im Verlauf seines Diabetes entwickelt, soll nun erzählt werden.

Anfangsphase: die Erstbehandlung nach schwerer Manifestation

Dennis besucht die 6. Klasse. Er ist ein ehrgeiziger und guter Schüler, aber auch ein großartiger Sportler. Darum ist er in einem Judoverein. Dennis hat eine schlanke, sportliche Figur, ist 149 cm groß und wiegt 37 kg. Seit etwa zwei Monaten hat er nicht mehr an Gewicht zugenommen, später sogar an Gewicht verloren. Seine Eltern haben das zunächst auf seine starken körperlichen Aktivitäten zurückgeführt, denn 2-mal in der Woche trainiert er hart. Dennis hat schon immer ziemlich viel getrunken. Es ist bei ihm eine richtige Angewohnheit. Er trinkt mindestens 2 l pro Tag. »Wer viel trinkt, muss auch häufig zur Toilette« denken seine Eltern.

Die Diabetesanzeichen werden stärker

In den nächsten Wochen ändert sich aber etwas mit Dennis. Er ist oft unzufrieden mit sich und seinen Leistungen, ohne dass er es sich so richtig erklären kann. Da er ein sehr schweigsamer Junge ist, fällt das seinen Eltern nicht weiter auf. An einem Wochenende ist er mit Freunden unterwegs. Sie ha-

▼

ben einen Judowettkampf. Dennis fühlt sich ständig müde und schlapp. Er ist unlustig, hat keine Energie. Es ist ihm auch egal, ob er einen Wettkampf verliert oder gewinnt.

Beim Wiegen vor dem Wettkampf ist er ganz erschreckt. Sein Gewicht beträgt nur noch 33 kg. Obwohl er großen Durst hat, ständig trinkt und Urin lassen muss, klebt seine Zunge am Gaumen, die Lippen sind trocken und rissig und tun ihm weh. Seine Atmung ist vertieft und beschleunigt.

Am Sonntagabend zu Hause geht es ihm noch schlechter. Er hat nur noch Durst, aber wenn er getrunken hat, muss er sich sofort übergeben. Er geht ins Bett, schläft auch ein, wacht aber um 2 Uhr nachts wieder auf. Dennis weckt seine Eltern und sagt ihnen, er fühle sich so hundeelend, dass er glaube, sofort ins Krankenhaus zu müssen. Die Eltern sind sehr beunruhigt und fahren mit ihm in die Kinderklinik. Es ist 4 Uhr morgens.

Die Diagnose Diabetes wird gestellt

Die Ärztin in der Klinikaufnahme erkennt sofort, dass eine schwere Diabetesmanifestation bei Dennis vorliegt. Die Haut und Schleimhäute von Dennis sind stark ausgetrocknet, er atmet schnell und tief. Das Gewicht, das schon einmal über 37,0 kg lag, beträgt jetzt nur noch 32,4 kg. Damit hatte Dennis in kurzer Zeit über 10% seines Körpergewichts verloren. Die Ärztin sagt, dass der Gewichts-

verlust dem Flüssigkeitsverlust entspräche.

Der Blutglukosewert beträgt 739 mg/dl, Urin wird nicht mehr gelassen. Es liegt eine ausgeprägte Säuerung des Blutes vor. Die Diagnose der Ärztin lautet: diabetische Ketoazidose.

Der HbA_{1c}-Wert beträgt 14,6%. Dennis Bewusstseinszustand ist eine Mischung aus Schläfrigkeit und Aufgeregtheit. Wenn er gefragt wird, wie er heißt, kann er das zwar sagen, aber wo er ist, kann er nicht sicher sagen. Es geht ihm sehr, sehr schlecht.

Die Anfangsbehandlung mit Tropfinfusion

Schon in der Klinikaufnahme erhält Dennis eine Tropfinfusion. Auf der Station angekommen, wird auch eine Insulininfusion angelegt. Langsam, sehr langsam geht es Dennis besser. Nach sechs Stunden sind die Blutzuckerwerte von über 700 auf etwa 200 mg/dl abgesunken. Dennis schläft fest, fast den ganzen folgenden Tag. Zwei Tage lang bleibt er am Tropf. Er benötigt fast 2 Einheiten Insulin pro kg Körpergewicht, das heißt 60 Einheiten pro Tag. Zwei Tage lang bleibt er im Bett, dann darf er nach und nach immer längere Zeit aufstehen. Er fühlt sich wieder ganz gut. Sein Aussehen hat sich total verändert, er ist wieder der alte Dennis, sieht frisch aus, hat wieder eine straffe Haut und keine Ränder mehr um die Augen. Ab zweiten Behandlungstag kann er wieder essen. Er erhält morgens, mittags und abends eine Hauptmahlzeit, dazwischen kleine Zwischenmahlzeiten. Sein Gewicht beträgt immerhin wieder 36 kg. Der Insulinbedarf ist deutlich zurückgegangen. Er erhält etwa 1 Einheit pro kg Körpergewicht, das heißt etwa 36 Einheiten Insulin pro Tag. Die gesamte Insulintagesdosis hängt selbstverständlich von der Nahrungszufuhr ab.

Die intensivierte Insulintherapie beginnt

Die Ärzte auf der Station sagen ihm, dass er eine intensivierte Insulintherapie erhält. Morgens, mittags und abends vor den Hauptmahlzeiten injiziert er kurz wirkendes Insulin, das sie Mahlzeiteninsulin nennen. Morgens, mittags, abends und spät um 23 Uhr vor dem Schlafen spritzt er ein NPH-Verzögerungsinsulin, das sie Basalinsulin nennen. Wenn der Blutglukosewert sehr hoch ist, zum Beispiel über 180 mg/dl, fügen sie dem Mahlzeiteninsulin noch 1 oder 2 Einheiten kurz wirkendes Insulin hinzu, das sie Korrekturinsulin nennen.

Zunächst erhält Dennis 36 Einheiten Insulin pro Tag: morgens 10 Einheiten Normalinsulin als Mahlzeiteninsulin und 2 Einheiten NPH-Insulin als Basalinsulin, mittags 6 Einheiten Normalinsulin und 2 Einheiten NPH-Insulin, abends 8 Einheiten Normalinsulin und 1 Einheit NPH-Insulin, spät abends vor dem Schlafen 7 Einheiten NPH-Insulin. Insgesamt sind das 24 Einheiten Mahlzeiteninsulin und 12 Einheiten Basalinsulin.

Die Blutzuckerwerte schwanken während der ersten Behandlungswoche sehr. Sie liegen zwi-
▼

schen 100 und 250 mg/dl. Hohe Blutglukosewerte werden mit Korrekturinsulin ausgeglichen.

Erholungsphase: geringer Insulinbedarf während der ersten Monate des Diabetesverlaufs

Zehn Tage nach Beginn der Insulinbehandlung stabilisieren sich die Blutglukosewerte. Es treten jetzt auch Blutzuckerwerte unter 100, ja sogar unter 65 mg/dl auf. Darum muss die Insulintagesdosis nach und nach reduziert werden. Eine Woche später beträgt der Tagesbedarf nur noch 16 Einheiten. Nur abends spät injiziert Dennis noch 4 Einheiten Verzögerungsinsulin als Nachtbasalinsulin. Tagbasalinsulin erhält er in der Phase niedrigen Insulinbedarfs nicht mehr. Morgens, mittags und abends vor den drei Hauptmahlzeiten spritzt er 5, 3 und 4 Einheiten Normalinsulin als Mahlzeiteninsulin. Korrekturinsulin muss nur noch selten eingesetzt werden. Für 1 KE benötigt er morgens, mittags und abends sehr viel weniger als 1 Einheit Insulin. Insgesamt beträgt der Insulintagesbedarf weniger als 0,5 Einheiten pro kg Körpergewicht, d. h. weniger als 18 Einheiten. Dennis ist in die Erholungsphase gekommen.

12 Tage nach Behandlungsbeginn wird Dennis nach Hause entlassen. Vier Tage bleibt er noch zu Hause, dann geht er wieder zur Schule. Zwei Wochen nach Entlassung aus der Klinik stellt er sich mit seiner Mutter in der Diabetesambulanz vor. Dennis HbA$_{1c}$-Wert ist auf 10,2% gesunken. Der Kinderarzt ist sehr zufrieden, denn die Blutzuckerwerte liegen relativ sta-

bil zwischen 100 und 180 mg/dl. Die Insulintherapie hat sich seit der Entlassung aus der Kinderklinik nicht wesentlich verändert.

Im März ist der Diabetes bei Dennis entdeckt worden, im Sommer fährt er mit seinen Eltern vier Wochen lang, wie geplant, nach Frankreich. Während der Ferien am Meer ist sein Diabetes besonders gut eingestellt. Die Blutglukosewerte liegen nie über 140 mg/dl, manchmal sogar unter 65 mg/dl. Die Insulintagesdosis muss daher weiter vermindert werden.

Nacherholungsphase: Dennis hat kein eigenes Insulin mehr

Der November ist feucht und kalt. Dennis bekommt eine Nasennebenhöhlenentzündung. In der Schule gibt es viel Stress. Zum ersten Mal seit der Manifestation macht ihm der Diabetes wieder Schwierigkeiten. Der HbA$_{1c}$-Wert war im Sommer auf 7,2% abgesunken. Bei der letzten Vorstellung in der Diabetesambulanz beträgt er 8,6%. Kein Wunder, denn die Blutzuckerwerte liegen zwischen 120 und 260 mg/dl. Der Insulinbedarf ist deutlich angestiegen. Dennis und seine Eltern wollen es zunächst nicht wahrhaben. Sie erhöhen die Insulindosen nur sehr zögerlich. Der Ambulanzarzt ist jedoch für »Nägel mit Köpfen«. Er ist der Meinung, dass Dennis in die Nacherholungsphase gekommen ist.

Morgens benötigt er jetzt 2,0 Einheiten pro KE, das sind bei 4 KE zum Frühstück und 2 KE als Zwischenmahlzeit 12 Einheiten Mahlzeiteninsulin. Mittags benötigt er 1,0 Einheiten pro KE, das sind bei 4 KE zum Mittagessen und 2 KE zur Kaffeezeit 6 Einheiten Mahlzeiteninsulin. Zum Abendessen benötigt er 1,5 Einheiten pro KE, das sind bei 4 KE zum Abendessen und 2 KE zur Spätmahlzeit 9 Einheiten Mahlzeiteninsulin. Insgesamt sind das daher 27 Einheiten Mahlzeiteninsulin pro Tag.

Auch die Basalinsulindosis muss erhöht werden: abends spät vor dem Schlafen auf 9 Einheiten Nachtbasalinsulin. Morgens injiziert er 3 Einheiten NPH-Insulin, mittags 2 Einheiten NPH-Insulin als Tagbasalinsulin gemeinsam mit dem Mahlzeiteninsulin. Das sind insgesamt 14 Einheiten Basalinsulin pro Tag. Außerdem wird der Einsatz von Korrekturinsulin viel wichtiger. Häufig liegen die Blutzuckerwerte vor den Hauptmahlzeiten sehr hoch, weit über 180 mg/dl. Darum muss er dem Mahlzeiteninsulin immer wieder Korrekturinsulin hinzufügen. Spät abends und nachts sind die Blutzuckerwerte meist im gewünschten Bereich um 140 mg/dl.

Dennis, der jetzt 41 kg wiegt, erhält morgens 12 Einheiten Normalinsulin und 3 Einheiten NPH-Insulin, mittags 6 Einheiten Normalinsulin und 2 Einheiten NPH-Insulin, abends 9 Einheiten Normalinsulin und spätabends vor dem Schlafen 9 Einheiten NPH-Insulin. Insgesamt sind das 27 Einheiten Mahlzeiteninsulin und 14 Einheiten Basalinsulin. Dazu kommen noch 2 bis 4 Einheiten Korrekturinsulin. Sein Insulintagesbedarf beträgt also etwas mehr als 1 Einheit pro kg Körpergewicht. Dennis hat offenbar kein eigenes Insulin mehr und muss daher seinen gesamten Insulinbedarf injizieren.

Ein Jahr nach dem Auftreten des Diabetes, Dennis ist inzwischen 13 Jahre alt, fühlt er sich schon fast wie ein Diabetes-Profi. Er geht manchmal sogar ohne seine Eltern in die Diabetesambulanz und spricht mit seinem Kinderarzt über die Ergebnisse seiner intensivierten Insulintherapie. 6- bis 8-mal am Tag bestimmt er seinen Blutzuckerwert. Er balanciert die Werte geschickt mit Hilfe von Mahlzeiten-, Korrektur- und Basalinsulin aus. Der HbA$_{1c}$-Wert liegt zwischen 7,2 und 7,5%.

Dennis kommt in die Pubertät

Aber so ganz zufrieden ist Dennis nicht. Früh morgens hat er – wie viele Jugendliche in der Pubertät – häufiger mit hohen Blutzuckerwerten zu kämpfen, d. h. drei- bis viermal pro Woche liegt der Blutglukosewert nach dem Aufwachen, der Aufwachwert, über 200 mg/dl. Außerdem ist er nun viel unterwegs, zum Sport, auf Klassenfahrten und Feten usw. Jeder Tag ist anders, er wird durch die unterschiedlichsten Aktivitäten und Ereignisse bestimmt. Auch der Ablauf der Mahlzeiten ist nicht mehr so strukturiert wie eigentlich erforderlich. Er hat das berechtigte Bedürfnis nach sehr viel mehr Flexibilität im Tagesablauf.

Den Vorschlag seines Kinderdiabetologen, die intensivierte Insulintherapie mithilfe einer Insulinpumpe durchzuführen, findet er so interessant, dass er an einer Schulung zur Insulinpumpentherapie in der Klinik teilnimmt. Er lernt, wie eine Insulinpumpe angelegt und der Insulinkatheter ins Unterhautfettgewebe eingeführt und fixiert wird, wie und nach welchen Regeln das Insulin aus der Pumpe abgerufen wird und welche Sicherheitsmaßnahmen wichtig sind.

Nach kurzer Eingewöhnungszeit ist Dennis sicher, dass er seine Insulinpumpe behalten will. Seine Aufwachwerte morgens sind jetzt sehr viel besser, weil die Pumpe in den frühen Morgenstunden, während Dennis noch schläft, passend zu seinem Bedarf mehr Insulin abgibt. Im Lauf des Tages braucht Dennis nur noch per Knopfdruck sein Mahlzeiteninsulin abzurufen, wenn er etwas essen möchte. Auch die Gabe von Korrekturinsulin ist viel einfacher geworden. Die Insulintagesdosis ist um etwa 10% gesunken. Das Verhältnis zwischen Mahlzeiten- und Basalinsulin hat sich kaum geändert.

- Somit hat Dennis jetzt die zwei möglichen Formen der intensivierten Insulintherapie kennengelernt: die Insulintherapie mit täglich mehreren Insulininjektionen mithilfe einer Insulinspritze oder eines Insulinpens, die man auch als ICT, d. h. intensivierte konventionelle Insulintherapie (*intensified conventional insulin therapy*), bezeichnet.
- die Insulintherapie mit einer Insulinpumpe, die man auch als Insulinpumpentherapie oder CSII, d. h. kontinuierliche subkutane Insulininfusion (*continuous subcutaneous insulin infusion*) bezeichnet.

◘ Abb. 5.6 Lena (13) und ihre Freundin freuen sich über die neue Foto-Love-Story.

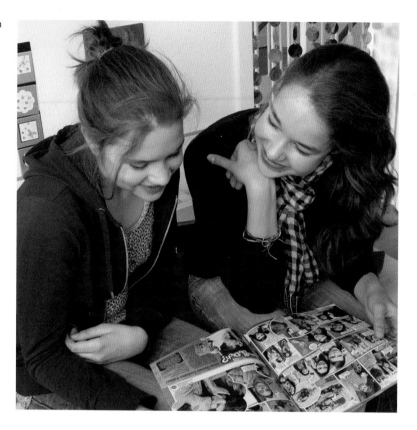

Hilfen zur Umsetzung der intensivierten Insulintherapie im Alltag

Als Hilfe für die Umsetzung der intensivierten Insulintherapie mit täglich mehreren Insulininjektionen mit der Insulinspritze oder dem Insulinpen (ICT) einerseits und der Insulinpumpe (CSII) andererseits haben wir für Eltern und ihre Kinder mehrere Bögen entwickelt, die sich in der Praxis bereits sehr bewährt haben:

1. einen Insulindosierungsbogen für die intensivierte Insulintherapie mit einer Insulinspritze oder einem Insulinpen (ICT) (◘ Abb. 5.7)
2. einen Insulindosierungsbogen für die intensivierte Insulintherapie mit einer Insulinpumpe (CSII) (◘ Abb. 5.14)
3. einen Stoffwechselübungsbogen (◘ Abb. 5.10) und einen dazugehörigen Erklärungsbogen (◘ Abb. 5.11) für die intensivierte Insulintherapie mit einer Insulinspritze oder einem Insulinpen (ICT)

Der Insulindosierungsbogen für die Intensivierte Insulintherapie mit einer Insulinspritze oder einem Insulinpen (ICT) (◘ Abb. 5.7) enthält die Richtwerte der intensivierten Insulintherapie, die individuell für jedes Kind festgelegt werden. Der Bogen wird gemeinsam vom Arzt, dem Kind oder Jugendlichen und seinen Eltern während der ambulanten Beratung besprochen, aktualisiert und ausgefüllt. In diesen Bogen fließen das Wissen des Arztes und die aktuellen Erfahrungen der Familie ein. Wichtig ist, dass die Angaben im Dosierungsbogen immer wieder neu diskutiert und an die Entwicklung des Kindes angepasst, d.h. aktualisiert werden.

ICT						Insulindosierungsbogen
Name:		Gewicht:	Kg	Arzt:		Datum:
		morgens	**mittags**	**abends**	**spät**	
Mahlzeiten-insulin	Deine Standard-KE-Verteilung					
	Für eine KE spritzt Du (Einheiten Insulin)					
	Deine Standarddosis Mahlzeiteninsulin					
Korrektur-insulin	Eine Einheit Kurzzeitinsulin senkt den Blutzucker um (mg/dl)					
	Dein Blutglukosezielwert (mg/dl)					
Basal-insulin	Deine Standarddosis Basalinsulin (Einheiten)					

Mahlzeiteninsulin: ....

Tagbasalinsulin: ....

Nachtbasalinsulin: ....

Vorbeugung Hypoglykämie

< 100 mg/dl _____ KE

< 80 mg/dl _____ KE

< 60 mg/dl _____ KE

■ **Wie wird der Insulindosierungsbogen für die Intensivierte Insulintherapie mit einer Insulinspritze oder einem Insulinpen (ICT) ausgefüllt? (◻ Abb. 5.7)**

Zunächst werden der Name des Kindes, sein aktuelles Gewicht, der Ambulanzarzt, mit dem der Bogen erörtert wird, und das aktuelle Datum eingetragen. Dann beginnen die Überlegungen zur Ermittlung der Mahlzeiten- und Korrekturinsulindosis sowie der Tag- und Nachtbasalinsulindosis.

In die erste Reihe wird die Standard-KE-Verteilung für die drei Hauptmahlzeiten eingetragen. Wenn feste Zwischenmahlzeiten hinzukommen, werden sie daneben geschrieben. Es sollten dabei die KE-Mengen eingetragen werden, die den üblichen Mahlzeiten des Kindes entsprechen.

In die zweite Reihe wird die Insulinmenge eingetragen, die für 1 KE injiziert werden muss. Zunächst für die Injektionen vor den drei Hauptmahlzeiten morgens, mittags und abends, aber auch für die Zeit spät abends. Denn es kommt immer wieder vor, dass auch sehr spät wegen eines Festes oder einer Party eine Mahlzeit eingenommen wird. Die Zahlen der ersten und zweiten Reihe werden miteinander multipliziert. Das Ergebnis wird in die dritte Reihe eingetragen. Es entspricht der Dosis des Mahlzeiteninsulins.

Die nächsten Überlegungen gelten der Ermittlung der Korrekturinsulindosis. In die vierte Reihe wird eingetragen, um wie viel mg/dl der Blutglukosewert nach Injektion von 1 Einheit Normalinsulin oder schnell wir-

◻ **Abb. 5.7** Der Insulindosierungsbogen für die intensivierte Insulintherapie mit einer Insulinspritze oder einem Insulinpen (ICT).

kendem Analogon gesenkt wird. Die Blutglukoseabsenkung durch eine Einheit Insulin, die morgens, mittags, abends und spät erhebliche Unterschiede aufweist, ist auch individuell sehr verschieden (◨ Abb. 5.4).

Um mithilfe der Blutglukoseabsenkung die richtige Korrekturinsulindosis zu ermitteln, muss man genau wissen, welcher Blutglukosezielwert morgens, mittags, abends und spät angestrebt werden soll. Die gewünschten Blutglukosezielwerte werden daher in die fünfte Reihe eingetragen.

Die letzte Reihe ist für das Basalinsulin vorgesehen. Eingetragen wird, wie viel Tagbasalinsulin morgens, mittags und abends und wie viel Nachtbasalinsulin spät injiziert werden soll. In die unterste Reihe des Insulindosierungsbogens werden links die aktuell verwendeten Insulinpräparate (Mahlzeiteninsulin, Korrekturinsulin, Tagbasalinsulin und Nachtbasalinsulin) eingetragen, rechts die zusätzlichen KE vor dem Schlafen bei Blutglukosewerten unter 100, 80 und 60 mg/dl.

Kinderleben

Zwischenmahlzeiten

Kinder benötigen kleine Zwischenmahlzeiten: morgens während der Schulzeit die Pausenbrote, auch selten einmal nachmittags und kurz vor dem Schlafen. Wie können Sie einen zu starken Blutglukoseanstieg nach diesen Zwischenmahlzeiten verhindern? Im Gegensatz zu Erwachsenen oder älteren Jugendlichen ist es für Kinder nicht zumutbar, vor jeder Zwischenmahlzeit Mahlzeiteninsulin zu berechnen und zu injizieren. Das sollten ihre Eltern nur ausnahmsweise machen, wenn eine sehr große Zwischenmahlzeit auf dem Programm steht, zum Beispiel nachmittags ein Stück Geburtstagstorte oder ein großer Eisbecher.

Die regelmäßigen Zwischenmahlzeiten werden, wenn sie zeitlich nicht zu weit von der Hauptmahlzeit entfernt sind, noch durch das Normalinsulin als Mahlzeiteninsulin abgedeckt, das zur vorausgegangenen Hauptmahlzeit gespritzt wurde. Das Insulin für das Schulbrot in der ersten großen Pause wird z. B. zusammen mit dem Mahlzeiteninsulin zum Frühstück gespritzt. Ebenso kann das Insulin für eine kleine Mahlzeit am Nachmittag bereits mit der Injektion zum Mittagessen gegeben werden. Zeitlich später liegende Zwischenmahlzeiten, zum Beispiel das zweite Schulbrot vormittags gegen 11 Uhr, werden in der Regel durch das morgens injizierte Tagbasalinsulin mit abgedeckt. Wenn z. B. nachmittags 6 KE Speiseeis gegessen werden soll, muss selbstverständlich für diese Zwischenmahlzeit entsprechend viel schnell wirkendes Insulinanalogon injiziert werden.

Wenn als Mahlzeiteninsulin immer ein schnell wirkendes Insulinanalogon verwendet wird, reicht seine Wirkungsdauer nicht aus, um die Zwischenmahlzeiten abzudecken. Entweder muss in dieser Situation eine kleine Menge schnell wirkendes Insulinanalogon vor der Zwischenmahlzeit gespritzt werden oder die Verzögerunginsulindosis der vorangehenden Hauptmahlzeit muss entsprechend erhöht werden.

ICT		Insulindosierungsbogen			
Name: Heike K. (11 J.) Gewicht: 34 Kg Arzt: Dr. Grün				Datum: 12.1.2016	
		morgens	mittags	abends	spät
Mahlzeiteninsulin	Deine Standard-KE-Verteilung	4 1 1	4 1	4 1	0
	Für eine KE spritzt Du (Einheiten Insulin)	1,0	0,5	0,75	0,25
	Deine Standarddosis Mahlzeiteninsulin	5	2,5	3,5	0
Korrekturinsulin	Eine Einheit Kurzzeitinsulin senkt den Blutzucker um (mg/dl)	50	70	60	90
	Dein Blutglukosezielwert (mg/dl)	100	100	100	130
Basalinsulin	Deine Standarddosis Basalinsulin (Einheiten)	0	0	0	5

Mahlzeiteninsulin: Normalinsulin
Tagbasalinsulin: Ø
Nachtbasalinsulin: NPH-Insulin

Vorbeugung Hypoglykämie
< 100 mg/dl ___1___ KE
< 80 mg/dl ___1,5___ KE
< 60 mg/dl ___2___ KE

◻ **Abb. 5.8** Insulindosierungsbogen (ICT) für Heike.

Der Insulindosierungsbogen (ICT) von Heike (11 Jahre) (◻ Abb. 5.8)

Heike ist 11 Jahre alt. Sie hat seit einem Jahr Diabetes und weist noch eine deutliche eigene Insulinproduktion auf. Ihr Insulinbedarf beträgt 16 Einheiten täglich bei einem Körpergewicht von 34 kg. Der Insulintagesbedarf liegt daher unter 0,5 Einheiten pro kg Körpergewicht. Heike befindet sich noch in der Erholungsphase.

Heikes Mahlzeiteninsulin

Als Mahlzeiteninsulin verwendet Heike Normalinsulin. Ihre Standard-KE-Verteilung wird mit 4/1/1/4/1/4/1 angenommen. Heike meint, das sei etwa passend. Manchmal hat sie mehr Hunger und isst mehr KE. Sie kann das machen, wenn sie entsprechend

mehr Mahlzeiteninsulin spritzt. Da ihre Bauchspeicheldrüse noch selbst Insulin zur Verfügung stellt, injiziert sie sich nur wenig Normalinsulin pro KE vor den Hauptmahlzeiten: morgens etwa 1,0 Einheit, mittags 0,5 und abends 0,75 Einheiten pro KE. Heike weiß, dass die Insulinwirksamkeit abends spät und nachts besonders ausgeprägt ist. Darum rechnet sie spät mit 0,25 Einheiten pro KE.

Um die Gesamtdosis des Mahlzeiteninsulins zu berechnen, multipliziert sie die KE-Menge mit dem in die 2. Reihe eingetragenen Wert. Heike multipliziert daher die 4 KE zum Frühstück und die 1 KE der ersten Zwischenmahlzeit in der Schule mit 1,0 (5 x 1 = 5) und erhält 5 Einheiten Mahlzeiteninsulin. Die 1 KE für die zweite Zwischenmahlzeit wird von dem Insu

lin abgedeckt, das Heike noch selbst bildet. Bei der Berechnung des Mahlzeiteninsulins kommt Heike mittags auf 2,5 Einheiten und abends abgerundet auf 3,5 Einheiten. Wenn sie mehr oder auch weniger essen will, was jeder Zeit möglich ist, muss sie entsprechend mehr oder weniger Insulin berechnen und spritzen.

Heikes Korrekturinsulin

Für die Berechnung der Korrekturinsulindosis muss Heike wissen, um wie viel mg/dl ihr Blutzucker gesenkt wird, wenn sie 1 Einheit Normalinsulin spritzt. Sie weiß, dass die Glukoseabsenkung auch bei ihr tageszeitlich sehr unterschiedlich ist. Morgens beträgt die Absenkung bei ihr 50 mg/dl, mittags deutlich mehr: 70 mg/dl, abends wieder etwas weniger:

▼

60 mg/dl, spät abends vor dem Schlafen sehr viel mehr: 90 mg/dl.

Um die richtige Dosis des Korrekturinsulins zu ermitteln, muss Heike wissen, auf welchen Wert sie den Blutzuckerspiegel nach dem Frühstück korrigieren will. Sie weiß, dass ihre Zielwerte auch tageszeitlich unterschiedlich zu beurteilen sind. Morgens nach dem Frühstück will sie möglichst nicht weniger als 100 mg/dl haben. Darum fühlt sie sich zu diesem Zeitpunkt bei einem Zielwert von 100 mg/dl sicher. Mittags vor dem Essen ist sie sowieso oft ziemlich niedrig. Darum ist sie mit einem Zielwert von 100 mg/dl ebenfalls zufrieden. Vor dem Abendessen geht der Blutzuckerwert oft wieder in die Höhe. Sie wählt auch hier 100 mg/dl als Zielwert.

Sehr vorsichtig muss sie spät abends sein. Vor Beginn der Nacht fühlt sie sich nur sicher, wenn ihr Zielwert bei 130 mg/dl liegt. Sie will keine nächtliche Unterzuckerung riskieren. Wenn Heikes Mutter hin und wieder nachts den Blutzucker kontrolliert, ist sie zufrieden, wenn er um 120 mg/dl liegt. Wenn die Blutglukosewerte spät abends oder nachts unter 100 mg/dl liegen, muss Heike zusätzliche KE zu sich nehmen. Nach ihren eigenen Erfahrungen braucht sie zusätzlich 1 KE bei Werten unter 100 mg/dl, 1,5 KE bei Werten unter 80 und 2 KE bei Werten unter 60 mg/dl.

Heikes Basalinsulin

Wie viel Tag- bzw. Nachtbasalinsulin soll Heike spritzen? Da sie noch in der Erholungsphase ist, benötigt sie morgens, mittags und abends kein Tagbasalinsulin. Spät abends vor dem Schlafen injiziert sie 5 Einheiten NPH-Verzögerungsinsulin als Nachtbasalinsulin. Bei dieser Dosis liegt ihr Aufwachwert im gewünschten Bereich um 120 mg/dl. Das wird sich ändern, wenn ihre eigene Insulinproduktion geringer wird und eines Tages ganz erlischt. Dann muss sie die Nachtbasalinsulindosis erhöhen und sicher auch morgens und mittags, evtl. auch zum Abendessen, Tagbasalinsulin injizieren.

ICT		Insulindosierungsbogen			
Name: *Marcel L. (16 J.)* Gewicht: *60* Kg		Arzt: *Dr. Graf*		Datum: *13.1.2016*	
		morgens	**mittags**	**abends**	**spät**
Mahlzeiten- insulin	Deine Standard- KE-Verteilung	*4 2 2*	*6 2*	*6 1*	*0*
	Für eine KE spritzt Du (Einheiten Insulin)	*2,5*	*1,5*	*2,0*	*0,5*
	Deine Standarddosis Mahlzeiteninsulin	*15*	*12*	*14*	*0*
Korrektur- insulin	Eine Einheit Kurzzeitinsulin senkt den Blutzucker um (mg/dl)	*30*	*50*	*40*	*70*
	Dein Blutglukosezielwert (mg/dl)	*100*	*100*	*100*	*130*
Basal- insulin	Deine Standarddosis Basalinsulin (Einheiten)	*6*	*4*	*0*	*12*

Mahlzeiteninsulin: *Normal/schnelles Analoginsulin*
Tagbasalinsulin: *NPH-Insulin*
Nachtbasalinsulin: *Levemir*

Vorbeugung Hypoglykämie
< 100 mg/dl ___*1,5*___ KE
< 80 mg/dl ___*2,0*___ KE
< 60 mg/dl ___*2,5*___ KE

◘ **Abb. 5.9** Insulin- dosierungsbogen (ICT) für Marcel.

Der Insulindosierungsbogen (ICT) von Marcel (16 Jahre) (◘ Abb. 5.9)

Marcel ist 16 Jahre alt. Er hat schon seit acht Jahren Diabetes. Sein Insulinbedarf beträgt 63 Einheiten täglich bei einem Gewicht von 60 kg. Er benötigt daher etwas mehr als 1,0 Einheiten pro kg Körpergewicht. Marcel befindet sich seit langem in der Nacherholungsphase.

Marcels Mahlzeiteninsulin

Auch Marcel injiziert Normalinsulin als Mahlzeiteninsulin. Da er selbst kein Insulin mehr produziert, benötigt er pro KE viel mehr Insulin als Heike: morgens 2,5 Einheiten, mittags 1,5 und abends 2,0, in der Nacht dagegen nur 0,5 Einheiten. Die Standard-KE-Verteilung sieht bei Marcel so aus: 4/2/2/6/2/6/1. Auch Marcel bezieht seine regelmäßigen Zwischenmahlzeiten in die Berechnung des Mahlzeiteninsulins der vorangehenden Hauptmahlzeit ein. Die zweite Zwischenmahlzeit

morgens wird durch das NPH-Insulin am Morgen mit abgedeckt. Er spritzt morgens 15 Einheiten Normalinsulin als Mahlzeiteninsulin, mittags 12 und abends 14 Einheiten.

Marcels Korrekturinsulin

Bei der Injektion einer Einheit Normalinsulin wird der Blutglukosewert bei Marcel morgens um etwa 30 mg/dl gesenkt, mittags um 50, abends um 40, spät abends um 70 mg/dl. Auch Marcel vermeidet früh morgens nach dem Aufwachen Blutzuckerwerte unter 100 mg/dl, weil sie darauf hinweisen würden, dass eventuell nachts eine Hypoglykämie aufgetreten ist. Darum liegt sein gewünschter Aufwachwert um 120 mg/dl. Vor dem Frühstück, vor dem Mittagessen und vor dem Abendessen ist er mit Werten um 100 mg/dl zufrieden (Blutglukosezielwerte). Spät abends vor dem Schlafen ist er sehr vorsichtig. Er möchte ruhig schlafen, ohne

Angst vor einer nächtlichen Unterzuckerung zu haben. Darum liegt sein Blutglukosezielwert vor Beginn der Nacht bei 130 mg/dl.

Wenn spät abends oder nachts der Blutzuckerspiegel unter 100 mg/dl absinkt, muss er etwas essen, um einer Hypoglykämie vorzubeugen: bei Werten unter 100 mg/dl isst er 1,5 KE, bei Werten unter 80 mg/dl 2,0 KE, bei Werten unter 60 mg/dl 2,5 KE. Sicher ist sicher! Liegen die Blutzuckerwerte zwischen den Hauptmahlzeiten deutlich über den Zielwerten, kann Marcel als Korrekturinsulin schnell wirkendes Analoginsulin injizieren.

Marcels Basalinsulin

Marcel spritzt morgens 6 und mittags 4 Einheiten NPH-Insulin als Tagbasalinsulin. Abends um 18 Uhr injiziert er kein Tagbasalinsulin, weil er spät abends vor Beginn der Nacht nicht zu niedrig liegen will. Zur Nacht injiziert er als Nachtbasalinsulin 12 Einheiten Levemir.

ICT							Stoffwechselübungsbogen		
Name:		Datum:				Wochentag:			
Tageszeit		**morgens**		**mittags**		**abends**		**spät**	**nachts**
Uhrzeit									
Mahlzeiten-insulin	**KE**								
	E								
Korrektur-insulin	**BG**								
	E								
körperliche Aktitität	**E**								
Mahlzeiten- und Korrekturinsulin	**E**								
Basalinsulin	**E**								

◨ **Abb. 5.10** Stoffwechselübungsbogen für die intensivierte Insulintherapie mit einer Insulinspritze oder einem Insulinpen (ICT).

ICT						Stoffwechselübungsbogen
Name:		Datum:		Wochentag:		
Tageszeit		**morgens**	**mittags**	**abends**	**spät**	**nachts**
Uhrzeit		Hier trägst Du die Uhrzeit ein.				
Mahlzeiten-insulin	**KE**	Hier trägst Du die Zahl der KE ein, die Du essen willst.				
		Hier trägst Du ein, wieviel Mahlzeiteninsulin Du um diese Zeit für eine KE brauchst.				
	E	Hier trägst Du ein, wieviel Mahlzeiteninsulin Du spritzt. Multipliziere die beiden oberen Zahlen.				
Korrektur-insulin	**BG**	Hier trägst Du Deinen aktuellen Blutzuckerwert ein.				
		Hier trägst Du ein, um wieviel mg/dl eine Einheit Korrekturinsulin Deinen Blutzucker senkt.				
	E	Hier trägst Du ein, wieviele Einheiten Korrekturinsulin Du mehr oder weniger spritzen willst.				
körperliche Aktitität		Hier trägst Du ein, ob Du keinen (-),wenig (+), viel (++) oder sehr viel (+++) Sport treiben willst.				
	E	Hier trägst Du ein, wieviel Korrekturinsulin Du bei Sport weniger oder bei Ruhe mehr spritzen willst.				
Mahlzeiten- und Korrekturinsulin	**E**	Hier trägst Du ein, wieviel Kurzzeitinsulin Du als Mahlzeiten- und Korrekturinsulin spritzen willst.				
Basalinsulin	**E**	Hier trägst Du ein, wieviel Basalinsulin Du um diese Zeit spritzen willst.				

◨ **Abb. 5.11** So werden die verschiedenen Kästchen des Stoffwechselübungsbogens für die intensivierte Insulintherapie mit einer Insulinspritze oder einem Insulinpen (ICT) ausgefüllt.

- Der Stoffwechselübungsbogen für die intensivierte Insulintherapie mit einer Insulinspritze oder einem Insulinpen (ICT) (◨ Abb. 5.10)

Er ist nichts anderes als ein sehr ausführlicher Insulindosierungsbogen für einen Tag. Alle Behandlungsmaßnahmen und Stoffwechselergebnisse eines Tages können in den Stoffwechselübungsbogen eingetragen werden. Mithilfe dieses Übungsbogens wird den Eltern und Kindern das Prinzip der intensivierten Insulintherapie während der Diabetesschulung erläutert. Dabei kann überprüft und geübt werden, ob sich die im Insulindosierungsbogen vorgeschlagenen Richtwerte für die Dosierung des Mahlzeiten-, Korrektur-, Tag- und Nachtbasalinsulins im Alltag bewähren.

Diabetesberaterinnen, die während der Schulungen mit diesem Übungsbogen arbeiten, sind überzeugt, dass die Eltern und Kinder durch diese Art von Training auf dem Gebiet der Insulinbehandlung enorm viel lernen und zum wahren »Insulinprofi« werden können.

- Wie wird der Stoffwechselübungsbogen für die intensivierte Insulintherapie mit der Insulinspritze oder dem Insulinpen (ICT) ausgefüllt? (◨ Abb. 5.11)

Der Stoffwechselübungsbogen ist ähnlich aufgebaut wie der Insulindosierungsbogen. In ◨ Abb. 5.11 wird genau beschrieben, wie die verschiedenen Kästchen des Stoffwechselübungsbogens ausgefüllt werden.

Nebeneinander werden die verschiedenen Uhrzeiten eingetragen. Untereinander folgen die Berechnungen der Dosis des Mahlzeiteninsulins und des Korrekturinsulins. Auch die körperliche Aktivität kann in die Ermittlung der Insulindosis einbezogen werden. Dazu finden Sie in ▸ Kap. 7 einige Beispiele. Weiter unten wird die Summe aus Mahlzeiten- und Korrekturinsulin eingetragen. Ganz unten wird die Menge des Tag- und Nachtbasalinsulins notiert.

Um den Stoffwechselübungsbogen besser zu verstehen, sollen wieder zwei Beispiele vorgestellt werden. Das erste Beispiel (◨ Abb. 5.12) bezieht sich auf den Insulindosierungsbogen von Heike (◨ Abb. 5.8), das zweite Beispiel (◨ Abb. 5.13) auf den Insulindosierungsbogen von Marcel (◨ Abb. 5.9).

ICT											Stoffwechselübungsbogen		
Name: Heike K. (11J.)				Datum: 20.1.2016					Wochentag: Mittwoch				
Tageszeit		morgens			mittags			abends		spät			nachts	
Uhrzeit		7^{00}	9^{00}	11^{30}	13^{00}	15^{30}	17^{00}	18^{30}	20^{30}	23^{00}			1^{00}	
Mahlzeiten-insulin	KE	4	1	1	4	1	+2	4	1	+1				
		1,0			0,5	↑		0,75		↑				
	I.E.	5			2,5			3,5						
Korrektur-insulin	BG	80			160		60	160		80			130	
		50			70			60		90			90	
	I.E.	−1			+1			+1		/			/	
Körperliche Aktitität		/			/			⌐						
	I.E.	/			/			⌐						
Mahlzeiten- und Korrekturinsulin	I.E.	4			3,5			4,5		/				
Basalinsulin	I.E.	0			0			0		5				

◻ **Abb. 5.12** Stoffwechselübungsbogen (ICT) von Heike.

Der Stoffwechselübungsbogen (ICT) von Heike (◻ Abb. 5.12)

Wie viel Insulin spritzt Heike am Morgen?

Morgens um 7 Uhr isst Heike 4 KE, in der Schule um 9 Uhr und um 11.30 Uhr je eine KE: um 7 und 9 Uhr also zusammen 5 KE. Daraus ergibt sich eine Mahlzeiteninsulindosis von 5 Einheiten (5 × 1,0 = 5). Die KE-Menge in der zweiten großen Pause wird durch das Insulin abgedeckt, das Heike noch selbst bildet.

Der Blutglukosewert beträgt um 7 Uhr nur 80 mg/dl. Da Heikes Aufwach-Wunschwert 120 mg/dl ist und eine Einheit Insulin ihren Blutzuckerwert um etwa 50 mg/dl senkt, zieht sie von der Mahlzeiteninsulindosis 1 Einheit Korrekturinsulin ab, um den Blutglukoseziel-wert von 100 mg/dl zu erreichen.

In der Schule hat sie keinen Sportunterricht. Daher geht die körperliche Aktivität an diesem Tag nicht in die Berechnung des Mahlzeiteninsulins ein. Heike injiziert

daher morgens 5−1 = 4 Einheiten Normalinsulin (Mahlzeiteninsulin–Korrekturinsulin).

Heikes Insulindosis mittags

Mittags hat Heike großen Hunger. Darum isst sie 4 KE. Für den Nachmittag hat sie 1 KE eingeplant. Daraus ergeben sich insgesamt 5 KE, für die sie 2,5 Einheiten Mahlzeiteninsulin benötigt (5 × 0,5 = 2,5). Da der Blutglukosewert 160 mg/dl beträgt und damit 60 mg/dl über ihrem Zielwert von 100 mg/dl liegt, fügt sie dem Mahlzeiteninsulin 1 Einheit Korrekturinsulin hinzu. Endgültig injiziert sie daher 2,5 + 1,0 = 3,5 Einheiten Normalinsulin.

Heikes Insulindosis abends

Um 17 Uhr fühlt sich Heike etwas flau. Der Blutglukosewert beträgt nur 60 mg/dl. Damit er nicht weiter absinkt, isst sie 2 zusätzliche KE. Das war vielleicht etwas zu viel, denn um 18.30 Uhr liegt der Blutzucker bei 160 mg/dl. Heike will 4 KE zum

Abendbrot essen und vor dem Schlafen um 20:30 Uhr eine weitere KE, also insgesamt 5 KE. Daraus ergeben sich abgerundet 3,5 Einheiten Mahlzeiteninsulin (5 × 0,75 ≅ 3,5). Den Blutglukosewert von 160 mg/dl korrigiert sie auf den Zielwert von 100 mg/dl mit 1 Einheit Korrekturinsulin. Sie spritzt daher vor dem Abendessen 4,5 Einheiten Normalinsulin.

Das war wohl etwas zu viel, denn um 23 Uhr messen Heikes Eltern einen Blutglukosewert von 80 mg/dl. Und das ist für die Nacht zu niedrig. Aus Furcht vor einer nächtlichen Hypoglykämie nimmt Heike darum 1 KE zusätzlich. Dann spritzen sie wie üblich 5 Einheiten NPH-Insulin als Nachtbasalinsulin. Sicherheitshalber kontrollieren die Eltern um 1 Uhr noch einmal den Blutzuckerwert. Er liegt bei 130 mg/dl. Damit sind sie beruhigt.

Wie die körperliche Aktivität berücksichtigt werden kann, wird in ► Kap. 7 genauer erläutert.

ICT									Stoffwechselübungsbogen		
Name: Marcel L. (16 J)				Datum: 26.1.2016					Wochentag: Dienstag		
Tageszeit		morgens			mittags			abends		spät	nachts
Uhrzeit		7⁰⁰	9³⁰	11³⁰	13³⁰	15⁴⁰	16²⁰	18³⁰	20³⁰	23⁰⁰	
Mahlzeiten-insulin	KE	4	2	2	6	+2	2	6	1		
		2,5			1,5	↑		2,0			
	I.E.	15			12	(		14			
Korrektur-insulin	BG	220		70	90	50	110	140		150	
		30			50			40		70	
	I.E.	+4			/			/		/	
Körperliche Aktitität	I.E.	/			/			/		/	
Mahlzeiten- und Korrekturinsulin	I.E.	19			12			14		0	
Basalinsulin	I.E.	6			4			/		12	

◻ **Abb. 5.13** Stoffwechselübungsbogen (ICT) von Marcel.

Der Stoffwechselübungsbogen (ICT) von Marcel (◻ Abb. 5.13) Wie viel Insulin spritzt Marcel an diesem Morgen?

Morgens um 7 Uhr isst Marcel 4 KE. Da er in der ersten großen Pause um 9.30 Uhr 2 KE essen will, spritzt er 15 Einheiten Normalinsulin als Mahlzeiteninsulin (6 × 2,5 = 15). Sein Blutglukoseaufwachwert ist mit 220 mg/dl sehr hoch. Da die Blutglukoseabsenkung zu dieser Zeit bei ihm etwa 30 mg/dl beträgt, fügt er 4 Einheiten Korrekturinsulin zum Mahlzeiteninsulin hinzu. Insgesamt spritzt er daher 15 + 4 = 19 Einheiten Normalinsulin, außerdem 6 Einheiten NPH-Insulin als Tagbasalinsulin. Gegen 11 Uhr fühlt er sich matt und hungrig, sein Blutglukosewert beträgt nur 70 mg/dl. Es wird höchste Zeit, dass er seine vorgesehenen 2 KE isst, um einer Hypoglykämie vorzubeugen.

Marcels Insulindosis mittags

Mittags beträgt der Blutzucker-wert 90 mg/dl. Marcel hat großen Hunger und isst seine 6 KE. Nachmittags möchte er weitere 2 KE essen. Darum benötigt er für 6 + 2 = 8 KE 12 Einheiten Normal-insulin (8 × 1,5 = 12). Außerdem spritzt Marcel noch 4 Einheiten NPH-Insulin als Tagbasalinsulin.

Gegen 15.30 Uhr spürt Marcel Unterzuckerungsanzeichen. Sein Wert beträgt 50 mg/dl. Er trinkt 2 KE Cola, damit er sich schnell wieder besser fühlt. Um 16 Uhr misst er 110 mg/dl. Damit sein Blutzuckerwert nicht wieder zu sehr absinkt, isst er wie vorgesehen 2 KE. Um sicherzugehen, dass diese 2 KE ausreichend waren, bestimmt er um 17 Uhr noch einmal seinen Blutzuckerwert. Er liegt wie um 16 Uhr bei 110 mg/dl. Damit ist er zufrieden.

Marcels Insulindosis abends

Abends isst Marcel 6 KE. Für die Zeit vor dem Fernseher zwischen 20 und 22 Uhr ist noch 1 KE einge-plant. Diese KE von 20.30 Uhr nimmt er mit in die Berechnung der Mahlzeitinsulindosis hinein: 6 + 1 = 7 KE (7 × 2 = 14). 14 Ein-heiten Mahlzeiteninsulin werden injiziert. Da sein Blutzuckerwert um 18 Uhr 140 mg/dl beträgt, korrigiert er seine Dosis nicht. Also spritzt er 14 Einheiten Normalin-sulin.

Um 23 Uhr beträgt der Blut-zuckerwert 150 mg/dl. Marcel injiziert 12 Einheiten Levemir als Nachtbasalinsulin und schläft be-ruhigt ein.

Insulinpumpentherapie (CSII)							Insulindosierungsbogen

Name: Gewicht: .... kg   Arzt/Ärztin: Datum:

Tageszeit	frühmorgens	1. Frühstück	2. Frühstück	Mittagessen	nachmittags	Abendessen	spät	nachts
Zeitfenster	3:00 - 6:00	6:00 - 9:00	9:00 - 11:00	11:00 - 14:00	14:00 - 17:00	17:00 - 20:00	20:00 - 23:00	23:00 - 3:00
Änderungen des Zeitfensters								

Mahlzeiteninsulin	Deine Standard-KE-Verteilung							
	Deine Insulineinheiten pro KE							
	Dein Standardbolus Mahlzeiteninsulin (I.E.)							
Korrekturinsulin	Eine Einheit Insulin senkt um (mg/dl)							
	Dein Blutglukosezielwert (mg/dl)							

Basalinsulin – Einheiten Insulin pro Stunde

Uhrzeit von - bis:	3:00–4:00	4:00–5:00	5:00–6:00	6:00–7:00	7:00–8:00	8:00–9:00	9:00–10:00	10:00–11:00	11:00–12:00	12:00–13:00	13:00–14:00	14:00–15:00	15:00–16:00	16:00–17:00	17:00–18:00	18:00–19:00	19:00–20:00	20:00–21:00	21:00–22:00	22:00–23:00	23:00–24:00	24:00–1:00	1:00–2:00	2:00–3:00
Datum:																								
Datum:																								
Datum:																								

Insulin:

Insulinpumpe:

Insulinkatheter:

Summe Mahlzeiteninsulin:...................

Summe Korrekturinsulin:......................

Summe Basalinsulin:...............................

Vorbeugung Hypoglykämie:

BG< 100 mg/dl + ...KE

BG< 80 mg/dl + ...KE

BG< 60 mg/dl + ...KE

◘ **Abb. 5.14** Insulindosierungsbogen bei der intensivierten Insulintherapie mit der Insulinpumpe (CSII).

- **Der Insulindosierungsbogen bei der intensivierten Insulintherapie mit einer Insulinpumpe (CSII) (◘ Abb. 5.14)**

Der Insulindosierungsbogen für die intensivierte Insulintherapie mit einer Insulinpumpe (CSII) gleicht im Prinzip dem bei der intensivierten Insulintherapie mit einer Insulinspritze oder einem Insulinpen (ICT) (◘ Abb. 5.7).

Zunächst werden der Name des Kindes oder des Jugendlichen, sein Körpergewicht, der behandelnde Arzt und das Datum eingetragen. In den folgenden drei Zeilen sind die Tageszeiten und die dazu gehörigen Zeitfenster notiert.

Im Unterschied zum Insulindosierungsbogen bei der ICT, der nur die Zeiten morgens, mittags, abends und spät umfasst, wird die Zeit für die Insulingaben bei der CSII in acht verschiedenen Zeitfenstern vorgegeben. Diese Zeitfenster können z. B. wie folgt in die Insulinpumpe einprogrammiert werden: frühmorgens (3–6 Uhr), 1. Frühstück (6–9 Uhr), 2. Frühstück (9–11 Uhr), Mittagessen (11–14 Uhr), nachmittags (14–17 Uhr), Abendessen (17–20 Uhr), spät (20–23 Uhr) und nachts (23–3 Uhr). Diese Zeitfenster gelten für die Ermittlung des Mahlzeiten- und Korrekturinsulins und können individuell variiert werden.

Es folgen die Überlegungen zur Ermittlung des Mahlzeiten-, Korrektur- und Basalinsulins: Die Berechnung der Mahlzeiten- und Korrekturinsulindosis erfolgt in derselben Weise wie beim Insulindosierungsbogen für die ICT.

Mahlzeiteninsulin: In die erste Zeile wird die KE-Verteilung für die Haupt- und Zwischenmahlzeiten in die jeweiligen Zeitfenster eingetragen.

Sie sollten dabei die KE-Verteilung eintragen, die den üblichen Mahlzeiten Ihres Kindes entspricht. Abweichungen davon sind selbstverständlich möglich und wünschenswert. In die zweite Zeile wird eingetragen, wie viel Einheiten Bolusinsulin für eine KE zu den verschiedenen Tageszeiten notwendig sind (KE-Faktor). Die dritte Zeile fasst die ersten beiden Zeilen zusammen: Es wird die Standardabrufrate (Bolus) notiert.

Korrekturinsulin: In die erste Zeile tragen Sie die unterschiedlichen Insulinwirkungen zu den verschiedenen Tageszeiten ein (Blutglukoseabsenkungsrate). In der zweiten Zeile folgt der Blutglukosezielwert.

Basalinsulin: Eintragungen der in die Insulinpumpe programmierbaren Basalinsulindosis, d. h. der Basalrate, erfolgen stündlich über 24 Stunden und werden individuell dem aktuellen Bedarf angepasst. In die folgenden datierten Zeilen werden diese Anpassungen des Basalinsulins eingetragen.

Individuelle Angaben für zusätzliche KE zur Nacht (Korrektur-KE) werden in Abhängigkeit vom aktuell vor dem Schlafen gemessenen Blutglukosewert eingetragen. Schließlich folgen Angaben zum Insulin, zur Insulinpumpe und zum Insulinkatheter.

Insulinpumpentherapie (CSII)						Insulindosierungsbogen		

Name: **Philipp B.**   **(18 Monate)**   Gewicht: **10,7** kg   Arzt/Ärztin: **Dr. Ganke**   Datum: **26. 1. 2016**

Tageszeit		frühmorgens	1. Frühstück	2. Frühstück	Mittagessen	nachmittags	Abendessen	spät	nachts
Zeitfenster		3:00 - 6:00	6:00 - 9:00	9:00 - 11:00	11:00 - 14:00	14:00 - 17:00	17:00 - 20:00	20:00 - 23:00	23:00 - 3:00
Änderungen des Zeitfensters									
Mahlzeiten-insulin	Deine Standard-KE-Verteilung	/	2	2	2	2	2	/	/
	Deine Insulineinheiten pro KE	0,4	0,6	0,4	0,3	0,4	0,5	0,2	0,2
	Dein Standardbolus Mahlzeiteninsulin (I.E.)	/	1,2	0,8	0,6	0,8	1,0	/	/
Korrektur-insulin	Eine Einheit Insulin senkt um (mg/dl)	140	120	150	180	150	140	200	200
	Dein Blutglukosezielwert (mg/dl)	150	120	120	120	120	120	150	150

Basalinsulin Einheiten Insulin pro Stunde	Uhrzeit von - bis:	3:00 4:00	4:00 5:00	5:00 6:00	6:00 7:00	7:00 8:00	8:00 9:00	9:00 10:00	10:00 11:00	11:00 12:00	12:00 13:00	13:00 14:00	14:00 15:00	15:00 16:00	16:00 17:00	17:00 18:00	18:00 19:00	19:00 20:00	20:00 21:00	21:00 22:00	22:00 23:00	23:00 24:00	24:00 1:00	1:00 2:00	2:00 3:00
	Datum: **26.1.2016**	0,1	0,1	0,1	0,1	0,1	0,1	0,1	0,1	0,1	0,1	0,1	0,1	0,1	0,1	0,1	0,1	0,1	0,1	0,1	0,1	0,1	0,1	0,1	0,1
	Datum:																								
	Datum:																								

Insulin: **schnelles Analoginsulin**   Summe Mahlzeiteninsulin: **4,4 Einheiten**   Vorbeugung Hypoglykämie:
Insulinpumpe: **Medtronic 640G**   Summe Korrekturinsulin: **/.**   BG< 100 mg/dl + **0,5** KE
Insulinkatheter: **Kunststoffkanüle**   Summe Basalinsulin: **2,4 Einheiten**   BG< 80 mg/dl + **1,0** KE
                                                                         BG< 60 mg/dl + **1,5** KE

◻ **Abb. 5.15** Insulindosierungsbogen (CSII) für Philipp.

Der Insulindosierungsbogen für die intensivierte Insulintherapie mit einer Insulinpumpe (CSII) von Philipp (1 Jahr, 6 Monate) (◻ Abb. 5.15)

Philipp ist 1 Jahr und 6 Monate alt. Er hat seit drei Monaten Diabetes. Sein Insulinbedarf ist noch gering. Bei einem Körpergewicht von 10,7 kg erhält er insgesamt 7 Einheiten pro Tag. Er hat seit der Manifestation seines Diabetes eine Insulinpumpe. Als Mahlzeiten-, Korrektur- und Basalinsulin erhält er ein schnell wirkendes Analoginsulin über die Insulinpumpe.

Philipps Mahlzeiteninsulin

Die Standard-KE-Verteilung beträgt bei ihm 2/2/2/2/2 (insgesamt 10 KE pro Tag). Pro KE erhält er zum 1. Frühstück 0,6 Einheiten Insulin als Bolus, zum 2. Frühstück 0,4 Einheiten, zum Mittagessen 0,3 Einheiten, am Nachmittag 0,4 Einheiten und zum Abendessen 0,5 Einheiten Insulin. Falls er ausnahmsweise frühmorgens, spät oder auch nachts etwas essen sollte, gibt die Mutter ihm deutlich weniger Mahlzeiteninsulin als am Tag (frühmorgens 0,4 Einheiten, spät und nachts 0,2 Einheiten Insulin pro KE).

Als Standard-Bolusinsulin zu den Mahlzeiten ergibt das zum Frühstück 1,2 Einheiten, zum 2. Frühstück 0,8 Einheiten, zum Mittagessen 0,6 Einheiten, nachmittags 0,8 Einheiten und zum Abendessen 1,0 Einheiten Insulin. Insgesamt erhält Philipp 4,4 Einheiten Bolusinsulin pro Tag als Mahlzeiteninsulin.

Philipps Korrekturinsulin

Die Absenkungsrate bei Gabe von einer Einheit Korrekturinsulin als Bolus ist im Laufe von 24 Stunden sehr unterschiedlich: frühmorgens senkt 1 Einheit Insulin den Blutzucker um 140 mg/dl, zum 1. Frühstück um 120 mg/dl, zum 2. Frühstück um 150 mg/dl, zum Mittagessen um 180 mg/dl, nachmittags um 150 mg/dl, zum Abendessen um 140 mg/dl, spät und nachts um 200 mg/dl. Auch der Blutglukosezielwert variiert: frühmorgens beträgt er 150 mg/dl, zum 1. und 2. Frühstück, zum Mittagessen, nachmittags und zum Abendessen jeweils 120 mg/dl, spät und nachts 150 mg/dl.

Philipps Basalinsulin

Da die Basalrate bei Philipp sehr niedrig ist, verteilt sie sich zu gleichen Teilen auf die 24 Stunden des Tages (0,1 Einheit Insulin pro Stunde). Insgesamt sind das 2,4 Einheiten Basalinsulin pro Tag. Werden bei Philipp zur Nacht niedrige Blutzuckerwerte gemessen, benötigt er zusätzliche KE: bei Werten unter 100 mg/dl 0,5 KE, bei unter 80 mg/dl 1,0 KE und bei Werten unter 60 mg/dl 1,5 KE. Die Summe des Mahlzeiteninsulins beträgt 4,4 Einheiten pro Tag, die Summe des Basalinsulins 2,4 Einheiten. Das sind insgesamt 6,8 Einheiten schnell wirkendes Insulinanalogon pro Tag.

Als Pumpeninsulin erhält Philipp ein schnell wirksames Analoginsulin. Er trägt eine Medtronic 640 G-Pumpe, die mit einem Glukosesensor (CGM) verbunden werden kann (s. ► Kap. 4.2). Damit besteht die Möglichkeit, dass die Basalrate für eine begrenzte Zeit gestoppt wird (sensorunterstützte Pumpentherapie), wenn Philipps Glukosewert zu sehr absinkt und eine Unterzuckerung droht. Außerdem nutzen Philipps Eltern einen Bolusrechner, der in der Pumpe integriert ist.

Insulinpumpentherapie (CSII)								**Insulindosierungsbogen**	

Name: **Lukas S.** Gewicht: **26** kg Arzt/Ärztin: **Dr. Abel** Datum: **3.2.2016**

Tageszeit		frühmorgens	1. Frühstück	2. Frühstück	Mittagessen	nachmittags	Abendessen	spät	nachts
Zeitfenster		3:00 - 6:00	6:00 - 9:00	9:00 - 11:00	11:00 - 14:00	14:00 - 17:00	17:00 - 20:00	20:00 - 23:00	23:00 - 3:00
Änderungen des Zeitfensters									
Mahlzeiteninsulin	Deine Standard-KE-Verteilung		4	2	4	2	4	2	/
	Deine Insulineinheiten pro KE	1,2	1,6	0,6	0,5	0,5	1,2	0,6	0,4
	Dein Standardbolus Mahlzeiteninsulin (I.E.)	/	6,4	1,2	2,0	1,0	4,8	1,2	
Korrekturinsulin	Eine Einheit Insulin senkt um (mg/dl)	70	60	70	80	80	60	100	90
	Dein Blutglukosezielwert (mg/dl)	120	100	100	100	100	100	120	120

Basalinsulin Einheiten Insulin pro Stunde	Uhrzeit von - bis:	3:00 4:00	4:00 5:00	5:00 6:00	6:00 7:00	7:00 8:00	8:00 9:00	9:00 10:00	10:00 11:00	11:00 12:00	12:00 13:00	13:00 14:00	14:00 15:00	15:00 16:00	16:00 17:00	17:00 18:00	18:00 19:00	19:00 20:00	20:00 21:00	21:00 22:00	22:00 23:00	23:00 24:00	24:00 1:00	1:00 2:00	2:00 3:00
	Datum: 3.2.2016	0,4	0,45	0,45	0,45	0,35	0,3	0,3	0,3	0,3	0,3	0,3	0,3	0,35	0,4	0,4	0,45	0,4	0,4	0,4	0,4	0,4	0,4	0,4	0,4
	Datum:																								
	Datum:																								

Insulin: **schnelles Analoginsulin**
Insulinpumpe: **Accu-Check Insight**
Insulinkatheter: **Stahlkatheter**

Summe Mahlzeiteninsulin: **16,6 I.E.**
Summe Korrekturinsulin: **%**
Summe Basalinsulin: **9,1 I.E.**

Vorbeugung Hypoglykämie:
BG< 100 mg/dl + **1,0** KE
BG< 80 mg/dl + **1,5** KE
BG< 60 mg/dl + **2,0** KE

◘ **Abb. 5.16** Insulindosierungsbogen (CSII) für Lukas.

Der Insulindosierungsbogen für die intensivierte Insulintherapie mit einer Insulinpumpe (CSII) von Lukas (8 Jahre) (◘ Abb. 5.16)

Lukas ist acht Jahre alt. Er hat seit zwei Jahren Diabetes. Zunächst hat er eine Insulinspritzentherapie (ICT) durchgeführt, seit einem Jahr hat er eine Insulinpumpe und kommt damit sehr gut zurecht. Er befindet sich in der Nacherholungsphase und erhält augenblicklich bei einem Körpergewicht von 26 kg insgesamt etwa 26 Einheiten Insulin pro Tag bzw. 1 Einheit Insulin pro kg Körpergewicht und Tag. In seinem Pumpenreservoir hat er ein schnell wirkendes Insulinanalogon.

Lukas' Mahlzeiteninsulin

Seine Standard-KE-Verteilung pro Tag beträgt 4/2/4/2/4/2. Pro KE er-

hält er zum Frühstück 1,6 Einheiten Insulin, zum 2. Frühstück 0,6 Einheiten, zum Mittagessen 0,5 Einheiten, nachmittags 0,5 Einheiten, zum Abendessen 1,2 Einheiten und spät 0,6 Einheiten Insulin. Wenn er frühmorgens oder nachts etwas essen möchte, benötigt er 1,2 bzw. 0,4 Einheiten Insulin pro KE. Als Standard-Bolus zu den Mahlzeiten sind das 6,4 Einheiten zum Frühstück, 1,2 Einheiten zum 2. Frühstück, 2,0 Einheiten zum Mittagessen, 1,0 Einheit nachmittags, 4,8 Einheiten zum Abendessen und spät 1,2 Einheiten. Insgesamt sind das 16,6 Einheiten Mahlzeiteninsulin pro Tag.

Lukas' Korrekturinsulin

Die Absenkungsrate beträgt frühmorgens 70 mg/dl, zum 1. Frühstück 60 mg/dl, zum 2. Frühstück 60 mg/dl, zum Mittagessen 80 mg/dl, nachmittags 80 mg/dl, zum Abendessen 60 mg/dl, spät 100 mg/dl und nachts 90 mg/dl. Der Blutglukosezielwert wird frühmorgens als Aufwachwert mit 120 mg/dl festgesetzt, zum 1. und 2. Frühstück, zum Mittagessen, nachmittags und zum Abendessen mit 100 mg/dl sowie spät und nachts mit 120 mg/dl.

Lukas' Basalinsulin

Die Basalrate ist bei Lukas in typischer Weise variabel: Um 3 Uhr beträgt sie 0,4 Einheiten pro Stunde, von 4 bis 7 Uhr 0,45 Einheiten, von 7 bis 8 Uhr 0,35 Einheiten, von

8 bis 15 Uhr 0,3 Einheiten, von 15 bis 16 Uhr 0,35 Einheiten, von 16 bis 18 Uhr 0,4 Einheiten, von 18 bis 19 Uhr 0,45 Einheiten und von 19 bis 3 Uhr 0,4 Einheiten. Insgesamt sind das 9,1 Einheiten Basalinsulin am Tag.

Wenn bei Lukas vor dem Schlafen der Blutglukosewert unter 100 mg/dl absinkt, erhält er zusätzlich 1,0 KE, bei Werten unter 80 mg/dl 1,5 KE und bei Werten unter 60 mg/dl 2,0 KE. Die Summe des Mahlzeiteninsulins beträgt 16,6 Einheiten pro Tag, die des Basalinsulins 9,1 Einheiten. Das sind insgesamt 25,7 Einheiten Insulin pro Tag. Sein Pumpeninsulin ist ein schnelles Analoginsulin. Er trägt eine Accu-Check Insight Pumpe und verwendet einen Stahlkatheter. Bei der Berechnung des korrekten Insulinbolus zu jeder Mahlzeit nutzt er ein Berechnungsprogramm, das in seine Pumpe integriert ist.

Insulinpumpentherapie (CSII)							**Insulindosierungsbogen**	
Name: *Carla S. (15)* Gewicht: *48* kg			Arzt/Ärztin: *Dr. Abel*				Datum: *5.2.2016*	

Tageszeit		frühmorgens	1. Frühstück	2. Frühstück	Mittagessen	nachmittags	Abendessen	spät	nachts
Zeitfenster		3:00 - 6:00	6:00 - 9:00	9:00 - 11:00	11:00 - 14:00	14:00 - 17:00	17:00 - 20:00	20:00 - 23:00	23:00 - 3:00
Änderungen des Zeitfensters									
Mahlzeiten-insulin	Deine Standard-KE-Verteilung	—	3	2 2	4	1	3	1	—
	Deine Insulineinheiten pro KE	2,0	2,5	2,0 1,5	1,5	1,5	2,0	1,3	1,0
	Dein Standardbolus Mahlzeiteninsulin (I.E.)	—	7,5	4,0 3,0	6,0	1,5	6,0	1,3	—
Korrektur-insulin	Eine Einheit Insulin senkt um (mg/dl)	50	30	40	50	50	40	60	70
	Dein Blutglukosezielwert (mg/dl)	120	100	100	100	100	100	120	120

Basalinsulin Einheiten Insulin pro Stunde	Uhrzeit von - bis:	3:00–4:00	4:00–5:00	5:00–6:00	6:00–7:00	7:00–8:00	8:00–9:00	9:00–10:00	10:00–11:00	11:00–12:00	12:00–13:00	13:00–14:00	14:00–15:00	15:00–16:00	16:00–17:00	17:00–18:00	18:00–19:00	19:00–20:00	20:00–21:00	21:00–22:00	22:00–23:00	23:00–24:00	24:00–1:00	1:00–2:00	2:00–3:00
	Datum: 5.2.2016	1,0	1,1	1,3	1,2	1,0	0,8	0,7	0,7	0,7	0,7	0,7	0,7	0,8	0,9	0,9	0,9	0,8	0,7	0,6	0,6	0,6	0,6	0,7	0,8
	Datum:																								
	Datum:																								

Insulin: **schnelles Analoginsulin**
Insulinpumpe: **Animas vibe**
Insulinkatheter: **Kunststoffkatheter**

Summe Mahlzeiteninsulin: **29,3 I.E.**
Summe Korrekturinsulin: **0**
Summe Basalinsulin: **19,5 I.E.**

Vorbeugung Hypoglykämie:
BG< 100 mg/dl + **1,5** KE
BG< 80 mg/dl + **2,0** KE
BG< 60 mg/dl + **2,5** KE

◘ **Abb. 5.17** Insulindosierungsbogen (CSII) für Carla.

Der Insulindosierungsbogen für die intensivierte Insulintherapie mit einer Insulinpumpe von Carla (15 Jahre) (◘ Abb. 5.17)

Carla ist 15 Jahre alt. Sie hat seit acht Jahren Diabetes. Vor drei Jahren hat sie eine Insulinpumpe erhalten. Ihr Körpergewicht beträgt 48 kg, ihr täglicher Insulinbedarf in der Nacherholungsphase etwa 50 Einheiten pro Tag. Das sind etwas mehr als 1,0 Einheiten pro kg Körpergewicht und Tag. Als Pumpeninsulin verwendet sie ein schnelles Analoginsulin.

Carlas Mahlzeiteninsulin

Ihre tägliche Standard-KE-Verteilung beträgt 3/2/2/4/1/3/1. Das sind 16 KE pro Tag. Als Mahlzeiteninsulin hat sie in ihrer Pumpe

▼

für das 1. Frühstück 2,5 Einheiten Insulin pro KE einprogrammiert, für die 1. Zwischenmahlzeit am Vormittag 2,0 Einheiten pro KE, für die 2. Zwischenmahlzeit, für das Mittagessen und für nachmittags je 1,5 Einheiten Insulin pro KE, zum Abendessen 2,0 Einheiten pro KE und spät 1,3 Einheiten pro KE.

Wenn sie frühmorgens oder nachts etwas zu sich nimmt, benötigt sie 2,0 bzw. 1,0 Einheiten Insulin pro KE. Das sind 7,5 Einheiten Bolusinsulin zum Frühstück, zur 1. Zwischenmahlzeit 4 Einheiten, zur 2. Zwischenmahlzeit 3 Einheiten, zum Mittagessen 6,0 Einheiten, zum Nachmittag 1,5 Einheiten, zum Abendessen 6,0 Einheiten und spät 1,3 Einheiten. Das sind insgesamt 29,3 Einheiten Mahlzeiteninsulin pro Tag.

Carlas Korrekturinsulin

Carlas Absenkungsrate beträgt frühmorgens 50 mg/dl, zum 1. Frühstück 30 mg/dl, zu den Zwischenmahlzeiten am Vormittag 40 mg/dl, zum Mittagessen und nachmittags 50 mg/dl, und zum Abendessen 40 mg/dl spät 60 mg/dl und zur Nacht 70 mg/dl. Ihre Blutglukosezielwerte am Tag betragen 100 mg/dl, frühmorgens spät und in der Nacht 120 mg/dl.

Carlas Basalinsulin

Die Insulineinheiten der Basalrate sind für jede Stunde in ◘ Abb. 5.17 eingetragen. Das sind insgesamt 19,5 Einheiten Basalinsulin pro Tag.

Wenn bei Carla der Blutglukosewert nachts vor dem Einschlafen unter 100 mg/dl absinkt, benötigt sie 1,5 KE zusätzlich, bei Werten unter 80 mg/dl 2,0 KE, bei Werten unter 60 mg/dl 2,5 KE, um nächtlichen Hypoglykämien vorzubeugen. Die Summe des Mahlzeiteninsulins beträgt bei Carla 29,3 Einheiten, die des Basalinsulins 19,5 Einheiten. Das sind insgesamt 48,8 Einheiten Insulin pro Tag. Carlas Pumpeninsulin ist ein schnell wirksames Analoginsulin. Sie verwendet eine Animas vibe Insulinpumpe, die mit einem Glukosesensorsystem (CGM) verbunden werden kann (s. ▶ Kap. 4.2). Dadurch wird Carla frühzeitig vor Unterzuckerungen gewarnt. Außerdem hilft ihr ein Bolusberechnungsprogramm in der Pumpe, die richtige Insulindosis festzulegen.

Damit ist der lange Abschnitt über die Durchführung der intensivierten Insulintherapie mit einer Insulinspritze bzw. einem Insulinpen einerseits (ICT) und einer Insulinpumpe (CSII) andererseits abgeschlossen. Alle Eltern und älteren Kinder und Jugendlichen müssen diese Insulintherapie verstehen und lernen, sie fachgerecht durchzuführen.

> Wir hoffen, dass Sie viel gelernt haben. Zum richtigen Diabetesprofi aber werden Sie erst durch eigene praktische Erfahrungen. Das dauert eine ganze Weile. Aber seien Sie sicher, in ein bis zwei Jahren gehören auch Sie zu den Eltern, die mit dem Diabetes ihres Kindes kenntnisreich, sicher und sachgerecht umgehen können, ohne Angst und mit der Gewissheit, das Leben ihres Kindes so zu gestalten, dass es sich kaum von dem seiner Geschwister und Freunde unterscheidet.

Hypoglykämie

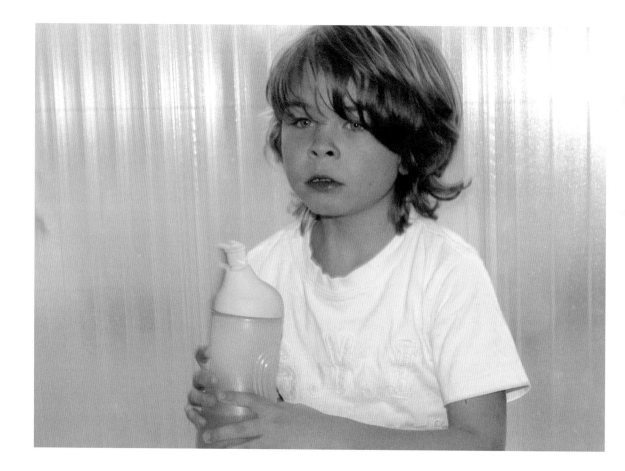

6   Hypoglykämie

Die praktisch wichtigsten und auch häufigsten Nebenwirkungen der Insulinbehandlung sind Hypoglykämien oder Unterzuckerungen. Beide Begriffe sind lang und unbequem. Darum sagen viele Kinder und Eltern dazu nur kurz »Hypo«. Alle Eltern und selbstverständlich auch ihre Kinder müssen genau über Hypoglykämien Bescheid wissen. Was ist eigentlich eine Hypoglykämie? Woran erkennt man sie? Wie entsteht sie? Wie reagiert der Körper auf eine Hypoglykämie? Wie kann eine Hypoglykämie verhindert werden? Wie kann sie behandelt werden, wenn sie einmal aufgetreten ist? Wie häufig treten Hypoglykämien auf, und welche Bedeutung haben sie für die Zukunft des Kindes? Diese und viele andere Fragen sollen im folgenden Kapitel beantwortet werden.

6.1   Was ist eine Hypoglykämie?

Nach den heute gültigen nationalen und internationalen Leitlinien kann eine Hypoglykämie in Bezug auf die Höhe des Blutglukosespiegels nicht eindeutig definiert werden, da das Auftreten von Symptomen (Hypoglykämiezeichen) individuell sehr unterschiedlich sein kann.

6.2   Wie macht sich eine Hypoglykämie bemerkbar?

Da wird die Sache schwierig. Der Körper reagiert nämlich ab Blutglukosewerten unter 65 mg/dl sehr unterschiedlich. Bei Blutglukosewerten etwa zwischen 40 und 50 mg/dl spüren die meisten Kinder und Jugendlichen deutliche Symptome, manche von ihnen bemerken jedoch noch gar nichts. Sie
haben keine Hypoglykämiezeichen. Bei noch niedrigeren Blutglukosewerten, z. B. zwischen 30 und 40 mg/dl treten bei den meisten Kindern unüber-
sehbare Symptome auf. Sie spüren deutlich, dass ihr Blutzuckerwert zu niedrig ist. Allerdings sind diese Kinder munter und klar bei Bewusstsein. Bei
noch niedrigeren Blutglukosewerten treten dagegen meist Anzeichen auf,
die Eltern und auch Kinder im höchsten Maße beunruhigen. Zunächst ist
das Bewusstsein nur getrübt. Es kann aber sehr schnell eine Bewusstlosigkeit
auftreten, und manchmal kommen sogar Krämpfe hinzu.

Wegen dieser individuell unterschiedlichen Reaktionen des Körpers bei
Blutglukosewerten unter 65 mg/dl hat man die Hypoglykämie in drei Gruppen eingeteilt:

- Eine nicht spürbare, d. h. asymptomatische Hypoglykämie liegt vor,
  wenn ein Blutglukosewert unter 65 mg/dl gemessen wird, aber keine
  Anzeichen wahrgenommen werden.
- Eine spürbare, d. h. symptomatische Hypoglykämie liegt vor, wenn cha-
  rakteristische Hypoglykämiesymptome auftreten, das Kind aber noch
  klar bei Bewusstsein ist.
- Eine schwere Hypoglykämie liegt vor, wenn Bewusstlosigkeit und/oder
  Krampfanfälle auftreten.

Einteilung der Hypoglykämien

- Nicht spürbare, d. h. asymptomatische Hypoglykämie:
  - Blutglukosewert unter 65 mg/dl
  - keine Hypoglykämiezeichen
- Spürbare, d. h. symptomatische Hypoglykämie:
  - Hypoglykämiezeichen
  - Bewusstsein klar
- Schwere Hypoglykämie:
  - Bewusstlosigkeit und/oder Krämpfe

Nicht spürbare Hypoglykämien sind ziemlich häufig. Niemand kann genau
sagen, wie oft sie vorkommen, denn man bemerkt sie ja nur, wenn zufällig
ein Blutglukosewert gemessen wird, der unter 65 mg/dl liegt.

Wie häufig spürbare Hypoglykämien auftreten, weiß man selbstverständlich, denn sie sind ja durch typische Anzeichen charakterisiert.
Meistens ist es so, dass zuerst die Symptome auftreten, dann bestimmt
man den Blutglukosewert und bestätigt durch einen Wert unter 65 mg/dl
die Hypoglykämie.

Schwere Unterzuckerungen sind mit Recht sehr gefürchtet. In dieser
Situation sind die Kinder und Jugendlichen im höchsten Maße hilfsbe-
dürftig. Eine schwere Hypoglykämie sollte daher möglichst überhaupt

nicht, und wenn, dann nur sehr selten auftreten. Wenn sie einmal vorkommt, muss genau festgestellt werden, wie sie entstanden ist. Mehrfach auftretende schwere Hypoglykämien sind ein Hinweis auf eine schlechte Stoffwechseleinstellung.

> ❯ Eine gute Stoffwechseleinstellung erkennt man nicht nur daran, dass ein möglichst niedriger HbA1c-Wert vorliegt, sondern auch daran, dass nie oder nur sehr selten eine schwere Hypoglykämie auftritt.

Woran erkennt man eine Hypoglykämie?

Für das tägliche Leben mit Diabetes ist es sehr wichtig, dass alle Eltern und Kinder wissen, welche Anzeichen bei Blutzuckerwerten unter 65 mg/dl auftreten können. Die Symptome einer spürbaren Hypoglykämie sind sehr vielfältig.

Die Anzeichen haben zwei verschiedene Ursachen: Sie können Ausdruck des Körpers sein, gegen die Hypoglykämie anzugehen, sie rückgängig zu machen. Diesen Vorgang, der dafür sorgt, dass die Blutglukosewerte wieder über 65 mg/dl ansteigen und die Hypoglykämie aufgehoben wird, nennt man Gegenregulation. Herzklopfen und Schwitzen sind beispielsweise Zeichen der Gegenregulation.

Die Hypoglykämiesymptome können aber auch Ausdruck eines Glukosemangels im Gehirn sein. Oft kann man gar nicht genau unterscheiden, ob ein bestimmtes Symptom Zeichen der Gegenregulation ist oder bereits auf einen Glukosemangel im Gehirn hinweist. Beispiele für solche schwer deutbaren Symptome sind zum Beispiel Mattigkeit, Zittrigkeit oder Konzentrationsschwäche.

> ❯ **Anzeichen einer Hypoglykämie**
> Schwitzen, Zittrigkeit, Herzklopfen, Schwindel, Kopfschmerzen, Leibschmerzen, Hungergefühl, Übelkeit, feuchte, kalte, blasse Haut, dunkle Augenringe, Mattigkeit, Störungen beim Sprechen und Denken, Koordinationsprobleme, schwankender Gang, allgemeine Verlangsamung, Konzentrationsstörung, krakelige Schrift, Müdigkeit, Schläfrigkeit, Ängstlichkeit, innere Unruhe, Flimmern vor den Augen, Albträume im Schlaf, Nervosität, aggressives Verhalten, sich gehen lassen, den Clown spielen, Bewusstseinsstörung und viele andere mehr.

Die Sache wird dadurch kompliziert, dass Anzeichen einer Hypoglykämie auch schon bei Werten über 65 mg/dl auftreten können, z. B. bei 80, ja sogar bei 90 mg/dl. Sehr klar kann man dagegen die Symptome einer schweren Hypoglykämie abgrenzen, die immer Folge eines ausgeprägten Mangels an Glukose im Gehirn sind. Beweise für das Vorliegen einer schweren Hypoglykämie sind Bewusstlosigkeit und/oder Krämpfe. Bei einer schweren Hypoglykämie kann sich das Kind oder der Jugendliche nicht mehr selbst helfen.

> ❯ Die Gegenregulation ist der Versuch des Körpers, den Blutglukosespiegel bei einer Hypoglykämie wieder ansteigen zu lassen.

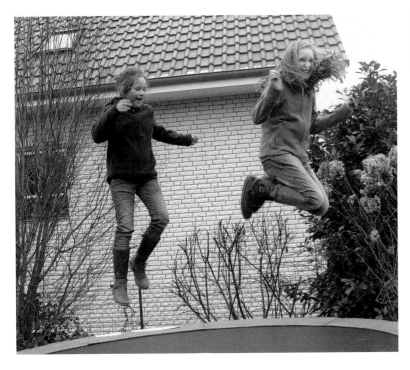

Abb. 6.1 Nach dem Trampolinspringen sind Lotta (10) und ihre Schwester ganz schön erschöpft. Lotta muss ihren Blutzucker messen.

Welche Anzeichen hat Ihr Kind?

Die Liste der vielen Hypoglykämiesymptome verwirrt Sie sicher, vielleicht macht sie Ihnen sogar Angst. Sie sollten wissen, dass bei einem einzelnen Kind in der Regel nur ein Teil der Symptome, manchmal sogar nur zwei oder drei auftreten. Es ist bemerkenswert, dass bei jedem Kind ein ganz bestimmtes, immer wiederkehrendes Spektrum von Hypoglykämiesymptomen beobachtet wird. Jedes Kind hat sein eigenes Hypoglykämiemuster, das sich im Laufe der Entwicklung des Kindes jedoch ändern kann.

Das eine Kind hat Kopfschmerzen, wird unruhig und zittrig, verhält sich albern und aggressiv, das andere wirkt eher matt, müde, abgeschlagen, kaltschweißig und verlangsamt. Man kann also nicht sagen, dass dieses oder jenes Symptom bei allen Kindern auftritt, wenn ein bestimmter Blutzuckerwert unterschritten ist. Jedes Kind reagiert anders, wenn seine Blutglukosewerte auf 65, 50, 40, 30 oder 20 mg/dl absinken. Manche Kinder verspüren allerdings bereits bei Werten über 65 mg/dl typische Hypoglykämiezeichen. Darum ist es sehr wichtig, dass alle Eltern das individuelle Hypoglykämiemuster ihres Kindes kennen.

Sie sollten wissen, wie Ihr Kind bei einer Hypoglykämie reagiert, wie sich sein Verhalten verändert, welche Hypoglykämiesymptome auftreten, wie sie zu beurteilen sind, ob sie auf eine Gegenregulation hinweisen oder schon Ausdruck eines Glukosemangels im Gehirn sind. Nur so kann eine schwere Hypoglykämie mit Bewusstlosigkeit und Krämpfen verhindert werden. Das gleiche Wissen müssen selbstverständlich auch die Kinder und Jugendlichen selbst haben, wenn sie ohne Begleitung der Eltern zur Schule gehen, Sport treiben oder mit Freunden unterwegs sind.

Kinderleben

Wie fühlt sich eine Unterzuckerung an?

Jedes Kind mit Diabetes erlebt seine Hypos etwas anders, und die Anzeichen sind auch nicht in jeder Situation gleich. Trotz aller Unterschiede gibt es auch einige Gemeinsamkeiten, die Eltern helfen können, das Verhalten ihres Kindes bei zu niedrigem Blutzuckerspiegel besser zu verstehen.

Die Anzeichen, die durch die Gegenregulation hervorgerufen werden, fühlen sich etwa so an wie Aufregung oder Angst. Menschen ohne Diabetes haben ein ähnliches Gefühl, wenn sie überraschend aufgefordert werden, vor fremden Menschen eine kurze Rede zu halten. Man ist unruhig, das Herz klopft, die Knie werden weich, die Hände zittern, und meistens kommt Angst hinzu.

Die Anzeichen, die durch den Mangel an Glukose im Gehirn entstehen, schleichen sich langsam ein. Aufmerksame Jugendliche und Erwachsene mit Diabetes berichten, dass sie schwerfälliger und langsamer denken, sich schwer entscheiden können und komplizierte Dinge, zum Beispiel den Straßenverkehr oder schwierige Texte, nicht mehr richtig überblicken. Man ist nicht mehr bei der Sache, springt von einer Idee zur anderen, kommt aber nicht zum Abschluss.

Diese Aufmerksamkeit für die eigene geistige Leistungsfähigkeit ist bei jüngeren Kindern noch nicht ausgebildet. Sie denken noch nicht über das eigene Denken nach. Dagegen spüren die Eltern oft sehr genau, dass der Blutzuckerspiegel ihres Kindes zu niedrig ist. Die Kinder scheinen plötzlich nicht zu wissen, was sie eigentlich wollen, sie trödeln, ziehen sich zurück, reagieren trotzig, und manche wollen weder essen noch trinken. Eigentlich kann man ihnen gar nichts mehr recht machen. Der 11-jährige Tim sagte einmal, er fühle sich während einer Unterzuckerung »wie ferngesteuert«.

Auch die Stimmung wird durch den Glukosemangel im Gehirn beeinflusst. Gute Laune wird zu Albernheit, eher traurige Kinder weinen bittere Tränen wegen irgendwelcher Nichtigkeiten. Kleiner Ärger kann zu heftiger Aggression führen. Intensive Gefühle überlagern in diesem Zustand jeden klaren Gedanken. Deshalb hat es keinen Sinn, mit einem Kind über sein Verhalten zu diskutieren, wenn seine Gefühlslage durch eine Hypoglykämie bestimmt ist. Es kann sachlichen Argumenten einfach nicht mehr folgen. Liebevolle Zuwendung und ruhige klare Anweisungen helfen in dieser Situation am ehesten. Äußerungen, die ein Kind während einer Hypoglykämie macht, sollten nicht auf die Goldwaage gelegt werden. Sie sind nicht der Ausdruck innerster Gedanken und Gefühle, sondern einfach nur die Folge des Energiemangels im Gehirn. Menschen ohne Diabetes geht es manchmal ähnlich, nämlich dann, wenn sie nach einem sehr anstrengenden Tag hungrig und völlig übermüdet spät abends nach Hause kommen. Dann stört sie jede Fliege an der Wand, ein falsches Wort bringt sie aus der Fassung, und sie sind zu keinem klaren Gedanken fähig.

Mit etwas älteren Kindern und Jugendlichen kann darüber gesprochen werden, wie ihre Freunde ihnen während einer Hypoglykämie helfen können. Dabei ist es wichtig, dass ein Freund im Notfall mit Bestimmtheit und sogar Druck darauf bestehen darf, dass Traubenzucker gegessen oder Cola getrunken wird. Solche Absprachen geben allen Beteiligten Sicherheit.

Wie verläuft eine schwere Hypoglykämie?

Die Symptome einer schweren Hypoglykämie sind sehr ernst zu nehmen, denn sie sind Ausdruck eines ausgeprägten Energiemangels im Gehirn. Die Hirnzellen hungern, wenn wegen des sehr niedrigen Blutglukosespiegels zu wenig oder gar keine Glukose mehr in die Hirnzellen gelangt. Die Funktion der Hirnzellen ist gestört.

Zunächst tritt eine Bewusstseinsstörung auf. Die Kinder taumeln, irren herum, sie können stürzen und sich verletzen. Sie sind nicht mehr in der Lage, einen klaren Gedanken zu fassen. Sie wissen häufig, was mit ihnen los ist, aber sie haben nicht mehr die Kraft, etwas zu tun, zum Beispiel etwas zu essen. Ihr Denken und ihre Bewegungen werden immer langsamer. In dieser bedrohlichen Situation können sich die Kinder natürlich nicht mehr selbst helfen. Sie können weder den Blutzucker messen, noch Nahrung zu sich nehmen. Sie reden wirres Zeug, lachen grundlos, erkennen ihre Eltern nicht mehr, ihr Blick geht ins Leere. Kleinkinder werden in dieser Situation oft sehr ruhig, starr und bewegungslos. Sie wirken apathisch und reagieren kaum noch, wenn man sie anspricht.

Schon dieser Zustand wirkt auf alle Eltern wie ein Schock. Wenn sie zum ersten Mal eine schwere Hypoglykämie miterleben, sind sie immer ziemlich durcheinander und kaum in der Lage, ihrem Kind zu helfen. Das ist nur zu verständlich. Deshalb ist es besonders wichtig, dass sich Eltern gut auf diesen Notfall vorbereiten. Alle Mütter und Väter müssen wissen, was in dieser Situation auf sie zukommen kann und wie sie richtig reagieren. Das gilt besonders für diejenigen, deren Kind noch nie eine schwere Unterzuckerung erlebt hat. Denn für jedes Kind ist es von größter Bedeutung, dass seine Eltern bei einer schweren Hypoglykämie die Ruhe bewahren und ihre Gedanken sammeln, um die dringend notwendigen Behandlungsmaßnahmen ergreifen zu können.

Wenn eine schwere Hypoglykämie nicht sofort behandelt wird, verschlechtert sich der Zustand des Kindes weiter. Die Bewusstseinstrübung kann in eine Bewusstlosigkeit übergehen. Das Kind ist nicht mehr ansprechbar, und es können auch noch Krämpfe auftreten. Häufig werden Zuckungen einzelner Finger, der Hände oder Füße oder der Gesichtsmuskulatur ohne Bewusstlosigkeit beobachtet. Viel seltener, aber dramatischer sind Anfälle, bei denen sich die gesamte Körpermuskulatur krampfartig zusammenzieht und in zuckende Bewegung gerät.

Viele Eltern fürchten, dass ihr Kind nun neben dem Diabetes auch noch ein Anfallsleiden, eine Epilepsie, entwickeln könnte. Das ist jedoch nicht der Fall. Die Krämpfe sind nur Ausdruck einer vorübergehenden Funktionsstörung des Gehirns, nicht jedoch Hinweis für das Auftreten eines Anfallsleidens.

Welche Behandlungsmaßnahmen in dieser Situation zu ergreifen sind, wird später ausführlich besprochen. Wichtig ist, die Ruhe zu bewahren, um klar denken und handeln zu können.

Wenn die schwere Hypoglykämie erfolgreich behandelt worden ist und wieder normale Blutglukosewerte vorliegen, können die Kinder noch stundenlang verwirrt, müde und desorientiert sein. Sie sollten sich noch eine Zeit lang schonen. Häufig vertragen sie keine Nahrung. Übelkeit und Erbrechen können auftreten. Sie sollten sich daher schonen, vielleicht sogar

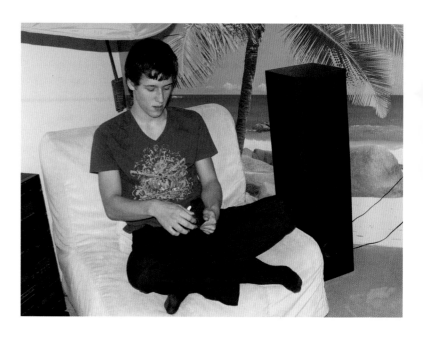

◘ Abb. 6.2 Lino (17) achtet sehr darauf, dass seine Nüchternwerte morgens nicht zu niedrig sind.

ein bis zwei Tage lang ausruhen. In dieser Zeit müssen sie nicht unbedingt den Kindergarten oder die Schule besuchen. Selbstverständlich benötigen sie in dieser Zeit die Nähe und Fürsorge ihrer Familie.

Diese Schilderung einer schweren Unterzuckerung wird Sie sicher sehr beunruhigen oder auch ängstigen. Eltern, die eine schwere Hypoglykämie zum ersten Mal erlebt haben, erzählen, dass Sie dabei das Schlimmste für ihr Kind befürchtet haben. Geholfen hat ihnen in dieser Situation, dass sie bereits darüber informiert waren, was bei einer schweren Hypoglykämie passiert, vor allem aber, dass sie wussten, was genau zu tun ist. Das genau sollte das Ergebnis einer sorgfältigen und verantwortungsvollen Diabetesschulung sein.

❯ Bei einer schweren Hypoglykämie gilt es, Ruhe zu bewahren, um die Behandlung sachgerecht durchführen zu können.

Was geschieht bei nächtlichen Hypoglykämien?

Viele Familien fürchten vor allem Unterzuckerungen, die nachts während des Schlafes auftreten, denn sie sind schwierig zu erkennen. Hinweise auf nächtliche Hypoglykämien sind unruhiger Schlaf mit Albträumen oder zerwühltes, vom Schwitzen feuchtes Bettzeug. Selten stöhnen Kinder im Schlaf oder schreien auf, manche nachtwandeln. Am folgenden Morgen wird häufig über Mattigkeit und Kopfschmerzen geklagt. Die Kinder fühlen sich zerschlagen und müde. Wenn morgens früh beim Aufwachen ein Blutzuckerwert unter 80 mg/dl gemessen wird, kann das manchmal darauf hinweisen, dass nachts eine Hypoglykämie aufgetreten ist. Darum sollten die Blutzuckerwerte am frühen Morgen nach dem Aufwachen möglichst zwischen 100 und 120 mg/dl liegen.

❯ Nüchternwerte weit unter 100 mg/dl können ein Hinweis auf eine nächtliche Hypoglykämie sein.

Unterzuckerungszeichen bei hohen Blutzuckerwerten?

Manchmal berichten Kinder über Unterzuckerungszeichen, ohne dass ein zu niedriger Blutzuckerwert nachzuweisen ist. Bei Schreck, Aufregung, Angst oder Streit reagiert der Körper ähnlich wie bei einer Gegenregulation. Plötzlich auftretender Stress kann daher zu denselben Symptomen führen wie eine Hypoglykämie, und zwar auch dann, wenn der Blutzuckerwert normal oder sogar zu hoch ist.

Andererseits kann hinter dem Hinweis auf Hypoglykämiezeichen einfach auch der Wunsch des Kindes stehen, eine Süßigkeit zu essen oder eine Cola zu trinken.

Schließlich können auch sehr hohe Blutzuckerwerte über 300 mg/dl mit Gefühlen der Müdigkeit, Schwäche, Unruhe und Konzentrationsproblemen verbunden sein, die Hypoglykämiesymptomen ähnlich sind. Um sicher zu entscheiden, ob eine Hypoglykämie vorliegt oder nicht, sollte immer der Blutzuckerwert gemessen werden.

> Zum Nachweis oder Ausschluss einer Hypoglykämie muss jederzeit und überall der Blutzucker gemessen werden können.

6.3 Wie entsteht eine Hypoglykämie?

Die Ursachen einer Hypoglykämie sind:
1. eine zu starke Insulinwirkung,
2. zu wenig Nahrung,
3. intensive körperliche Anstrengung,
4. außerdem bei Jugendlichen und Erwachsenen Alkoholkonsum.

Jede der Ursachen kann allein einen zu niedrigen Blutzuckerspiegel hervorrufen. Oft spielen jedoch zwei, drei oder alle Ursachen eine Rolle und führen zusammen eine Hypoglykämie herbei.

Zu viel Insulin

Insulin sorgt einerseits dafür, dass die Glukose aus dem Blut in die Fett- und Muskelzellen einströmen kann, andererseits bremst es die Glukoseproduktion in der Leber. Wenn zu viel Insulin im Blut kreist und seine Wirkung entfaltet, sinkt der Blutglukosespiegel und kann Werte unter 65 mg/dl erreichen.

Wie kommt eine übermäßige Insulinwirkung zustande? Die häufigste Ursache für eine Hypoglykämie ist sicher eine zu hoch gewählte Insulindosis. Nicht ohne Grund haben wir deshalb in ▸ Kap. 5 so eingehend besprochen, wie die Insulindosis richtig ermittelt wird.

■ **Weitere Ursachen zu starker Insulinwirkung**

Aber auch bei richtiger Berechnung der Insulindosis können Hypoglykämien auftreten. Als Ursache kommen Fehler bei der Vorbereitung der Insulininjektion in Frage:
- Trübe Insulinpräparate, z. B. NPH-Insuline, werden nicht genügend aufgeschüttelt.

- Normalinsulin oder schnell wirkendes Insulinanalogon wird mit Verzögerungsinsulin verwechselt.
- Eine fehlerhafte Injektionstechnik kann ebenfalls Ursache einer Hypoglykämie sein. Wenn nicht in das Unterhautfettgewebe, sondern in die Muskulatur oder in ein Blutgefäß injiziert wird, tritt eine verstärkte Insulinwirkung auf.
- Nach einem heißen Bad, in der Sauna oder im Sommer bei großer Hitze sind die Schichten der Haut stärker durchblutet. Auch das kann zu einer verstärkten Insulinwirkung führen.
- Fehlerhafte Ergebnisse von Blutglukosemessungen, vor allem falsch hohe Werte, können Eltern veranlassen, die Insulindosis zu erhöhen. Wenn zum Beispiel geringe Zucker- oder Fruchtsaftreste an der Stelle der Haut kleben, aus der das Blut für die Blutzuckerbestimmung entnommen wird, kann ein falsch hoher Blutzuckerwert gemessen werden. Die zu hoch gewählte Insulindosis führt dann zur Hypoglykämie.
- Wenn ständig in Lipome injiziert wird, ist die Insulindosierung zu hoch. Wird diese zu große Insulinmenge plötzlich in ein normales Hautareal injiziert, kann eine Hypoglykämie auftreten.
- Schließlich kann es zu gefährlichen Hypoglykämien kommen, wenn sehr selten oder überhaupt keine Blutzuckermessungen durchgeführt werden und die Insulindosis nur nach dem Gefühl gewählt wird.

Unter der Lupe

Zu hohe Insulindosis bei der intensivierten Insulintherapie mit einer Insulinspritze bzw. einem Insulinpen oder einer Insulinpumpe

Wenn man nicht weiß, wieviele Einheiten Normalinsulin oder schnell wirkendes Insulinanalogon für 1 KE benötigt werden, kann das Mahlzeiteninsulin bei jeder Form der intensivierten Insulintherapie falsch berechnet werden. Vor allem, wenn man meint, dass zu jeder Tages- und Nachtzeit die gleiche Menge Mahlzeiteninsulin pro KE notwendig ist, kann man leicht zu viel Insulin spritzen. Darum ist es wichtig, die Phasen ausgeprägter Insulinwirkung (mittags, spät abends bis Mitternacht) von denen mit geringerer Insulinwirkung (morgens früh beim Aufwachen, nachmittags) zu unterscheiden.

Ähnliches gilt für die Berechnung des Korrekturinsulins. Man muss genau wissen, um wie viel mg/dl der Blutglukosewert zu den verschiedenen Tages- und Nachtzeiten durch eine Einheit Korrekturinsulin absinkt. Phasen mit ausgeprägter Blutglukoseabsenkung (mittags, abends spät bis Mitternacht) werden von Zeiten mit geringerer Blutglukoseabsenkung (morgens früh beim Aufwachen, nachmittags) unterschieden. Man muss aber auch wissen, dass die Blutglukoseabsenkung vom Alter des Kindes und der Diabetesdauer abhängt. Sie ist umso ausgeprägter, je kleiner das Kind ist und je kürzer der Diabetes besteht.

Problematisch kann auch die Korrektur von Blutzuckerspitzen zwischen den Mahlzeiten sein. Sie sollte nicht zu häufig vorgenommen werden, weil sich die Insulinwirkungen überlagern können und man daher nicht genau weiß, welches Insulin noch wirkt oder schon wirkt. Deshalb

▼

sollte bis etwa eine Stunde nach einer Hauptmahlzeit nicht korrigiert werden, wenn ein schnell wirkendes Insulinanalogon als Mahlzeiteninsulin injiziert wurde. Bei Injektion von Normalinsulin als Mahlzeiteninsulin sollte innerhalb von zwei Stunden nach einer Mahlzeit nicht korrigiert werden.

Schließlich kann auch das Basalinsulin überdosiert werden. Während der Erholungsphase wird z. B. nur morgens vor der ersten Hauptmahlzeit und abends spät vor dem Schlafen Basalinsulin injiziert. Während der Nacherholungsphase kann auch mittags Basalinsulin gespritzt werden. Abends um 18 Uhr sollte man sehr vorsichtig mit der Injektion von Basalinsulin sein. Oft ist zu diesem Zeitpunkt kein Basalinsulin notwendig.

Ebenso ist es möglich, dass bei der Insulinpumpentherapie zu bestimmten Tages- oder Nachtzeiten zu viel Basalinsulin einprogrammiert wurde. Um dem vorzubeugen, sollte die Basalrate überprüft, d. h. ein Basalratentest durchgeführt werden.

Zu wenig Nahrung

Hypoglykämien können auch auftreten, wenn die Insulinwirkung und die Nahrungszufuhr nicht aufeinander abgestimmt sind, vor allem, wenn zu wenig Kohlenhydrate verzehrt werden. Das kann verschiedene Ursachen haben: Appetitlosigkeit bei Aufregungen oder Infekten, Ablehnung bestimmter Speisen, die Verweigerung, überhaupt etwas zu essen usw. Eine verminderte oder vollständig fehlende Nahrungsaufnahme ist besonders dann gefährlich, wenn das Insulin schon injiziert wurde und sich seine Wirkung im Körper ungehindert entfalten kann.

Auch Übelkeit und Erbrechen oder die verzögerte oder verminderte Aufnahme von Kohlenhydraten vom Darm ins Blut bei Durchfallerkrankungen können Ursache von Hypoglykämien sein. Über solche Erkrankungen und deren Behandlung erfahren Sie mehr in ▶ Kap. 8.

Besonders für Eltern jüngerer Kinder ist es sehr wichtig, rechtzeitig abzuschätzen, wie viel Nahrung ihr Kind zu sich nehmen wird, bevor ihm Insulin injiziert wird. Sie müssen erkennen, ob das Kind aus irgendwelchen Gründen nicht in der Lage ist, die für die geplante Insulinmenge vorgesehene Nahrungsmenge zu essen. Oft ist es daher notwendig, das Mahlzeiteninsulin erst dann zu injizieren oder mit der Insulinpumpe abzurufen, wenn das Kind bereits gegessen hat.

Eine häufige Ursache von Hypoglykämien ist schließlich, dass der Kohlenhydratgehalt einer Mahlzeit falsch eingeschätzt wurde. In ▶ Kap. 3 finden Sie dazu eingehende Informationen. Aber auch wenn der Kohlenhydratgehalt richtig eingeschätzt wurde, kann ein sehr hoher Fett- und Eiweißanteil der Mahlzeit dazu führen, dass die Glukose im Blut durch eine verzögerte Resorption sehr langsam ansteigt. Da das injizierte Insulin bereits wirkt, kann eine Hypoglykämie auftreten.

Intensive körperliche Anstrengung

Plötzliche ausgeprägte körperliche Anstrengungen, z. B. wildes Toben, Gartenarbeit, Hilfe beim Umzug oder andere unerwartete körperliche Aktivitäten, führen zu einem verstärkten Glukoseverbrauch der Muskulatur und können so eine Hypoglykämie hervorrufen. Auch lang anhaltende körperliche Belastungen wie eine lange Radtour, ein Fußballspiel, ein Langstreckenlauf oder Baden im Meer können eine Hypoglykämie zur Folge haben.

Weil die arbeitende Muskulatur sehr viel Glukose verbraucht, kann es durch intensive körperliche Anstrengung leicht zu einem Glukosemangel im Blut kommen. Bei Kindern ohne Diabetes wird in dieser Situation sofort die Insulinausschüttung vermindert. Die Leber produziert vermehrt Glukose. Außerdem wird aus den Glykogenspeichern der Leber und der Muskulatur Glukose freigesetzt. Dadurch steht der arbeitenden Muskulatur ausreichend Glukose zur Verfügung. Bei Kindern ohne Diabetes kann daher praktisch keine Hypoglykämie auftreten.

Bei Kindern mit Diabetes hemmt das injizierte Insulin dagegen sowohl die Glukoseproduktion der Leber als auch die Glukosefreisetzung aus den Glykogenspeichern. Wenn diese Kinder sich intensiv bewegen, kann es bei ihnen daher zu einem erheblichen Glukosemangel und zu einer Hypoglykämie kommen. Besonders gefürchtet sind Hypoglykämien, die verzögert, viele Stunden nach einer körperlichen Anstrengung auftreten.

Einer schweren Hypoglykämie während oder nach einer sportlichen Anstrengung können Kinder mit Diabetes vorbeugen, indem sie vorsorglich eine oder mehrere Extra-KE oder Sport-KE zusätzlich essen und/oder ihre Insulindosis vermindern. Aber auch nach dem Sport müssen Eltern und Kinder wachsam sein und den Blutzucker häufiger kontrollieren. Dabei dürfen selbst erhöhte Blutzuckerwerte nicht darüber hinwegtäuschen, dass oft weiterhin eine ausgeprägte Hypoglykämieneigung besteht. Die Insulindosis sollte daher nicht erhöht werden und die Eltern müssen dafür sorgen, dass ihr Kind auch nach dem Sport noch genügend Nahrung zu sich nimmt. In ► Kap. 7 wird auf die Zusammenhänge zwischen Sport und Hypoglykämie genau eingegangen.

❯ Ausgeprägte körperliche Anstrengungen können zu einer Hypoglykämie führen.

❯ Bei starker körperlicher Belastung: Blutzucker messen!

Alkoholkonsum

Selbstverständlich ist Alkohol für alle Kinder tabu. Ältere Jugendliche und Erwachsene sollten jedoch genau wissen, wie alkoholische Getränke den Stoffwechsel bei Diabetes beeinflussen. Alkohol hemmt die Glukoseproduktion in der Leber. Wenn zum Beispiel abends Alkohol getrunken wird, kann der Blutzuckerspiegel dadurch während der folgenden Nacht bis in die frühen Morgenstunden hinein absinken. Die übliche Dosis des Basalinsulins für die Nacht kann dann zu hoch gewählt sein. Eine Hypoglykämie kann daher nach Alkoholgenuss jederzeit auftreten.

Leider lässt sich die Wirkung der verschiedenen alkoholischen Getränke nicht genau für jeden Menschen berechnen. Man sollte deshalb vorsichtig

sein und den Blutzucker nach Alkoholgenuss besonders sorgfältig kontrol-
lieren. Auf jeden Fall muss vor dem Einschlafen überprüft werden, ob der
Blutzuckerwert so hoch ist, dass es durch die lang anhaltende Wirkung des
Alkohols nicht zu einer Unterzuckerung kommen kann.

Ein anderes Hypoglykämierisiko besteht darin, dass unter Einfluss von
Alkohol die Zeichen der Unterzuckerung nicht erkannt werden, sodass
unbemerkt eine schwere Hypoglykämie auftreten kann.

❯ **Alkohol hemmt die Glukoseproduktion in der Leber und kann
daher eine Hypoglykämie verursachen.**

6.4   Wie reagiert der Körper auf eine Hypoglykämie?

Bei Menschen ohne Diabetes tritt praktisch nie eine Hypoglykämie auf. Ihr
Körper verhindert auch bei längeren Hungerperioden, dass die Blutzuckerwerte unter 65 mg/dl absinken. Die Vorgänge, die wirksam werden, wenn
der Blutglukosespiegel zu niedrig ist, und die verhindern, dass eine Unterzuckerung auftritt, bezeichnet man als Gegenregulation. Sie verläuft in drei
nachfolgend aufgeführten Stufen.

Zuerst wird weniger Insulin bereitgestellt

Die erste und wichtigste Maßnahme des Körpers, das Auftreten einer Hypoglykämie zu verhindern, besteht bei Menschen ohne Diabetes darin, dass
kein Insulin mehr ausgeschüttet wird. Schon bei Blutglukosewerten zwischen 80 und 85 mg/dl stellen die B-Zellen der Bauchspeicheldrüse kein
Insulin mehr zur Verfügung. Wegen der sehr kurzen Wirkungsdauer des
körpereigenen Insulins (fünf bis zehn Minuten) ist sehr bald keine Insulinwirkung mehr vorhanden. Die Glukose kann nicht mehr in die Fett- und
Muskelzellen eindringen, und die Leber produziert ungehemmt Glukose.
Der Blutglukosespiegel sinkt nicht mehr ab, sondern steigt wieder an. Eine
Hypoglykämie tritt daher bei Kindern und Jugendlichen ohne Diabetes
praktisch nie auf.

Dieser wichtige Schritt zur Vermeidung einer Hypoglykämie ist bei
einem Kind mit Diabetes nicht möglich. Das einmal injizierte Insulin entfaltet ungehemmt seine Wirkung im Körper. Niemand kann die lang anhaltende Wirkung des injizierten Insulins vermindern oder gar verhindern.
Das injizierte Insulin wirkt unverändert, selbst wenn der Glukosespiegel
immer weiter absinkt.

❯ **Der wichtigste Grund dafür, dass bei Menschen mit Diabetes
Hypoglykämien mit Blutzuckerwerten unter 65 mg/dl auftreten
können, ist die Tatsache, dass die anhaltende Wirkung des einmal injizierten Insulins nicht rückgängig gemacht werden kann.**

Glukagon und Noradrenalin werden ausgeschüttet

Wenn der Blutzuckerspiegel weiter absinkt, werden Maßnahmen der Gegenregulation wirksam, über die auch ein Kind mit Diabetes verfügt. Bei
Blutglukosewerten zwischen 65 und 70 mg/dl werden die Hormone Glukagon und Noradrenalin ausgeschüttet. Sie sorgen dafür, dass das in der Leber

Abb. 6.3 Beim Schaukeln allein im Garten sollte möglichst keine Hypo auftreten.

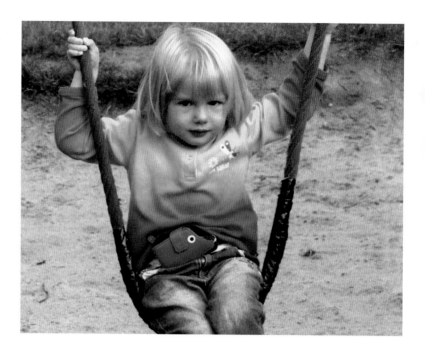

gespeicherte Glykogen zu Glukose abgebaut wird. Durch die Mobilisierung dieses Glykogenspeichers wird der Blutzuckerspiegel angehoben. Oft kann dadurch das weitere Absinken des Blutglukosespiegels und das Auftreten einer Hypoglykämie verhindert werden.

Wenn allerdings die Glykogenspeicher wegen einer vorausgegangenen Unterzuckerung bereits leer sind, nützt die Bereitstellung von Glukagon und Noradrenalin nichts. Das ist beispielsweise bei einer verzögert auftretenden Hypoglykämie nach Sport der Fall (▶ Kap. 7).

Kortisol und Wachstumshormon werden ausgeschüttet

Bei Blutglukosewerten unter 60 mg/dl werden weitere Gegenmaßnahmen des Körpers in Gang gesetzt. Sowohl Wachstumshormon als auch Kortisol, das Hormon der Nebennierenrinde, werden ausgeschüttet. Beide Hormone regen die Leber an, die Glukoseproduktion zu steigern.

Bei Blutglukosewerten unter 50, 40 oder 30 mg/dl kann der Körper sich nicht mehr selbst helfen. Er ist auf Hilfe von außen angewiesen. Glukose muss zugeführt werden, entweder oral als Traubenzucker mit dem Essen, oder, wenn das nicht mehr möglich ist, als Glukoseinjektion oder Glukoseinfusion direkt in das Blutgefäßsystem.

Beim Absinken des Blutglukosespiegels verhindern bei Menschen ohne Diabetes drei Maßnahmen das Auftreten von Hypoglykämien:

1. Bei Blutglukosewerten zwischen 80 und 85 mg/dl wird kein Insulin mehr bereitgestellt, sodass nach kurzer Zeit keine Insulinwirkung mehr vorhanden ist. Das funktioniert allerdings nur bei Menschen ohne Diabetes.
2. Bei Blutglukosewerten zwischen 65 und 70 mg/dl werden Glukagon und Noradrenalin ausgeschüttet. Beide Hormone bewirken den Abbau von Glykogen zu Glukose in der Leber bei Menschen mit und ohne Diabetes.

3. Bei Blutglukosewerten unter 60 mg/dl werden Wachstumshormon und Kortisol bereitgestellt. Beide Hormone steigern die Glukoseproduktion in der Leber bei Menschen mit und ohne Diabetes.

> **Die erste und wichtigste der drei Maßnahmen funktioniert bei Kindern mit Diabetes nicht. Darum ist die Gegenregulation bei ihnen gestört.**

6.5 Wodurch wird die Hypoglykämiewahrnehmung beeinflusst?

Sie haben gelernt, dass im Rahmen der Gegenregulation nacheinander die Hormone Glukagon und Noradrenalin sowie Wachstumshormon und Kortisol ausgeschüttet werden. Bei welchen Blutzuckerwerten diese vier Gegenregulationshormone genau bereitgestellt werden, unterscheidet sich von Kind zu Kind. Bei einem Kind werden Glukagon und Noradrenalin z. B. bereits bei einem Blutglukosewert von 70 mg/dl bereitgestellt, bei einem anderen erst bei 60 mg/dl.

Entsprechend treten die Hypoglykämiezeichen, die durch die Gegenregulation hervorgerufen werden, bei unterschiedlichen Blutglukosewerten auf. Daher ist auch der Zeitpunkt, wann eine Hypoglykämie wahrgenommen wird, bei jedem Kind individuell unterschiedlich.

Die Hypoglykämiewahrnehmung hängt von folgenden Voraussetzungen ab:

- von der Qualität der Stoffwechseleinstellung,
- vom Blutglukoseausgangswert und der Schnelligkeit des Blutglukoseabfalls,
- von der Häufigkeit aufeinander folgender Hypoglykämien.

Qualität der Stoffwechseleinstellung

Kinder mit schlechter Stoffwechseleinstellung, zum Beispiel mit einem mittleren Blutglukosewert über 200 mg/dl, spüren bereits bei Blutzuckerwerten um 100 mg/dl die ersten Hypoglykämiezeichen. Das liegt daran, dass bei ihnen die Gegenregulation (Ausschüttung von Glukagon und Noradrenalin) schon sehr früh einsetzt. Andererseits treten bei gut behandelten Kindern mit mittleren Blutglukosewerten um 120 mg/dl erst sehr viel später, zum Beispiel bei Blutglukosewerten um 40 mg/dl, Unterzuckerungszeichen auf.

Das Einsetzen der Gegenregulation hängt also von der Höhe des mittleren Blutglukosewertes ab. Je höher der mittlere Blutglukosewert ist, desto früher setzt die Gegenregulation ein. Je niedriger der mittlere Blutglukosewert liegt, desto später beginnt die Gegenregulation. Bei einem gut eingestellten Kind ist daher die Gefahr, eine schwere Unterzuckerung zu entwickeln, größer als bei einem schlecht behandelten Kind. Ein schlecht eingestelltes Kind merkt bei sehr viel höheren Blutglukosewerten, dass sich eine Hypoglykämie entwickelt. Es hat daher mehr Zeit, durch Essen von Traubenzucker eine Hypoglykämie zu verhindern als ein gut eingestelltes Kind.

Ausgangswert der Blutglukose

Auch der Ausgangspunkt des Blutglukosespiegels bei der Entwicklung einer Hypoglykämie spielt für die Hypoglykämiewahrnehmung eine wichtige Rolle. Wenn der Blutglukosewert von 60 mg/dl auf 40 mg/dl abfällt, können Hypoglykämiesymptome fehlen, bei einem Absinken von 100 mg/dl auf 40 mg/dl können sie dagegen deutlich spürbar sein.

Wichtig ist dabei auch die Schnelligkeit des Blutglukoseabfalls. Wenn der Blutzuckerspiegel beispielsweise sehr schnell von 100 auf 40 mg/dl absinkt, treten Hypoglykämiezeichen auf. Bei einem langsamen Absinken von 120 auf 40 mg/dl innerhalb mehrerer Stunden können dagegen Unterzuckerungszeichen fehlen.

Mehrere Hypoglykämien hintereinander

Wenn an einem Tag mehrere Unterzuckerungen aufeinander folgen, werden die Anzeichen von Hypoglykämie zu Hypoglykämie schwächer. Die Wirkung der Gegenregulationshormone nimmt von einer zur nächsten Hypoglykämie ab. Darum werden die Hypoglykämien auch von Mal zu Mal gefährlicher. Mehrere Hypoglykämien in kurzer Zeit hintereinander können schließlich zu einer schweren Hypoglykämie führen.

Für Eltern und Kinder ist es nicht leicht, Hypoglykämien immer verlässlich wahrzunehmen. Vor allem sehr kleine Kinder und auch die Kinder, deren Diabetes erst sehr kurze Zeit besteht, haben damit Probleme. Eine der wichtigsten Aufgaben der Diabetesschulung während des ersten Klinikaufenthaltes ist es darum, mit allen Eltern und ihren Kindern zu üben, wie sie ihre Hypoglykämiesymptome frühzeitig erkennen und richtig deuten können.

> ❱ Die Hypoglykämiewahrnehmung hängt entscheidend von dem Blutglukosewert ab, bei dem die Gegenregulation ausgelöst wird. Der Blutglukosewert, bei dem die Gegenregulationshormone bereitgestellt werden, liegt individuell unterschiedlich hoch. Er hängt von der Qualität der Stoffwechseleinstellung, vom Blutglukoseausgangswert, von der Schnelligkeit des Blutglukoseabfalls und von der Häufigkeit aufeinander folgender Unterzuckerungen ab.

6.6   Wie werden Hypoglykämien behandelt?

Blutglukosewerte unter 65 mg/dl müssen immer sofort behandelt werden. Wie kann Kindern dabei geholfen werden, wenn sie noch bei Bewusstsein sind? Was sollten sie essen oder trinken? Was können Eltern tun, wenn ihr Kind durch eine schwere Hypoglykämie das Bewusstsein verloren hat? Und wie kann schweren Hypoglykämien vorgebeugt werden? Antworten auf diese Fragen finden Sie im folgenden Abschnitt.

Was ist zu tun, wenn das Kind noch ansprechbar ist?

Wenn Sie bei Ihrem Kind einen Blutzuckerwert unter 65 mg/dl feststellen, entweder weil Gegenregulationszeichen auftraten oder weil der Blutzuckerspiegel zufällig kontrolliert wurde, muss immer sofort mit der Behandlung begonnen werden. Das Kind sollte aber auch dann sofort behandelt werden, wenn eindeutige Hypoglykämiezeichen auftreten, bevor der Blutglukosewert bestimmt wurde. Der zu niedrige Blutglukosewert muss normalisiert und damit die Entwicklung einer schweren Hypoglykämie verhindert werden. Es darf dabei keine Rolle spielen, ob Ihr Kind Hypoglykämiezeichen spürt oder nicht.

Ihr Kind sollte so schnell wie möglich Traubenzucker (Glukose) zu sich nehmen. Traubenzucker wird in verschiedener Zubereitung angeboten: Traubenzucker in trockener Form (Plättchen, Stückchen, Pulver) wird häufig von Kindern nicht so gut akzeptiert. Traubenzucker in Pulverform erscheint Kindern oft staubig, pappig oder Brechreiz auslösend. Sie haben Angst, sich zu verschlucken und sagen, dass sie es nicht »runterkriegen«. Geeigneter und beliebter sind daher Getränke, denen Traubenzucker zugesetzt ist, zum Beispiel Traubenzucker in Tee oder Wasser aufgelöst. Auch Apfelsaft, Traubensaft, Orangensaft, zuckerhaltige Limonaden, Cola oder Glukose-Gel sind sehr beliebt und wirksam.

Die meisten anderen kohlenhydrathaltigen Nahrungsmittel, zum Beispiel Getreideprodukte, Obst (z. B. Banane) oder Milchprodukte, sind zur akuten Behandlung einer Hypoglykämie nicht so gut geeignet, da der Blutzuckerspiegel wegen des Gehalts an Ballaststoffen oder Fett nur sehr langsam ansteigt. Anders ist die Situation bei anhaltender Hypoglykämieneigung (z. B. nach Sport). Zur Vorbeugung solcher Hypoglykämien sind zuckerhaltige Nahrungsmittel gut geeignet (z. B. Banane, Äpfel und auch Schokolade).

Kinderleben

Traubenzucker zur Behandlung, Süßigkeiten zum Genuss!

Zur Behandlung einer Unterzuckerung müssen Kinder immer Traubenzucker oder andere schnell wirkende Kohlenhydrate als »Notfall-Medikament« bei sich haben. Achten Sie darauf, dass Ihr Kind dieses »Notfall-Medikament« auch mit zitternden Fingern schnell auspacken kann. Außerdem sollte der Traubenzucker so vorliegen, dass Ihr Kind die Zubereitung bereitwillig isst oder trinkt.

Süßigkeiten sind aus mehreren Gründen als »Notfall-Medikament« ungeeignet. Die meisten Süßigkeiten, zum Beispiel Kekse, Schokolade oder Nussriegel, enthalten außer Zucker sehr viel Fett. Dadurch steigt der Blutzuckerspiegel während einer akuten Hypoglykämie viel zu langsam an. Süßigkeiten, die fast nur aus Zucker bestehen (zum Beispiel Gummibärchen), machen es Kindern dagegen schwer zu warten, bis der Blutzucker wirklich zu niedrig ist. Wenn solche Leckereien verführerisch in der Schultasche liegen, können ihnen selbst disziplinierte Kinder schwer widerstehen. Manchmal ist es günstiger, statt Traubenzuckerbonbons mit schmackhaftem Aroma (z. B. Schokoladenüberzug) neutrale Traubenzuckerplättchen mitzugeben. Schließlich sollte der Genuss von Süßigkeiten weder gedanklich noch gefühlsmäßig mit Hypoglykämien verknüpft werden. Es besteht sonst die Möglichkeit, dass Kinder auf die Idee kommen, eine Hypoglykämie hervorzurufen, um immer wieder naschen zu dürfen.

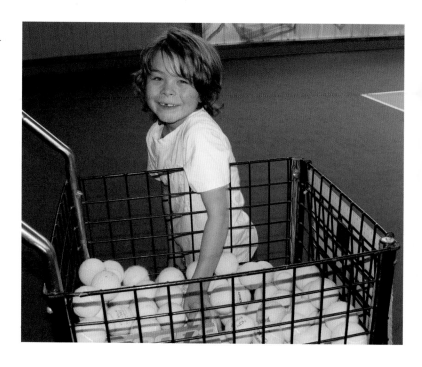

Abb. 6.4 Vor jedem Tennisspiel achtet Bela (8) darauf, dass er Traubenzucker dabei hat.

■ **Wie viel Traubenzucker?**

Sie sollten mit der Gabe von Traubenzucker nicht zu sparsam umgehen. Es sind 2, manchmal 3 KE (20 bis 30 g Glukose) nötig, um eine Hypoglykämie sicher zu behandeln. Die üblichen Traubenzuckerplättchen entsprechen meist 5 g Glukose, ein Teelöffel Traubenzucker ebenfalls. Daraus ergibt sich, dass Kinder zur Behandlung einer Unterzuckerung 4, 5, oder 6 Stückchen Traubenzucker essen oder Flüssigkeit mit entsprechend vielen Teelöffeln Traubenzucker trinken sollten.

Apfelsaft enthält in 100 ml ein Gemisch aus etwa 10 g Glukose und Fruktose. Eines der heute gebräuchlichen kleinen Fruchtsaftpäckchen (Apfelsaft, Traubensaft, Orangensaft) mit 200 bzw. 250 ml Inhalt reicht in der Regel aus, um eine Hypoglykämie zu behandeln. Gleiches gilt für andere zuckerhaltige Getränke, zum Beispiel Cola oder zuckerhaltige Limonade. Eine Tube Jubin (40 g Glukose-Gel) enthält ein Gemisch aus 31 g Glukose und Saccharose (■ Abb. 6.5). Diese Empfehlungen gelten für Schulkinder und Jugendliche. Bei Kleinkindern und Kindergartenkindern reichen meist schon 1 oder 2 KE (10 bis 20 g).

Selbstverständlich muss eine Hypoglykämie so früh wie möglich behandelt werden, noch besser ist es, vorzubeugen, wenn der Blutglukosespiegel zu rasch absinkt. Bereits bei Blutglukosewerten um 70 mg/dl, erst recht im Bereich zwischen 50 und 60 mg/dl, sollte Ihr Kind vorsorglich schnell wirkende Kohlenhydrate zu sich nehmen. Je nach Alter und Situation (beim Sport, im Straßenverkehr, beim Spielen im Garten) sind 1 oder 2 KE zusätzlich erforderlich (■ Abb. 6.5).

❱ Zur Behandlung einer Hypoglykämie sollten 2 bis 3 KE (20 bis 30 g) Glukose (Traubenzucker) aufgenommen werden.

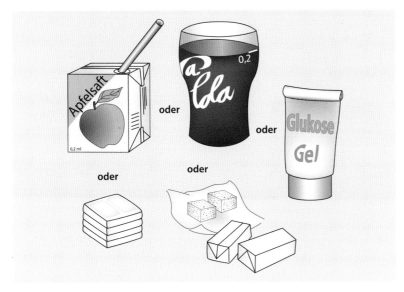

Wie behandelt man eine schwere Hypoglykämie?

Beim Auftreten hirnorganischer Symptome wie Bewusstseinstrübung, Bewusstlosigkeit oder Krämpfen kann sich ein Kind mit Diabetes nicht mehr selbst helfen. Es kann nicht mehr essen oder trinken. Das Einflößen von Zuckerwasser oder Zuckertee ist gefährlich, weil sich die Kinder verschlucken können und die Flüssigkeit in die Lunge geraten kann. Außerdem kann ein Würgereiz ausgelöst werden, der zu Erbrechen führt. Dabei kann Mageninhalt in die Bronchien und Lungen geraten und eine Lungenentzündung hervorrufen.

❯ Bei Bewusstlosigkeit niemals Nahrung einflößen!

▪ **Glukagon als Notfallmedikament für Eltern**

Die Eltern sollten in dieser Situation keine Zeit verlieren, Ruhe bewahren und so schnell wie möglich Glukagon aufziehen und injizieren. Nur das führt zu einem Anstieg des Blutzuckerspiegels. Als Glukagonpräparat steht das GlucaGen Hypo-Kit der Firma Novo Nordisk zur Verfügung. Die Spritze in einem Set enthält 1 mg Glukagon (■ Abb. 6.6). Es wird am besten in die Muskulatur des Oberschenkels oder des Oberarmes gespritzt. Die Muskulatur ist sehr gut durchblutet. Daher wird das Glukagon sehr schnell vom Körper aufgenommen und entfaltet sofort seine Wirkung. Bei Kleinkindern und Vorschulkindern unter sechs Jahren reicht schon die Hälfte der Glukagonspritze (0,5 mg Glukagon) aus. Bei Schulkindern und Jugendlichen sollte man immer 1 mg Glukagon injizieren. Manchmal stellt sich die Wirkung nur verlangsamt ein. Dann sollte die Glukagoninjektion nach 5 bis 10 Minuten wiederholt werden.

Dabei sollten vor allem Jugendliche bedenken, dass Glukagon bei einer alkoholbedingten Hypoglykämie nicht wirkt.

Sofort nach Einsetzen der Glukagonwirkung, d. h. wenn das Kind wieder zu sich kommt und wieder sicher schlucken kann, müssen ihm Kohlenhydrate (Traubenzucker oder ein zuckerhaltiges Getränk) gegeben werden.

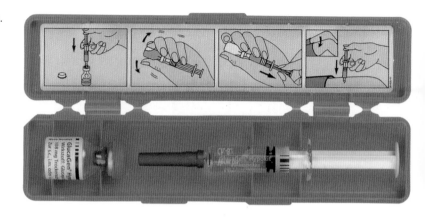

◘ Abb. 6.6 GlucaGen Hypo-Kit 1 mg. Damit Sie im Notfall sofort richtig handeln können, sollten Sie mit der Diabetesberaterin üben, wie die Glukagonlösung hergestellt und die Glukagoninjektion durchgeführt wird.

Das ist unbedingt notwendig, um zu verhindern, dass es erneut zu einer schweren Hypoglykämie mit Bewusstseinsverlust kommt.

Für den Notfall sollten alle Familien mit mindestens zwei Glukagon-Sets (je 1 mg Glukagon) (◘ Abb. 6.6) ausgerüstet sein. Die zwei GlukaGen Hypo-Kit-Packungen werden im Kühlschrank aufbewahrt. Da das Präparat nur begrenzt haltbar ist, muss das Verfallsdatum kontrolliert werden. Für den Alltag ist es sinnvoll, das Glukagon bei Touren oder längeren Fahrten möglichst immer mitzunehmen. Auf jeden Fall gehört es immer ins Gepäck, wenn kurzfristig kein Arzt gerufen werden kann, zum Beispiel bei Wanderungen im Gebirge, auf einem Segelboot, im Urlaub und auch im Flugzeug.

> **Wenn das Kind nach einer Glukagoninjektion wieder ansprechbar ist, muss es sofort Kohlenhydrate zu sich nehmen.**

- **Glukoseinjektion durch den Arzt**

Wenn ein Arzt erreichbar ist, kann er bei einer schweren Hypoglykämie eine Glukoselösung direkt in eine Vene injizieren, bis das Kind sein Bewusstsein wiedererlangt. Meist ist mehr als 1 ml einer 40- oder 50%igen Glukoselösung pro kg Körpergewicht dafür notwendig. Ein 30 kg schweres Kind benötigt daher mindestens 30 ml einer 40- oder 50%igen Glukoselösung.

In der Regel können die Eltern mithilfe von Glukagoninjektionen die schwere Hypoglykämie ihres Kindes erfolgreich behandeln. Das gelingt umso besser, wenn beide Elternteile zuvor mit der Diabetesberaterin Schritt für Schritt geübt haben, wie diese Notfallbehandlung genau durchgeführt wird. Nur selten ist es notwendig, dass ein Arzt gerufen werden muss, der dem Kind Glukose in die Vene injiziert. Auch eine Einweisung in die Kinderklinik ist nur dann erforderlich, wenn die Eltern nicht in der Lage sind, ihr Kind nach Behandlung der Hypoglykämie zu Hause zu beobachten, um ihr Kind bei wiederholtem Auftreten einer Hypoglykämie erneut sachgerecht zu behandeln.

Wenn die schwere Hypoglykämie im Kindergarten, in der Schule, beim Sport oder im Schullandheim auftritt, sollten die Kinder allerdings auf dem schnellsten Wege in die nächste Klinik gebracht werden.

> **Hypoglykämiebehandlung, wenn das Kind noch ansprechbar ist:**
> — Traubenzucker essen oder in Flüssigkeit aufgelöst trinken,
>   Apfelsaft, Traubensaft, Orangensaft, zuckerhaltige Limonade,
>   Glukose Gel oder Cola trinken

> **Bei schwerer Hypoglykämie mit Bewusstseinstrübung,**
> **Bewusstlosigkeit, Krämpfen:**
> — Injektion von 1 mg Glukagon in die Muskulatur,
> — evtl. Wiederholung der Glukagoninjektion nach fünf bis zehn
>   Minuten
> — Präparat: GlucaGen Hypo-Kit 1 mg Novo Nordisk
> — Wenn ein Arzt verfügbar ist: Injektion von 40- oder 50%iger
>   Glukoselösung in die Vene (1 ml/kg Körpergewicht)

Was muss nach einer Hypoglykämie bedacht werden?

Die Menge an zusätzlichen Kohlenhydraten, die ein Kind benötigt, um eine Hypoglykämie endgültig zu überwinden, hängt von den Ursachen der Unterzuckerung ab. Wenn beispielsweise viel zu viel Insulin gespritzt wurde, werden 2 KE zusätzlich nicht ausreichen. Das Kind wird mehr essen müssen, um die verstärkte Insulinwirkung auszugleichen. Hat ein Kind dagegen nur vergessen, seine Zwischenmahlzeit von z. B. 1 KE zu essen, dann werden die zusätzlichen 2 KE sicherlich ausreichen, um ein erneutes Absinken des Blutzuckerspiegels zu verhindern.

> Nach jeder Hypoglykämie ist es wichtig, dass sich Eltern und
> Kinder überlegen, wie sie entstanden ist. Erst dann können sie
> entscheiden, ob die Gefahr gebannt ist oder ob eine weitere
> Unterzuckerung droht.

Was können Eltern tun, um schwere Hypoglykämien zu vermeiden?

Selbstverständlich hängt es vor allem vom Alter eines Kindes ab, wie zuverlässig es seine Hypoglykämien spürt und behandelt. Säuglinge und Kleinkinder sind hier vollkommen auf Erwachsene angewiesen, die ihre Hypoglykämiezeichen richtig deuten können. Alle Menschen, die Kinder mit Diabetes betreuen (z. B. Eltern, Großeltern, Erzieherinnen, Lehrer, Trainer) müssen gemeinsam mit dem Diabetesteam herausfinden, welches individuelle Hyopglykämiemuster das Kind aufweist. Außerdem kann eine kontinuierliche Glukosemessung (s. ▶ Kap. 4.2) besonders bei kleinen Kindern, die sich noch nicht selbst äußern können, für Eltern eine wichtige Unterstützung sein, um Unterzuckerungen rechtzeitig zu erkennen oder ihnen vorzubeugen.

Kindergartenkinder können oft schon sagen, dass sie sich »niedrig fühlen«. Im intensiven Spiel kann es ihnen aber ebenso passieren, dass sie selbst deutliche Anzeichen einer Hypoglykämie nicht bemerken. Die Erzieherinnen im Kindergarten müssen daher über den Diabetes, besonders aber über die Symptome und die Behandlung von Hypoglykämien nach entsprechender Schulung durch das Diabetesteam Bescheid wissen. In ▶ Kap. 10 finden Sie dazu einige Anregungen. Bereits mit Kindergartenkindern kann sinnvoll über Hypoglykämien gesprochen werden. Dabei ist es hilfreich, wenn immer wieder die gleichen Wörter benutzt werden. Die Hypoglykämiezeichen und die Behandlung der Hypoglykämien sollten in altersgemäßer Sprache wie ein Ritual immer wieder verwendet werden: »Anna hat gezittert; ihr Herz hat geklopft; der Blutzucker war zu niedrig; sie muss Traubenzucker nehmen, vier Plättchen sind richtig.«

Schulkinder können mit zunehmendem Alter immer sicherer erkennen, dass ihr Blutzuckerspiegel zu sehr abgesunken ist. In Diabetesschulungen für diese Altersgruppe wird genau auf die Ursachen, die Symptome und die richtige Behandlung von Hypoglykämien eingegangen. Aber immer wieder muss betont werden, dass alle Lehrer, Trainer oder anderen Betreuer über Hypoglykämien und deren Behandlung sicher informiert und geschult sind.

Eine weitere Möglichkeit, junge Kinder, die sich noch nicht äußern können, vor einer Hypoglykämie zu schützen, bieten neue Insulinpumpen, die mit einem Glukosesensor gekoppelt sind. Wenn über den Sensor ein zu niedriger Glukosewert an die Pumpe gemeldet wird, stoppt diese automatisch die Eingabe des einprogrammierten Basalinsulins. Der Blutglukosespiegel sinkt dadurch nicht weiter ab. Da diese Technologie noch teuer ist, wird sie von den Krankenkassen nur finanziert, wenn ein medizinische Notwendigkeit vorliegt.

Kinderleben

Das Notfall-Set niemals vergessen!

Jedes Kind mit Diabetes sollte immer ein kleines Täschchen bei sich oder in der Schultasche haben, das alle Utensilien zur Messung des Blutzuckers und zur Behandlung einer Hypoglykämie enthält: Blutzuckermessgerät, Teststreifen, Stechhilfe, ausreichend Traubenzucker (vier bis sechs Plättchen) und einen Notfallausweis mit dem Hinweis auf den Diabetes, um im Notfall Hilfe zu rufen (Abb. 6.7). Im Ausweis sollten der Name des Kindes, seine Anschrift, der behandelnde Arzt und die nächste Kinderklinik eingetragen sein. Außerdem sollte daraus auch zu entnehmen sein, wie eine Hypoglykämie erkannt und wie sie behandelt wird. Heute besitzt praktisch jedes Kind ein eigenes Handy. Daher muss es Kindern mit Diabetes überall, z. B. auch in der Schule während des Unterrichts im Notfall erlaubt sein, ihre Handys zu benutzen, um mit den Eltern Kontakt aufzunehmen.

> Eine gute Zusammenarbeit zwischen Eltern und Lehrern ist die wichtigste Voraussetzung dafür, Hypoglykämien auch in der Schule rechtzeitig zu erkennen und sachgerecht zu behandeln.

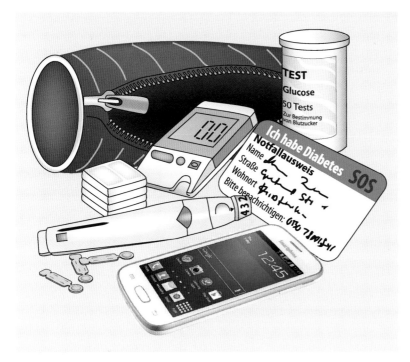

■ **Abb. 6.7** Blutzuckermessgerät, Teststreifen, Stechhilfe, ausreichend Traubenzucker (mindestens vier bis sechs Plättchen), Notfallausweis mit dem Hinweis auf den Typ-1-Diabetes und das eigene Handy gehören in das Notfall-Set, das jedes Kind mit Diabetes immer bei sich haben sollte, wenn es das Haus verlässt.

6.7 Wie häufig treten Hypoglykämien auf?

Bei gut behandelten Kindern und Jugendlichen, die einen HbA1c-Wert unter 7,5% und einen mittleren Blutglukosewert unter 150 mg/dl aufweisen, treten in der Regel 15- bis 25-mal pro Monat Blutglukosewerte unter 65 mg/dl auf. Auch bei weniger gut eingestellten Kindern sind solche Werte an der Tagesordnung. Die Mehrzahl dieser Hypoglykämien verläuft jedoch ohne Symptome. Es handelt sich um nicht spürbare Hypoglykämien, die ohne weiteres akzeptiert werden können.

Auch spürbare Hypoglykämien, die sehr viel seltener sind und bei denen Symptome der Gegenregulation auftreten, sind ungefährlich. Nur schwere Hypoglykämien mit Bewusstlosigkeit und/oder Krämpfen als Zeichen eines Glukosemangels im Gehirn müssen unbedingt vermieden werden. Sie sollten nie oder nur sehr selten auftreten.

Angaben darüber, wie häufig schwere Hypoglykämien bei Kindern und Jugendlichen mit Typ-1-Diabetes auftreten, sind sehr unterschiedlich. Einige Kinderdiabetologen meinen, dass weniger als fünf schwere Hypoglykämien pro 100 Patientenjahre auftreten sollten. Anders ausgedrückt würde das bedeuten: Eine schwere Hypoglykämie tritt seltener als 1-mal in 20 Jahren auf.

Die meisten schweren Hypoglykämien treten nachts zwischen 0 und 8 Uhr auf, die wenigsten zwischen 16 und 24 Uhr. Die Angst der Eltern vor nächtlichen Hypoglykämien ist daher berechtigt.

Immer wieder muss betont werden, dass bei der Insulinpumpentherapie Hypoglykämien nicht gehäuft auftreten. Im Gegenteil, vor allem bei Säuglingen und Kleinkindern hat die Häufigkeit von Hypoglykämien unter der Pumpentherapie deutlich abgenommen.

> Blutglukosewerte unter 65 mg/dl treten häufig auf, meist ohne, manchmal mit Hypoglykämiezeichen. Sie gehören zum Alltag des Kindes und bergen keine Gefahren in sich, wenn sie sofort richtig behandelt werden. Schwere Hypoglykämien sollten möglichst nie oder nur sehr selten auftreten.

6.8   Welche Folgen haben schwere Hypoglykämien?

Die schwere Hypoglykämie ist ohne Zweifel eine bedrohliche, selten auch lebensgefährliche Komplikation bei Diabetes, wenn sie nicht erkannt und behandelt wird. Sie wird daher von allen Eltern, aber auch von Freunden und Geschwistern, Verwandten und Bekannten des Kindes als ein dramatisches Ereignis erlebt.

Schwere Hypoglykämien bei Säuglingen und Kleinkindern

Vor allem bei Kindern im Vorschulalter, d. h. bei Säuglingen und Kleinkindern, sollten möglichst keine schweren Hypoglykämien mit Bewusstlosigkeit und/oder Krämpfen auftreten, denn das Gehirn dieser Kinder ist gegenüber Glukosemangel verwundbarer als das größerer Kinder, Jugendlicher und Erwachsener.

Allerdings sind bisher auch bei Auftreten mehrerer schwerer Hypoglykämien bei Säuglingen und Kleinkindern keine dauerhaften Funktionsstörungen des Gehirns nachgewiesen worden. Insbesondere war die kognitive Entwicklung dieser Kinder nicht nachweisbar vermindert.

Oft sind gerade die Eltern kleiner Kinder sehr bemüht, möglichst niedrige Blutglukosewerte zu erzielen. Sie sehen die lange Lebenszeit ihres Kindes mit Diabetes vor sich und fühlen die Verpflichtung, alles zu tun, um einen möglichst niedrigen HbA1c-Wert zu erreichen.

Durch die Einführung der Insulinpumpentherapie und der Glukosesensoren bei Vorschulkindern konnte die Hypoglykämiegefahr deutlich vermindert werden. Daher können heute durchaus auch bei Säuglingen und Kindern unter sechs Jahren mit diesen Therapieformen HbA1c-Werte unter 7,5% akzeptiert werden.

> Vor allem bei Säuglingen und Kindern unter sechs Jahren sollten schwere Hypoglykämien möglichst vermieden werden. Die Einführung der Insulinpumpentherapie und der Glukosesensoren hat dazu geführt, dass schwere Hypoglykämien in dieser Altersgruppe sehr viel seltener geworden sind.

Schwere Hypoglykämien bei älteren Kindern und Jugendlichen

Bei Schulkindern und Jugendlichen mit Diabetes ist die Situation ähnlich zu bewerten. Wenn es bei ihnen einmal zu einer schweren Hypoglykämie gekommen ist, sollten sie und ihre Eltern nicht allzu sehr beunruhigt sein. Wenn schwere Hypoglykämien nicht gehäuft auftreten, sind keine Folgen für das Gehirn zu erwarten. In der Hirnstromableitung (EEG) sind nach schweren Hypoglykämien zunächst fast immer leichte Allgemeinverände-

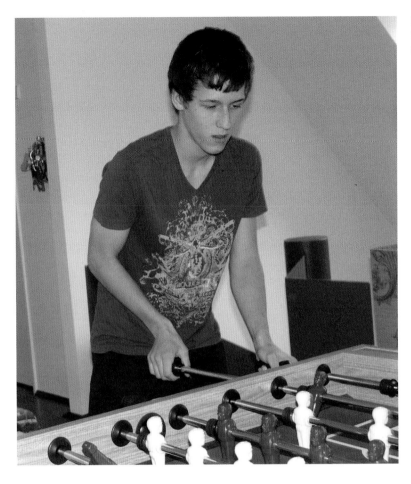

Abb. 6.8 Obwohl Lino viel Sport treibt, hat er keine Angst vor Hypoglykämien.

rungen nachzuweisen, sie verschwinden jedoch immer nach einigen Wochen oder Monaten vollständig. Andere typische Folgen seltener schwerer Hypoglykämien sind nicht bekannt.

Nur bei gehäuften, immer wiederkehrenden schweren Hypoglykämien sind bleibende EEG-Veränderungen zu erwarten. Das tritt allerdings extrem selten auf, meist nur in Verbindung mit willkürlich herbeigeführten schweren Hypoglykämien. Auch das gibt es, Kinder oder Jugendliche, die aus einer verzweifelten Situation heraus mit Absicht eine schwere Hypoglykämie durch eine Überdosis Insulin hervorrufen. Diese Patienten sind seelisch krank und benötigen eine intensive psychotherapeutische Betreuung.

Hin und wieder kann man in der Zeitung lesen, dass ein Erwachsener mit Diabetes an einer schweren Hypoglykämie verstorben ist. Auch das kommt sehr, sehr selten vor. Wenn eine schwere Hypoglykämie nicht erkannt und nicht behandelt wird, kann in der Tat ein so schreckliches Ereignis auftreten. Wenn überhaupt, trifft es meist Jugendliche oder junge Erwachsene, die allein leben. Oft spielen dabei Alkohol, Drogen, meist jedoch eine verzweifelte Lebenssituation eine Rolle. Bei ihnen kann nachts eine schwere Hypoglykämie auftreten, sie bemerken nichts oder sie können sich selbst nicht mehr helfen. Da sie allein leben und am nächsten Morgen auch niemand nach ihnen sieht, bleibt die dringend benötigte Hilfe aus.

Darum sollten Kinder und Jugendliche mit Diabetes nie allein in einem Haus oder einer Wohnung leben. Es sollte jemand in der Nähe sein, der von Zeit zu Zeit nach ihnen sieht und ihnen helfen kann, falls eine schwere Hypoglykämie auftreten sollte.

Wenn das nicht möglich ist, müssen sich junge Erwachsene darüber Gedanken machen, wie sie im Notfall Hilfe erhalten. Sie sollten zum Beispiel morgens nach dem Aufstehen regelmäßig Freunde oder Eltern anrufen. Bleibt der Anruf aus, kann ein Nachbar informiert werden, der Zutritt zu der Wohnung hat. Selbstverständlich müssen ausreichend Traubenzucker oder zuckerhaltige Getränke direkt am Bett sein. Die Blutzuckermessung vor dem Schlafen ist ebenfalls unverzichtbar.

Nach Auftreten einer schweren Hypoglykämie entwickeln fast alle Eltern eine große Hypoglykämieangst. Sie benötigen Wochen, oft Monate, um diese Angst zu überwinden und wieder zur Ruhe zu kommen. Während der Zeit der Angst verändern sie sehr häufig ihre Einstellung zur Insulintherapie. Sie streben verständlicherweise sehr viel höhere Blutglukosewerte bei ihrem Kind an. Sie brauchen Zeit, um wieder Mut zu fassen und nach und nach wieder niedrigere Blutglukosewerte zu akzeptieren. Wichtig ist, dass diese Eltern über ihre Hypoglykämieangst mit dem Kinderarzt und dem Diabetesteam sprechen. Hierbei können sie klären, ob ihnen eine kontinuierliche Glukosemessung (CGM) wieder mehr Sicherheit und Gelassenheit vermitteln kann.

Es ist sehr schwierig, Ihnen und Ihrem Kind einerseits zu sagen, dass schwere Hypoglykämien vermieden werden müssen und Ihnen andererseits zu vermitteln, die berechtigte Angst vor Hypoglykämien nicht zu groß werden zu lassen.

Am meisten helfen dabei Ihre persönliche Erfahrung und die Unterstützung durch das Diabetesteam. Wenn Sie gelernt haben, den Diabetes fachgerecht zu behandeln, wenn Sie sicher einschätzen können, wie der Stoffwechsel Ihres Kindes reagiert, wenn Sie den Balanceakt zwischen niedrigen und hohen Blutzuckerwerten beherrschen, werden Sie zwar die Angst vor schweren Hypoglykämien nicht ganz verlieren, aber Sie werden gelassen mit ihr leben können.

Familienleben

Angst vor Hypoglykämien

Eine gewisse Angst vor Hypoglykämien ist immer berechtigt. Sie schützt davor, zu sorglos mit der Diabetesbehandlung umzugehen, und sie erinnert daran, für den Notfall vorzusorgen. Wenn die Angst vor einer Unterzuckerung aber so groß wird, dass sie das Familienleben beeinträchtigt, sollte dagegen etwas unternommen werden. Eltern von Kindern mit Diabetes brauchen wie alle Menschen einen ungestörten Nachtschlaf. Außerdem sollten Kinder in ihrer Freizeit unbeschwert spielen können, ohne ständig überwacht zu werden.

Wie können Eltern vor übertriebener Hypoglykämieangst geschützt werden?

▼

- Schwere Unterzuckerungen sind seltene Ereignisse. Wenn sie auftreten, können sie immer erfolgreich behandelt werden. Das Risiko, im Straßenverkehr Schaden zu erleiden, ist bei Weitem höher als das Risiko bleibender Schäden durch eine Hypoglykämie. An die Gefahren des Straßenverkehrs haben wir uns gewöhnt, das Gefühl für die realistische Einschätzung von schweren Hypoglykämien muss nach und nach entwickelt werden.
- Setzen Sie sich nicht durch zu hoch gesteckte Therapieziele unter Druck.
- Schwere Hypoglykämien treten bei Kindern oft nicht aus heiterem Himmel auf, sondern häufiger dann, wenn ein Tag ungewöhnlich verläuft, zum Beispiel sehr viel Sport getrieben wird, die Familie umzieht, eine Reise antritt oder die ersten Tage am Meer verbringt. Wenn Sie es sich zur Gewohnheit machen, an solchen Tagen besonders sorgfältig auf die richtige Behandlung zu achten und den Blutzucker lieber einmal mehr als üblich zu kontrollieren, sind Sie auf der sicheren Seite.
- Machen Sie es sich zur Gewohnheit, immer alle notwendigen Dinge zur Messung des Blutzuckerspiegels und zur Behandlung von Hypoglykämien dabei zu haben. Dann können Sie weder ein verspäteter Zug, noch eine ungeplant lange Wanderung oder andere unerwartete Ereignisse in Schwierigkeiten bringen. Die meisten Familien nehmen das Glukagon überall mit hin, obwohl es fast nie gebraucht wird.
- Im Laufe der Zeit werden Kinder immer selbständiger und können auf sich selbst achten. Ein Kindergartenkind ist selbstverständlich überfordert, wenn es Unterzuckerungen selbst erkennen und behandeln soll. Schulkinder können dagegen Hypoglykämien schon recht verlässlich erkennen und auch richtig behandeln. Wenn die Freunde eines acht- oder neunjährigen Kindes über die Anzeichen und die Behandlung einer Unterzuckerung informiert sind, kann es auch ohne Aufsicht seiner Eltern am Nachmittag unterwegs sein.
- Manchmal ist es für Eltern hilfreich, einmal zu überlegen, wie sich ihr Kind seit dem letzten Jahr entwickelt hat. Im täglichen Einerlei fallen die vielen kleinen Dinge oft nicht auf, die das Kind inzwischen ohne Hilfe der Eltern selbständig bewältigen kann. Dazu zählt auch die Sicherheit und Zuverlässigkeit im Umgang mit Hypoglykämien.
- Wenn Ihnen die Angst vor schweren Hypoglykämien trotz aller Kenntnisse und Überlegungen die Ruhe nimmt oder sogar den Schlaf raubt, sollten Sie sich nicht scheuen, darüber mit Ihrem Diabetesteam zu sprechen. Manchmal hilft es, die Behandlung oder die Therapieziele zu ändern, manchmal ist es schon entlastend, einfach nur über die Sorgen zu sprechen und Verständnis hierfür zu finden. Schließlich sollten diese Eltern auch überlegen, ob ihnen und ihrem Kind durch eine kontinuierliche Glukosemessung in Kombination mit einer Insulinpumpe (sensorunterstützte Pumpentherapie [SuP], s. ▶ Kap. 4.2) geholfen werden kann.

Sport und Bewegung

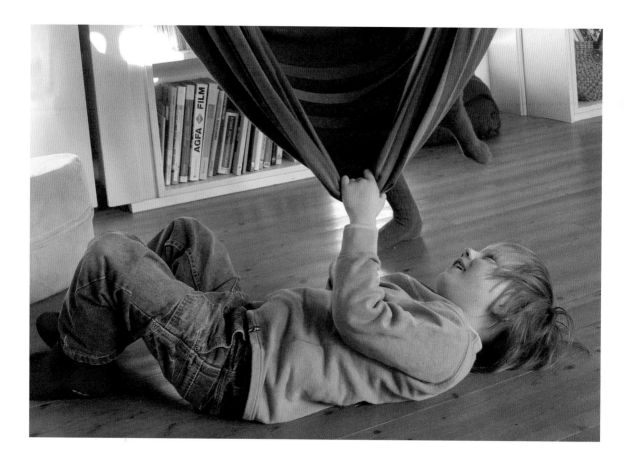

7   Sport und Bewegung

Allen Kindern und Jugendlichen tut es gut, wenn sie regelmäßig Sport treiben. Sportliche Kinder sind nicht nur belastbarer und leistungsfähiger als andere, sie sind auch seelisch ausgeglichener und können besser mit Stress umgehen. Sportliche Aktivitäten fördern den Kontakt und die Gemeinschaft mit Gleichaltrigen. Dabei können Kinder und Jugendliche ihre Kräfte messen, sich beweisen und ihr Selbstvertrauen stärken. Schließlich trägt das Spiel mit Gleichaltrigen zur Lebensfreude vieler Mädchen und Jungen bei. Sport gemeinsam mit der ganzen Familie kann ein verbindendes Hobby sein, das den vertrauensvollen Zusammenhalt von Eltern und Kindern fördert. Alle positiven Seiten sportlicher Aktivitäten gelten auch für Kinder und Jugendliche mit Diabetes.

Im vorherigen Kapitel haben Sie bereits erfahren, dass körperliche Anstrengung den Blutglukosespiegel von Kindern und Jugendlichen mit Diabetes absenken kann. Entgegen mancher Vorstellungen folgt daraus aber nicht, dass die Stoffwechseleinstellung durch intensives körperliches Training besser wird. Der günstige Effekt sportlicher Aktivität zeigt sich nur dann, wenn Insulinbehandlung und körperliche Anstrengung gut aufeinander abgestimmt sind.

Bewegung allein ist kein geeignetes Mittel, um einzelne erhöhte Blutzuckerwerte gezielt zu senken. Das lässt sich sehr viel genauer und sicherer mit Insulin erreichen. Selbst sportliche Kinder würden nach kurzer Zeit die

Freude an Bewegung verlieren, wenn sie bei jedem zu hohen Blutglukosewert eine halbe Stunde mit dem Rad fahren oder einen Dauerlauf machen
müssten. In der Diabetestherapie spielt daher Sport als Maßnahme zur kurz-
fristigen Senkung zu hoher Blutzuckerwerte keine Rolle mehr. Heute geht es
beim Thema Sport und Diabetes vor allem darum, wie die Insulinbehandlung
und die Ernährung so gestaltet werden, dass Kinder und Jugendliche unbe-
sorgt und sicher gemeinsam mit ihren Freunden Sport treiben können.

Kinder und Jugendliche mit Diabetes dürfen die Sportarten ausüben, die
ihren Interessen, ihrer Begabung und ihren persönlichen Vorlieben entsprechen. Es gibt nur sehr wenige Sportarten, die sich nicht mit Diabetes vereinbaren lassen. Sogar Leistungssport ist möglich, wenn die Insulinbehandlung
darauf abgestimmt wird.

> **Regelmäßige sportliche Aktivitäten sollten für alle Kinder und
> Jugendlichen zum Alltag gehören. Sport fördert die körperliche
> und geistige Leistungsfähigkeit und trägt zu seelischer Ausge-
> glichenheit bei.**

7.1   Wie beeinflusst Bewegung den Blutglukosespiegel?

Wenn sich Kinder und Jugendliche mit Diabetes körperlich anstrengen,
zum Beispiel Fußball spielen, im Garten toben, Ballett tanzen, schwimmen
oder mit dem Rad fahren, sinkt ihr Blutglukosespiegel in der Regel ab. Aber
nicht nur während intensiver Bewegung, sondern auch nach einem anstrengenden Tag kann es noch in der folgenden Nacht zu einer verzögert
auftretenden Unterzuckerung kommen. Manche Eltern stellen jedoch auch
fest, dass der Blutzuckerwert ihres Kindes während eines sportlichen Wett-
kampfes nicht wie erwartet absinkt, sondern ansteigt.

Was im Körper bei Sport oder anderen körperlichen Anstrengungen
geschieht, wird nun zuerst für ein Kind ohne Diabetes und dann für ein
Kind mit Typ-1-Diabetes beschrieben.

Wie verändert sich der Stoffwechsel
bei Kindern ohne Diabetes?

Wenn sich ein Kind oder Jugendlicher körperlich anstrengt, benötigen die
Muskeln zusätzlich Glukose und Sauerstoff, um Energie für die geforderte
Leistung zu gewinnen. Der Sauerstoff wird mit der Atemluft aufgenommen
und gelangt über das Blut zu den Muskelzellen. Die notwendige Glukose
wird auf verschiedene Weise bereitgestellt. Zunächst steht die Glukose zur
Verfügung, die mit der Nahrung aufgenommen wurde. Sobald sich ein
Kind körperlich anstrengt, verbraucht seine Muskulatur vermehrt Glukose.
Der Blutzuckerspiegel sinkt etwas ab. Daraufhin schüttet die Bauchspei-
cheldrüse sofort weniger oder überhaupt kein Insulin mehr aus. Was hat das
zur Folge?

Weniger Insulin im Blut bedeutet, dass die Glukoseproduktion in der Leber weniger gehemmt und damit mehr Glukose an das Blut abgegeben wird.
Auch der Abbau von Glykogen in der Leber und in der Muskulatur wird
weniger gebremst. Aus dem Glykogen wird Glukose freigesetzt. Wegen des

■ **Abb. 7.1** So reagiert der Körper eines Kindes ohne Diabetes, wenn es sich körperlich anstrengt:
1. weniger Insulin im Blut,
2. mehr Glukoseproduktion in der Leber,
3. geringe Glukoseaufnahme ins Fettgewebe,
4. mehr Glukoseaufnahme in die Muskulatur,
5. Fazit: Blutglukosespiegel ausbalanciert, keine Hypoglykämiegefahr!

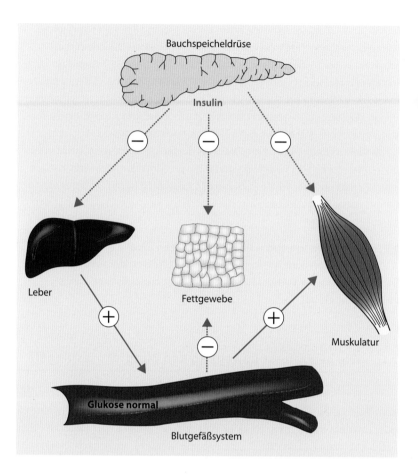

niedrigen Insulinspiegels gelangt weniger Glukose in die Fettzellen. Die Muskelzellen können trotz des niedrigen Insulinspiegels mehr Glukose aufnehmen, weil ihre Insulinempfindlichkeit durch körperliche Anstrengung größer wird. Wenn unmittelbar nach Beginn einer sportlichen Aktivität der Blutzuckerspiegel eines Kindes ohne Diabetes absinkt, reagiert sein Körper wie bei einer drohenden Hypoglykämie. Er stellt weniger oder gar kein Insulin mehr bereit. Durch diese feine Steuerung des Insulinspiegels gelingt es, dass immer ausreichend Glukose für die arbeitende Muskulatur vorhanden ist und keine Hypoglykämie auftreten kann (■ Abb. 7.1).

❯ **Die Glukosebereitstellung bei körperlicher Anstrengung ohne Diabetes sieht wie folgt aus:**
  — Die Bauchspeicheldrüse schüttet weniger oder kein Insulin aus.
  — Die Leber produziert mehr Glukose.
  — In Leber und Muskulatur wird Glykogen zu Glukose abgebaut.
  — Die Fettzellen nehmen weniger Glukose auf.
  — Die Insulinempfindlichkeit der Muskelzellen nimmt zu, daher können sie vermehrt Glukose aufnehmen.

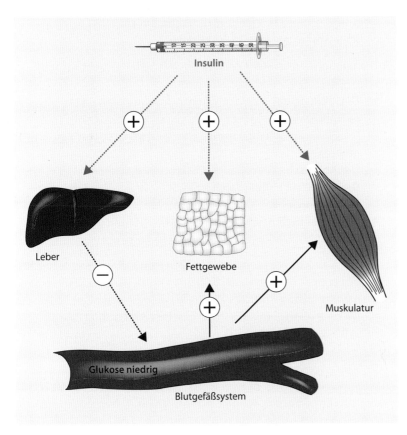

☐ **Abb. 7.2** So reagiert der Körper, wenn sich ein Kind mit Diabetes körperlich anstrengt:
1. viel Insulin im Blut,
2. weniger Glukoseproduktion in der Leber,
3. hohe Glukoseaufnahme ins Fettgewebe,
4. hohe Glukoseaufnahme in die Muskulatur;
5. Fazit: Blutglukosespiegel niedrig, Hypoglykämiegefahr!

Wie verändert sich der Stoffwechsel bei Kindern mit Diabetes?

Wenn sich ein Kind mit Diabetes körperlich anstrengt, besteht wie bei einer drohenden Hypoglykämie die Schwierigkeit darin, dass die Insulinwirkung nicht sofort vermindert werden kann, wenn der Blutzuckerspiegel zu sehr absinkt. Das vorher ins Unterhautfettgewebe injizierte Insulin entfaltet im Körper nach und nach seine Wirkung. Welche Folgen hat das?

Das Insulin hemmt die Glukoseproduktion der Leber. Sie kann trotz des erhöhten Glukosebedarfs bei sportlicher Anstrengung keine zusätzliche Glukose ins Blut ausschütten. Der Abbau von Glykogen in Leber und Muskulatur wird durch das Insulin ebenfalls gehemmt.

Die Fettzellen nehmen unter dem Einfluss von Insulin viel Glukose auf. Sie fehlt damit der Muskulatur. Wenn nun auch noch die Muskulatur wegen der erhöhten Insulinempfindlichkeit viel Glukose aufnimmt, kann man sich gut vorstellen, dass der Blutglukosespiegel stark absinkt und die Gefahr einer Hypoglykämie besteht (☐ Abb. 7.2).

Genau wie bei einer Hypoglykämie fehlt Kindern mit Diabetes auch bei körperlicher Anstrengung die Möglichkeit, den Blutzuckerspiegel dadurch ansteigen zu lassen, dass die Insulinwirkung gestoppt wird.

Zwar können sie wie alle anderen Kinder Glukagon und Noradrenalin ausschütten, wenn ihr Blutzuckerspiegel zu sehr abgesunken ist. Damit wird der Abbau der Glykogenreserven wieder in Gang gesetzt. Auch das Hormon Kortisol kann freigesetzt werden, sodass die Glukoseproduktion in der Leber angeregt wird. Das reicht allerdings nicht aus, um einer Hypoglykämie bei körperlicher Anstrengung entgegenzuwirken.

> **Die Hypoglykämiegefahr bei Kindern mit Diabetes sieht wie folgt aus:**
> - Die Wirkung des einmal injizierten Insulins kann nicht gestoppt werden.
> - Die Glukoseproduktion in der Leber wird durch das Insulin gebremst.
> - Der Abbau von Glykogen zu Glukose wird gehemmt.
> - Die Fettzellen nehmen weiterhin Glukose auf, die damit der Muskulatur fehlt.
> - Die Muskelzellen nehmen wegen der erhöhten Insulinempfindlichkeit ebenfalls vermehrt Glukose auf.

Insgesamt geschieht bei körperlicher Anstrengung also etwas sehr Ähnliches wie bei einer Hypoglykämie. In beiden Fällen wird bei Kindern ohne Diabetes ein zu starker Abfall des Blutzuckerspiegels verhindert, indem die Insulinwirkung sofort gestoppt wird. Das ist bei Kindern mit Diabetes nicht möglich. Bei ihnen kann die Wirkung des einmal injizierten Insulins nicht mehr rückgängig gemacht werden.

Bei Kindern ohne Diabetes kommt es bei sportlichen Aktivitäten nie zu einer Hypoglykämie, während Kinder mit Diabetes immer mit einer Hypoglykämie rechnen müssen, wenn sie sich körperlich anstrengen. Zu niedrige Blutglukosewerte können bei ihnen nur verhindert werden, wenn sie zusätzlich Kohlenhydrate essen (Extra- oder Sport-KE) und/oder vor dem Sport weniger Insulin spritzen.

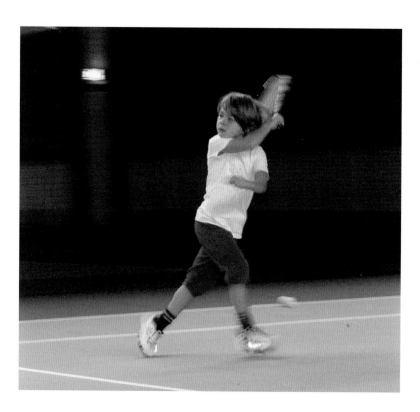

Abb. 7.3 Eine kraftvolle Rückhand von Bela (8).

Die »verzögert auftretende Hypoglykämie« nach Sport

Die verstärkte Insulinempfindlichkeit der Muskelzellen endet nicht gleichzeitig mit der körperlichen Belastung. Sie bleibt oft noch über mehrere Stunden, manchmal sogar die ganze folgende Nacht bestehen. Obwohl der Körper längst wieder zur Ruhe gekommen ist und sich erholt, wird weiterhin mehr Glukose verbraucht als normal. Die Glukose wird beispielsweise genutzt, um die Glykogenspeicher in den Muskelzellen wieder aufzufüllen. Bei Kindern und Jugendlichen mit Diabetes kann es dadurch zu einer »verzögert auftretenden Hypoglykämie« nach Sport kommen. Deshalb sollten Kinder mit Diabetes ihren Blutzuckerwert auch noch Stunden nach dem Sport überprüfen. Ist er normal oder sogar relativ niedrig, liegt er z. B. um 100 mg/dl, sollten sie noch 2 oder 3 KE zusätzlich essen, z. B. in Form einer Banane oder eines Müsli-Riegels, bevor sie sich mit dem Fahrrad auf den Heimweg machen.

Nach einem anstrengenden Tag kann es noch die ganze Nacht hindurch bis in den folgenden Tag hinein dauern, bis die Hypoglykämieneigung vorüber ist. Viele nächtliche Hypoglykämien sind Folge intensiver körperlicher Anstrengung am Tag zuvor. Wenn Kinder oder Jugendliche einen ungewöhnlich sportlichen Tag erlebt oder abends intensiv trainiert haben, sollten sie vor dem Schlafen unbedingt ihren Blutzucker kontrollieren und bei einem Wert unter 100 mg/dl zusätzliche Kohlenhydrate essen. Nach außerordentlich großen Anstrengungen und ständigen Blutglukosewerten um 100 mg/dl muss die Dosis des Nachtbasalinsulins deutlich reduziert werden, damit es während des Schlafes nicht zu einer verzögert auftretenden Hypoglykämie kommt.

Beispiel
Stunden nach dem Training bekommt Steven eine Hypo

Steven ist zehn Jahre alt. Jeden Donnerstag hat er um 16.30 Uhr Tischtennistraining. Heute ist es besonders anstrengend, weil entschieden wird, wer aus der Jungengruppe am Wettkampf teilnehmen soll. Steven gibt sich große Mühe und vergisst vor lauter Eifer, seine Sport-KE zu essen. Nach dem Training bestimmt er seinen Blutzuckerwert: 220 mg/dl. Er ist mit Recht der Auffassung, dass anscheinend keine Hypo aufgetreten ist. Allerdings muss er wissen, dass der hohe Blutglukosewert Folge des ausgeprägten Stresses beim Training ist. Vor dem Abendessen um 18 Uhr spritzt seine Mutter, die das nicht bedenkt, sogar 2 Einheiten Normalinsulin mehr als sonst, weil der Blutzucker vor dem Essen immer noch 190 mg/dl beträgt. Um 20.30 Uhr geht Steven ins Bett, um 21 Uhr schläft er ein. Um 22 Uhr haben seine Eltern ein ungutes Gefühl. Sie schauen nach ihm und sind beunruhigt, weil Steven im Schlaf zuckt, mit den Armen rudert und nicht richtig wach wird, als sie ihn ansprechen. Sein Blutzucker beträgt nur 30 mg/dl. Eine schwere Hypoglykämie ist mehr als vier Stunden nach dem Tischtennistraining aufgetreten. Nach Gabe von 1 mg Glukagon war Steven nach kurzer Zeit wieder ansprechbar. Zur Sicherheit haben die Eltern den Blutzucker während der Nacht noch zweimal gemessen.

Die zusätzliche Gabe von Korrekturinsulin war nach diesem anstrengenden Nachmittag trotz der hohen Blutzuckerwerte nicht angebracht.

> Nach intensivem Sport kann der Blutzuckerspiegel noch viele Stunden später weiterhin deutlich absinken. Es kann daher in der folgenden Nacht zu einer »verzögert auftretenden Hypoglykämie« kommen.

Hohe Blutglukosespiegel vor dem Sport

Bei Insulinmangel ist der Blutzuckerspiegel viel zu hoch, zum Beispiel beträgt er 300 mg/dl oder mehr. Wenn sich ein Kind unter dieser Bedingung körperlich anstrengt, gelangt wegen des Insulinmangels trotz hoher Insulinempfindlichkeit der Muskelzellen zu wenig Glukose in die Muskelzellen. Dabei steht eigentlich genug Glukose zur Verfügung, denn die Leber produziert bei Insulinmangel ungehemmt Glukose, und Glykogen wird ebenfalls ungehemmt abgebaut. Trotzdem hungern die Muskelzellen aufgrund des Insulinmangels.

Da wegen des Insulinmangels auch keine Glukose in die Fettzellen gelangen kann, wird Fett abgebaut. Dadurch entstehen vermehrt Ketosäuren, die als Azeton im Urin ausgeschieden werden. Der Blutglukosespiegel steigt weiter an, auf Werte über 300 mg/dl. Es besteht die Gefahr, dass sich eine Ketoazidose entwickelt (◘ Abb. 7.4).

Es wäre also völlig falsch und gefährlich, bei Insulinmangel mit sehr hohen Blutzuckerwerten und Azeton im Urin mit Sport zu beginnen oder sich körperlich anzustrengen. Um zu verhindern, dass der bereits viel zu hohe Blutglukosespiegel weiter ansteigt, muss unbedingt Insulin gegeben und abgewartet werden, bis die Blutglukosewerte unter 250 mg/dl abgesun-

◘ **Abb. 7.4** So reagiert der Körper, wenn sich ein Kind mit Diabetes bei einem Blutglukosewert über 300 mg/dl körperlich anstrengt:
1. kein Insulin im Blut,
2. sehr hohe Glukoseproduktion in der Leber,
3. keine Glukoseaufnahme ins Fettgewebe,
4. vermehrter Abbau von Fett,
5. Bildung von Ketosäuren in der Leber,
6. keine Glukoseaufnahme in die Muskulatur,
7. Fazit: Blutglukose- und Ketosäurespiegel sehr hoch, Gefahr einer Ketoazidose!

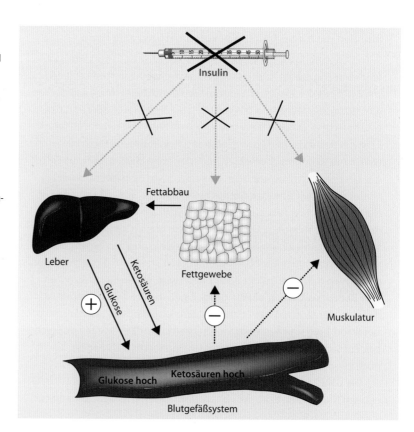

ken sind. Erst dann kann die körperliche Aktivität wieder aufgenommen werden. Die Dosis des schnell wirkenden Korrekturinsulins sollte dabei so vorsichtig gewählt werden, dass es beim folgenden Sport nicht zu einer Hypoglykämie kommt.

> **Beispiel**
> **Sport eignet sich nicht, um sehr hohe Blutzuckerwerte zu senken**
>
> Paul ist 11 Jahre alt. Nach den Hausaufgaben geht er gegen 17 Uhr zum Fußballtraining. Vorher misst er seinen Blutzuckerwert. Er beträgt 320 mg/dl. Seine Mutter sagt ihm, er solle beim Fußball ordentlich rennen, damit der Wert runtergeht. Eine Sport-KE sei wohl nicht nötig.
>
> Während des Trainings muss Paul mehrfach zur Toilette gehen. Er fühlt sich überhaupt nicht in Form. Als er nach Hause kommt, zeigt sein Blutzuckermessgerät nur noch »high«. Paul riecht nach Azeton, der Ketontest im Blut ergibt einen viel zu
>
> hohen Wert (2 mmol/l). Seine Mutter bekommt einen großen Schreck. Was war geschehen?
>
> Offenbar bestand bei Paul schon vor dem Sport ein erheblicher Insulinmangel. Deshalb konnte bei ihm trotz des hohen Blutzuckerspiegels keine Glukose in die Fett- und Muskelzellen gelangen. Fett wurde abgebaut, Ketosäuren freigesetzt. Dadurch kam es fast zu einer Ketoazidose, denn im Urin wurde viel Azeton ausgeschieden. Paul brauchte unbedingt Insulin.
>
> Vor dem Fußballtraining bestand bei Paul ein erheblicher Insulinmangel. Darum hätte er schon vor dem Training Insulin spritzen müssen, um den viel zu hohen Blutzuckerwert von 320 mg/dl zu senken.

❯ Bei Insulinmangel steigt der Blutglukosespiegel trotz körperlicher Aktivität weiter an.

■ **Blutzuckeranstieg beim Sport durch Stress**

Wenn Sport mit viel Aufregung verbunden ist, kann der Blutzuckerspiegel ebenfalls ansteigen und hohe Werte erreichen. Bei großem Ehrgeiz, starker Aufregung oder Leistungsdruck werden die Stresshormone Adrenalin und Noradrenalin aus dem Nebennierenmark und Kortisol aus der Nebennierenrinde freigesetzt. Diese Hormone fördern den Abbau von Glykogen und die Glukoseproduktion in der Leber. Dadurch steigt der Blutzuckerspiegel an.

> **Beispiel**
> **Training oder Wettkampf**
>
> Lara (13 Jahre) berichtet, dass ihr Blutzuckerspiegel meist absinkt, wenn sie mit ihren Freundinnen zweimal in der Woche im Judoverein trainiert. Normalerweise muss sie während einer Übungsstunde mindestens 2 Sport-KE extra essen, um keine Hypoglykämie zu bekommen. So anstrengend sind die Übungskämpfe und das Konditionstraining.
>
> Ganz anders war es jedoch beim Judowettkampf am letzten Samstag. Lara wollte unbedingt in die Endrunde, vielleicht sogar einen Pokal gewinnen. Der ganze Druck machte ihr nicht nur seelisch zu schaffen, sondern trieb auch ihren Blutzucker in die Höhe. Obwohl sie sich völlig verausgabt und den zweiten Platz belegt hatte, betrug ihr Blutzucker am Ende des Wettkampfes 280 mg/dl. Sie
>
> wusste, das lag am Stress und war nur vorübergehend. Sie musste sogar aufpassen, dass keine Hypoglykämie auftrat, als ihre Aufregung auf der Heimfahrt vorüber war und sie sich nur noch über die gute Platzierung freute. Die Insulindosis vor dem Abendessen hat Lara sehr vorsichtig berechnet, damit sie keine »verzögert auftretende Hypoglykämie« erlebt.

> ❯ Durch Stress kann der Blutzucker auch bei körperlicher Anstrengung ansteigen. Dafür sind die Stresshormone Adrenalin, Noradrenalin und Kortisol verantwortlich.

Wie stark ist die Wirkung von Sport?

Wie jedes einzelne Kind auf eine bestimmte Trainingseinheit reagiert, kann nicht genau vorausgesagt werden. Das hängt von verschiedenen Bedingungen ab:

▬ Wann wird Sport getrieben?

Es kommt sehr darauf an, ob die körperliche Aktivität zu der Zeit stattfindet, in der das Insulin am stärksten wirkt oder die Insulinwirkung fast vorüber ist. Bei ausgeprägter Insulinwirkung fällt der Blutglukosespiegel stark ab, zum Beispiel eine halbe Stunde nach der Injektion von Normalinsulin oder schnell wirkendem Insulinanalogon oder drei bis vier Stunden nach der Injektion von Verzögerungsinsulin. Bei schwacher Insulinwirkung fällt der Blutglukosespiegel weniger ab, zum Beispiel in den frühen Abendstunden, wenn die Insulinempfindlichkeit des Körpers geringer und die Wirkung des Tagbasalinsulins fast vorüber ist.

▬ Wie sehr ist ein Kind an Bewegung gewöhnt?

Bei einem Kind, das sowieso den ganzen Tag auf den Beinen ist, im Garten tobt und auch zu Hause kaum still sitzt, wird der Blutzuckerspiegel nur wenig absinken, wenn es für eine Stunde zum Turnen geht. Die Mutter eines allgemein sehr aktiven 6-jährigen Jungen berichtet, dass sie die Insulindosis ihres Sohnes während des Skiurlaubs kaum verändern musste. Ein ganzer Tag auf der Piste entsprach etwa der körperlichen Aktivität, die der Junge jeden Tag zu Hause gewohnt war. Bei Kindern, die sich im Alltag eher ruhig beschäftigen, sinkt der Blutzuckerspiegel nach einer Stunde ungewohnt großer körperlicher Aktivität dagegen deutlich ab.

▬ Wie gut ist ein Kind trainiert?

Sehr sportliche, gut trainierte Kinder weisen eine ausgeprägte Muskulatur auf, die beim Sport sehr viel Energie benötigt. Es ist erstaunlich, wie viele zusätzliche KE solche Kinder benötigen, damit im Training oder beim Wettkampf keine Hypoglykämie auftritt. Manche Jungen essen bei einem Fußballspiel 4 bis 6 Sport-KE extra. Untrainierte Kinder mit wenig ausgeprägter Muskulatur benötigen dagegen weniger Sport-KE, weil sie weniger leisten können.

▬ Wie reagiert ein Kind auf seelischen Stress?

Es kommt sehr darauf an, wie ein Kind den Sport erlebt. Für das eine Kind ist ein Wettkampf mit sehr viel Stress verbunden, es hat Angst zu verlieren oder möchte unbedingt gewinnen. Bei ihm sinkt der Blutzucker oft nicht so sehr ab, weil viele Stresshormone ausgeschüttet werden. Ein anderes Kind bleibt trotz erhöhter Leistungsanforderung ruhig und gelassen. Bei ihm sinkt der Blutzuckerspiegel stärker ab, weil es kaum zu einer körperlichen Stressreaktion kommt. Ein sensibles und zugleich wenig sportliches Kind reagiert bereits auf geringe sportliche Anforderungen mit Aufregung und Angst, erst recht, wenn es auch noch von anderen Kindern gehänselt wird. Der Blutzucker steigt an.

Es hängt also von vielen äußeren Bedingungen ab, wie sich der Blutglukosespiegel eines einzelnen Kindes durch Sport verändert. Genaue Einschätzungen, wie sich körperliches Training bei Ihrem Kind auswirkt, können nur Blutzuckermessungen vor, während und nach dem Sport liefern oder eine kontinuierliche Glukosemessung (CGM). Je mehr eigene Erfahrungen Kinder, Jugendliche und Eltern gesammelt haben, umso sicherer kann die Reaktion des Körpers vorhergesagt werden. Während der ersten Monate mit Diabetes sind dazu sicher häufige Blutzuckermessungen nötig, nach und nach kann die Zahl so reduziert werden, sodass der Sport an sich und die Freude an der Bewegung wieder im Mittelpunkt stehen.

❯ Zeitpunkt, Gewohnheit, Trainingszustand und seelische Belastung bestimmen, wie sich der Blutglukosespiegel durch sportliche Aktivität verändert.

Wie fühlen sich Unterzuckerungen beim Sport an?

Anzeichen wie Schwitzen, Herzklopfen oder weiche Knie spüren alle Menschen, wenn sie sich körperlich sehr anstrengen. Diese durch Stress hervorgerufenen Anzeichen helfen Kindern mit Diabetes während des Trainings wenig, wenn sie entscheiden müssen, ob sich eine Hypoglykämie ankündigt oder nicht. Nach dem Sport fühlen sich die meisten Menschen müde und schlapp. Auch dieses Gefühl lässt sich kaum von der Müdigkeit bei Hypoglykämien unterscheiden. Um wirklich sicher sagen zu können, ob der Blutglukosespiegel zu niedrig ist oder nicht, gibt es nur eine Möglichkeit: Blutzuckermessungen vor, während und nach dem Sport.

Die Zeichen des Glukosemangels im Gehirn geben eindeutigere Hinweise auf eine Hypoglykämie. Sehstörungen und Konzentrationsschwäche zeigen Kindern an, dass ihr Blutzucker zu niedrig ist. Tischtennisspieler berichten, dass sie auf einmal zu langsam reagieren und leichte Bälle verschlagen. Bewegungsabläufe, die Sportler normalerweise automatisch ohne nachzudenken richtig ausführen, erfordern auf einmal sehr viel Konzentration. Skiläufer spüren, dass sie bewusst darauf achten müssen, ob sie den Berg- und den Talski richtig belasten. Judoka haben das Gefühl, als müssten sie Schwünge, die ihnen längst in Fleisch und Blut übergegangen sind, wieder Schritt für Schritt aufbauen. Tennisspieler holen zu spät aus, und Skateboarder stürzen bei den einfachsten Sprüngen. Viele Läufer haben bei einer Unterzuckerung den Eindruck, als müssten sie auf ihre Füße achten, um nicht zu stolpern. Biker haben auf einmal Probleme mit dem Gleichgewicht, und sie müssen sich beim Schalten sehr konzentrieren.

Unsicherheiten bei Bewegungsabläufen, auf die man sonst nie bewusst achten muss, sind ein wichtiges Unterzuckerungsanzeichen beim Sport. Ältere Kinder und Jugendliche können sich daran orientieren, aber auch Trainer oder Eltern, die ihre jüngeren Kinder bei Wettkämpfen beobachten.

❯ Typische Hypoglykämiezeichen beim Sport: Bewegungen, die sonst automatisch gelingen, müssen auf einmal bewusst gesteuert werden.

7.2   Wie können Kinder auf Sport vorbereitet werden?

Prinzipiell gibt es zwei Wege, um Unterzuckerungen während und nach körperlicher Anstrengung vorzubeugen. Entweder können zusätzlich Kohlenhydrate gegessen oder die Insulindosis kann verringert werden. Sehr häufig müssen beide Maßnahmen kombiniert werden. Es hängt vor allem von der Art und der Dauer des Sports sowie von der Tageszeit ab, ob ein Kind eher etwas zusätzlich essen oder etwas weniger Insulin spritzen oder beide Maßnahmen miteinander kombinieren sollte. Sehr wichtig ist natürlich der aktuelle Blutzuckerwert vor der Trainingseinheit.

Kurzzeitige sportliche Aktivitäten

Die meisten kurzen sportlichen Aktivitäten, zu denen selbstverständlich auch das Toben im Garten oder Wettspiele mit anderen Kindern gehören, lassen sich schwer vorausplanen, sie entwickeln sich spontan. Was können Sie und Ihr Kind in dieser Situation tun?

■   **Zusätzlich Kohlenhydrate essen**

Es ist unmöglich, genau vorherzusagen, wie viele KE ein Kind für eine kurzzeitige sportliche Aktivität zusätzlich benötigt. Als Faustregel hat sich bewährt, von 2 KE pro Stunde auszugehen. Der Bedarf kann im Einzelfall höher oder niedriger sein. Gut trainierte Kinder oder Jugendliche, die sogar Leistungssport betreiben, benötigen während des harten Trainings erstaunlich viele KE, bei leichten körperlichen Anforderungen können sie oft auf zusätzliche KE verzichten. Untrainierte Kinder benötigen schon bei geringeren Anstrengungen zusätzliche KE, wenn sie vor dem Training normale Blutzuckerwerte aufweisen. Bei sehr hohen Blutzuckerwerten vor dem Sport kann der Stoffwechsel gerade bei diesen untrainierten Kindern besonders schnell entgleisen.

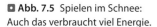
Abb. 7.5 Spielen im Schnee: Auch das verbraucht viel Energie.

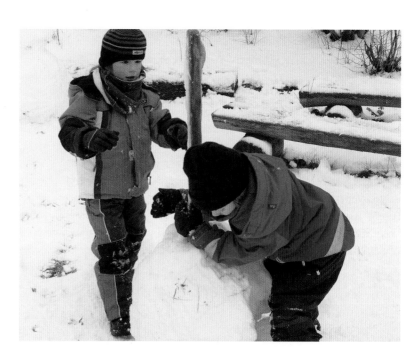

Als zusätzliche KE zum Sport eignen sich besonders Früchte oder Fruchtsäfte, mit denen gleichzeitig der Flüssigkeitsbedarf gedeckt werden kann. Die Nahrungsmittel, die zusätzlich gegessen werden, sollten leicht verdaulich sein und hauptsächlich Kohlenhydrate und wenig Fett enthalten, um den Körper nicht zu sehr zu belasten.

Beispiel
Mareike (8 Jahre) geht zum Voltigieren

Um 16 Uhr fängt das Training in der Sporthalle an, um 17.30 Uhr ist Schluss. Kurz vor 16 Uhr zeigt Mareikes Messgerät 135 mg/dl. Sie isst eine Banane (2 KE), dann geht es los mit 30 Minuten Konditionstraining. Das ist anstrengend, aber Mareike ist gut trainiert. Um 17 Uhr liegt ihr Blutzucker bei 110 mg/dl. Sie trinkt 1 KE Apfelsaft, denn die folgenden Übungen sind nicht mehr so anstrengend. Nach dem Sport liegt der Wert bei 90 mg/dl. Mareike trinkt den Rest des Apfelsafts (1 KE), damit sie auf dem Heimweg keine Unterzuckerung bekommt.

Wenn der Blutzuckerwert vor einer Sportstunde sehr niedrig ist, das heißt unter 100 mg/dl, müssen selbstverständlich mehr als 2 KE zusätzlich gegessen werden, damit keine Hypoglykämie auftritt. Bei hohen Blutzuckerwerten, zum Beispiel um 200 mg/dl, kann ausprobiert werden, ob für eine Stunde Sport überhaupt etwas zusätzlich gegessen werden muss. Liegt der Blutzuckerwert vor dem Sport dagegen sehr hoch, über 250 mg/dl, dann sollte Korrekturinsulin gespritzt und gewartet werden, bis der Blutzuckerspiegel sinkt. Die Dosis des Korrekturinsulins muss dabei sehr, sehr vorsichtig gewählt werden, damit das Kind bei der folgenden körperlichen Anstrengung nicht unterzuckert.

Die vielen Einflüsse beim Sport machen es sehr schwierig, verbindliche Regeln aufzustellen. Für jedes Kind müssen eigene Erfahrungswerte gesammelt werden. Daher: häufig Blutglukose messen!

- **Dosis des Normalinsulins oder des schnell wirkenden Insulinanalogons reduzieren**

Wenn der Sportunterricht in der ersten und zweiten Schulstunde stattfindet, kann das Normalinsulin oder das schnell wirkende Insulinanalogon vor dem ersten Frühstück reduziert werden. Findet der Sportunterricht erst gegen 12 Uhr statt, hat das keinen Sinn. In diesem Fall sind zusätzliche KE günstiger oder die Verringerung der ersten Tagbasalinsulingabe. Bei einer Pumpentherapie kann das Basalinsulin kurz vor dem Sport und während des Sports reduziert werden.

Für eine Tennisstunde nach dem Mittagessen kann das schnell wirkende Insulin vor dieser Mahlzeit verringert werden und die Gabe des Tagbasalinsulins am Mittag weggelassen werden. Das gleiche Prinzip gilt, wenn Jugendliche nach dem Abendessen trainieren. In jedem Fall ist eine Verminderung des Normalinsulins bzw. des schnell wirkenden Insulinanalogons und des Basalinsulins vor der vorangehenden Mahlzeit möglich. Um wie viele Einheiten die Dosis des schnell wirkenden Insulins und des Basalinsulins zur Mahlzeit vor dem Sport gesenkt werden sollte, muss individuell erprobt werden.

Beispiele
Heike

Sie haben Heike und ihre Insulintherapie bereits in ▶ Kap. 5 kennengelernt. Sie isst morgens zum Frühstück um 7 Uhr und in der Schule um
9 Uhr insgesamt 4 KE und berechnet dafür 6 Einheiten Normalinsulin
(pro KE 1,5 Einheiten).

Da ihr Blutzuckerwert an diesem Morgen nur bei 80 mg/dl liegt,
spritzt sie statt 6 Einheiten eine Einheit Normalinsulin weniger, also
5 Einheiten. Wenn sie unter den gleichen Bedingungen in der zweiten
Schulstunde Sport hat, vermindert sie ihre Insulindosis um weitere
2 Einheiten Normalinsulin, also 3 Einheiten, und isst wie immer.

Marcel

Auch Marcel kennen Sie schon aus ▶ Kap. 5. Er isst zum Abendessen
meistens 5 KE, für die Spätmahlzeit sind noch 2 KE eingeplant. Dafür
spritzt er üblicherweise 7 x 2 = 14 Einheiten Normalinsulin.

Nach dem Abendessen hat sich Marcel um 19 Uhr mit seinem
Freund für eine Stunde zum Tennistraining verabredet. Damit er dabei
keine Hypoglykämie bekommt, muss er weniger als die sonst üblichen
14 Einheiten Normalinsulin zum Abendessen spritzen. Er hat die Erfahrung gemacht, dass er wegen des Sports 4 Einheiten von den 14 Einheiten Normalinsulin abziehen sollte. Er spritzt daher zum Abendessen
vor der Tennisstunde nur 10 Einheiten Normalinsulin.

Um wie viele Einheiten die Insulindosis bei Ihrem Kind reduziert werden
muss, kann nur grob geschätzt werden. Häufige Blutzuckerkontrollen helfen auch hier weiter, nach und nach ein Gefühl für den Insulinbedarf zu
entwickeln. Im Laufe der Zeit werden immer weniger Kontrollen erforderlich sein. Schließlich soll die Freude an der Bewegung nicht durch den
Diabetes beeinträchtigt werden.

> Bei kurzen spontanen Aktivitäten: zusätzlich Kohlenhydrate es-
> sen. Bei geplantem Sport nach einer Mahlzeit sollten in der Regel
> das Mahlzeiteninsulin und das Basalinsulin reduziert werden.

Lang andauernde sportliche Aktivität

Wenn Kinder oder Jugendliche einen ganzen Tag aktiv sein wollen, zum
Beispiel eine Radtour planen, am Meer toben und schwimmen oder in den
Bergen Skilaufen, sinkt ihr Insulinbedarf ganz erheblich. Es ist kaum möglich, die Wirkung der sonst üblichen Insulindosis durch zusätzliche Nahrung auszugleichen. So viel kann man oft gar nicht essen.

■ **Dosis des schnell wirkenden Insulins und des Basalinsulins reduzieren**

Es ist wichtig, die Insulindosis an die zusätzliche Belastung anzupassen.
Dabei wird das Insulin reduziert, das zur Zeit der körperlichen Belastung
wirksam ist. Bei lang andauernder Anstrengung wird daher nicht nur die
Dosis des schnell wirkenden Insulins, sondern unbedingt auch die des Ver-

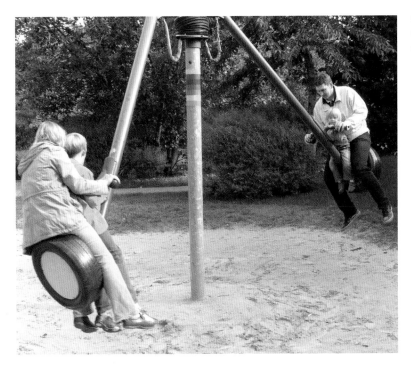

Abb. 7.6 Maja (3) und ihr Bruder: Gut behütet von Vater und Mutter auf dem Wipp-Karussell.

zögerungsinsulins, d. h. des Basalinsulins, vermindert. Wenn Kinder oder Jugendliche einen sehr sportlichen Tag planen, müssen sie etwa 30%, manchmal sogar 50 bis 70% weniger Basalinsulin geben als sonst. Zusätzlich kann es notwendig sein, auch das Insulin zu den Mahlzeiten zu reduzieren. Da viele Kinder an solchen Tagen besonders großen Appetit haben, dürfen sie auch mehr essen. Alle Maßnahmen dienen der Verhinderung von Hypoglykämien.

Nach einem aktiven Tag erholt sich der Körper in der folgenden Nacht und füllt seine Glykogenreserven wieder auf. Der Insulinbedarf bleibt deutlich niedriger als sonst. Damit es nachts nicht zu einer verzögert auftretenden Unterzuckerung kommt, muss auch die Dosis des Nachtbasalinsulins spät abends um etwa 20 bis 50% reduziert werden. Bei niedrigen Blutzuckerwerten unter 100 mg/dl muss das Kind vor dem Einschlafen außerdem noch mindestens 2 bis 3 KE zusätzlich essen. Alle Maßnahmen dienen der Vermeidung von Hypoglykämien während und nach der körperlichen Anstrengung.

Genaue Regeln zur Insulindosierung gibt es nicht, dafür sind die Kinder und ihre Aktivitäten viel zu unterschiedlich. Die angegebenen Dosierungen sind Faustregeln. Ob sie für Ihr Kind zutreffen, sollten Sie mithilfe von Blutglukosekontrollen oder mit einer kontinuierlichen Glukosemessung (CGM) überprüfen.

> Bei lang dauernder körperlicher Belastung sollte sowohl das Mahlzeiteninsulin als auch das Tagbasalinsulin reduziert werden. Spät abends vor dem Schlafen muss auch das Nachtbasalinsulin verringert werden.

Beispiel Melanie (□ Abb. 7.7 und □ Abb. 7.8)
Ein toller Tag im Freizeitpark

Melanie (9 Jahre) verbringt den Tag mit ihrer Familie in einem Freizeitpark. Sie ist den ganzen Tag auf den Beinen, überall gibt es etwas zu entdecken. Der große Spielplatz ist für sie die Attraktion. Morgens spritzt Melanies Mutter die Dosis des NPH-Insulins wie immer. Das Normalinsulin am Morgen bleibt auch gleich, weil die Fahrt zum Park etwa zwei Stunden dauert. Melanie sitzt in dieser Zeit ja im Auto.

Bevor Melanie mit ihrem Bruder das erste Karussell ausprobiert, misst sie ihren Blutzuckerwert. Er liegt knapp über 120 mg/dl. Weil sich Melanie viel bewegen wird, isst sie noch 1 KE zusätzlich. Mittags ist Melanie völlig durchgeschwitzt, sie hat viel getobt, ihr Blutzucker liegt bei 100 mg/dl. Sie hat ordentlich Hunger und isst statt 3 KE wie sonst heute 5 KE Spaghetti und plant noch eine weitere KE etwas später ein. Eigentlich müsste Melanie dafür 4,5 Einheiten Insulin spritzen. Ihre Mutter zieht aber 1,5 Einheiten ab, weil Melanie sich weiter verausgaben wird. Der Nachmittag bleibt aufregend. Gegen 15 Uhr hat Melanie Hunger. Es ist Zeit für die Nachmittagsmahlzeit (1 KE). Ihr Blutzucker liegt bei 80 mg/dl. Melanie kann darum getrost ein Eis mit 3 KE essen, denn in den nächsten Stunden will sie die vielen Geräte auf dem großen Spielplatz ausprobieren.

Um 19 Uhr ist die Familie wieder zu Hause. Melanies Blutzucker liegt bei 130 mg/dl. Sie hat einen Bärenhunger. Zum Abendbrot verdrückt sie 5 KE, etwas später noch 1 KE. Die Mutter hat zuvor das Mahlzeiteninsulin von 6 auf 4 Einheiten reduziert. Zur Spätspritze wird Melanie kaum wach, der Tag war anstrengend, aber wunderschön. Der Blutzuckerwert liegt bei 150 mg/dl. Die Mutter spritzt statt 6 Einheiten Nachtbasalinsulin nur 4 Einheiten, damit nachts keine verzögerte Hypoglykämie auftritt. Die Familie kann beruhigt schlafen.

ICT						Insulindosierungsbogen	
Name: Melanie M. (9J.)	Gewicht: 29 Kg		Arzt: Dr. Kranz			Datum: 8.2.2016	
		morgens		mittags	abends		spät
Mahlzeiten-insulin	Deine Standard-KE-Verteilung	3	2	3	1	4	1	/
	Für eine KE spritzt Du (Einheiten Insulin)	1,5	0,75	1,0	0,5
	Deine Standarddosis Mahlzeiteninsulin	7,5	3,0	5,0	/
Korrektur-insulin	Eine Einheit Normalinsulin senkt den Blutzucker um (mg/dl)	40	60	50	80
	Dein Blutglukosezielwert (mg/dl)	100	100	100	120
Basal-insulin	Deine Standarddosis Basalinsulin (Einheiten)	3,0	/	/	6,0

Mahlzeiteninsulin: Normalinsulin
Tagbasalinsulin: NPH-Insulin
Nachtbasalinsulin: NPH-Insulin

Vorbeugung Hypoglykämie
< 100 mg/dl 1,0 KE
< 80 mg/dl 1,5 KE
< 60 mg/dl 2,0 KE

□ **Abb. 7.7** Der Insulindosierungsbogen (ICT) zeigt, wie Melanie ihren Diabetes normalerweise behandelt.

ICT									Stoffwechselübungsbogen	
Name: Melanie M. (9J)			**Datum:** 5.3.2016					**Wochentag:** Samstag		
Tageszeit		morgens			mittags		abends		spät	nachts
Uhrzeit		7⁰⁰	9⁰⁰	11⁰⁰	13⁰⁰	15⁰⁰	19⁰⁰	20³⁰	22³⁰	
Mahlzeiten-insulin	KE	3	2	+1	5	1+2	5	1		
		1,5		↗	0,75	↗	1,0			
	I.E.	7,5			4,5		6			
Korrektur-insulin	BG	120		125	100	80	130		150	
		40			60		50		80	
	I.E.	/			/		/			
Körperliche Aktitität	I.E.	/		+	++	++	++	nach Sport!	nach Sport!	
		/			−1,5		−2			
Mahlzeiten- und Korrekturinsulin	I.E.	7,5			3		4			
Basalinsulin	I.E.	3			/		/		4	

Sicherheit für Kinder schaffen

Selbst die beste Vorbereitung schützt bei sportlichen Aktivitäten nicht immer vor einer Hypoglykämie. Damit müssen Kinder, Jugendliche und ihre Eltern immer rechnen. In die Sporttasche gehören deshalb stets ein Blutzuckermessgerät und ausreichend Teststreifen, eine Stechhilfe, ein Diabetesausweis, ein ganzes Päckchen Traubenzucker, Fruchtsaftpäckchen (0,2 l) und ein Handy sowie Glukagon für den Notfall. Die Tasche sollte am Spielfeldrand oder direkt am Strand griffbereit sein und nicht irgendwo in einer Kabine oder im Auto liegen. Aber auch wenn Kinder zu Hause mit ihren Freunden in der Nähe spielen, gehören zumindest Traubenzucker und ein schriftlicher Hinweis auf den Diabetes in ihre Hosentasche.

Vorschulkinder wissen oft schon, wie sich eine Unterzuckerung anfühlt und was dann getan werden muss. Trotzdem sollten sie nicht unbeaufsichtigt sein, wenn sie sich körperlich verausgaben. Im Eifer des Spiels oder im Wettkampf kann es leicht geschehen, dass sie ihre Hypoglykämiezeichen übersehen oder einfach nicht darauf reagieren wollen. Erwachsene können frühzeitig eingreifen, ihnen Fruchtsaft oder Traubenzucker anbieten und so einer schweren Hypoglykämie vorbeugen. Deshalb müssen Erzieherinnen in Kindertageseinrichtungen und andere Betreuer um das Risiko von Hypoglykämien wissen und bei anstrengenden Aktivitäten vorsorglich handeln (▶ Kap. 10). Wie alle anderen Kinder dieser Altersgruppe, sollten auch Mädchen und Jungen mit Diabetes nie ohne Aufsicht zum Schwimmen gehen oder am Meer spielen und baden.

Schulkinder, die ihre Unterzuckerungsanzeichen verlässlich erkennen und genau wissen, was dann zu tun ist, benötigen nicht mehr die ständige Aufsicht ihrer Eltern. Wenn ihre Übungsleiter oder Trainer über den Diabetes informiert sind, ist für ausreichend Sicherheit gesorgt.

☑ **Abb. 7.8** Der Stoffwechselübungsbogen (ICT) zeigt, wie Melanie diese Regeln zusammen mit ihren Eltern an einem anstrengenden Tag im Freizeitpark umgesetzt hat.

In ▸ Kap. 10 und im Anhang finden Sie einen Vordruck mit den wichtigsten Informationen zum Diabetes Ihres Kindes. Tragen Sie die persönlichen Daten Ihres Kindes in eine Kopie ein, bevor Sie das Blatt Lehrern, Erzieherinnen oder Trainern als Handlungshilfe übergeben. Die meisten Kinder finden es gut, wenn ihre besten Freunde oder Mannschaftskameraden über den Diabetes Bescheid wissen und im Notfall schnell für Traubenzucker oder Fruchtsaft sorgen. Wenn den Freunden Ihres Kindes altersgemäß erklärt wird, wie sie Unterzuckerungen erkennen und behandeln können, gehen Kinder damit untereinander sehr offen und fürsorglich um.

> ❯ Lehrer, Trainer und andere Betreuer müssen Hypoglykämien erkennen und behandeln können.

■ **Sport und Insulinpumpe**

Alle in den vorangehenden Abschnitten beschriebenen Empfehlungen zur Insulindosisanpassung vor, bei und nach dem Sport gelten selbstverständlich auch für Kinder und Jugendliche mit einer Insulinpumpentherapie. Sie können ihre Basalrate passend zu länger andauernden körperlichen Belastungen reduzieren. Auch das Insulin zu den Mahlzeiten kann angepasst werden.

Damit die Pumpe trotz Schwitzen und intensiver Bewegung sicher arbeitet, sollte sie gut geschützt und der Katheter mit einem zusätzlichen Pflaster (z. B. Sport-Tape) fixiert werden.

Die meisten Kinder und Jugendlichen, die eine Insulinpumpe haben, tragen sie auch weiter während des Sports. Das ist bei sehr körperbetontem Sport wie Handball, Basketball, Rugby, Boxen, Judo, Ringen, Schwimmen, Turmspringen, Wasserball meist nicht möglich. Deshalb legen sie dann die Pumpe vorübergehend ab. Dies ist jedoch höchsten für 1 bis maximal 2 Stunden möglich, da die Unterbrechung der kontinuierlichen Insulinzufuhr schlagartig zu absolutem Insulinmangel führt. Dies kann sehr schnell zur Entwicklung einer Ketoazidose führen. Daher muss die längere Unterbrechung der Insulinzufuhr mit einer oder mehreren Insulininjektionen überbrückt werden. Hierfür muss mit dem Diabetesteam ein »Pumpenersatzplan« erarbeitet werden.

> ❯ Das Ablegen der Insulinpumpe während des Sports darf niemals länger als 1 bzw. maximal 2 Stunden dauern.

7.3   Freude an Bewegung fördern

Für Kinder und Jugendliche mit Diabetes soll der Spaß mit Freunden im Mittelpunkt ihrer sportlichen Unternehmungen stehen. Die Diabetestherapie sollte sich möglichst gut daran anpassen, ohne das Gemeinschaftserlebnis ständig zu beeinträchtigen.

Welche Sportarten sind geeignet?

Kinder mit Diabetes können alle Sportarten betreiben, die auch anderen Kindern in ihrem Alter Freude machen. Es gibt weder besonders günstige noch besonders ungeeignete Disziplinen.

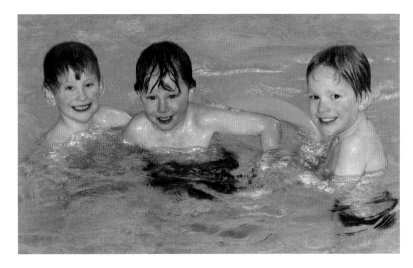

Abb. 7.9 Ron (5) und seine Freunde haben gerade die Seepferdchen-Prüfung bestanden.

Die meisten Sportarten für Jugendliche sind auch mit Diabetes unproblematisch. Einige Ausnahmen bilden Risikosportarten, die wegen zu großer Verletzungsgefahr sowieso kritisch beurteilt werden müssen. Jugendliche mit Diabetes müssen außerdem überlegen, ob Hypoglykämien das Risiko zusätzlich steigern können. Kein Bergsteiger sollte allein ins Gebirge gehen. Das gilt für alle Menschen ganz unabhängig vom Diabetes. Aber auch bei langen Wanderungen in der Natur, Jogging im Wald oder Touren mit dem Mountainbike muss an die Möglichkeit schwerer Hypoglykämien gedacht und vorgesorgt werden. Gleiches gilt für Segeltörns, auf denen es nicht möglich ist, schnell Hilfe zu holen. Eine ausreichende Menge an Kohlenhydraten und Glukagon zur Hypoglykämiebehandlung müssen immer mitgenommen werden. Auch Freunde, die gut darauf vorbereitet sind, das Glukagon im Notfall zu injizieren, sind auf solchen Touren unverzichtbar.

Sportliche Aktivitäten am Meer können riskant sein, wenn die eigenen Kräfte überschätzt werden. Surfen oder sehr weites Hinausschwimmen ins offene Meer lassen es kaum zu, bei einer drohenden Unterzuckerung schnell ans Land zurückzukehren. Tauchen mit Sauerstoffgerät ist bei Diabetes nur möglich, wenn ganz besondere Vorsichtsmaßnahmen getroffen wurden. Auf keinen Fall darf der Diabetes gegenüber dem Tauchlehrer verschwiegen werden. Jugendliche müssen wissen, dass Selbstüberschätzung für sie hier Lebensgefahr bedeuten kann.

Schließlich werden Menschen mit Diabetes an einigen Sportarten nur unter besonderen Auflagen teilnehmen. Dazu gehören Fallschirmspringen, Drachenfliegen und Paragliding.

Sport bei Klein- und Vorschulkindern

Während Erwachsene, Jugendliche und ältere Kinder geplant Sport treiben, lässt sich die körperliche Aktivität jüngerer Kinder kaum vorhersehen. Die meisten jüngeren Kinder sind den ganzen Tag über ständig in Bewegung, ohne dass sie dabei gezielt Sport treiben. Die normale Insulintherapie sollte das durchschnittliche Maß an Aktivität berücksichtigen. Deshalb macht es bei vielen dieser Kinder kaum einen Unterschied, ob sie zum Kinderturnen gehen oder »nur zu Hause spielen«.

Wenn es einmal deutliche Abweichungen von der üblichen Aktivität gibt, können Eltern entweder zusätzlich Kohlenhydrate geben oder zum Beispiel während der Ferien am Meer, auf dem Bauernhof oder in den Bergen die Insulindosis reduzieren.

Ändert sich die körperliche Aktivität eines Kindes grundlegend, zum Beispiel weil ein Kleinkind Laufen gelernt hat, muss die Insulintherapie gemeinsam mit dem Kinderarzt an die neuen Anforderungen angepasst werden. Das gilt ebenso für den Eintritt in den Kindergarten oder in die Schule, wenn es auf einmal längere Phasen gibt, in denen das Kind still sitzen muss.

Schulsport

Selbstverständlich können und sollen Kinder und Jugendliche mit Diabetes am Schulsport teilnehmen. Wie andere Kinder und Jugendliche haben sie ein Recht darauf. Der Diabetes ist kein Grund für eine Befreiung vom Schulsport. Entsprechende Empfehlungen wurden von den Kultusministerien aller Bundesländer ausgesprochen. Selbst wenn ein Kind aus anderen Gründen nicht am Schulsport teilnehmen möchte, sollte der Diabetes dabei nicht als Begründung vorgeschoben werden. In ▸ Kap. 10 finden Sie einige Anregungen für ein Informationsgespräch mit Lehrern und Trainern. Selbstverständlich hat jedes Kind mit Diabetes das Recht, seinen Blutzucker jederzeit, auch während des Unterrichts zu kontrollieren und, wenn nötig, etwas zusätzlich zu essen.

> ❯ Jedes Kind und jeder Jugendliche mit Diabetes darf während des Unterrichts und auch während des Schulsports jederzeit seinen Blutzucker messen und, wenn nötig, etwas essen.

Leistungssport

Viele Kinder sind stolz, wenn sie mit ihrer Mannschaft an Wettkämpfen teilnehmen und sogar Meisterschaften und Pokale erringen können. Ihr Selbstbewusstsein wird gestärkt und der Zusammenhalt mit den Mannschaftskameraden wächst. Einige Kinder, vor allem aber Jugendliche und Erwachsene mit Diabetes betreiben sogar erfolgreich Leistungssport. Manche dieser berühmten Sportler sprechen bei Interviews in Zeitschriften oder im Fernsehen offen über ihren Diabetes und machen anderen Menschen Mut. Für andere Sportler spielt der Diabetes keine so große Rolle, dass sie ständig darüber berichten möchten. Man erfährt eher beiläufig, dass sie ihren Blutzucker in der Halbzeitpause kontrollieren.

In den Siegerlisten vieler internationaler Wettkämpfe, Weltmeisterschaften und Olympischer Spiele finden sich Menschen mit Diabetes: Fußball gehört ebenso dazu wie Tanzen, Eislaufen, Ski, Hockey, Ballett, Volleyball, Leichtathletik, Rugby, Handball, Schwimmen, Basketball, Tennis, Rudern, Gewichtheben, Golf, Judo, Radsport und viele andere Disziplinen mehr.

Voraussetzung für solche Höchstleistungen ist immer eine sehr gute Stoffwechseleinstellung. Denn nur bei ausgeglichenen Blutzuckerwerten, möglichst im Normalbereich, können Sportler ihre maximale Leistung erbringen. Zu hohe Blutzuckerwerte schränken die Leistungsfähigkeit ebenso ein wie Hypoglykämien die Konzentrationsfähigkeit beeinträchtigen. Deshalb erarbeiten Leistungssportler gemeinsam mit ihrem Diabetesteam und ihrem Sportarzt eine spezielle Insulintherapie, die genau auf ihr Trainingskonzept und ihre Wettkämpfe abgestimmt ist.

Informationen und Kontakte zum Thema Leistungssport und Diabetes vermittelt die »International Diabetic Athletes Association« (IDAA). Die Anschriften einiger Websites speziell für Leistungssportler mit Diabetes finden Sie im Anhang.

Kinderleben

Sportliche Leistungen sind nicht alles!

Sport soll Kindern Spaß machen und sie nicht zusätzlich belasten. Bereits in Grundschulen ist der Konkurrenzdruck heute manchmal so groß, dass Kinder körperlich und seelisch unter Anzeichen von Stress leiden.

Wenn das Gefühl der Überforderung für Kinder zum Dauerzustand wird, bestehen immer gesundheitliche Risiken. Sie wirken unkonzentriert, schlafen schlecht, klagen über Bauch- oder Kopfschmerzen und sind seelisch unausgeglichen. Ständig hohe Spiegel von Stresshormonen beeinträchtigen die Insulinwirkung bei Kindern und Jugendlichen mit Diabetes. Ihr Blutzucker kann dadurch erheblich schwanken.

Viele Eltern wollen nur das Beste für ihr Kind. Sie lassen sich dabei oft von ihren eigenen Vorstellungen und Erwartungen leiten. Manche Zehnjährige haben schon einen Wochenplan, der sich mit dem Terminkalender eines Managers messen kann: 2-mal Tennistraining, Ballettunterricht, Computerkurs, Spanisch als freiwilliger Kurs am Nachmittag und schließlich auch noch Cellounterricht. Für ungeplante Freizeit bleibt ihnen kaum noch Zeit.

Kinder und Jugendliche brauchen aber diese Freiräume für eigene Aktivitäten, für spontane Unternehmungen, ruhiges Spiel und eigene Gedanken. Toben im Garten ohne ständige Überwachung und Ermahnung Erwachsener kann für ihre seelische Entwicklung viel wichtiger und wertvoller sein als die nächste private Unterrichtsstunde.

Achten Sie darauf, ob Ihr Kind all seinen Freizeitaktivitäten gerecht werden kann. Bedenken Sie, ob weniger nicht mehr sein könnte. Selbstverständlich darf ein begabtes Kind Leistungssport treiben, wenn es das selbst möchte und die notwendige Energie aufbringt. Wenn es die geforderte Leistung jedoch nicht erbringen kann, muss es sich der Liebe und Zuneigung seiner Eltern trotzdem sicher sein. Nicht nur die Spitzenleistung, sondern auch das Bemühen um ein kleines persönliches Ziel sollte gelobt werden. Vielleicht überlegen Sie einmal, welche Stärken Ihr Kind im Alltag unabhängig von irgendwelchen Höchstleistungen zeigt. Ist es hilfsbereit, verständnisvoll, praktisch veranlagt oder einfach fröhlich und liebenswert? Auch diese Eigenschaften sind es wert, anerkannt und gelobt zu werden.

Sport zur Gewichtsregulation

Mädchen in der Pubertät haben häufiger Gewichtsprobleme. Ihr Längenwachstum ist fast abgeschlossen. Durch die hormonellen Veränderungen sinkt ihr täglicher Energiebedarf. Ruhige Freizeitbeschäftigungen und lange Lernzeiten ersetzen bei vielen Mädchen die größere körperliche Aktivität, die in der Zeit ihrer Kindheit üblich war. Wenn der Appetit unverändert oder sogar größer ist als vorher, zeigt die Waage schnell ein paar Kilo zu viel an. Und das bereitet vielen von ihnen Kummer.

Wenn sich Mädchen oder auch Jungen mit Diabetes entscheiden, ihr Übergewicht mit Sport zu bekämpfen, hilft es ihnen nicht, wenn sie bei jeder Anstrengung zusätzlich Kohlenhydrate essen, um einer Hypoglykämie vorzubeugen. Um zum Erfolg zu kommen, müssen sowohl Insulin als auch Nahrung reduziert werden. Zu den Mahlzeiten vor kürzeren Trainingseinheiten sollte dabei weniger Mahlzeiteninsulin injiziert werden. Auf fettreiche Nahrungsmittel, zum Beispiel Süßigkeiten, Gebäck oder Pommes frites, sollten die Jugendlichen dann möglichst verzichten. Zur Behandlung einer Unterzuckerung sind Süßigkeiten völlig ungeeignet, weil sie einerseits den Blutzucker viel zu langsam ansteigen lassen und andererseits auch noch für viele Kalorien zusätzlich sorgen. Eine vollwertige Ernährung wie sie in ▶ Kap. 3 vorgestellt wurde, hilft am ehesten, die überflüssigen Pfunde auf Dauer zu verlieren. Vor allem bei Ausdauersportarten sollten die Jugendlichen lernen, auch die Basalrate ihrer Insulinpumpe so zu senken, dass sie keine zusätzlichen Kohlenhydrate zu sich nehmen müssen.

Feiern bis in die in die frühen Morgenstunden

Wenn Jugendliche die ganze Nacht mit Tanzen auf Partys verbringen, ist ihre körperliche Anstrengung mit intensivem Sport zu vergleichen. Was ist dabei zu beachten?

In den späten Abend- und frühen Nachtstunden ist die Insulinempfindlichkeit stärker als zu allen anderen Zeiten des Tages. Die Unterzuckerungsgefahr ist um diese Zeit hoch, besonders, wenn körperliche Aktivität dazukommt. Wenn außerdem Alkohol getrunken wird, erhöht sich das Hypoglykämierisiko nochmals, denn Alkohol hemmt die Glukosefreisetzung aus der Leber. Vorsicht ist also in jedem Fall geboten.

Wenn sich Jugendliche spät abends auf den Weg zu einer Party machen, gehören ausreichend Traubenzucker sowie alle Utensilien zur Behandlung des Diabetes dazu. Freunde, die über den Diabetes Bescheid wissen, können bei einer Hypoglykämie eine wichtige Hilfe sein. Darauf sollte niemand verzichten.

Wenn der Blutzuckerwert gegen 22 oder 23 Uhr normal oder eher niedrig ist, sind 2 bis 3 KE zusätzlich notwendig, um beim Tanzen fit zu bleiben. Liegt der Blutzuckerwert dagegen sehr hoch, sollte er wie beim Sport nur sehr vorsichtig mit schnell wirkendem Insulin korrigiert werden. Das Insulin wirkt um diese Zeit besonders stark. Alternativ kann die Basalrate der Insulinpumpe in diesen hochaktiven Nächten gesenkt werden.

Wenn in den frühen Nachtstunden zwischen 23 und 2 Uhr noch etwas gegessen wird, muss das Mahlzeiteninsulin äußerst vorsichtig dosiert werden. Während viele Jugendliche morgens nach dem Aufstehen für 1 KE 2 oder sogar 3 Einheiten schnell wirkendes Insulin spritzen, reicht in den frühen Nachtstunden oft 1/2 Einheit pro KE aus.

Während solcher Nächte ist es notwendig, von Zeit zu Zeit zu überprüfen, ob der Blutzuckerspiegel durch das Tanzen weiter abgesunken ist. Nur Blutglukosemessungen können zeigen, wie ein einzelner Jugendlicher reagiert, wenn er über Nacht körperlich gefordert wird und vielleicht noch Alkohol trinkt.

Während einer durchwachten Nacht wird das Wachstumshormon, das vor allem bei Jugendlichen für den Anstieg des Blutglukosespiegels in den frühen Morgenstunden verantwortlich ist, nicht wie sonst üblich ausgeschüttet. Darum kann nach solchen Nächten das Dawn-Phänomen, das heißt der Blutzuckeranstieg am frühen Morgen, ausfallen.

Wenn auch noch Alkohol getrunken wird, ist das Risiko für eine Unterzuckerung bis weit in den nächsten Tag hinein noch größer.

> In den frühen Nachtstunden (23 bis 3 Uhr) wirkt das Insulin besonders stark. Das bedeutet: erhöhte Hypoglykämiegefahr!

Beispiel Julia (◻ Abb. 7.10 und ◻ Abb. 7.11)

Party bis morgens um vier

Julia (17 Jahre) verwendet ein schnell wirkendes Insulinanalogon als Mahlzeiten- und Korrekturinsulin, NPH-Insulin als Tagbasalinsulin und Levemir als Nachtbasalinsulin.

Heute geht sie mit ihren Freundinnen auf eine Party. Gegen 22.30 Uhr treffen sie sich, um zusammen loszufahren. Julias Blutzucker liegt bei 140 mg/dl, zuletzt hat sie gegen 19 Uhr 11 Einheiten Mahlzeiteninsulin zum Abendessen und 2 Einheiten Basalinsulin gespritzt. Um 23 Uhr sind sie in der Disko angekommen, und es geht so langsam los. Julia isst noch ein paar Chips (etwa 2 KE), bevor sie lostanzt. Gegen 24 Uhr fällt Julia ein, dass es Zeit für ihr Nachtbasalinsulin ist. Wegen der körperlichen

Anstrengung spritzt sie etwas weniger Verzögerungsinsulin als sonst (6 statt 8 Einheiten), damit sie keine verzögerte Hypoglykämie bekommt. Nach weiteren 1 1/2 Stunden ist sie total durchgeschwitzt. Sie fühlt sich schlapp, sie weiß aber nicht, ob das an der Anstrengung liegt oder an ihrem Blutzucker. Die Messung um 1.30 Uhr ergibt 58 mg/dl. Das ist eine Hypoglykämie. Sie trinkt ein Glas Cola (2 KE) und isst dann noch ein kleines Stück Pizza (2 KE), zusammen also 4 KE. Sie will nämlich weiter tanzen. Gegen 2.30 Uhr wird es ruhiger. Der Blutzucker liegt bei 150 mg/dl.

Während der nächsten zwei Stunden wird nur noch wenig getanzt, aber viel miteinander geredet und geknutscht. Gegen 4.30 Uhr fahren Julia und ihre

Freundinnen nach Hause. Der Blutzucker beträgt 160 mg/dl. Julia kann gegen 5.30 Uhr beruhigt einschlafen.

Obwohl Julia sonst selbständig für ihren Diabetes sorgt, hat sie mit ihrer Mutter besprochen, wie sie ihr helfen kann, wenn die Nacht sehr lang war. Morgens darf die Mutter darum nach Julia sehen und den Blutzucker messen, wenn sie den Eindruck hat, Julias Blutzucker könnte zu niedrig sein. Für Julia ist es wichtig, dass sie das Tagbasalinsulin am nächsten Tag nicht zu spät spritzt. Deshalb hat sie ihre Mutter gebeten, sie um 9 Uhr kurz zu wecken. Die Absprachen beruhigen Julia ebenso wie ihre Eltern, die sich natürlich Sorgen machen, wenn ihre Tochter so lange unterwegs ist. Das gegenseitige Vertrauen gibt allen Beteiligten Sicherheit.

ICT — Insulindosierungsbogen

Name: **Julia R. (17 J.)** Gewicht: **49** Kg   Arzt: **Dr. Leicht**   Datum: **11.1.2016**

		morgens	mittags	abends	spät
Mahlzeiten-insulin	Deine Standard-KE-Verteilung	3 2	5	5	/
	Für eine KE spritzt Du (Einheiten Insulin)	2,5	1,5	2,0	0,75
	Deine Standarddosis Mahlzeiteninsulin	7,5 5	7,5	10	/
Korrektur-insulin	Eine Einheit Kurzzeitinsulin senkt den Blutzucker um (mg/dl)	30	50	40	70
	Dein Blutglukosezielwert (mg/dl)	100	100	100	120
Basal-insulin	Deine Standarddosis Basalinsulin (Einheiten)	4	4	2	8

Mahlzeiteninsulin: schnelles Analoginsulin
Tagbasalinsulin: NPH-Insulin   Vorbeugung Hypoglykämie
Nachtbasalinsulin: Levemir

< 100 mg/dl **1,5** KE
< 80 mg/dl **2,0** KE
< 60 mg/dl **2,5** KE

▣ Abb. 7.10 Julias Insulindosierungsbogen (ICT) zeigt, dass sie eine intensivierte Insulintherapie mit der Insulinspritze bzw. dem Insulinpen durchführt.

ICT — Stoffwechselübungsbogen

Name: **Julia R. (17 J.)**   Datum: **6.2.2016**   Wochentag: **Samstag**

Tageszeit		morgens		mittags		abends		spät		nachts	
Uhrzeit		8³⁰	11⁰⁰	13⁰⁰		19⁰⁰	22³⁰	24⁰⁰	1³⁰	2³⁰	4³⁰
Mahlzeiten-insulin	KE	3	⁺1,5	5		5		+2	+4		
		2,5		1,5		2					
	I.E.	7,5		7,5		10					
Korrektur-insulin	BG	156	71	78		170	146		58	150	160
		30		50		40					
	I.E.	+1		−1		+1					
Körperliche Aktitität		−		−				+++	+++	+	+	−	−
	I.E.	−		−							
Mahlzeiten- und Korrekturinsulin	I.E.	8,5		6,5		11					
Basalinsulin	I.E.	4		4		2		6			

▣ Abb. 7.11 Julias Stoffwechselübungsbogen (ICT) zeigt, wie Julia ihren Diabetes während einer Party bis in die frühen Morgenstunden behandelt hat.

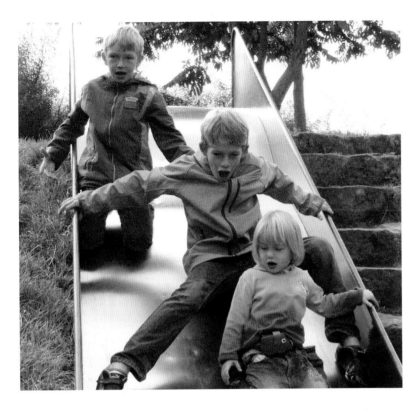

Abb. 7.12 Maja (3) tobt am liebsten mit ihren beiden Brüdern.

Müssen alle Kinder Sport treiben?

Körperliche Aktivität hat Vorteile für alle Menschen. Eltern können Kinder am besten durch ihr eigenes Vorbild anregen, Spaß an Sport und Spiel zu finden. Sie können gemeinsame Radtouren unternehmen, zum Schwimmen gehen, Kinder mit in den eigenen Sportverein nehmen, im Urlaub gemeinsam Sport treiben oder die sportlichen Interessen ihres Kindes gezielt fördern. Bei aller Sportbegeisterung hat es aber keinen Sinn, ein Kind zu einer Sportart zu überreden oder zu zwingen, die ihm keinen Spaß macht. Dadurch erreichen Eltern nur, dass sich ihr Kind von jedem Sport zurückzieht.

Neben besonders sportlichen Kindern gibt es auch andere, die eher musisch, technisch oder naturwissenschaftlich interessiert sind und sich lieber mit ihrem ruhigen Hobby beschäftigen. Sie sollten nicht gegen ihren Willen überredet werden, Sport zu treiben – auf keinen Fall mit dem Diabetes als Begründung. Das würde nur Wut und Aggression gegen den Diabetes auslösen.

Wenn Kinder und Jugendliche regelmäßig körperlich aktiv sind, gibt es nicht den geringsten Grund, auch noch sportliche Höchstleistungen zu verlangen. Kinder, die mit dem Rad zur Schule fahren und nachmittags ihre Freunde zum Spielen besuchen, den Hund ausführen, mit Inlinern unterwegs sind, zum Tanzen gehen, in der Jugendfeuerwehr aktiv sind, Zeitungen und Prospekte verteilen, bei der Gartenarbeit helfen oder sich mit einem handwerklichen Hobby beschäftigen, haben genug Bewegung, um gesund und ausgeglichen zu sein.

> **Regelmäßige körperliche Aktivität ist für alle Menschen günstig. Spaß und persönliche Interessen sind dabei wichtiger als sportliche Höchstleistungen. Sport muss Spaß machen!**

Andere Einflüsse
auf den Stoffwechsel

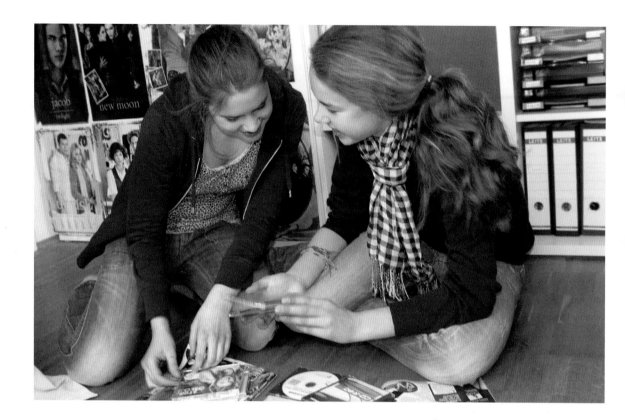

8   Andere Einflüsse auf den Stoffwechsel

Sie werden die Erfahrung machen, dass die Diabetesbehandlung wenig Schwierigkeiten bereitet, wenn das Leben Ihres Kindes ruhig und regelmäßig verläuft. Das ist leider ziemlich selten der Fall, denn Kinder und Jugendliche sind heute ungewöhnlich vielen Einflüssen ausgesetzt, die sie ständig in Unruhe versetzen und ihnen Freude und Glück, aber auch Kummer und Sorge bereiten. Die täglichen seelischen und körperlichen Belastungen werden von den Kindern individuell sehr unterschiedlich erlebt und verarbeitet. Darum ist es sehr schwierig, die Wirkung dieser Anspannungen auf den Stoffwechsel eines Kindes mit Diabetes sicher vorauszusagen. Umso wichtiger ist es, dass Sie zunächst erfahren, in welcher Weise Stress die Stoffwechseleinstellung bei Kindern beeinflussen kann.

Auch akute und chronische Krankheiten, Unfälle und Operationen sind Belastungen mit erheblichen Wirkungen auf die Diabetesbehandlung Ihres Kindes. Der Krankheitsstress, vor allem aber häufig auftretende Symptome wie Fieber, Erbrechen oder Durchfall können den Stoffwechsel Ihres Kindes durcheinanderbringen. Immer wieder gestellte Fragen sind: »Wie soll ich mich verhalten, damit der Stoffwechsel stabil bleibt? Muss ich die Insulindosis erhöhen oder vermindern? Welche Medikamente sind notwendig, welche überflüssig? Wann ist eine Krankenhausaufnahme unvermeidbar?« Wir wollen versuchen, diese und viele andere Fragen zu beantworten.

Bei einigen Jugendlichen besteht die Neigung, ihre Gesundheit und die Behandlung ihres Diabetes durch Rauchen, Alkohol oder Drogen zu gefährden. Auf diese Probleme wird am Ende des Kapitels eingegangen.

8.1   Welchen Einfluss hat Stress auf den Stoffwechsel?

Stress bedeutet so viel wie Druck oder Anspannung. Damit sind seelische oder körperliche Einflüsse gemeint, die das Wohlbefinden des Menschen beeinträchtigen und den Körper veranlassen, alle seine Kräfte zu sammeln, um sich vor einer Gefährdung zu schützen oder auf einen Angriff zu reagieren. Zum Verständnis von Stress wird immer wieder an den Steinzeitmenschen erinnert, der beim Anblick eines ihn bedrohenden Bären alle seine Kräfte zusammennimmt, um entweder zu fliehen oder sich dem Kampf zu stellen.

Wie reagiert der Körper auf Stress?

Bereits in den 50er-Jahren wurde beschrieben, wie der menschliche Körper auf Stress reagiert. Bei plötzlich auftretendem Stress werden sofort Hormone ausgeschüttet, die Sie bereits im Hypoglykämie- und Sportkapitel kennengelernt haben. Sie weisen eine Wirkung auf, die der des Insulins entgegengesetzt ist und unter anderem zum Anstieg des Blutglukosespiegels führt.

In der Nebennierenrinde wird Kortisol freigesetzt, das die Glukoseproduktion in der Leber steigert. Im Nebennierenmark werden vermehrt Adrenalin und Noradrenalin ausgeschüttet. Adrenalin lässt das Herz schneller und kräftiger schlagen, es erweitert die Luftwege, fördert die Blutgerinnung und verstärkt die Durchblutung der Muskulatur. Noradrenalin erhöht den Blutdruck durch Engstellung der Blutgefäße (Blässe) und fördert den Abbau von Glykogen zu Glukose.

Die Ausschüttung dieser Stresshormone hat zur Folge, dass vermehrt Energie in Form von Glukose bereitgestellt wird. Durch die Aktivierung des Herz-Kreislauf-Systems wird die Glukose dahin transportiert, wo sie gebraucht wird, nämlich in die Muskulatur.

Bei Kindern ohne Diabetes führt die plötzliche Bereitstellung von Glukose nicht zu einem Blutglukoseanstieg, da sofort Insulin ausgeschüttet wird, um den Einstrom von Glukose in die Muskelzellen zu beschleunigen.

Diese fein abgestimmte Steuerung des Blutglukosespiegels bei Stress ist bei Kindern mit Diabetes nicht möglich. Daher führt die Ausschüttung von Stresshormonen bei ihnen zu einem oft erheblichen Blutzuckeranstieg.

> **Bei plötzlich auftretendem Stress werden Kortisol, Adrenalin und Noradrenalin ausgeschüttet. Sie führen bei Kindern mit Diabetes zu einem Anstieg des Blutglukosespiegels.**

Bleibt der Stress über lange Zeit bestehen und ist der Stresshormonspiegel dauerhaft erhöht, werden zusätzlich Glukagon und Wachstumshormon ausgeschüttet. Auch diese Hormone sorgen für eine gesteigerte Bereitstellung von Glukose und vermindern die Wirkung von Insulin.

Dies gilt sowohl für körpereigenes Insulin bei Kindern ohne Diabetes als auch für injiziertes Insulin bei Kindern mit Diabetes. Menschen, die andauernd unter Stress stehen, benötigen mehr Insulin als ausgeglichene Menschen ohne Stress.

Abb. 8.1 Auch wenn es beide nervt und stresst: Lena (13) und ihr Bruder lernen gemeinsam Vokabeln.

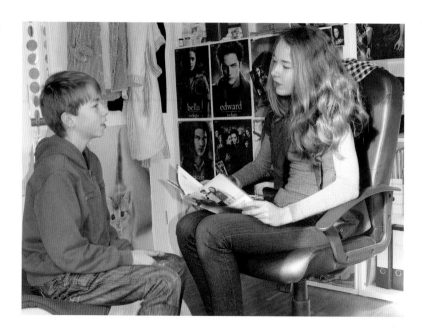

Lang anhaltender Stress kann jedoch auch andere wichtige Funktionen des Körpers stören. Das Immunsystem wird zum Beispiel geschwächt und die Infektabwehr dadurch herabgesetzt.

> Bei lang anhaltendem Stress werden auch Glukagon und Wachstumshormon vermehrt ausgeschüttet. Bei Kindern mit Diabetes kommt es dadurch zu einem Anstieg des Insulinbedarfs.

Welche Arten von Stress gibt es?

Die Wirkung von Stress auf den Blutglukosespiegel, den HbA_{1c}-Wert und den Insulinbedarf hängt sehr davon ab, ob der Stress plötzlich auftritt und von kurzer Dauer ist oder ob es sich um anhaltenden Stress handelt.

Akuter Stress lässt den Blutzuckerspiegel kurzfristig ansteigen und hat daher kaum eine Bedeutung für die Stoffwechseleinstellung. Es ist unmöglich, auf jeden stressbedingten Blutglukoseanstieg mit einer Insulininjektion zu reagieren.

Bei länger andauerndem Stress führen die Stresshormone zu einer dauerhaften Erhöhung des Blutglukoseniveaus, sodass die Insulindosis gesteigert werden muss. Wenn man das versäumt, kann der HbA_{1c}-Wert ansteigen.

Es kommt jedoch auch sehr darauf an, welche innere Einstellung man zu den Ereignissen hat, die den Stress hervorrufen. Als positiven Stress bezeichnet man Situationen, die man selbst herbeigeführt hat, zu denen man steht oder deren Ende voraussehbar ist. Solche Situationen erleben zum Beispiel Schulkinder während der letzten Wochen vor den Zeugnissen. Blutglukosewerte, HbA_{1c} und Insulinbedarf steigen an, aber die Kinder und ihre Eltern wissen, dass es nach den Zeugnissen Ferien gibt und der Stoffwechsel sich wieder stabilisieren wird.

Bei einigen Kindern kann der große Stress vor einer wichtigen Prüfung dazu führen, dass die Magenentleerung verzögert ist. Wenn diese Kinder

z. B. für ein Frühstück die eigentlich passende Insulindosis injiziert haben, kann es durch Stress zu einer Unterzuckerung kommen, weil die Mahlzeit erst Stunden später den Blutglukosespiegel ansteigen lässt. Reagiert ein Kind auf großen Stress in dieser Weise, so sollte das Insulin entsprechend vorsichtig dosiert und leicht verdauliche Nahrungsmittel angeboten werden.

Folgenreicher für die Diabetesbehandlung ist negativer Stress, der von außen an ein Kind herangetragen wird und gegen den es sich nicht wehren kann. Solche unglücklichen Situationen können sich ergeben, wenn ein Kind nicht die Schulleistungen erbringen kann, die von ihm erwartet werden, oder ein Kleinkind nicht in den Kindergarten gehen mag, weil es ständig von einem kräftigeren Kind gehänselt oder sogar geschlagen wird. Sehr oft leiden Kinder stumm vor sich hin, ohne darüber zu sprechen. Die Eltern wissen nicht, warum ihr Kind unglücklich und der Diabetes so schwierig zu behandeln ist.

Die größte seelische Belastung für alle Kinder stellt jedoch ständiger Streit zwischen den Eltern und die damit verbundene Angst vor dem Verlust eines Elternteils durch Trennung oder Scheidung dar. Auch Auseinandersetzungen zwischen bereits getrennten Eltern und der damit verbundene seelische Druck auf die Kinder wirken sich sehr ungünstig auf ihre Stoffwechselsituation aus. Erschwert wird die Situation der Kinder dadurch, dass sie oft glauben, mitschuldig an der Trennung der Eltern zu sein. Einige Kinder sind sogar überzeugt, dass ihr Diabetes den Anstoß zur Scheidung der Eltern gegeben hätte. Die verzweifelte Situation von Kindern in der Trennungsphase ihrer Eltern zeigt sich u. a. in einem deutlichen Anstieg ihres HbA_{1c}-Wertes.

Allerdings sind es nicht nur seelisch belastende Ereignisse, die bei Kindern Stressreaktionen hervorrufen. Es kann auch die Vorfreude auf das bevorstehende Weihnachtsfest oder die eigene Geburtstagsfeier sein, die als Stress wirkt und für hohe Blutglukosewerte sorgt. Diese hohen Blutzuckerwerte treten meist kurzfristig auf und müssen daher nicht extra behandelt werden.

> — Kurzfristig auftretender Stress führt meistens zu einem Blutglukoseanstieg, der keiner Therapie bedarf.
> — Langfristige Stresssituationen führen zu dauerhaften Erhöhungen des Blutglukosespiegels mit einem Anstieg des HbA_{1c}-Wertes. Sie erfordern eine Erhöhung der Insulindosis.
> — Positiver Stress ist selbst gewollt und daher akzeptiert. Er kann jederzeit beendet werden. Die Veränderung der Stoffwechselsituation ist daher gut einzuschätzen.
> — Negativer Stress ist nicht beherrschbar, wird nicht akzeptiert, macht unglücklich und verzweifelt und führt oft zu langfristigen Verschlechterungen der Stoffwechseleinstellung.

Die bisher beschriebenen Stresssituationen wirken direkt auf den Stoffwechsel des Kindes mit Diabetes ein. Es gibt jedoch auch indirekte Wirkungen von Stress auf die Diabetesbehandlung von Kindern. Das ist dann der Fall, wenn sich der elterliche Stress auf das Kind überträgt.

Die Anforderungen an Eltern, deren Kind an Diabetes erkrankt ist, sind sehr hoch. In der Anfangsphase des Diabetes müssen die Eltern überhaupt erst einmal lernen, mit der neuen Situation fertig zu werden. Auch später sind die Eltern, vor allem die Mütter, dauerhaft in hohem Maße gefordert. Da die Mütter in der Regel die Hauptlast der Verantwortung für die Behandlung tragen, ist das sehr verständlich.

In der Diabetesambulanz machen wir immer wieder die Erfahrung, dass ein enger Zusammenhang zwischen der Art, wie die Eltern mit dem Diabetes ihres Kindes emotional umgehen und der Qualität der Stoffwechseleinstellung besteht. Je gelassener und selbstverständlicher die Eltern die Therapie durchführen, desto besser ist die Stoffwechseleinstellung und ausgeglichener die seelische und körperliche Verfassung des Kindes. Ungeduld, Ärger, Angst, übertriebener Ehrgeiz oder Schuldgefühle machen die sowieso schon schwierige Situation noch komplizierter. Der Dauerstress der Eltern überträgt sich auf die Kinder. Daher kann man manchen Kindern nur helfen, wenn es den Eltern gelingt, besser mit dem Stress umzugehen.

Eltern sollten daher alle Möglichkeiten zur eigenen Entlastung und Entspannung nutzen. Wir möchten Sie ermutigen, bei aller Sorge um Ihr Kind nicht die eigene Gesundheit, Erholung und Lebensfreude zu vergessen oder zu vernachlässigen. Wenn Sie sich selbst ein gutes, erfülltes Leben gönnen, helfen Sie auch Ihrem Kind. Fühlen Sie sich nicht verpflichtet, die Last der Behandlung ganz allein zu tragen. Nehmen Sie ruhig Hilfen in Anspruch.

> — **Elterlicher Stress wirkt indirekt auf das Kind und verschlechtert die seelische und körperliche Verfassung des Kindes.**
> — **Eltern sollten ermutigt werden, trotz des Diabetes ihres Kindes ein glückliches und erfülltes Leben zu führen.**

Wirkt Stress bei allen Menschen gleich?

Stress wird individuell sehr unterschiedlich erlebt. Darum hängen die Stressreaktionen von der seelischen Konstitution jedes einzelnen Menschen ab.

Manche Kinder sind bei Klassenarbeiten sehr aufgeregt, obwohl sie nichts zu befürchten haben. Andere sind ausgesprochen »cool«, obwohl sie im Hinblick auf ihre Leistungsfähigkeit allen Grund hätten, gestresst zu sein.

Untersuchungen zum Einfluss von Stress bei Menschen mit Diabetes haben gezeigt, dass bei einigen von ihnen der Blutzuckerspiegel deutlich, das heißt um durchschnittlich 40 mg/dl anstieg, wenn sie unvorbereitet aufgefordert wurden, einen Vortrag von 20 Minuten zu halten. Bei anderen blieb der Blutzuckeranstieg aus.

Kinder mit Diabetes können bei sportlichen Wettkämpfen so aufgeregt sein, dass ihr Blutzuckerspiegel ansteigt, obwohl er durch die Bewegung eigentlich absinken müsste. Andere Kinder lässt der Druck einfach kalt. Sie zeigen keine Stressreaktion. Ihr Blutzuckerwert verändert sich bei Stress nicht.

Führen Klassenarbeiten zu Hypo- oder Hyperglykämien?
Kinder berichten manchmal, dass sie sich während eines Diktats oder
einer Mathearbeit sehr niedrig gefühlt hätten. Bei genauer Nachfrage
stellt sich oft heraus, dass sie ihren Blutzucker gar nicht bestimmt und
nur vorsorglich Traubenzucker gegessen haben. Mittags ist der Wert
dann zu Hause oft viel zu hoch. Die Kinder sind aber trotzdem sicher,
dass ihr Blutzuckerspiegel in der Schule sehr niedrig war. Wie ist das zu
erklären?

Klassenarbeiten verursachen Stress. Der Körper schüttet Stresshormone aus. Die Kinder spüren die Wirkung dieser Hormone, zum Beispiel
Herzklopfen, Zittern, Schwitzen, sie sehen blass aus. Doch dieses Mal ist
das komische Gefühl nicht durch eine Hypoglykämie, sondern durch Aufregung, durch Stress entstanden. Nur mithilfe einer Blutzuckermessung
können Kinder vor einer Klassenarbeit unterscheiden, ob sie zu niedrig liegen oder ob sie nur aufgeregt sind.

Die Bereitschaft, auf Stress mit der Ausschüttung von Stresshormonen zu reagieren, hängt auch von der jeweiligen Lebenssituation ab. Während der
Sommerferien am Meer kann ein zu Hause heftig unter Schulstress leidendes
Kind ganz ruhig und gelassen werden und auch bei aufregenden Erlebnissen
ganz »cool« bleiben, während ein anderes Kind seine Stressbereitschaft überall hin mitnimmt.

❯ Die Reaktion auf Stress ist individuell sehr unterschiedlich. Sie
hängt von der seelischen Konstitution des Kindes ab. Auch die
aktuelle Lebenssituation eines Kindes beeinflusst die Stressreaktion. Kinder mit Diabetes sollten bei Stresssituationen den Blutzuckerwert bestimmen, um herauszufinden, wie sie auf Stress
reagieren.

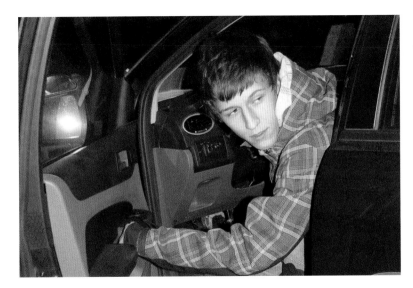

▪ **Abb. 8.2** Lino (17) während der Fahrstunde beim rückwärts Einparken: Was
für ein Stress!

Beeinflusst Stress das Therapieverhalten?

Wenn seelische Belastungen zu groß werden, fällt es vielen Menschen schwer, allen ihren Verpflichtungen in Schule, Beruf, Verein, Familie oder Freundeskreis nachzukommen. Der Blutzucker wird seltener kontrolliert. Vielleicht werden die Blutzuckerwerte auch etwas besser notiert, als sie in Wahrheit gemessen wurden. Einzelne Injektionen werden vergessen, die Nahrung wird nicht mehr so genau eingeschätzt. Schokolade dient als Trost, Knabbereien sollen Spannungen abbauen. Man mogelt, schämt sich vielleicht, zieht sich zurück, ist noch deprimierter und sucht wieder Trost bei Süßigkeiten. Ein Teufelskreis aus Überforderung, Frustration, schwankenden Blutzuckerwerten und wechselndem Insulinbedarf entwickelt sich besonders häufig bei Jugendlichen.

Wenn der Stress solche Wirkungen zeigt, ist es wichtig, einmal in sich zu gehen und sich zu fragen, ob es so weitergehen soll. Der Stress hat sicher einen gewissen Einfluss auf den Stoffwechsel, aber er erklärt nicht die vielen zu hohen Blutglukosewerte. Die wichtigste Ursache für die extrem schwankende Stoffwechsellage ist das eigene Verhalten. Schuldgefühle oder Selbstvorwürfe nutzen in dieser Situation nicht, sie verschlimmern die Lage nur.

Der erste und schwierigste Schritt ist, sich die eigenen Probleme einzugestehen. Es ist keine Schande, wenn es Jugendlichen manchmal nicht gelingt, ein Leben nach eigenen Vorstellungen mit dem Diabetes zu vereinbaren. Es ist normal, dass die Stoffwechseleinstellung nicht immer optimal ist, sondern auch einmal ein hoher HbA$_{1c}$-Wert gemessen wird. Solche vorübergehenden Krisen erlebt fast jeder Jugendliche einmal.

Im zweiten Schritt sollte man sich einen Überblick darüber verschaffen, was eigentlich falsch läuft. Das gilt nicht nur für die Diabetesbehandlung, sondern für alle Aktivitäten des täglichen Lebens. Dabei hilft ein ehrlich geführtes Protokollheft, in das nicht nur die Blutzuckerwerte, sondern auch die KE, die Insulindosen und andere wichtige Ereignisse eingetragen werden. Die Dokumentation von zu hohen Blutzuckerwerten ist hilfreicher als das Aufschreiben geschönter Phantasiewerte. Gemeinsam mit dem Diabetesteam kann überlegt werden, wie die Behandlung an die schwierigen Lebensumstände angepasst werden kann. Manchmal hilft es, sich auf regelmäßige Mahlzeiten festzulegen, um das Chaos des Tages etwas zu ordnen. Es kann aber auch günstig sein, wenn ein Jugendlicher genauer lernt, wie er seine Insulindosis noch flexibler an seinen Tagesablauf anpassen kann. Ein anderes Mal ist es besser, die Diabetestherapie zu vereinfachen, damit er Zeit gewinnt, sich zuerst um ein Problem im privaten Bereich zu kümmern. Hier gibt es keine Patentrezepte, sondern nur individuelle Lösungen.

Alle Anstrengungen um eine bessere Insulinbehandlung sind jedoch umsonst, wenn ein schwieriges Problem, das überhaupt nichts mit dem Diabetes zu tun hat, außer Acht gelassen wird. Die Mitarbeiter der Diabetesambulanz haben dafür ein offenes Ohr und viel Verständnis. Manchmal reichen ein oder zwei vertrauensvolle Gespräche mit dem Kinderarzt oder dem Psychologen des Teams aus, um die täglichen Sorgen in einem anderen Licht erscheinen zu lassen. Zögern Sie nicht, hier frühzeitig um Hilfe zu bitten. Ebenso kann ein Gedankenaustausch mit guten Freunden oder in der Familie hilfreich sein.

8.2 · Welche akuten Erkrankungen gibt es bei Kindern und Jugendlichen?

273

8

Wie geht man mit Stress um?

Aufregung, seelische Belastungen, Enttäuschungen, Leistungsdruck, Spannung und Freude gehören zum Alltag. Ein Leben ohne Hochs und Tiefs ist nicht denkbar und bestimmt auch von niemandem gewünscht. Unser Körper kann damit umgehen, wenn auf Phasen der Belastung solche der Entspannung und Ruhe folgen. Regelmäßiger und ausreichender Schlaf ist als Erholungsphase unverzichtbar. Körperliches Training ohne zusätzlichen Leistungsdruck stellt nicht nur für Kinder einen wichtigen Ausgleich zu den geistigen Anforderungen des Schulalltags dar.

Da gerade die »stressigen Ereignisse« und noch weniger deren körperliche Folgen vorausgesehen werden können, ist es weder sinnvoll noch möglich, die Insulintherapie vorsorglich an Stressreaktionen anzupassen. Mit dem Korrekturinsulin bei der nächsten Mahlzeit können solche Schwankungen wieder aufgefangen werden.

Ausnahmen sind vielleicht nur die Ereignisse, die sich regelmäßig wiederholen, zum Beispiel Sportwettkämpfe. Manche Jugendliche haben für sich herausgefunden, dass ihr Blutzuckerwert im Turnier wegen der Aufregung weniger absinkt als während des Trainings. Sie passen ihre Insulindosis und ihre Mahlzeiten vorsorglich an den Sport an.

Wenn Überforderung, Ängste, Liebeskummer bei Jugendlichen oder Konflikte in der Schule, im Freundeskreis oder mit den Eltern zu starken Blutzuckerschwankungen führen, muss die Insulindosis kurzfristig an den Bedarf angepasst werden. Auf Dauer hilft es jedoch nur, die grundlegenden Probleme in Ruhe zu besprechen. Hat das Kind ausreichend Zeit zur Erholung, das heißt auch Zeit, in der es nichts tun muss? Schläft es ausreichend? Macht ihm die Schule Spaß oder geht es nur mit Angst in den Unterricht? Fühlt es sich in der Familie geborgen oder leidet es unter den Konflikten zwischen den Familienmitgliedern? Kann es sich auf seine Aufgaben konzentrieren oder fällt es ihm schwer, mehr als nur einige Minuten bei der Sache zu bleiben? Kann es sein, dass ein Kind oder ein Jugendlicher mit der Verantwortung für seine Diabetesbehandlung überfordert ist? Mit etwas Aufmerksamkeit für einander lassen sich viele solche Belastungen in der Familie erkennen und in vielen Fällen gemeinsam überwinden.

> — Kein Leben ohne Stress.
> — Es ist sehr schwierig, die Insulintherapie vorsorglich an Stress anzupassen.
> — Nur mithilfe von Blutglukosemessungen kann die Stresswirkung auf den Stoffwechsel erfasst und behandelt werden.
> — Wenn der Stress so ausgeprägt ist, dass die Qualität der Stoffwechseleinstellung darunter leidet, sollten gemeinsame Anstrengungen erfolgen, ihn zu vermindern.

8.2 Welche akuten Erkrankungen gibt es bei Kindern und Jugendlichen?

Die meisten akuten Erkrankungen bei Kindern und Jugendlichen sind durch Viren oder Bakterien hervorgerufene Infektionskrankheiten. Während der ersten Lebensjahre setzt sich das Immunsystem mit immer neuen

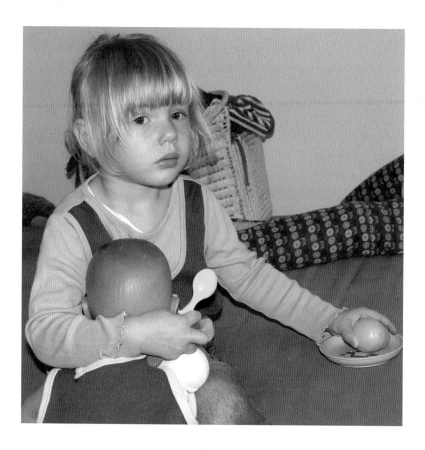

◨ **Abb. 8.3** Maja (3) fühlt sich nicht so gut.

Erregern auseinander und entwickelt nach und nach eine zunehmende Immunität. Die Folge ist, dass die Zahl akuter Infektionskrankheiten im Laufe der Jahre immer mehr abnimmt. Kleinkinder erkranken häufiger als Schulkinder und Schulkinder häufiger als Jugendliche.

Am häufigsten treten bei Kindern akute Infektionen im Bereich der Luftwege und des Magen-Darm-Trakts auf. Seltener sind Infektionen der abführenden Harnwege, noch seltener Infektionen der Haut oder des zentralen Nervensystems. Die klassischen Kinderkrankheiten Keuchhusten, Masern, Windpocken, Mumps und Röteln sind durch Schutzimpfungen heute sehr viel seltener geworden. Scharlach tritt nach wie vor auf, weil es sich um eine Streptokokkeninfektion handelt. Eine weitere, nicht seltene Virusinfektion ist das Pfeiffer'sche Drüsenfieber.

Kinder und Jugendliche mit Diabetes erkranken nicht häufiger und schwerer an akuten Infektionen als Kinder ohne Diabetes.

Luftwegsinfektionen

Die Erreger von akuten Luftwegsinfekten sind meistens Viren, seltener Bakterien.

▪ Infektionen der oberen Luftwege

Infekte der oberen Luftwege sind die Nasenschleimhautentzündung mit dünnflüssigem Sekret bei Virus- und dickflüssigem Sekret bei bakteriellen Infektionen, weiterhin die Entzündung der Gaumenmandeln mit Halsschmerzen und Schluckbeschwerden (Angina), aber auch die Entzün-

8.2 · Welche akuten Erkrankungen gibt es bei Kindern und Jugendlichen?

275   8

dungen der Nasennebenhöhlen und des Mittelohrs. Bei Kleinkindern und Schulkindern sind nur die Kieferhöhlen betroffen, bei Jugendlichen auch die Stirnhöhlen. Kopfschmerzen und eitriges Sekret aus der Nase sind die wichtigsten Kennzeichen der Nasennebenhöhlenentzündung. Die Mittelohrentzündung ist wie die Nasennebenhöhlenentzündung meist bakteriell bedingt. Sie ist extrem schmerzhaft, wenn das eitrige Sekret nicht aus der Paukenhöhle ablaufen kann. Das Trommelfell ist gespannt und vorgewölbt. Wenn es platzt, läuft das Sekret ab, der Schmerz verschwindet. Nicht selten muss der Hals-Nasen-Ohrenarzt durch einen Trommelfellschnitt für den Abfluss sorgen und Erleichterung schaffen.

■ Infektion der mittleren Luftwege

Eine häufige Erkrankung der mittleren Luftwege ist die akute Kehlkopfentzündung. Vor allem bei Kleinkindern kommt es nicht selten zu einer ausgeprägten Schleimhautschwellung, die zu Atemnot bei der Einatmung führt. Dabei entsteht ein charakteristisches raues Einatmungsgeräusch. Die Stimme des Kindes ist heiser, ein bellender Husten ist charakteristisch. Die Erkrankung nennt man auch Pseudokrupp. Die Atemnot kann so erheblich sein, dass die Kinder auf dem schnellsten Wege in die Klinik gebracht werden müssen.

■ Infektionen der unteren Luftwege

Erkrankungen der tiefen Luftwege sind die Bronchitis und die Lungenentzündung. Bei der Bronchitis treten ein rasselndes Atemgeräusch und lockerer Husten auf. Eine Atemnot kann auftreten, wenn die Bronchialmuskulatur sich zusammenzieht wie bei Asthma bronchiale. Im Gegensatz zum Pseudokrupp entsteht die Atemnot bei Bronchitis während der Ausatmungsphase. Dabei treten ebenfalls charakteristische Ausatmungsgeräusche auf, die als Giemen bezeichnet werden. Wenn solche obstruktiven Bronchialerkrankungen häufiger vorkommen, kann sich etwa ab dem 2. Lebensjahr ein richtiges Asthma bronchiale entwickeln, das häufig während der Pubertät wieder verschwindet.

Die Lungenentzündung ist eine ernstere Erkrankung als die sehr viel häufigere Bronchitis. Sie wird durch Viren, aber auch durch Bakterien hervorgerufen. Die Kinder sind blass, matt, appetitlos und häufig sehr krank. Sie müssen nicht selten stationär behandelt werden. Die Sicherung der Diagnose erfolgt durch eine Röntgenaufnahme der Brustorgane.

■ Behandlung der Luftwegsinfektionen

Es ist oft schwierig zu entscheiden, ob die Luftwegsinfektion durch Viren oder Bakterien hervorgerufen wird. Darum ist der Nachweis von Bakterien aus dem Nasen-, Rachen- oder Ohrsekret sehr wichtig. Für die antibiotische Behandlung ist es sehr bedeutsam zu wissen, um welche Bakterien es sich handelt und welche Antibiotika wirksam sind.

Da Viren sehr viel häufiger als Bakterien die Erreger von Luftwegsinfekten sind, sollte man mit der Gabe von Antibiotika sehr zurückhaltend sein. Nur beim Nachweis von Bakterien muss gezielt antibiotisch behandelt werden. Bei Mittelohrentzündung und Lungenentzündung sind Antibiotika immer, auch ohne den Nachweis von Bakterien, angezeigt.

■ **Symptomatische Behandlung**

Wichtig ist die Behandlung der Symptome bei Luftwegsinfekten. Bei Temperaturen über 39 °C sollte das Fieber medikamentös gesenkt werden. Die Kinder müssen viel trinken, um den vermehrten Flüssigkeitsverlust über die Haut auszugleichen. Leichte, gut verdauliche, flüssig-breiige Nahrung mit wenig Fett und Eiweiß und ohne Kochzucker wird am ehesten akzeptiert. Inhalationen mit Kochsalzlösung und Luftbefeuchtung lösen die Sekrete und erleichtern das Abhusten. Mit Medikamenten gegen den Husten sollte man zurückhaltend sein. Husten ist hilfreich, denn er befördert die infektiösen Sekrete aus den Atemwegen heraus. Kinder mit Atemwegsinfekten müssen sich schonen. Sie sollten nicht in den Kindergarten oder die Schule gehen. Was sie dann zu Hause machen, kann man ihnen selbst überlassen. Kinder wissen selbst meist sehr genau, was sie sich zumuten können und was nicht.

❯ **Luftwegsinfektionen betreffen die Nasenschleimhaut, die Gaumenmandeln, die Nasennebenhöhlen, das Mittelohr, den Kehlkopf, die Bronchien und die Lungen. Sie treten umso häufiger auf, je jünger die Kinder sind und werden durch Viren, seltener durch Bakterien hervorgerufen. Bakterielle Infektionen müssen gezielt antibiotisch behandelt werden. Wichtig ist die Behandlung der Symptome (fiebersenkende Medikamente, viel Flüssigkeit, Inhalationen mit Kochsalzlösung, Luftbefeuchtung, körperliche Schonung).**

■ **Erbrechen bei Luftwegsinfekten**

Bei Kleinkindern, aber auch bei jüngeren Schulkindern tritt bei Luftwegsinfekten mit Fieber häufig Erbrechen auf. Die Kinder verlieren dabei große Mengen an Flüssigkeit und Salzen. Außerdem nehmen sie keine Nahrung mehr zu sich. Es entsteht ein Flüssigkeits- und Energiemangel. Der Körper versucht, ihn durch Abbau von Fett auszugleichen. Dabei entstehen Ketosäuren, die zu einer Säuerung des Blutes führen können und als Azeton im Urin ausgeschieden werden. Die Ketosäuren reizen das Brechzentrum im Gehirn. Die Folge ist unstillbares Erbrechen.

Dieses ketonämische Erbrechen im Rahmen einer fieberhaften Erkrankung tritt bei Kindern mit und ohne Diabetes auf. Es ist manchmal nur zu durchbrechen, wenn die Kinder in die Klinik aufgenommen werden und eine Infusionstherapie erhalten.

❯ **Bei fieberhaften Luftwegsinfekten tritt häufig heftiges, manchmal unstillbares Erbrechen auf. Es verursacht einen erheblichen Flüssigkeits- und Salzverlust. Wenn trotz des Angebots von Flüssigkeit das Erbrechen nicht aufhört, ist eine Infusionsbehandlung in der Klinik notwendig.**

Akute Durchfallserkrankungen

Mindestens genauso häufig wie Luftwegsinfektionen sind Durchfallserkrankungen. Sie werden meist durch Viren hervorgerufen. Bei Schulkindern und Jugendlichen treten auch Salmonellen als Erreger auf. Das sind Bakterien, die meist mit Nahrungsmitteln aufgenommen werden.

8.2 · Welche akuten Erkrankungen gibt es bei Kindern und Jugendlichen?

277   8

Das wichtigste Symptom bei Darminfektionen ist der Durchfall. Normalerweise darf ein Kind bis 3-mal am Tag Stuhlgang haben. Wenn jedoch 4-, 5-, 6- oder 10-mal Stuhl entleert wird, der immer breiiger und wässeriger wird, liegt eine akute Durchfallserkrankung vor. Häufig kommt Erbrechen hinzu. Das hat einen erheblichen Flüssigkeits- und Salzverlust zur Folge. Die Kinder erleiden einen Gewichtsverlust, der mit dem Flüssigkeitsverlust identisch ist. 3-, 5-, manchmal 10% des Körpergewichts gehen verloren. Dadurch verringert sich auch das im Herz-Kreislauf-System zirkulierende Blutvolumen, sodass Kreislaufstörungen (Schock) auftreten können. Die Kinder trocknen aus. Sie liegen hohläugig und blass im Bett, ihre Haut und Schleimhäute sind trocken, die Zunge ist belegt. Sie haben großen Durst, versuchen immer wieder zu trinken, können die Flüssigkeit jedoch oft nicht bei sich behalten.

> **Akute Durchfallserkrankungen werden meist durch Viren, seltener, vor allem bei größeren Kindern, durch Bakterien (Salmonellen) hervorgerufen. Häufige dünnbreiige bis flüssige Stühle sind die Folge. Nicht selten tritt auch Erbrechen auf. Erhebliche Flüssigkeits- und Salzverluste treten auf. Die Kinder trocknen aus, sodass Kreislaufprobleme mit Schockgefahr drohen.**

▪ **Behandlung akuter Durchfallserkrankungen**

Bei akuten Durchfallserkrankungen haben sich salz- und glukosehaltige Nährlösungen (Oralpädon, GES 60, aber auch Tee mit Traubenzucker oder ausgeschlagene Cola) bewährt, die in kleinen Portionen, fast ununterbrochen getrunken werden müssen. Wenn der Zustand des Kindes sich verschlechtert, weil immer mehr dünnflüssige Stühle auftreten und das Erbre-

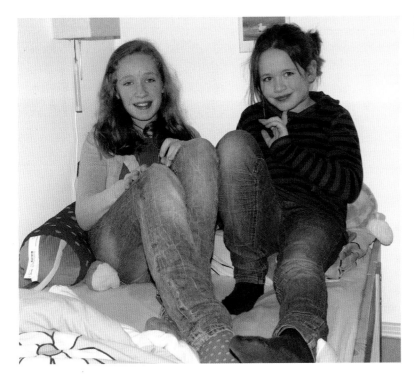

◼ **Abb. 8.4** Lotta (10) und ihre Schwester beim Chillen.

chen nicht aufhört, müssen die Kinder in die Klinik gebracht werden, damit sie eine Infusionstherapie erhalten.

Je jünger die Kinder sind, desto gefährlicher sind die Flüssigkeits- und Salzverluste bei akuten Durchfallerkrankungen.

Wirksame Medikamente gibt es bei akuten Durchfallserkrankungen nicht. Auch bakterielle Darmerkrankungen werden grundsätzlich nicht antibiotisch behandelt. Die wichtigste therapeutische Maßnahme ist ein großzügiger Flüssigkeitsersatz.

> ❯ Sehr viel Flüssigkeit muss in kleinen Portionen angeboten werden. Wenn Durchfall und Erbrechen nicht zum Stillstand kommen, ist eine Infusionsbehandlung in der Klinik notwendig.

Harnwegsinfektionen

Sehr viel seltener als Luftwegs- oder Darminfektionen sind Harnwegsinfektionen. Sie treten häufiger bei Mädchen als bei Jungen auf. Brennen oder Schmerzen beim Wasserlassen weisen manchmal darauf hin, dass eine Harnwegsinfektion vorliegt. Häufig sind Harnwegsinfektionen symptomlos. Entscheidend ist die Untersuchung des Urins. Harnwegsinfektionen müssen gezielt antibiotisch behandelt werden. Voraussetzung für eine Antibiotikabehandlung ist die exakte Kenntnis der Bakterien und ihrer Empfindlichkeit gegen Antibiotika. Akute Harnwegsinfektionen müssen konsequent behandelt werden, damit sie nicht chronisch werden.

Hautinfektionen

Nicht selten entzündet sich die Haut nach Verletzungen. Hautabschürfungen, kleine Quetsch- oder Schnittverletzungen infizieren sich mit Bakterien. Staphylokokken und Streptokokken sind die häufigsten Erreger. Vorsorglich sollten alle Eltern mit desinfizierenden Lösungen (Betaisodona) ausgestattet sein, die sie mithilfe eines Watteträgers auf eine frische Verletzung auftragen können. Damit verhindern sie meist eine Hautinfektion. Hautinfektionen treten bei Kindern und Jugendlichen mit Diabetes nicht gehäuft auf. Die Wundheilung ist bei ihnen durch den Diabetes nicht gestört.

Infektionen des Zentralnervensystems

Sehr ernste, jedoch seltene Erkrankungen sind die Hirnhautentzündung (Meningitis) oder die Hirnentzündung (Enzephalitis). Die wichtigsten Symptome, die auf eine akute Infektion der Hirnhäute oder des Gehirns hinweisen, sind heftige Kopfschmerzen, Übelkeit mit Erbrechen, hohes Fieber und Nackensteife. Die Kinder sind sehr krank und müssen so schnell wie möglich einem Arzt vorgestellt werden. Die stationäre Aufnahme in eine Kinderklinik ist bei Meningitis oder Enzephalitisverdacht unumgänglich. Bei der leichteren Form der Hirnhautentzündung sind Viren die Ursache, bei der schweren eitrigen Meningitis Bakterien. Sehr viel seltener ist die durch Viren verursachte Hirnentzündung, die allerdings häufig einen noch schwereren Verlauf aufweist. Die endgültige Diagnose Meningitis oder Enzephalitis wird durch eine Lumbalpunktion und die Untersuchung des Hirnwassers in der Klinik gestellt.

8.2 · Welche akuten Erkrankungen gibt es bei Kindern und Jugendlichen?

279   8

> ❱ Bei Kopfschmerzen, Übelkeit, Erbrechen, hohem Fieber, Nacken-
> steife und schwerstem Krankheitsgefühl besteht dringender
> Verdacht auf Hirnhautentzündung oder Hirnentzündung. Die
> Kinder müssen sofort in die Klinik.

Klassische Kinderkrankheiten

Keuchhusten und Scharlach werden durch Bakterien hervorgerufen, Masern, Mumps, Röteln und Windpocken durch Viren. Vor allem bei Jugendlichen tritt nicht selten eine weitere Virusinfektion auf, das Pfeiffer'sche
Drüsenfieber.

- **Keuchhusten**

Keuchhusten beeinträchtigt die Kinder vor allem durch quälende, anfalls-
weise auftretende Hustenanfälle. Der stakkatoartige Husten tritt auf dem
Höhepunkt der Erkrankung manchmal 10- bis 20-mal pro Tag auf. Zwischen den Hustenstößen ziehen die Kinder in charakteristischer Weise die
Luft ein. Dabei entsteht ein hoher Ton. Nach einem Hustenanfall erbrechen
die Kinder häufig einen zähen, ziehenden Schleim. Während des Anfalls
wirken die Kinder sehr angestrengt. Zwischen den Anfällen fühlen sich die
Kinder gesund. Fieber tritt fast nie auf, auch keine Hautveränderungen.
Zum Leidwesen der Kinder und ihrer Eltern dauert der Keuchhusten oft 3
bis 5 Wochen und länger. Die Keuchhustenschutzimpfung hat das Auftreten von Keuchhusten stark vermindert. Antibiotika sind während der Erkrankung nicht wirksam.

- **Scharlach**

Scharlach wird durch Streptokokken hervorgerufen. Es tritt eine charakteristische hellrote, kleinfleckige Hautveränderung (Exanthem) auf, die das
Nase-Mund-Dreick frei lässt. Die Zunge ist erst belegt, später rot-glänzend
mit kleinen Erhebungen (Himbeerzunge). Die Kinder sind krank und mitgenommen, haben Fieber und Schluckbeschwerden wegen der Scharlach-
Angina. Zehn Tage lang müssen Kinder mit Streptokokkeninfektionen
konsequent mit Penizillin behandelt werden. Gegen Streptokokken gibt es
keine Impfung. Streptokokkeninfektionen können daher immer wieder
auftreten. Das typische Scharlachexanthem kommt jedoch in der Regel nur
einmal vor.

- **Masern**

Auch bei Masern treten typische Hautveränderungen auf. Das Masern-
exanthem ist großfleckig, dunkelrot, fast bläulich und etwas erhaben. Die
Flecken fließen ineinander über und bedecken die ganze Haut. Die Kinder
sind oft sehr krank, appetitlos, verlieren viel Gewicht, haben hohes Fieber,
leiden unter Bindehautentzündung und Bronchitis. Wichtig ist die symptomatische Behandlung. Die wirksame Impfung gegen das Masernvirus hat
Masern zu einer glücklicherweise seltenen Erkrankung gemacht.

- **Mumps**

Mumps wird ebenfalls durch ein Virus hervorgerufen. Es befällt die Spei-
cheldrüsen. Daher kommt es zu charakteristischen Schwellungen vor dem
Ohr (Ohrspeicheldrüse). Hautveränderungen werden nicht beobachtet. Die
Kinder sind bei weitem nicht so krank wie bei Masern. Allerdings tritt nicht

selten eine Hirnhautentzündung auf, die jedoch milde verläuft und keinerlei Folgen hat. Auch Mumps ist durch die Impfung seltener geworden.

▪ Röteln

Sehr leicht verläuft die durch das Rötelnvirus hervorgerufene Erkrankung. Etwas erhöhte Temperaturen und ein mittelfleckiges, hellrotes Exanthem sind typisch. Nicht selten werden Röteln gar nicht erkannt. Trotzdem ist es sehr wichtig, dass Mädchen entweder gegen Röteln geimpft werden oder die Krankheit durchmachen, denn während einer Schwangerschaft können Röteln eine schwere Schädigung des ungeborenen Kindes hervorrufen.

▪ Windpocken

Auch gegen Windpockenviren gibt es inzwischen eine Schutzimpfung. Charakteristisch für Windpocken ist ein lästiges bläschenförmiges Exanthem, das am ganzen Körper auftreten kann, selten sogar auch auf der Mundschleimhaut und der Zunge. Zunächst werden kleine Fleckchen sichtbar. Daraus entwickelt sich ein mit klarer Flüssigkeit gefülltes Bläschen. Es platzt, verschorft und heilt ohne Narbe ab. Wegen des heftigen Juckreizes kratzen sich die Kinder. Dadurch kann sich die Haut mit Bakterien infizieren. Das Allgemeinbefinden ist nicht stark beeinträchtigt, manchmal tritt etwas Fieber auf. Trotzdem fühlen sich die Kinder nicht wohl und leiden vor allem unter den juckenden Hautveränderungen. Masern und Windpocken sind hochinfektiöse Erkrankungen. Durch Windzug werden die Viren meterweit verbreitet (fliegende Infektion).

▪ Pfeiffer'sches Drüsenfieber

Diese Viruserkrankung, gegen die es keine Schutzimpfung gibt, tritt meist bei älteren Schulkindern und Jugendlichen auf. Charakteristisch ist die Angina mit dicken weißlich-grauen Belägen. Die Lymphknoten am Kieferwinkel sind stark vergrößert. Schluckbeschwerden und Halsschmerzen machen

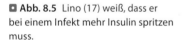
◘ Abb. 8.5 Lino (17) weiß, dass er bei einem Infekt mehr Insulin spritzen muss.

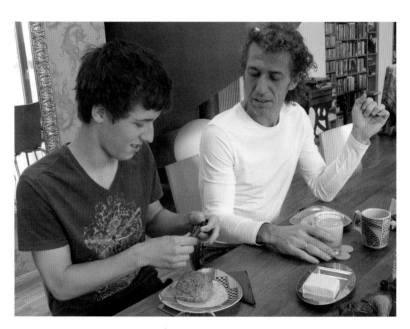

appetitlos. Oft tritt hohes Fieber auf, das wochenlang anhalten kann. Die Kinder sind häufig sehr krank und beeinträchtigt. Wichtig ist die symptomatische Behandlung. Bei engem Kontakt ist das Pfeiffer'sche Drüsenfieber sehr infektiös. Man hat diese Virusinfektion daher auch »kissing disease« genannt.

> **Klassische Kinderkrankheiten**
- Keuchhusten, Masern, Mumps, Windpocken und Röteln sind durch Schutzimpfungen seltener geworden.
- Kinderkrankheiten mit Hautveränderungen sind Windpocken (bläschenförmiges Exanthem), Masern (großfleckiges Exanthem), Röteln (mittelfleckiges Exanthem) und Scharlach (feinfleckiges Exanthem).
- Die Viruserkrankungen Masern, Mumps, Röteln, Windpocken und Pfeiffer'sches Drüsenfieber können nur symptomatisch behandelt werden.
- Scharlach ist eine Streptokokkenerkrankung, die konsequent zehn Tage lang mit Penizillin behandelt werden muss.

8.3   Wie wirken akute Erkrankungen auf den Diabetes?

Die wichtigsten Behandlungsrichtlinien, wie sie für Kinder mit und ohne Diabetes gelten, werden im Folgenden dargestellt. Anschließend werden Sie darüber informiert, wie sich der Stoffwechsel Ihres Kindes dadurch verändern kann und wie Sie damit umgehen können.

Für alle Kinder und Jugendlichen gilt, dass vor der Behandlung einer akuten Erkrankung zunächst die genaue Diagnose gestellt wird. Eine antibiotische Behandlung sollte möglichst nur bei Identifikation der Erreger durchgeführt werden. Man muss auch wissen, welche Antibiotika bei welchen Bakterien wirksam sind. Bei Viruserkrankungen wirken Antibiotika nicht.

Besonders wichtig ist die symptomatische Behandlung akuter Infektionskrankheiten. Bei Fieber, das heißt bei Temperaturen über 39 °C, sollte entweder Paracetamol oder Ibuprofen gegeben werden. Das Kind fühlt sich durch die Senkung des Fiebers besser und hat mehr Appetit.

Sehr wichtig ist außerdem, dass Kinder vor allem bei Fieber viel trinken. Geeignet sind Tee mit Traubenzucker, Apfelschorle, Oralpädon, GES 60, eventuell auch ausgeschlagene Cola. Bei Übelkeit und Erbrechen ist das meist nur in kleinen Portionen über den ganzen Tag verteilt möglich. Säuglinge sollten bis 1 l, Kleinkinder 1 bis 2 l, Schulkinder und Jugendliche noch mehr pro Tag trinken.

Die Nahrung sollte leicht verdaulich, d. h. fett- und eiweißarm, aber kohlenhydratreich sein. Geeignet sind Stärkeprodukte wie Weißbrot, Kartoffelbrei und Nudeln. Kochzucker darf nicht gegeben werden, weil er bei Infektionen das Auftreten einer Durchfallserkrankung fördert. Dasselbe gilt für Fett und Eiweiß. Breiig-flüssige Nahrung wird eher akzeptiert als feste. Die Kinder sollten während einer akuten Infektion nicht in den Kindergarten oder die Schule gehen und sich körperlich schonen.

Akute Infektionskrankheiten sind nicht ohne Folgen für den Stoffwechsel bei Kindern und Jugendlichen mit Diabetes. Da jedes Kind anders reagiert und auch die Art der Erkrankung, vor allem aber die Ausprägung der Symptome sehr unterschiedlich sein kann, müssen sehr viel häufiger als sonst Blutglukosemessungen durchgeführt werden. Die Blutglukosewerte können unverändert bleiben wie vor der Krankheit, sie können aber auch ansteigen oder absinken. Dieses unterschiedliche Blutzuckerverhalten kann folgende Ursachen haben:

Veränderungen des Blutglukosespiegels

Das Blutglukoseverhalten ist auch schon während einer leichten Infektion verändert. Beispiele für solche leichten Erkrankungen sind Erkältungskrankheiten mit Schnupfen und Husten ohne Fieber, Windpocken, Röteln, Keuchhusten, Mumps, aber auch leichte Harnwegsinfektionen oder Hautinfektionen.

- **Neigung zu hohen Blutglukosewerten**

Erkrankungen mit Fieber, bei denen der Allgemeinzustand erheblich beeinträchtigt ist, weisen häufig einen deutlich erhöhten Insulinbedarf auf. Die Blutglukosewerte steigen an. Beispiele sind Luftwegsinfektionen mit Fieber, eitrige Mittelohrentzündung, Lungenentzündung, Masern, Pfeiffer'sches Drüsenfieber, aber auch schwere Harnwegsinfektionen mit Fieber oder Hirnhautentzündung. Dabei handelt es sich teilweise um schwerer verlaufende bakterielle Infektionen, die konsequent antibiotisch behandelt werden müssen. Eine Erhöhung der Insulindosis ist dringend erforderlich .

- **Neigung zu niedrigen Blutglukosewerten**

Bei Erkrankungen, die mit Appetitlosigkeit, Nahrungsverweigerung, Übelkeit und Erbrechen oder durchfälligen Stühlen einhergehen, können niedrige Blutglukosewerte auftreten. Es fehlt Nahrung oder sie kann nicht verdaut und daher auch nicht vom Körper aufgenommen werden. Die Insulindosis muss deshalb vermindert werden. Beispiele sind Virusinfektionen, die mit Leibschmerzen einhergehen und Übelkeit und Erbrechen hervorrufen, vor allem aber akute Durchfallserkrankungen mit und ohne Erbrechen.

Insulinbehandlung bei Neigung zu hohen Blutglukosewerten

Bei Infektionskrankheiten, die mit Fieber und schlechtem Allgemeinzustand einhergehen, werden vermehrt Stresshormone ausgeschüttet. Kortisol, Adrenalin, Noradrenalin, aber auch Glukagon und Wachstumshormon verursachen einen kräftigen Anstieg des Blutglukosespiegels. Der Insulinbedarf steigt an, oft auf über 30 bis 50% des üblichen Tagesbedarfs.

Andererseits sind Kinder mit Fieber oft appetitlos und essen weniger als sonst, manchmal gar nichts mehr. Sie benötigen daher weniger Insulin. Auch das muss bei der Insulindosierung bedacht werden. Wichtig ist, dass bei einer akuten Erkrankung der Blutglukosespiegel häufiger als sonst gemessen wird. Alle zwei Stunden, eventuell sogar stündlich, sollte der Blutglukosewert bestimmt werden. Jeder Anstieg oder Abfall des Blutzuckerspiegels sollte erfasst und dokumentiert werden. Nur so kann man immer wieder neu abschätzen, wie das Insulin an den veränderten Stoffwechsel angepasst werden kann.

ICT Insulindosierungsbogen

Name: Anke L. 9J.   Gewicht: 31 Kg   Arzt: Dr. Wilke   Datum: 12.1.2016

		morgens	mittags	abends	spät
Mahlzeiten-insulin	Deine Standard-KE-Verteilung	3 2 2	4 1	4 1	–
	Für eine KE spritzt Du (Einheiten Insulin)	2,0	1,0	1,5	0,5
	Deine Standarddosis Mahlzeiteninsulin	10	5	7,5	–
Korrektur-insulin	Eine Einheit Kurzzeitinsulin senkt den Blutzucker um (mg/dl)	40	60	50	80
	Dein Blutglukosezielwert (mg/dl)	100	100	100	120
Basal-insulin	Deine Standarddosis Basalinsulin (Einheiten)	2,0	0	0	8,0

Mahlzeiteninsulin: Normal
Tagbasalinsulin: NPH
Nachtbasalinsulin: NPH

Vorbeugung Hypoglykämie:
< 100 mg/dl ____1____ KE
< 80 mg/dl ____1,5____ KE
< 60 mg/dl ____2____ KE

Abb. 8.6 Ankes Insulindosierungsbogen (ICT).

ICT Stoffwechselübungsbogen

Name: Anke L. 9J.   Datum: 19.1.2016   Wochentag: Dienstag

Tageszeit		morgens			mittags			abends			spät			nachts		
Uhrzeit		7⁰⁰	9⁰⁰	11⁰⁰	13⁰⁰	15⁰⁰	16⁰⁰	18⁰⁰	20⁰⁰		23⁰⁰	24⁰⁰		2⁰⁰	4⁰⁰	
Mahlzeiten-insulin	KE	3	2	2	3	1		3	1							
		2,0			1,0			1,5								
	I.E.	10			4			6								
Korrektur-insulin	BG	140	130	160	150	180	190	200	230		240	160		140	180	
		40			60			50			80					
	I.E.	–			–			+1			+1			–	–	
Körperliche Aktität		–			–			–			–					
	I.E.	–			–			–			–					
Mahlzeiten- und Korrekturinsulin	I.E.	10			4			7			1			–	–	
Basalinsulin	I.E.	2			0			0			8			–	–	

Abb. 8.7 Ankes Stoffwechselübungsbogen (ICT) am Tag, als sie Schnupfen bekam.

Beispiel Anke (■ Abb. 8.6 und ■ Abb. 8.7)

Anke (9 Jahre) hat einen kräftigen Schnupfen, etwas Kopfschmerzen, die Augen brennen, sie hat eine Bindehautentzündung. Die Temperatur beträgt 37,6 °C. Sie ist erkältet. »Virusinfektion« sagt der Kinderarzt. Anke liegt auf dem Sofa, hört ein bisschen Musik und fühlt sich eigentlich ganz wohl, vor allem weil ihre Mutter sich besonders lieb um sie kümmert. Sie darf sich sogar wünschen, was sie mittags essen will: Nudeln mit Tomatensauce. Vor dem Essen liegt der Blutglukosewert bei 150 mg/dl. Sie will aber nur 3 KE Nudeln essen, später vielleicht noch 1 KE Obst. Dafür benötigt sie 4 × 1 = 4 Einheiten Mahlzeiteninsulin. Sie trinkt auch noch etwas Mineralwasser. Eine Stunde nach dem Essen beträgt der Blutzuckerwert 180 mg/dl. Gar nicht schlecht, wenn man krank ist. Auch am Abend, während der Nacht und am folgenden Tag isst sie, was sie sich wünscht. Die Insulinanpassung funktioniert fast so gut wie sonst auch. Dass auch mal Werte bis 240 mg/dl auftreten, stört weder Anke noch ihre Mutter, schließlich hat Anke ja einen Infekt.

■ **Folgende Behandlungsregeln haben sich bewährt**

Wenn sich Ihr Kind während einer Erkrankung wohl fühlt, sollten Sie ihm erlauben zu essen, was und so viel es sich wünscht. Die Dosis des Mahlzeiteninsulins wird wie üblich an die aufgenommene Nahrungsmenge angepasst. Die Dosis des Basalinsulins (Basalrate der Pumpe oder mit einem Pen injiziert) bleibt unverändert. Die Blutglukosewerte sollten dabei nicht zu hoch ansteigen und bei Bedarf durch Korrekturinsulin ausgeglichen werden.

Wenn sich Ihr Kind während einer Erkrankung krank fühlt, sollten Sie die sonst übliche Dosis sowohl des Mahlzeiten- als auch des Basalinsulins injizieren. Anschließend muss das Kind allerdings versuchen, die für die gespritzte Insulindosis notwendige Nahrungsmenge zu sich zu nehmen. Hierfür sind kohlenhydrathaltige Getränke besser geeignet als feste Nahrung. Apfelsaft oder Obstsäfte, eventuell mit Mineralwasser verdünnt, Tee mit Traubenzucker, geriebener Apfel, geschlagene Banane, auch Cola sind Nahrungsmittel, die von den Kindern am ehesten akzeptiert werden.

Die Blutglukosewerte dürfen nicht zu stark absinken. Hypoglykämien müssen vermieden werden. Daher können etwas höhere Werte, auch über 160 mg/dl, eher akzeptiert werden.

❯ **Was tun bei akuten Infekten ohne Erbrechen oder Durchfall?**
 ▬ 1- bis 2-stündlich Blutglukose bestimmen, 3-mal am Tag Temperatur messen

Wenn sich das Kind nicht sehr krank fühlt:
 ▬ Wunschkost essen, Menge selbst bestimmen,
 ▬ Mahlzeiteninsulin wie üblich anpassen, Basalinsulin unverändert,
 ▬ Blutglukosewerte nicht zu hoch ansteigen lassen, Keton im Blut bzw. Azeton im Urin prüfen.

Wenn sich das Kind sehr krank fühlt:
 ▬ ausreichend essen und trinken, evtl. in Form von flüssig-breiiger kohlenhydratreicher Kost,
 ▬ Mahlzeiten- und Basalinsulindosis erhöhen,
 ▬ Blutglukosewerte nicht zu niedrig absinken lassen,
 ▬ Keton im Blut bzw. Azeton im Urin prüfen.

Beispiel Kai (◼ Abb. 8.8 und ◼ Abb. 8.9)

Kai ist richtig krank

Kai (9 Jahre) hat es erwischt. Er liegt im Bett mit einer eitrigen Angina. Rechts und links am Hals hat er schmerzhafte Schwellungen. Beim Schlucken tut alles weh. Das Fieber steigt auf Werte über 39 °C. Nach einem Ibuprofen-Zäpfchen sinkt es auf 38,2 °C, aber zwei Stunden später liegt die Temperatur wieder über 39 °C. Er fühlt sich schlapp und müde, mag nichts hören und sehen und schläft viel. Der Kinderarzt hat ihm Antibiotika verordnet. Der Appetit ist gleich Null. Kai mag nur trinken. Der Blutzuckerspiegel ist hoch, ständig Werte über 200 mg/dl. »Das liegt am Krankheitsstress«, sagt seine Mutter, denn Kai isst ja nicht viel. Die Mutter spritzt morgens wie immer 3 Einheiten Tagbasalinsulin, jetzt mittags zusätzlich 2 Einheiten Tagbasalinsulin.

Wenn Kai gesund ist, bekommt er zum Frühstück 3 KE, in der Schule um 9 Uhr noch 2 KE, um 11 Uhr weitere 2 KE. Heute versucht seine Mutter, ihm wegen der Angina etwas weniger, nämlich insgesamt 5 KE in Form von Getränken anzubieten. Apfelsaft mag er gern. Sie stellt ihm einen Krug mit 1 Liter Apfelsaft hin und sagt, dass er bis mittags mindestens die Hälfte nach und nach in kleinen Portionen trinken soll. Ein halber Liter Apfelsaft entspricht etwa 5 KE. Das akzeptiert er. Die Mutter entscheidet sich deshalb, für 4 KE Mahlzeiteninsulin zu spritzen (4 x 2 = 8 Einheiten). Außerdem noch 2 Einheiten Korrekturinsulin, weil Kais Blutzuckerwert so hoch ist (220 mg/dl). Insgesamt spritzt sie daher morgens 10 Einheiten Normalinsulin.

Auch die Nachtbasalinsulindosis vor dem Schlafen muss von 7 auf 8 Einheiten erhöht werden. Etwa alle zwei Stunden wird der Blutzuckerwert gemessen. Er soll nicht zu stark absinken. Die Werte schwanken zwischen 180 und 240 mg/dl. Keton war im Blut etwas erhöht. Das hat noch nichts zu bedeuten.

Kai staunt, wie gut er und seine Mutter trotz der Angina, die ihn ganz schön umgehauen hat, mit dem Diabetes über die Runden kommen.

ICT		Insulindosierungsbogen			
Name: **Kai P. (9 J.)** Gewicht: **29** Kg Arzt: **Dr. Huber** Datum: **18.1.2016**					
		morgens	**mittags**	**abends**	**spät**
Mahlzeiten-insulin	Deine Standard-KE-Verteilung	3 2 2	4 2	4 1	/
	Für eine KE spritzt Du (Einheiten Insulin)	2,0	1,0	1,0	0,5
	Deine Standarddosis Mahlzeiteninsulin	10	6	5	/
Korrektur-insulin	Eine Einheit Kurzzeitinsulin senkt den Blutzucker um (mg/dl)	40	60	50	80
	Dein Blutglukosezielwert (mg/dl)	110	100	100	120
Basal-insulin	Deine Standarddosis Basalinsulin (Einheiten)	3,0	0	0	7,0

Mahlzeiteninsulin: ...... **Normal** ......
Tagbasalinsulin: ...... **NPH** ......
Nachtbasalinsulin: ...... **NPH** ......

< 100 mg/dl	**1,0**	KE
Vorbeugung Hypoglykämie < 80 mg/dl	**1,5**	KE
< 60 mg/dl	**2,0**	KE

◼ **Abb. 8.8** Kais Insulindosierungsbogen (ICT).

ICT												Stoffwechselübungsbogen	
Name: **Kai P. (9J.)**				Datum: **16.2.2016**						Wochentag: **Dienstag**			
Tageszeit		morgens			mittags			abends			spät		nachts
Uhrzeit		7°°	9³°	11°°	13°°	15³°	17°°	18³°	20°°	22°°	24°°	2°°	
Mahlzeiten-insulin	KE	2–1	1–1		1	1		1	1				
		2,0			1,0			1,0					
	I.E.	8			2			2					
Korrektur-insulin	BG	220	190	210	200	250	240	240	190	185	180	210	
		40			60			50			80		
	I.E.	+2			+1			+2			—	—	
Körperliche Aktitität		—			—			—					
	I.E.	—			—			-					
Mahlzeiten- und Korrekturinsulin	I.E.	10			3			4			—		
Basalinsulin	I.E.	3			2			—			8		

◻ **Abb. 8.9** Kais Stoffwechselübungsbogen (ICT) am Tag, als er krank wurde.

Insulinbehandlung bei Neigung zu niedrigen Blutglukosewerten

Gefährlich kann die Situation für Kinder mit Diabetes werden, wenn im Rahmen einer akuten Infektionskrankheit keine Nahrung mehr aufgenommen wird, Übelkeit und Erbrechen auftreten und auch noch Durchfall hinzukommt. Das kann bei allen Formen akuter Infekte vorkommen, vor allem aber bei Darminfekten, das heißt bei akuten Durchfallerkrankungen.

Bei akuten Infektionen mit Fieber werden Stresshormone ausgeschüttet, die den Blutglukosespiegel ansteigen lassen und zu einer Erhöhung des Insulinbedarfs führen. Solange das Kind weiter Nahrung zu sich nimmt, muss man damit rechnen, dass die Blutzuckerwerte erhöht sind. Im Urin wird kein oder nur wenig Azeton ausgeschieden, die Blutketonwerte sind mit 0,6–1,0 mmol/l nur etwas erhöht. Man muss in dieser Situation dafür sorgen, dass kein Insulinmangel auftritt.

Anders ist es, wenn als Folge von Erbrechen und Durchfall keine Nahrung mehr aufgenommen wird. Jetzt droht ein Kohlenhydratmangel. Der Blutglukosespiegel sinkt ab. Um den Energiemangel auszugleichen, wird Fett abgebaut. Im Blut sammeln sich reichlich Ketosäuren an, die als deutlich erhöhte Ketonwerte im Blut gemessen (mehr als 1,5 mmol/l) oder als Azeton im Urin ausgeschieden werden. Um das rechtzeitig zu erkennen, ist es sehr wichtig, nicht nur häufige Blutglukosemessungen durchzuführen, sondern auch das Blut auf Keton oder den Urin auf Azeton zu untersuchen. Bei Kohlenhydratmangel sind die Blutglukosewerte niedrig, im Blut wird reichlich Keton und im Urin wird viel Azeton nachgewiesen.

> — Bei Insulinmangel: hohe Blutzuckerwerte (über 200 mg/dl), kein oder wenig Azeton im Urin
> — Bei Kohlenhydratmangel: niedrige Blutzuckerwerte (unter 100 mg/dl), Keton im Blut und viel Azeton im Urin

■ **Was ist zu tun?**

Da nicht nur ein Kohlenhydratmangel besteht, sondern durch Erbrechen und Durchfall auch viel Flüssigkeit und Salz verloren gehen, muss man dafür sorgen, dass das Kind möglichst viel trinkt. In kleinen Portionen muss reichlich Flüssigkeit angeboten werden, die das enthält, was das Kind dringend benötigt: Wasser, Glukose und Salze.

Hierfür sind am besten geeignet Nährlösungen wie Oralpädon oder GES 60, aber auch Tee mit Traubenzucker (2 Teelöffel pro 100 ml) oder eine Mischung aus Mineralwasser ohne Kohlensäure und Apfelsaft (1:1), der noch Glukose (1 Teelöffel pro 100 ml) und eine Prise Salz zugesetzt wird.

Der Blutzuckerwert muss stündlich gemessen werden. Ebenso muss das Blut auf Keton bzw. der Urin auf Azeton untersucht werden.

Beim Absinken der Blutzuckerwerte muss unbedingt glukosehaltige Flüssigkeit getrunken werden – vor allem, wenn zuvor injiziertes Insulin noch wirksam ist. Die dann folgenden Insulindosierungen müssen entsprechend angepasst werden. Wenn weiter niedrige Blutzuckerwerte auftreten, muss die Insulindosis meist um 30%, nicht selten sogar um 50% reduziert werden.

Es ist jedoch falsch, überhaupt kein Insulin mehr zu geben. Die Folge wäre ein kombinierter Kohlenhydrat- und Insulinmangel. Dabei besteht die Gefahr, dass sich eine Ketoazidose entwickelt. Hinweise dafür sind plötzlich wieder ansteigende Blutglukosewerte und der Nachweis von viel Azeton im Urin oder Blutketonwerte über 1,5 mmol/l. Die Zeichen für Austrocknung (trockene Haut und Schleimhäute, trockene, belegte Zunge, rissige Lippen, Hohläugigkeit) nehmen zu, die Atmung ist beschleunigt und vertieft.

❯ Bei kombiniertem Insulin- und Kohlenhydratmangel besteht die Gefahr einer diabetischen Ketoazidose mit wieder ansteigenden Blutglukosewerten, erhöhten Blutketonwerten und viel Azeton im Urin.

Wenn das Erbrechen unstillbar bestehen bleibt und/oder unverändert durchfällige Stühle auftreten und daher keine Flüssigkeit mehr aufgenommen wird, muss Ihr Kind auf dem schnellsten Wege in die Klinik gebracht werden. Dort werden mit einer Infusionsbehandlung die Mangelzustände ausgeglichen: der Flüssigkeits- und Salzverlust sowie der Kohlenhydrat- und Insulinmangel. Innerhalb weniger Stunden normalisiert sich der Stoffwechsel. Das Erbrechen hört auf, die Stühle beginnen sich zu normalisieren. Wichtig ist, dass der richtige Zeitpunkt zur Klinikaufnahme erkannt wird.

❯ **Wann muss ein Kind mit Durchfall und Erbrechen in die Klinik?**
 ▬ bei unstillbarem Erbrechen,
 ▬ bei erhöhten Blutketonwerten über 1,5 mmol/l
 ▬ bei viel Azeton im Urin, Azetongeruch aus dem Mund (wie faule Äpfel),
 ▬ bei steigenden Blutglukosewerten (über 250 mg/dl),
 ▬ bei unverändert durchfälligen Stühlen,
 ▬ bei zunehmenden Zeichen der Austrocknung,
 ▬ bei beschleunigter und vertiefter Atmung,
 ▬ bei drastischer Verschlechterung des Allgemeinzustandes,
 ▬ bei großer Unruhe und Aufgeregtheit, erst recht bei Bewusstseinstrübung (Apathie) oder Bewusstlosigkeit (Koma),
 ▬ bei heftigen Leibschmerzen,
 ▬ bei heftigen Kopfschmerzen.

ICT — Insulindosierungsbogen

Name: Sarah K. (8 J.) Gewicht: 26 Kg Arzt: Dr. Wilke Datum: 2.2.2016

		morgens	mittags	abends	spät
Mahlzeiteninsulin	Deine Standard-KE-Verteilung	3 2 1	3 1	3 1	/
	Für eine KE spritzt Du (Einheiten Insulin)	1,5	1,0	1,3	0,5
	Deine Standarddosis Mahlzeiteninsulin	7,5	4	5	/
Korrekturinsulin	Eine Einheit Kurzzeitinsulin senkt den Blutzucker um (mg/dl)	50	70	60	80
	Dein Blutglukosezielwert (mg/dl)	100	100	100	120
Basalinsulin	Deine Standarddosis Basalinsulin (Einheiten)	3	1	0	5

Mahlzeiteninsulin: NormalInsulin
Tagbasalinsulin: NPH-Insulin   Vorbeugung Hypoglykämie
Nachtbasalinsulin: NPH-Insulin

< 100 mg/dl ___0,5___ KE
< 80 mg/dl ___1,0___ KE
< 60 mg/dl ___1,5___ KE

◘ Abb. 8.10 Sarahs Insulindosierungsbogen (ICT).

ICT — Stoffwechselübungsbogen

Name: Sarah K. (8 J.) Datum: 19.2.2016 Wochentag: Freitag

Tageszeit		morgens				mittags				abends			spät			nachts	
Uhrzeit		6⁰⁰ 8⁰⁰	9⁰⁰ 10⁰⁰/11⁰⁰		12⁰⁰	13⁰⁰/15⁰⁰	16⁰⁰	18⁰⁰	20⁰⁰	22⁰⁰	23⁰⁰			2⁰⁰		6⁰⁰	
Mahlzeiteninsulin	KE	2*-1 -1	-1 -1	1 1 1			+1	2	1								
	I.E.	1,5		1,0			↑	1,3									
		4		2				3									
Korrekturinsulin	BG	160/120/170/180	200	170/140/90	150	120	170	160				170	180				
		50	70		60			80									
	I.E.	—	+1		—			—									
Körperliche Aktitität	I.E.	—	—		—			—									
Mahlzeiten- und Korrekturinsulin	I.E.	4	3		3			0									
Basalinsulin	I.E.	2,0	1,0		—			5									

* erbrochen /Durchfall / 14⁰⁰ Urin Azeton positiv

◘ Abb. 8.11 Sarahs Stoffwechselübungsbogen (ICT) am Tag, als sie eine Durchfallserkrankung bekam.

Beispiel Sarah (◻ Abb. 8.10 und ◻ Abb. 8.11)

Sarah hat Durchfall

Sarah (8 Jahre). Morgens beim Aufstehen ist ihr übel. Beim Zähneputzen tritt heftiges Erbrechen auf. Im Bauch grummelt es. Sie hat wenig Appetit und fühlt sich ganz schön schlapp. »Ich glaube, du bist krank«, sagt ihre Mutter. Bevor sie den Blutzucker bestimmen kann, tritt Durchfall auf. Die Mutter ist wegen der großen Flüssigkeitsmenge, die Sarah verliert, sehr besorgt. »Mit der Schule wird es ja wohl heute nichts.« Der Blutzucker beträgt 160 mg/dl. Normalerweise würde Sarah 7,5 Einheiten Mahlzeiteninsulin und 3 Einheiten Basalinsulin spritzen. Wer weiß, was sie an Nahrung bei sich behält? Ihre Mutter ist vorsichtig, darum spritzt sie nur 4 Einheiten Mahlzeiten- und 2 Einheiten Basalinsulin. Zum Frühstück versucht Sarah, 2 KE Toastbrot zu essen, dazu trinkt sie 1 KE Apfelschorle. Aber ihr ist immer noch übel und kurz nach dem Essen muss sie wieder erbrechen. Sie kriecht zurück ins Bett. Ihre Mutter stellt ihr einen Krug mit Tee hin. Pro 100 ml enthält er zwei Teelöffel Traubenzucker und eine Prise Salz, das heißt 100 ml entsprechen 1 KE. In kleinen Schlückchen versucht Sarah, nach und nach den Tee zu trinken, denn sie weiß, dass der Blutzucker nicht absinken darf. Stündlich bestimmt sie den Blutzuckerwert. Er liegt bis 12 Uhr zwischen 120 und 200 mg/dl.

Mittags mag Sarah immer noch nichts essen, darum spritzt ihr die Mutter statt sonst 4 Einheiten Mahlzeiteninsulin nur 2 Einheiten, 1 Einheit Korrekturinsulin und eine Einheit Basalinsulin. Sarah versucht, etwas Wasserkartoffelbrei zu essen, aber nach wenigen Minuten erbricht sie schon wieder. Die Vorsicht ihrer Mutter war berechtigt. Etwas nervös wird ihre Mutter, als der Blutzucker gegen 16 Uhr unter 100 mg/dl absinkt. Darum versucht Sarah weiter Tee mit Traubenzucker in kleinen Schlückchen zu trinken. Bis zum Abend schafft sie einen viertel Liter. Die Übelkeit lässt etwas nach.

Auch abends spritzt sie weniger Insulin als sonst. Statt 5 Einheiten Mahlzeiteninsulin nur 3 Einheiten. Zum Abendessen behält Sarah sogar eine Scheibe Toastbrot bei sich. Außerdem schafft sie noch fast einen viertel Liter Apfelschorle. Die Blutglukosewerte liegen zwischen 120 und 170 mg/dl.

Abends spät vor dem Schlafen spritzt Sarah statt 5 Einheiten Nachtbasalinsulin nur 4 Einheiten. Ihre Mutter ist vorsichtig. Sie will keine nächtliche Hypoglykämie riskieren. Weil sie am Tag viel geschlafen hat, ist Sarah lange wach. Ihr Bruder hat ihr vorgelesen und um halb 12 Uhr schläft sie ein.

Während des ganzen Tages hat sie insgesamt 4-mal erbrochen und 6-mal dünnen Stuhl gehabt. Sie sieht ganz schön blass und elend aus, als ihre Mutter ihr den Gute-Nacht-Kuss gibt. Glücklicherweise hat sie kein Fieber. Aber ihre Haut ist trocken, die Zunge belegt. Die Augen wirken eingesunken. Sie hat tagsüber nur wenig Urin gelassen. Azeton im Urin war immer positiv. Die Nacht verläuft ruhig.

»Wir schaffen das schon«, sagt Sarahs Mutter am nächsten Morgen. Der Blutzucker beträgt 180 mg/dl. Sarah hat Durst, ihr ist nicht mehr übel. Sie hat keinen Durchfall mehr. Zum Frühstück spritzt sie wieder die verminderte Insulindosis. Aber heute isst Sarah zwei Scheiben Toastbrot, ganz dünn mit Marmelade bestrichen. Sie trinkt viel Tee mit etwas Traubenzucker. Sarah muss nicht mehr erbrechen. Es geht ihr deutlich besser. Sie lacht wieder. Mittags isst sie Nudeln und zum Nachtisch geriebenen Apfel, nachmittags Banane, zwischendurch Salzstangen. Die Blutzuckerwerte liegen etwas höher, bis 200 mg/dl. Das stört keinen. Im Urin wird ab nachmittags kein Azeton mehr nachgewiesen

Zwei Tage bleibt Sarah noch zu Hause, dann ist die Durchfallerkrankung überstanden und sie geht wieder in die Schule. Trotz Erbrechen und Durchfall hat ihre Mutter es geschafft, ihr genügend Flüssigkeit, Salze und Kohlenhydrate zuzuführen. Es ist weder ein Glukosemangel noch ein Insulinmangel aufgetreten. Der Stoffwechsel ist nicht entgleist. Darum brauchte Sarah nicht ins Krankenhaus. Bei René im folgenden Beispiel lief es nicht so gut.

Beispiel René (■ Abb. 8.12 und ■ Abb. 8.13)

René muss ins Krankenhaus

René ist 9 Jahre alt. Am Morgen wacht er mit Bauchschmerzen auf, ihm ist übel und er fühlt sich heiß an. Der Blutzucker beträgt 280 mg/dl, der Ketonwert im Blut beträgt 1,2 mmol/l. Er hat Fieber, 39,2 °C. René muss heftig erbrechen, als er sich im Bett aufrichtet. Kaum ist das beendet, entleert er viel, viel dünnflüssigen Stuhl. Er ist an einem heftigen Brechdurchfall erkrankt. Seine Mutter kommt kaum zur Ruhe. Während sie in der Küche Tee zubereitet, muss er schon wieder erbrechen. Den Tee mit Traubenzucker, dem seine Mutter ihm anbietet, mag René kaum anrühren, so übel ist ihm.

Wie viel Insulin soll die Mutter spritzen? Normalerweise erhält er 9,5 Einheiten Mahlzeiteninsulin und isst 4 und 2 KE. An Essen ist jedoch nicht zu denken. Ob er den Tee bei sich behalten wird? Seine Mutter entscheidet sich, nur 2 Einheiten Tagbasalinsulin und 2 Einheiten Normalinsulin als Korrekturinsulin zu spritzen. Sie hat Angst, dass eine Hypoglykämie auftreten könnte, wenn sie mehr injiziert und er nichts bei sich behält. Sie hat Recht. Der Blutzucker geht runter. Um 9 Uhr auf 180 mg/dl, um 11 Uhr 110 mg/dl. Immer wieder muss

René erbrechen. Dünner Stuhl läuft nur so aus ihm heraus. Um 10 Uhr ist der Ketonwert im Blut viel zu hoch (über 1,5 mmol/l). Renés Haut ist sehr trocken, die Lippen sind rissig. Mit großen, fast vorwurfsvollen Augen sieht er seine Mutter an. Sie telefoniert mit dem Kinderarzt. Der sagt, sie solle René in die Klinik bringen. Die Gefahr sei groß, dass sich bei René eine diabetische Ketoazidose entwickelt. So kommt es auch. René wird immer stiller, er wirkt sehr ernst, seine Atmung ist beschleunigt und vertieft. Obwohl er keine Flüssigkeit bei sich behält, steigt der Blutzucker mittags auf 320 mg/dl. Er hat keinen Urin mehr gelassen und riecht nach Azeton aus dem Mund.

Am Mittag bringt ihn seine Mutter in die Klinik. René kommt sofort an den Tropf. Mit der Infusion erhält er alles, was er in dieser Situation benötigt: Flüssigkeit, Salze, Glukose und Insulin. Nach 6 Stunden sieht er schon wieder besser aus. Am Tropf bleibt er jedoch zwei Tage lang, denn sein Durchfall wird kaum besser. Aber er muss nicht mehr erbrechen. Allerdings hat er fast zwei Tage lang Bauchschmerzen und das Fieber geht ebenfalls erst nach zwei Tagen zurück. Die Ärzte haben seinen Stoffwechsel gut im Griff.

Die Blutzuckerwerte liegen zwischen 120 und 200 mg/dl. Inzwischen wissen sie, welche Bakterien die Durchfallerkrankung hervorgerufen haben, denn im Stuhl sind Salmonellen nachgewiesen worden. Fünf Tage lang bleibt René in der Klinik. Zu Hause muss er noch Diät halten: wenig Fett, wenig Eiweiß, wenig Kochzucker, aber viel trinken und reichlich leicht verdauliche Kohlenhydrate essen: Nudeln, Weißbrot, Kartoffelbrei, geriebener Apfel, Banane. Nach einer Woche darf er auch wieder Joghurt, Magerquark, Gemüse und mageres Fleisch essen. Dann geht es schnell wieder bergauf und nach insgesamt zehn Tagen geht René wieder in die Schule.

René ist sehr schnell in eine diabetische Ketoazidose (Übersäuerung des Blutes durch Ketosäuren) hineingerutscht. Insulin- und Kohlenhydratmangel, dazu der Flüssigkeits- und Salzverlust durch Erbrechen und Durchfall haben die Stoffwechselentgleisung herbeigeführt. Es musste schnell gehandelt werden, die Klinikaufnahme und die sofortige Infusionsbehandlung waren dringend notwendig, um ihn vor einem Coma diabeticum mit Bewusstlosigkeit zu bewahren.

Bei Kleinkindern unter zwei Jahren sollte der Zeitpunkt zur Klinikaufnahme noch früher gewählt werden als bei Schulkindern und Jugendlichen. Je kleiner und jünger die Kinder sind, desto schneller geraten der Flüssigkeits-, Salz-, Säure-Basen-Haushalt und auch der Glukosestoffwechsel durcheinander. Alle Eltern sollten sich nicht scheuen, frühzeitig in der Kinderklinik anzurufen und sich beraten zu lassen. Sie sollten auch nicht zögern, ihr Kind in die Klinik zu bringen, wenn sie sich unsicher fühlen. Das gilt ganz besonders für Eltern, deren Kind erst kurze Zeit Diabetes hat.

ICT		Insulindosierungsbogen			
Name: René G. 9 J.		Gewicht: 28 Kg	Arzt: Dr. Schulz		Datum: 12.1.2016
		morgens	mittags	abends	spät
Mahlzeiten-insulin	Deine Standard-KE-Verteilung	4 2	5 2	5 2	/
	Für eine KE spritzt Du (Einheiten Insulin)	1,6	1,2	1,4	0,6
	Deine Standarddosis Mahlzeiteninsulin	9,5	8,5	9,0	/
Korrektur-insulin	Eine Einheit Kurzzeitinsulin senkt den Blutzucker um (mg/dl)	50	70	60	80
	Dein Blutglukosezielwert (mg/dl)	100	100	100	120
Basal-insulin	Deine Standarddosis Basalinsulin (Einheiten)	2	2	1	6

Mahlzeiteninsulin: schnelles Analoginsulin   < 100 mg/dl __1,0__ KE
Tagbasalinsulin: ......NPH......   Vorbeugung Hypoglykämie < 80 mg/dl __1,5__ KE
Nachtbasalinsulin: ......NPH......   < 60 mg/dl __2,0__ KE

◘ **Abb. 8.12** Renés Insulindosierungsbogen (ICT).

ICT					Stoffwechselübungsbogen							
Name: René G. 9 J.				Datum:	23.1.2016			Wochentag:	Samstag			
Tageszeit		morgens			mittags		abends		spät		nachts	
Uhrzeit		6⁰⁰	9⁰⁰	11⁰⁰	12³⁰							
Mahlzeiten-insulin	KE	1*	1*	1*								
		1,6										
	I.E.	—										
Korrektur-insulin	BG	280	180	110	320! Klinik							
		50			Tropfinfusion							
	I.E.	+2										
Körperliche Aktitität		—										
	I.E.	—										
Mahlzeiten- und Korrekturinsulin	I.E.	2,0										
Basalinsulin	I.E.	2,0										

*erbrochen / Durchfall   10 Uhr: Blutketon > 1,5 mmol/l

◘ **Abb. 8.13** Renés Stoffwechselübungsbogen (ICT) am Tag, als er in die Klinik kam.

❯ **Was passiert bei akuten Erkrankungen?**
— Bei Fieber und starker Beeinträchtigung des Allgemeinbefindens werden Stresshormone ausgeschüttet, die zum Anstieg des Blutglukosespiegels mit Erhöhung des Insulinbedarfs führen.
— Nahrungsverweigerung, Erbrechen und Durchfall gehen mit Flüssigkeits-, Salz- und damit Gewichtsverlust einher. Der Blutzuckerspiegel sinkt, ebenso der Insulinbedarf. Fett wird abgebaut.
— Ketosäuren werden gebildet und können entweder als erhöhte Ketonwerte im Blut oder Azeton im Urin nachgewiesen werden.
— Bei Insulin- und Kohlenhydratmangel droht eine Ketoazidose, die nur in der Klinik behandelt werden kann.

❯ **Was ist bei akuten Erkrankungen zu tun?**
— Der Blutzuckerspiegel muss 1- oder 2-stündlich gemessen oder kontinuierlich mit der CGM beobachtet werden.
— Das Blut muss auf Keton bzw. der Urin muss auf Azeton untersucht werden.
— Die Körpertemperatur muss gemessen werden.
— Es muss abgeschätzt werden, wie viel getrunken und wie viel Flüssigkeit durch Erbrechen und Durchfall verloren wird.
— Um den Flüssigkeitsverlust auszugleichen, muss viel getrunken werden. Feste Nahrung ist nicht notwendig.
— Bei steigenden Blutzuckerwerten ohne Erbrechen und Durchfall muss die Insulindosis erhöht werden.
— Bei sinkenden Blutzuckerwerten mit Erbrechen und Durchfall muss die Insulindosis reduziert werden.
— Nie darf das Insulin ganz weggelassen werden, Basalinsulin muss immer injiziert oder über die Insulinpumpe gegeben werden.
— Bei unstillbarem Erbrechen, häufigen durchfälligen Stühlen, Apathie und Austrocknungszeichen, hohen Blutzuckerwerten, hohen Ketonwerten im Blut, wenig Urin mit Nachweis von viel Azeton sowie beschleunigter und vertiefter Atmung ist die sofortige Aufnahme in die Klinik dringend notwendig. Keine Zeit verlieren! Sofort Infusionsbehandlung!

8.4   Chronische Erkrankungen bei Diabetes

Die chronische Erkrankung, die Sie am besten kennen, ist der Diabetes Ihres Kindes. Daneben gibt es eine große Zahl anderer chronischer Erkrankungen: Asthma bronchiale, Neurodermitis, angeborener Herzfehler, Epilepsie und andere neurologische Erkrankungen, Zöliakie, Mukoviszidose. Hin und wieder, glücklicherweise selten, kommt es vor, dass ein Kind mit Diabetes eine zweite chronische Erkrankung hat. Dadurch wird die Lebenssituation des Kindes und seiner Familie nicht leichter. Die Familien benötigen noch mehr Hilfe, Unterstützung und viel Verständnis. Die Behandlung des Diabetes verändert sich durch eine zweite chronische Erkrankung grundsätzlich nicht. Allerdings kann die zweite Erkrankung die Einhaltung der Behandlungsregeln bei Diabetes erschweren.

Bei gleichzeitigem Bestehen von Zöliakie und Diabetes wird zum Beispiel die Ernährung komplizierter, weil Kinder mit Zöliakie nur Reis und Mais, nicht jedoch die üblichen Getreidesorten (Roggen, Hafer, Weizen, Gerste) essen dürfen. Auch Kinder mit Neurodermitis werden häufig mit einer speziellen Diät behandelt, die auf den Diabetes abgestimmt werden muss.

Bei einem Kind mit Epilepsie kann schon bei Blutglukosewerten um 60 mg/dl ein hirnorganischer Anfall auftreten. Man könnte noch viele weitere Beispiele für das gleichzeitige Auftreten von Diabetes und einer weiteren chronischen Erkrankung nennen.

Für alle betreuenden Ärzte stellt das Zusammentreffen von Diabetes mit einer weiteren chronischen Erkrankung eine große Herausforderung dar. Die meisten chronischen Erkrankungen haben nichts mit Diabetes zu tun. Bei drei Krankheiten besteht jedoch eine Beziehung zum Diabetes: bei Mukoviszidose, Zöliakie und Hypothyreose.

Mukoviszidose

Die Mukoviszidose, die auch als Zystische Fibrose (CF) bezeichnet wird, ist eine angeborene Erkrankung. Betroffen sind die Lungen, die Bauchspeicheldrüse und die Schweißdrüsen, selten auch die Leber.

Die Diagnose wird mithilfe eines Schweißtests oder bei einer Screeninguntersuchung kurz nach der Geburt gestellt. Die Mukoviszidose ist sehr schwierig zu behandeln. Ähnlich wie bei Diabetes werden die Kinder und Jugendlichen mit Mukoviszidose daher in Spezialambulanzen behandelt und betreut. Im Laufe der Jahre wird die Bauchspeicheldrüse nach und nach so sehr zerstört, dass auch die Funktion der Langerhans'schen Inseln beeinträchtigt wird. Darum tritt bei Jugendlichen mit Mukoviszidose oft auch ein Diabetes auf.

Im Gegensatz zum Typ-1-Diabetes ist der Stoffwechsel bei Mukoviszidose-Diabetes nicht sehr schwierig zu behandeln. Die meisten Patienten benötigen jedoch wie beim Typ-1-Diabetes täglich mehrere Insulininjektionen (ICT). Kinder und Jugendliche mit Mukoviszidose sind sehr viel mehr durch die Erkrankungen der Lungen und der Leber als durch den Diabetes beeinträchtigt.

Zöliakie

Die Zöliakie ist wie der Typ-1-Diabetes eine Autoimmunerkrankung. Dabei kommt es zu einer Schädigung der Dünndarmschleimhaut, die eine Gedeihstörung zur Folge haben kann. Die Zöliakie tritt in jedem Lebensalter auf. Auch Kinder mit Zöliakie werden in Spezialambulanzen behandelt und betreut. Es besteht eine genetische Verwandtschaft zwischen Zöliakie und Diabetes. Das hat zur Folge, dass Kinder mit Typ-1-Diabetes überdurchschnittlich häufig auch an Zöliakie erkranken können und umgekehrt.

Eine noch unerkannte Zöliakie kann der Grund für besonders schwankende Blutzuckerwerte sein. Bei allen Kindern mit Typ-1-Diabetes wird daher zur Sicherheit regelmäßig überprüft, ob eine noch unbemerkte Zöliakie vorliegt. Wenn sich dabei ergibt, dass eine Zöliakie vorliegt, wird das Diabetesteam mit Ihnen über die richtige Ernährung sprechen.

Hypothyreose

Nicht selten tritt, vor allem bei Mädchen, jenseits des 12. Lebensjahres eine Autoimmunerkrankung der Schilddrüse auf. Kinder und Jugendliche mit Typ-1-Diabetes bilden nicht nur Antikörper gegen die B-Zellen der Bauchspeicheldrüse, sondern auch gegen Schilddrüsenzellen. Das hat zur Folge, dass das Hormon TSH im Blut ansteigt, welches die Funktion der Schilddrüse steuert. Dadurch erhält die Schilddrüse die Möglichkeit, ihre Funktion zu verbessern, wenn diese durch Antikörper beeinträchtigt wird. Die Schilddrüse vergrößert sich. Am Hals wird eine Schwellung sichtbar und tastbar.

Zunächst liegt bei der Autoimmunthyreopathie, wie die Störung genannt wird, eine normale Schilddrüsenfunktion vor. Später kommt es meistens zu einer Unterfunktion der Schilddrüse, zu einer Hypothyreose. Sehr selten tritt eine Überfunktion, eine Hyperthyreose, auf.

Wichtig ist, dass bei Verdacht auf eine Schilddrüsenerkrankung die Schilddrüsenantikörper, die Schilddrüsenhormone und das TSH im Blut bestimmt werden und eine Ultraschalluntersuchung (Sonografie) der Schilddrüse durchgeführt wird. Beim Nachweis von Schilddrüsenantikörpern, einem TSH-Anstieg und auffälligem Sonografiebefund müssen Schilddrüsenhormontabletten (L-Thyroxin) eingenommen werden, bei der sehr seltenen Überfunktion der Schilddrüse Medikamente, die die Funktion der Schilddrüse hemmen.

> — Selten tritt neben dem Typ-1-Diabetes eine zweite chronische Erkrankung auf. Die Langzeitbehandlung beider Krankheiten muss aufeinander abgestimmt werden.
> — Bei Mukoviszidose kann ein relativ milder Diabetes auftreten.
> — Kinder mit einem Typ-1-Diabetes entwickeln überdurchschnittlich häufig auch eine Zöliakie.
> — Bei Kindern und Jugendlichen mit Typ-1-Diabetes werden nicht selten Autoantikörper gegen die Schilddrüse gebildet.

8.5   Seelische Erkrankungen bei Diabetes

Wie sehr das Leben mit Diabetes die Persönlichkeitsentwicklung der Kinder und Jugendlichen und ihrer Eltern beeinflusst und nicht selten zu seelischen Problemen, manchmal sogar zu psychischen Krisen führen kann, wurde an vielen Stellen des Buches beschrieben. Oft werden die Probleme innerhalb der Familie gelöst, manchmal helfen Freunde oder Verwandte, selten wird auch einmal psychotherapeutische Hilfe in Anspruch genommen. Diese seelischen Krisen zählen jedoch nicht zu den sogenannten psychiatrischen Erkrankungen.

Sehr ernst ist die Situation zu bewerten, wenn bei einem Kind oder Jugendlichen mit Diabetes zusätzlich eine psychiatrische Erkrankung auftritt, die nur von einem Kinder- und Jugendpsychiater behandelt werden kann, selten stationär, meistens ambulant.

Psychiatrische Erkrankungen treten bei Kindern und Jugendlichen sehr selten auf, bei Patienten mit Diabetes nicht häufiger. Lange Zeit hat man angenommen, dass die mit schweren Essstörungen einhergehenden seelischen Erkrankungen Anorexia nervosa (Pubertätsmagersucht) und Bulimia nervosa bei Jugendlichen mit Diabetes häufiger auftreten. Heute weiß man, dass das nicht der Fall ist.

Man hat jedoch festgestellt, dass subklinische Essstörungen, d. h. leichte Ausprägungen eines gestörten Essverhaltens, bei Diabetes häufiger auftreten. Besonders betrifft dies jugendliche Mädchen, die ihr Gewicht reduzieren wollen und deshalb versuchen, streng zu fasten. Als Folge kommt es immer wieder zu unkontrollierbaren Essanfällen. Die Blutzuckerwerte schwanken, und die Mädchen verzweifeln. Einige versuchen auch ihr Gewicht dadurch zu reduzieren, indem sie ganz bewusst weniger Insulin injizieren, um über den Urin Glukose und damit Gewicht zu verlieren. Fachleute nennen dieses Verhalten »insulin purging«. Es muss nicht betont werden, dass dieses Verhalten sowohl für die körperliche wie für die seelische Gesundheit der Jugendlichen sehr riskant ist. Wenn Sie beobachten, dass sich Ihr Kind große Sorgen wegen eines tatsächlichen oder vermeintlichen Übergewichtes macht, sprechen Sie gemeinsam mit dem Diabetesteam.

Lebensbedrohlich wird es für Kinder und Jugendliche mit Diabetes, wenn bei ihnen eine seelische Erkrankung auftritt, die durch eine Depression mit Drang zur Selbstzerstörung charakterisiert ist. Diese Patienten nutzen die Möglichkeiten des Diabetes, um sich selbst zu schädigen. Manche hören auf, ihren Diabetes zu behandeln. Eine diabetische Ketoazidose ist die unvermeidliche Folge. Ihnen kann meistens geholfen werden.

Extrem gefährlich ist es, wenn am Leben verzweifelte Kinder und Jugendliche mit Diabetes sich übergroße Mengen Insulin in suizidaler Absicht spritzen. Glücklicherweise sind solche psychischen Störungen mit Selbsttötungsgefahr sehr selten. Man sollte jedoch immer daran denken, wenn bei Kindern und Jugendlichen mit Diabetes gehäuft unerklärliche schwere Hypoglykämien mit Bewusstlosigkeit und/oder Krämpfen auftreten.

Eine Sonderform schwerer ungeklärter Hypoglykämien ist die Hypoglykämia factitia. Sie ist durch heimliche Insulininjektionen ohne suizidale Absicht charakterisiert und wird oft sehr spät entdeckt, meist jedoch verkannt. Kinder und Jugendliche versuchen, den Eindruck zu erwecken, kein Insulin mehr zu benötigen und vom Diabetes geheilt zu sein. Die Eltern und manchmal auch die behandelnden Ärzte glauben den Kindern und Jugendlichen und gehen fälschlicherweise davon aus, dass die Bauchspeicheldrüse ihre Funktion wiederaufgenommen hat.

Die heimlichen Insulininjektionen bei Hypoglykämia factitia sind nur selten Ausdruck eines selbstschädigenden Verhaltens. Wenn unerklärliche Hypoglykämien auftreten, sollte man daher immer an das Vorliegen einer Hypoglykämia factitia denken. Diese Störung kann nur im Rahmen einer stationären Überprüfung des tatsächlichen Insulinbedarfs aufgeklärt werden, da die Überdosierung von Insulin von den Patienten immer mit allen Mitteln verheimlicht wird. Die betroffenen Kinder und Jugendlichen, aber auch die Eltern, benötigen in dieser Situation die verständnisvolle Unterstützung durch das Diabetesteam.

Im letzten Jahrzehnt ist die Hyperaktivitätsstörung (ADHS) bei Kindern sehr oft diagnostiziert worden. Viele dieser Kinder erhalten Medikamente, die ihre übermäßige Aktivität hemmen und ihre Konzentration verbessern sollen. Bisher gibt es keine verlässlichen Daten darüber, dass diese Störung bei Diabetes häufiger auftritt.

Eltern, die den Verdacht haben, dass diese Auffälligkeit bei ihrem Kind vorliegen könnte, sollten einen mit dieser Störung vertrauten Arzt aufsuchen, der die Diagnose fachgerecht stellen und entscheiden kann, ob überhaupt eine medikamentöse Therapie hilfreich ist. In den meisten Fällen kann diesen Kindern jedoch durch Umstellung ihres Tagesablaufs geholfen werden. Eine liebevolle Konsequenz der Eltern in ihrem Erziehungsverhalten, vor allem aber ihre einfühlsame Hinwendung zu ihren Kindern sind dafür unabdingbare Voraussetzungen. Auch für Eltern, deren Kind eine AD(H)S entwickelt hat, gibt es qualifizierte Schulungen, in denen sie lernen, mit den besonderen Verhaltensweisen ihres Kindes angemessen umzugehen. Außerdem erfahren sie dort mehr über den richtigen Einsatz von Medikamenten, wenn diese erforderlich sind. Fachleute empfehlen für Kinder mit Diabetes und einer ausgeprägten AD(H)S – wenn erforderlich – Präparate, die nicht nur während der Schulzeit, sondern über den ganzen Tag wirken. Damit soll es betroffenen Kindern leichter fallen, ihre Diabetestherapie umzusetzen.

Besteht der Verdacht, dass eine psychiatrische Erkrankung vorliegt, darf man nicht zögern, den Kinder- und Jugendpsychiater in die Behandlung mit einzubeziehen. Nur eine meist langfristige, ambulante oder stationäre Psychotherapie kann Hilfe bringen.

> **Psychiatrische Erkrankungen treten bei Kindern und Jugendlichen mit Diabetes nicht gehäuft auf. Sie müssen ambulant oder stationär von einem Kinder- und Jugendpsychiater behandelt werden.**

8.6   Unfälle und Operationen bei Diabetes

Kinder und Jugendliche mit Diabetes erleiden genauso Unfälle und müssen genauso häufig operiert werden wie andere Kinder auch. Sie überstehen Verletzungen und Operationen ohne Probleme, wenn ihr Stoffwechsel gut eingestellt ist. Es stimmt nicht, dass die Wundheilung bei Kindern mit Diabetes verzögert abläuft. Auch Wundinfektionen treten bei ihnen nicht häufiger auf.

Wichtig ist, dass die chirurgische Versorgung einer Verletzung oder die Operation in einer Klinik erfolgt, in der auch Kinderärzte tätig sind, die etwas vom Diabetes verstehen und sich um die Behandlung des Kindes kümmern können.

Verletzungen und kleinere Operationen werden heute vielfach ambulant versorgt und durchgeführt. Kinder mit Diabetes sollten jedoch eher als Kinder ohne Diabetes stationär aufgenommen werden. Bei ihnen besteht die Gefahr, dass der Stoffwechsel durch den Stress vor, während und nach dem Unfall oder der Operation entgleist.

Vor allem, wenn eine Narkose notwendig wird, ist es unumgänglich, 6, 8 oder 12 Stunden lang eine Infusionsbehandlung durchzuführen. Während des chirurgischen Eingriffs, aber auch noch etwa 6 Stunden danach, muss in halbstündigen Abständen der Blutglukosewert bestimmt werden, damit die Insulingabe genau angepasst werden kann. Auf keinen Fall darf vor einer Operation und auch danach ganz auf Insulin verzichtet werden. Denn durch den Operationsstress sind die Blutglukosewerte sogar oft erhöht. Der Insulinbedarf steigt dadurch sogar an.

Bei Unfallfolgen (Knochenbrüche usw.), die eine Verminderung der körperlichen Aktivität zur Folge haben, muss die tägliche Insulindosis oft deutlich erhöht werden.

Wenn wegen eines Unfalls eine Magnetresonanztomographie (MRT) oder eine Computertomographie (CT) durchgeführt wird, müssen sowohl die Insulinpumpe als auch das CGM-System vollständig abgelegt werden. Damit sie nicht beschädigt werden, sollten sie in sicherer Entfernung in einem anderen Raum aufbewahrt werden.

Wichtig ist, dass Kinder und Jugendliche mit Diabetes und ihre Eltern von Anfang an mitbestimmen, wie der Diabetes während des Klinikaufenthaltes behandelt wird. Sie kennen den Diabetes ihres Kindes am besten, sehr viel besser als die Schwestern und Ärzte in der Chirurgie. Zögern Sie nicht, Kontakt mit den Ärzten Ihrer Diabetesambulanz aufzunehmen, wenn Ihr Kind operiert werden soll.

> — Kinder und Jugendliche müssen bei der operativen Versorgung von Unfällen und bei kleineren chirurgischen Eingriffen eher stationär aufgenommen werden als Kinder ohne Diabetes.
> — Die Wundheilung verläuft bei gut behandelten Kindern mit Diabetes normal.
> — Wundinfektionen treten bei gut behandelten Kindern mit Diabetes nicht gehäuft auf.
> — Die Infusions- und Insulinbehandlung sollte bei chirurgischen Eingriffen von Ärzten durchgeführt werden, die etwas vom Diabetes bei Kindern und Jugendlichen verstehen.
> — Durch den Unfall- und Operationsstress erhöht sich der Insulinbedarf.
> — Während der Nachoperationsphase benötigen die Kinder wegen der häufig verminderten körperlichen Aktivität vorübergehend mehr Insulin.
> — Die Kinder und Jugendlichen und ihre Eltern müssen verantwortlich in die Behandlung des Diabetes miteinbezogen werden.

8.7 Zahnpflege und Zahnbehandlung bei Diabetes

Da Kinder mit Diabetes weniger Süßigkeiten essen als andere, sollte man annehmen, dass sie weniger an Karies leiden. Das ist jedoch leider nicht der Fall, weil die Glukosekonzentration im Speichel von der Blutglukosekonzentration abhängig ist. Schlecht behandelte Kinder mit hohen Blutglukosewerten weisen daher auch im Speichel eine hohe Glukosekonzentration auf. Darum erkranken diese Kinder – wie andere Kinder auch – häufig an Karies und Zahnfleischentzündungen. Für Kinder und Jugendliche mit Diabetes ist es daher genauso wichtig, die Zähne sorgfältig zu pflegen und regelmäßig einmal im Jahr zum Zahnarzt zu gehen.

8.8   Beeinflussen Medikamente den Diabetes?

Kinder und Jugendliche mit Diabetes können grundsätzlich mit allen Medikamenten behandelt werden, die wegen einer akuten oder chronischen Zweiterkrankung notwendig sind. Die wichtigsten im Kindes- und Jugendalter gebräuchlichen Medikamentengruppen sind in der folgenden Übersicht zusammengestellt.

- **Medikamentengruppen**
- Antibiotika,
- Medikamente gegen Fieber,
- Medikamente gegen Schmerzen,
- Medikamente gegen Husten,
- Medikamente zur Beruhigung,
- Medikamente gegen Übelkeit und Erbrechen,
- Medikamente zur Entzündungshemmung,
- Medikamente bei Epilepsie,
- Medikamente bei Herzerkrankungen,
- Medikamente bei Tumorerkrankungen,
- Medikamente bei Hormonerkrankungen,
- Medikamente zur Empfängnisverhütung,
- Salben, Cremes, Pasten, erlaubte Farbstofflösungen bei Hauterkrankungen,
- Glukose- und salzhaltige Nährlösungen bei Erbrechen und Durchfall.

Der Stoffwechsel von Kindern und Jugendlichen mit Diabetes wird durch alle diese Medikamente nicht beeinträchtigt und die Insulinbehandlung nicht erschwert. Es gibt eine einzige Ausnahme: Kortisonpräparate. Sie werden bei rheumatischen Erkrankungen, bei Tumoren, bei Autoimmunerkrankungen, bei Asthma bronchiale, bei Unterfunktion der Nebennierenrinde sowie bei seltenen akuten Krankheitssituationen in oft hoher Dosierung eingesetzt. Sie steigern die Glukoseproduktion in der Leber. Extrem hohe Blutglukosespiegel mit entsprechender Erhöhung des Insulinbedarfs sind die Folge.

Vielen Arzneizubereitungen (zum Beispiel Säften) werden verschiedene Zucker zugesetzt, damit Kinder sie besser einnehmen. Manchmal enthalten diese Arzneimittel Kochzucker, Milchzucker, Fruchtzucker oder Sorbitol. Allerdings in so geringen Mengen, dass sie vernachlässigt werden können

Irgendwann wird bei Mädchen und jungen Frauen mit Diabetes das Thema der Empfängnisverhütung aktuell. Die sicherste und am häufigsten angewandte Methode ist die medikamentöse Empfängnisverhütung durch Einnahme der Pille. Die Tabletten zur Empfängnisverhütung müssen ärztlich verordnet werden. Die Insulinbehandlung kann in der Regel ohne Schwierigkeiten auf die nur geringe Stoffwechselwirkung der Pille abgestimmt werden. Jugendlichen mit Diabetes wird die Mikropille verordnet, da sie nur geringe Hormonmengen enthält und daher nebenwirkungsarm ist.

❯ — Kinder und Jugendliche mit Diabetes können grundsätzlich
  alle Medikamente erhalten.
- — Nur Kortisonpräparate führen, wenn sie in hoher Dosierung
  gegeben werden müssen, zu einem Blutglukoseanstieg mit
  entsprechender Erhöhung des Insulinbedarfs.
- — Zuckerzusätze in Medikamentenzubereitungen können vernachlässigt werden.
- — Für die medikamentöse Empfängnisverhütung wird bei
  Jugendlichen mit Diabetes die Mikropille empfohlen.

8.9   Dürfen Kinder mit Diabetes geimpft werden?

Kinder und Jugendliche mit Diabetes können und sollen an allen heute
empfohlenen Impfmaßnahmen teilnehmen.

Die wichtigsten bei uns durchgeführten Schutzimpfungen betreffen folgende Erkrankungen: Diphtherie, Windpocken, Tetanus (Wundstarr-
krampf), Keuchhusten, Poliomyelitis (Kinderlähmung), Masern, Mumps,
Röteln, Hepatitis B, Infektionen durch Haemophilus influenzae, Pneumo-
kokken und Meningokokken.

Durch die Schutzimpfungen sind die klassischen Kinderkrankheiten
Keuchhusten, Masern, Mumps und Röteln selten geworden. Diphtherie
und Poliomyelitis treten bei uns praktisch nicht mehr auf. Bei Scharlach
handelt es sich um eine Infektion mit Streptokokken A, die immer mit Penizillin behandelt werden muss (zehn Tage lang) und gegen die es bisher
keine Schutzimpfung gibt. Auch gegen Pfeiffer's sches Drüsenfieber gibt es
keine Impfung. Grippeimpfungen sind auch bei Kindern und Jugendlichen
mit Diabetes zu empfehlen.

❯ Es besteht nicht der geringste Grund, Kinder und Jugendliche
  mit Diabetes von einer der heute üblichen Schutzimpfungen
  auszuschließen.

8.10   Welchen Einfluss hat die Pubertät?

Im Alter zwischen etwa 12 und 16 Jahren, das heißt in der Zeit der Pubertät,
ist die Stoffwechseleinstellung häufig mit großen Schwierigkeiten verbunden. Viele Jugendliche sind verzweifelt, weil sie ihren Diabetes einfach nicht
mehr in den Griff bekommen. Die Blutglukosewerte schwanken und sind
häufig insgesamt viel zu hoch. Der HbA_{1c}-Wert steigt an und ist im Hinblick auf die eigene Zukunft nicht zu akzeptieren. Über die psychische
Situation der Jugendlichen, die wesentlich zur Entwicklung der unzureichenden Stoffwechselbehandlung beiträgt, wird ausführlich in ▶ Kap. 10
berichtet.

Aber es gibt auch hormonelle Ursachen für die Behandlungsschwierig-
keiten während der Pubertät. Bei Jungen und Mädchen werden in dieser Zeit
männliche und weibliche Sexualhormone in steigender Menge gebildet. Die
Insulinwirksamkeit wird durch diese Hormone deutlich vermindert. Da sie in

■ **Abb. 8.14** Gemeinsam lassen sich manche Probleme besser lösen.

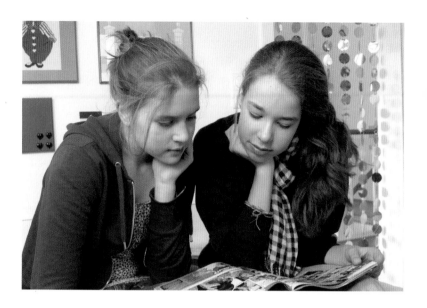

ständig wechselnder Konzentration im Körper kreisen, ist ihre Wirkung nicht voraussehbar. Das führt zu den immer wieder erlebten ausgeprägten Blutglukoseschwankungen. Die Insulintherapie wird durch diese hormonellen Einflüsse sehr erschwert, zum Beispiel während der Monatsregel.

Da in der Pubertät auch Wachstumshormon deutlich vermehrt während der Nacht ausgeschüttet wird, treten bei vielen Jugendlichen außerdem immer wieder Morgenhyperglykämien (Dawn-Phänomen) auf. Der Insulinbedarf steigt durch die hormonellen Einflüsse während der Pubertät an. Nicht selten benötigen Jugendliche daher deutlich mehr als 1 Einheit, manchmal sogar 1,2 bis 1,5 Einheiten Insulin pro kg Körpergewicht und Tag.

Nach Abschluss der Pubertät beruhigt sich die Stoffwechselsituation wieder. Die Insulindosis kann nach und nach vermindert werden. Bis zum 20. Lebensjahr benötigen Jugendliche den Tagesbedarf eines Erwachsenen, der zwischen 0,6 und 0,7 Einheiten Insulin pro kg Körpergewicht liegt. Die Stoffwechseleinstellung wird deutlich besser. Niedrigere HbA_{1c}-Werte sind mit sehr viel weniger Anstrengung und Mühe zu erreichen als während der Pubertät.

❯ Während der Pubertät werden vermehrt Sexualhormone und Wachstumshormon gebildet. Der Insulinbedarf steigt an, der Blutglukosespiegel schwankt.

8.11   Welche Wirkung haben Rauchen, Alkohol und Drogen?

Jeder kennt die Gefahren, die mit Rauchen, Alkoholkonsum und Drogenkonsum für alle Kinder und Jugendlichen verbunden sind.

Rauchen

Alle Raucher weisen ein hohes Risiko für Lungenkrebs, chronische Bronchitis und Herz-Kreislauf-Erkrankungen auf. Das ist wissenschaftlich bewiesen. Bei Menschen mit Diabetes ist das Risiko für Krankheiten der großen und kleinen Blutgefäße besonders erhöht. Ein wichtiges Therapieziel bei Diabetes ist daher eine gute Stoffwechseleinstellung mit niedrigen HbA_{1c}-Werten.

Wenn ein Jugendlicher mit Diabetes seinen HbA_{1c}-Wert mit viel Mühe und Anstrengung gesenkt hat, aber gleichzeitig anfängt zu rauchen, gefährdet er diesen mühsam aufgebauten Schutz gegen Gefäßkrankheiten.

Trotz der bekannten Gefahren gewöhnen sich einige Kinder und Jugendliche das Rauchen an. Sie werden häufig dazu durch Freunde animiert. Unsicherheit, Angst um Anerkennung durch die Freunde, Misserfolgserlebnisse, nicht zuletzt der Einfluss der Medien spielen dabei eine wichtige Rolle. Am bedeutsamsten ist jedoch das Verhalten der Eltern. Wenn sie selbst rauchen, können sie ihren Kindern nicht glaubhaft machen, wie schädlich das Rauchen ist.

Es gibt kein Patentrezept, wie Jugendliche vor einer Nikotinabhängigkeit geschützt werden können. Eltern, die mit gutem Beispiel vorangehen und mit ihren Kindern sachlich über die Gefahren sprechen, sind der beste Schutz.

❯ **Rauchen gefährdet die großen und kleinen Blutgefäße.**

Alkohol

Alkohol hemmt die Glukoseproduktion in der Leber und kann daher zu Hypoglykämien führen. Außerdem verändert Alkohol die Selbstwahrnehmung. Im Alkoholrausch sind Jugendliche nicht mehr in der Lage, Hypoglykämiesymptome rechtzeitig zu erkennen und sachgerecht zu handeln. Sie verlieren leicht die Kontrolle über die Behandlung ihres Diabetes. Eine schwere Hypoglykämie bei Alkoholgenuss ist eine ernst zu nehmende Bedrohung, da die Symptome des Alkoholrausches die Hypoglykämiesymptome überdecken.

Man kann Jugendlichen sicher nicht verbieten, auf einer Party im Kreise ihrer Freunde etwas Alkohol zu trinken. Wer seinen Stoffwechsel während einer Party gut kontrolliert, muss vor dem Genuss von Alkohol keine Angst haben. Regelmäßiger, vor allem aber übermäßiger Alkoholgenuss birgt die Gefahr der Sucht in sich, mit all ihren schwerwiegenden körperlichen, seelischen und sozialen Folgen.

❯ **Alkohol kann schwere Hypoglykämien hervorrufen. Jugendliche sollten die Wirkung von Alkohol und ihre eigenen Grenzen kennen. Außerdem sollten sie für den Notfall vorsorgen und Freunde über ihren Diabetes informieren.**

Drogen

Alle Drogen beeinflussen Gehirn und Nervensystem. Die Wahrnehmung der Umwelt und die des eigenen Körpers werden verzerrt. Das Gefühl für Hunger, Sättigung und Müdigkeit schwindet, das Zeitgefühl geht verloren.

Die Stimmungen und Gefühle entfernen sich von der Wirklichkeit. Das gilt in hohem Maße für die sogenannten harten Drogen wie zum Beispiel Heroin. Aber auch die zu Unrecht verharmlosten Partydrogen führen dazu, dass die Wirklichkeit nicht mehr richtig wahrgenommen und das eigene Handeln kaum noch gesteuert werden kann. Dadurch wird eine fachgerechte Insulinbehandlung unmöglich. Bei jedem Konsum von Drogen besteht eine große Ketoazidosegefahr, die durch Flüssigkeitsmangel nochmals verstärkt wird. Dies kann akute Lebensgefahr bedeuten. Jede Art von Rausch stellt für Menschen mit Diabetes daher eine große Gefahr dar.

Alle Drogen, auch Partydrogen wie Speed oder Ecstasy greifen erheblich in das Stoffwechselgeschehen ein. Die durch Ecstasy hervorgerufenen Halluzinationen und Angst- und Horrorvorstellungen bewirken eine extreme Stressreaktion. Dadurch können bei Jugendlichen mit Diabetes noch tagelang völlig unberechenbare Stoffwechselschwankungen auftreten.

Die Kombination von Diabetes und Drogenkonsum ist Grund zu allergrößter Sorge. Wenn Eltern den Verdacht haben oder wissen, dass ihr Kind Drogen nimmt oder süchtig ist, sollten sie sofort Kontakt zu einer Drogenberatungsstelle aufnehmen. Eltern sollten nicht versuchen, auf eigene Faust zu handeln, denn sie sind bei einem Drogenmissbrauch ihres Kindes völlig überfordert. In der Regel scheitert jeder Versuch der Eltern, ihre Kinder von den Drogen abzubringen. Professionelle und daher kompetente Hilfe wird heute an vielen Stellen angeboten (s. Website der Bundeszentrale für gesundheitliche Aufklärung www.drugcom.de).

> **Für alle Kinder und Jugendliche sind Drogen eine das Leben zerstörende Gefahr.**

Gute Behandlung – wichtig für heute und später

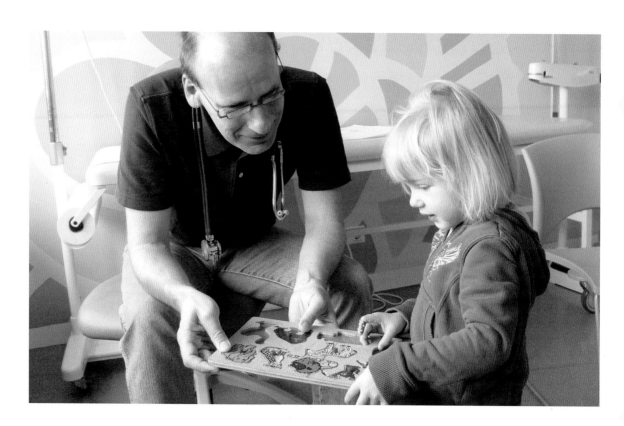

9   Gute Behandlung – wichtig für heute und später

In acht Kapiteln haben Sie erfahren, wie der Diabetes Ihres Kindes heute behandelt werden kann. Zunächst wurden die Prinzipien der Insulinbehandlung eingehend dargestellt. Dann wurde ausführlich über die Durchführung der Insulintherapie im Alltag informiert. Immer wieder wurde darauf hingewiesen, wie wichtig die Abstimmung zwischen Ernährung und Insulininjektionen ist. Auch dem Einfluss des Sports auf den Stoffwechsel wurde ein ganzes Kapitel gewidmet. Schließlich haben Sie erfahren, wie sich Krankheiten auf die Diabetestherapie auswirken. Das Ziel war dabei immer, eine möglichst gute Stoffwechseleinstellung zu erreichen.

Nicht nur beim Lesen, sondern auch durch die täglich zunehmende Erfahrung im Umgang mit dem Diabetes haben Sie nach und nach erkannt, wie viel Mühe und Kraft aufgewendet werden müssen, um Tag für Tag alle mit der Behandlung des Diabetes verbundenen Aufgaben zu erfüllen. Wenn Sie zwischendurch einmal zur Ruhe kamen, haben Sie sich sicher die Frage gestellt, warum eine gute Stoffwechseleinstellung eigentlich so wichtig ist. Um diese Frage zu beantworten, müssen Sie zunächst einmal wissen, was eine gute Stoffwechseleinstellung ist, und vor allem erfahren, was geschieht, wenn Ihr Kind eine langfristig unzureichende Diabetestherapie erhält. Außerdem müssen Sie beurteilen können, ob Sie eine qualifizierte Langzeitbetreuung für Ihr Kind gefunden haben und welche Kriterien an die Qualität der Behandlung heute gestellt werden müssen. Schließlich geht es um die Zukunft der Diabetesbehandlung, um aktuelle Entwicklungen und Forschungsvorhaben, die vielleicht einmal das Leben mit Diabetes erleichtern werden.

9.1   Woran erkennt man eine gute Langzeitbehandlung?

Bevor die Folgen einer schlechten Stoffwechseleinstellung dargestellt werden, muss geklärt werden, was man eigentlich unter einer guten Stoffwechseleinstellung versteht. Wann kann man sagen, dass der Diabetes eines Kindes oder Jugendlichen gut behandelt ist? Und wann sind die Ziele der Diabetestherapie erreicht?

Mittlerer Blutglukosewert

Die aktuelle Stoffwechselsituation eines Menschen wird am besten durch die Höhe des Blutglukosespiegels charakterisiert. Schon im ▶ Kap. 4 haben Sie gelernt, dass der Blutzuckerwert bei Kindern ohne Diabetes zwischen 65 und 120 mg/dl schwankt, während er bei Kindern mit Diabetes sehr viel höher liegt, zum Beispiel zwischen 90 und 180 mg/dl. Sehr eingehend wurde erörtert, was ein zu hoher oder ein zu niedriger Blutglukosewert ist. Es wurde festgestellt, dass die Bewertung des Blutzuckerspiegels von verschiedenen Einflüssen abhängt, zum Beispiel von der Tageszeit, von der Dauer des Diabetes und vom Alter des Kindes. Ein Blutzuckerwert über 180 mg/dl wurde immer als zu hoch, ein Blutglukosespiegel unter 65 mg/dl immer als zu niedrig eingestuft.

Blutglukosewerte werden in der Regel 4-mal am Tag, manchmal auch 5- oder 6-mal, selten noch häufiger, bestimmt. Daraus ergibt sich, dass man nur einige Momentaufnahmen des sich ständig ändernden Blutzuckerspiegels erhält. Trotzdem kann man aus den Messwerten eines bestimmten Zeitraums, zum Beispiel einer Woche oder eines Monats, einen mittleren Blutglukosewert berechnen. Man ist sich heute ziemlich einig, dass bei einem mittleren Blutglukosewert um 150 mg/dl eine gute Langzeitbehandlung vorliegt. Wenn ein Kind diesen Wert erreicht, können seine Eltern und auch das Kind sehr zufrieden sein. Dieser mittlere Zielwert gilt auch, wenn bei einem Kind oder Jugendlichen eine kontinuierliche Glukosemessung (CGM) durchgeführt wird. Auch bei ihnen sollte der mittlere Glukosewert einer Woche um 150 mg/dl oder darunter liegen.

> ❯ Wie sind Blutglukosewerte bei Kindern und Jugendlichen zu beurteilen? Blutglukosewerte über 180 mg/dl sind zu hoch. Blutglukosewerte unter 65 mg/dl sind zu niedrig. Ein mittlerer Blutglukosewert um 150 mg/dl ist Ausdruck einer guten Langzeitbehandlung.

Es muss nicht immer wieder betont werden, dass die Blutglukosewerte individuell unterschiedlich beurteilt werden müssen. Im Gespräch mit Ihrem Arzt können Sie herausfinden, welche Werte bei welcher Gelegenheit bei Ihrem Kind als zu hoch, zu niedrig oder gut eingestuft werden müssen. Vor allem sollten Sie nicht bei jedem einzelnen Wert über 180 mg/dl verzweifelt oder bei jedem unter 65 mg/dl verängstigt sein. Sie wissen längst, dass Ausreißer nach oben und unten immer wieder vorkommen, ohne Nachteile für Ihr Kind. Trotzdem haben wir Ihnen hier allgemeine Bewertungsmaßstäbe mitgeteilt, mit deren Hilfe Sie einschätzen können, ob Ihr Kind gut eingestellt, das heißt gut behandelt ist. Zu viele große Schwankungen, d. h. immer wieder viel zu hohe oder viel zu niedrige Werte, sollten aber vermieden werden. Bei Kindern und Jugendlichen mit einem CGM-

System wird dazu die so genannte Standardabweichung der Glukosewerte z. B. über eine Woche angegeben. Je niedriger dieser Wert ist, umso weniger schwankt der Glukosespiegel.

HbA$_{1c}$-Wert

Mindestens genauso wichtig für die Beurteilung der Qualität der Langzeitbehandlung ist der HbA$_{1c}$-Wert. Er wurde in ▸ Kap. 4 auch als Zuckerhämoglobin oder Blutzuckergedächtnis bezeichnet, denn er spiegelt ziemlich genau den mittleren Blutglukosewert der zurückliegenden acht bis 12 Wochen wider.

Es gibt unterschiedliche Bestimmungsmethoden für den HbA$_{1c}$-Wert. Darum konnte man die in verschiedenen Klinik- und Ambulanzlabors gemessenen und als Prozent angegebenen HbA$_{1c}$-Werte nicht direkt miteinander vergleichen. Inzwischen hat man sich jedoch international auf eine vergleichbare Maßeinheit (mmol/mol) geeinigt (◻ Tab. 4.3).

In den meisten Kliniken wird nach wie vor der Bewertungsmaßstab des HbA$_{1c}$-Wertes in Prozent benutzt, der den Leitlinien der Arbeitsgemeinschaft Pädiatrische Diabetologie (AGPD) in der Deutschen Diabetesgesellschaft (DDG) entspricht: Die Stoffwechseleinstellung ist gut, wenn der HbA$_{1c}$-Wert unter 7,5% liegt. Sie ist befriedigend, wenn der HbA$_{1c}$-Wert zwischen 7,5 und 9,0% liegt. Dagegen ist sie schlecht, wenn der HbA$_{1c}$-Wert 9,0% übersteigt.

Unter der Lupe

Studien zur Bestimmung der Qualität der Stoffwechseleinstellung beim Typ-1-Diabetes. In den letzten Jahren sind in einigen Ländern (USA, Kanada, Schweden, England) wissenschaftliche Studien durchgeführt worden, an denen mehrere Tausend Menschen mit Typ-1-Diabetes aus unterschiedlichen Kliniken teilgenommen haben. Um vergleichbare HbA$_{1c}$-Werte in % zu erhalten, wurden die Blutproben aller Teilnehmer in einem Referenzlabor untersucht. In der berühmtesten dieser Studien, der DCCT in den USA und Kanada, betrug der mit einer solchen Referenzmethode gemessene Mittelwert bei Menschen ohne Diabetes 5%. Das entsprach einem mittleren Blutglukosewert von etwa 80 mg/dl. Da eine direkte Beziehung zwischen dem HbA$_{1c}$-Wert und dem mittleren Blutglukosewert besteht, kann man ziemlich genau berechnen, welcher HbA$_{1c}$-Wert welchem mittleren Blutglukosewert entspricht. Bei einem HbA$_{1c}$-Wert von 7,5% beträgt der mittlere Blutglukosewert zum Beispiel 169 mg/dl, bei einem HbA$_{1c}$ von 9,0% dagegen etwa 224 mg/dl (◻ Tab. 4.2).

Unter der Lupe

Wie viele Kinder mit Diabetes sind gut behandelt? Nach Daten der AGPD (Arbeitsgemeinschaft Pädiatrische Diabetologie) ist der Anteil der gut eingestellten Kinder mit HbA$_{1c}$-Werten unter 7,5% in den letzten 25 Jahren immer größer geworden. Er stieg von 1995 bis 2014 von 25 auf über 45%. Auf der anderen Seite sank der Anteil der Kinder und Jugend-

▼

lichen mit HbA_{1c}-Werten über 9% im selben Zeitraum von 40 auf 15%. Die Verbesserung der Stoffwechseleinstellung betraf dabei vor allem die Jugendlichen (12 bis 16 Jahre). Ihr HbA_{1c}-Wert verbesserte sich von 9,0 auf 7,5%. Heute erreicht etwas mehr als die Hälfte aller Kinder und Jugendlichen mit Typ-1-Diabetes in Deutschland das Therapieziel eines HbA_{1c} unter 7,5%. Darunter sind mehr Vorschulkinder, besonders viele Schulkinder und weniger Jugendliche und junge Erwachsene.

Diese Verbesserung der Behandlungsergebnisse wird darauf zurückgeführt, dass die Kinder, Jugendlichen und ihre Eltern in den letzten Jahren immer besser geschult wurden und fast alle eine intensivierte Insulintherapie mit täglich mehrfachen Insulininjektionen oder mit einer Insulinpumpe durchführen.

Familienleben

Trotz großer Mühe gelingt es längst nicht allen Familien, ständig niedrige HbA_{1c}-Werte zu erreichen. Die Gründe dafür sind vielfältig. Einmal kann es daran liegen, dass die Insulintherapie nicht stimmt. Die Insulindosis wird falsch berechnet, sodass zu wenig oder zu viel Insulin injiziert wird. Oder die Abstimmung zwischen den Mahlzeiten und den Insulinmengen passt nicht. Vielleicht wird auch einfach zu viel gegessen. Aber auch seelische Probleme können die Ursache einer schlechten Stoffwechseleinstellung sein. Dabei kann es sich um Sorgen in der Familie, in der Schule, bei der Berufsfindung oder im Freundeskreis handeln, aber auch um zusätzliche schwere Erkrankungen oder Lebenskrisen, die durch Scheidung der Eltern oder Verlust von Angehörigen oder Freunden entstehen können. Diese Kinder und Jugendlichen benötigen dringend Hilfe, um wieder besser mit dem Diabetes umgehen zu können. Die Mitglieder der Diabetesambulanz wissen, wie schwierig es in manchen Lebenssituationen sein kann, sich ständig um den Diabetes kümmern zu müssen. Scheuen Sie sich nicht, Ihre Sorgen vertrauensvoll anzusprechen, damit sie bei der weiteren Therapieplanung Berücksichtigung finden.

Häufigkeit schwerer Hypoglykämien

Die Qualität der Langzeitbehandlung zeigt sich auch daran, dass möglichst nie und wenn, sehr selten, eine schwere Hypoglykämie auftritt. Als allgemein anerkanntes Therapieziel gilt, dass eine schwere Hypoglykämie mit Bewusstlosigkeit und/oder Krämpfen seltener als fünfmal pro 100 Patientenjahre bzw. seltener als einmal in 20 Jahren auftritt.

Der Kinderarzt ist mit der Behandlung zufrieden, wenn am Ende eines Jahres bei weniger als 5% der von ihm betreuten Kinder und Jugendlichen eine schwere Hypoglykämie auftrat. Die Zahl schwerer Hypogykämien hat sich in den letzten Jahren insbesondere durch die Einführung der Insulinpumpentherapie und der kontinuierlichen Glukosemessung (CGM)

■ **Abb. 9.1** Im Ambulanzgespräch steht nicht nur der HbA$_{1c}$-Wert im Mittelpunkt.

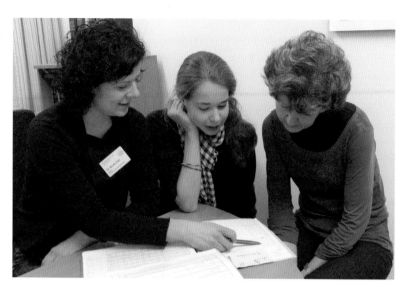

deutlich verringert. Das bedeutet, dass heute viele, viele Kinder mit Diabetes niemals eine schwere Hypoglykämie erleben.

Häufigkeit einer Ketoazidose

Bei schlechter Stoffwechseleinstellung mit anhaltend hohen Blutglukosewerten über 200 mg/dl, d. h. auch Werten von 300, 400 oder sogar 500 mg/dl kann sich eine Ketoazidose entwickeln.

Bei einem Kind, das die Regeln der Ernährung und Insulinbehandlung beachtet, regelmäßig Blutzucker bestimmt, alle sechs Wochen in die Diabetesambulanz geht und dessen Eltern gut über den Diabetes Bescheid wissen und sich engagiert um die Diabetestherapie kümmern, tritt praktisch nie eine Ketoazidose auf.

Wenn allerdings im Rahmen einer Infektionskrankheit mit Erbrechen und Durchfall der Stoffwechsel zu Hause nicht mehr in den Griff zu bekommen ist, kann es einmal zu einer Ketoazidose kommen. Dann ist eine sofortige Infusionsbehandlung in der Kinderklinik erforderlich. Aber auch wenn Kinder, vor allem jedoch Jugendliche, alle Regeln über den Haufen werfen, ihren Blutzuckerwert selten oder überhaupt nicht mehr messen und die wechselseitige Beziehung zwischen Nahrungs- und Insulinzufuhr missachten, kann sich eine Ketoazidose entwickeln. Das geschieht nicht in Minuten oder wenigen Stunden, sondern langsam im Verlauf von ein oder zwei Tagen.

Ketoazidosen können sich aber auch schnell entwickeln, wenn die Insulinzufuhr über eine Insulinpumpe für zwei oder mehr Stunden unterbrochen wurde. Dies kann geschehen, wenn die Pumpe z. B. nach dem Duschen nicht wieder angekoppelt wurde. Es kann aber auch sein, dass der Katheter verstopft oder unbemerkt aus der Haut gerutscht ist. In jedem Fall sollten alle Eltern und Jugendlichen wissen, was sie in solchen Situationen tun müssen und den Ketoazidose-Notfallplan immer dabei haben (s. ▶ Kap. 4).

Schließlich kann es bei Drogenkonsum innerhalb kurzer Zeit zu einer schweren Ketoazidose kommen (s. ▶ Kap. 9). Es besteht akute Lebensgefahr.

Die Blutglukosewerte steigen in einer Ketoazidose nach und nach immer höher an, weil wegen des Insulinmangels die Glukose nicht vom Blut in die Muskel- und Fettzellen gelangt. Außerdem produziert die Leber vermehrt Glukose. Wegen des Glukosemangels in den Zellen wird Fett abgebaut. Dadurch werden in der Leber vermehrt Ketosäuren gebildet, die zu einer Säuerung des Blutes führen. Es entwickelt sich eine Ketoazidose. Der Körper verliert große Mengen an Flüssigkeit. Austrocknung und Gewichtsverlust sind die Folge. Ein Kind mit Ketoazidose muss in die Klinik eingewiesen werden, um intensiv behandelt zu werden. Die Situation wird lebensgefährlich, wenn eine Bewusstseinstrübung oder sogar eine Bewusstlosigkeit hinzukommt. Glücklicherweise kommt diese Stoffwechselentgleisung bei gut geschulten und behandelten Kindern nie vor.

❯ **Die wichtigsten Stoffwechselziele der Langzeitbehandlung:**
  ▬ Mittlerer Blutglukosewert um 150 mg/dl,
  ▬ HbA_{1c}-Wert unter 7,5%,
  ▬ Vermeidung schwerer Hypoglykämien,
  ▬ Vermeidung einer Ketoazidose.

Wachstum, Entwicklung und Pubertät

Bisher wurden ausschließlich die Stoffwechselziele der Langzeitbehandlung besprochen. Daneben gibt es jedoch auch allgemeine Ziele der Langzeittherapie, die ebenfalls sehr viel darüber aussagen, ob ein Kind richtig und gut behandelt wird.

Die Größen- und Gewichtsentwicklung unterscheidet sich bei guter Langzeitbehandlung nicht von der anderer gleichaltriger Kinder ohne Diabetes. Das war nicht immer so. In alten wissenschaftlichen Veröffentlichungen kann man nachlesen, dass Kinder mit Diabetes häufig kleiner und magerer waren als andere Kinder. Diese Zeiten sind zum Glück vorbei. Heute gibt es hinsichtlich Größe und Gewicht keine Unterschiede mehr. Trotzdem sollten Größe und Gewicht bei jeder ambulanten Vorstellung kontrolliert und dokumentiert werden, um sicherzugehen, dass sich ein Kind altersgemäß entwickelt.

Manche Jugendliche, vor allem Mädchen, leiden während und nach der Pubertät unter Gewichtsproblemen. Die vielfältigen Aufgaben, die in diesem Lebensabschnitt zu bewältigen sind, und der Diabetes, der vielen Jugendlichen Kummer bereitet, machen sie häufig verdrossen und verzweifelt. Manche Mädchen neigen in dieser Situation dazu, zu viel zu essen, und einige entwickeln eine Essstörung. Sie werden übergewichtig, manchmal kommt es zu einer regelrechten Fettsucht. Das erschwert die Stoffwechseleinstellung, sodass zu allem Überfluss auch noch ihr HbA_{1c}-Wert in die Höhe geht. In ▶ Kap. 10 werden diese Probleme, die auch die Eltern oft verzweifelt und ratlos machen, eingehend erörtert.

Um die Entwicklung von Übergewicht frühzeitig zu erkennen, ist es hilfreich, den Body-Mass-Index (BMI) zu berechnen. Der BMI liegt bei Mädchen (5 bis 18 Jahre) normalerweise zwischen 15 und 20 kg/m², bei Jungen (5 bis 18 Jahre) zwischen 16 und 21 kg/m². Er sollte bei Jugendlichen, d. h. bei Jungen ebenso wie bei Mädchen, 25 kg/m² nicht überschreiten.

Zur genaueren Einschätzung des Körpergewichts bezogen auf die Körpergröße, das Geschlecht und das Alter eines Kindes oder Jugendlichen werden so genannte Perzentilenkurven verwendet (s. ▶ Anhang 2). Wenn der BMI-Wert eines Kindes über der 90. Perzentile liegt, gilt es als übergewichtig. Ein BMI-Wert über der 97. Perzentile wird Adipositas oder auch schweres Übergewicht genannt.

Ein zu hoher Anteil an Körperfett, d. h. Übergewicht und Adipositas, beeinträchtigen die Wirkung des injizierten Insulins. Außerdem können die Blutgefäße dadurch bereits frühzeitig geschädigt werden.

Wie wird der Body-Mass-Index (BMI) berechnet?

— Körpergewicht (kg) geteilt durch Körperlänge^2 (m)
  — Beispiel 1: Katja ist 12 Jahre alt, sie ist 1,50 m groß und wiegt 50 kg. BMI = 50 : (1,5 × 1,5) = 22,2 kg/m^2. Sie ist etwas übergewichtig.
  — Beispiel 2: Peter ist 14 Jahre alt, er ist 1,60 m groß und wiegt 68 kg. BMI = 68 : (1,6 × 1,6) = 26,5 kg/m^2. Er ist sogar stark übergewichtig, d. h. adipös.
  — Beispiel 3: Katharina ist 6 Jahre alt, sie ist 1,16 m groß und wiegt 18 kg. BMI = 18 : (1,16 × 1,16) = 13,3 kg/m^2. Sie ist untergewichtig.

Ein weiterer wichtiger Hinweis auf eine gute Langzeitbehandlung ist die zeitgerecht auftretende Pubertätsentwicklung bei Jungen und Mädchen. Die pubertäre Entwicklung beginnt im Durchschnitt bei Mädchen mit 11 Jahren, bei Jungen mit 12 Jahren. Die Pubertätsentwicklung dauert im Mittel 3 1/2 Jahre. Die erste Regelblutung tritt bei Mädchen mit durchschnittlich 13 1/2 Jahren auf, bei einigen Mädchen mit Diabetes auch später.

Die individuellen Unterschiede der Pubertätsentwicklung sind jedoch erheblich. Darum ist es auch noch völlig normal, wenn Ihre Tochter erst mit 14 oder 15 Jahren in die Pubertät kommt oder Ihr Sohn erst mit 15 oder 16 Jahren. Diese Informationen sind für alle Eltern wichtig. Manche Kinder und Eltern warten ungeduldig darauf, dass endlich die Pubertätsentwicklung beginnt, weil sie meinen, dass sie bei Kindern mit Diabetes verspätet eintritt. Das ist jedoch nicht der Fall.

Die körperliche Entwicklung von Jugendlichen mit Diabetes verläuft so wie bei allen anderen in ihrem Alter.

Unter der Lupe

Können junge Frauen mit Diabetes ein Kind bekommen?

Ja, unbedingt! Junge Frauen mit Diabetes, die sich ein Kind wünschen, sollten sich gut auf ihre Schwangerschaft vorbereiten. Am besten ist es, wenn der Stoffwechsel bereits ein halbes Jahr vor Beginn der Schwangerschaft sehr gut eingestellt ist. Während der gesamten Schwangerschaft sollten die HbA$_{1c}$-Werte nicht über 7%, sondern möglichst darunter liegen. Bei guter Betreuung und engagierter Diabetesbehandlung können

▼

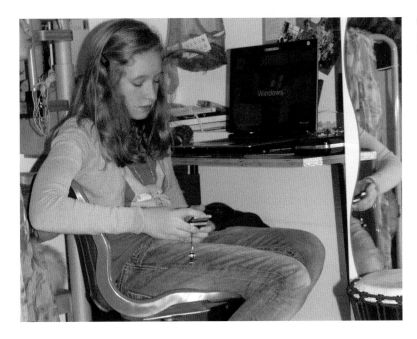

Frauen mit Diabetes ebenso gesunde Kinder zur Welt bringen wie alle anderen auch. Dabei sollten sie sich von einer diabeteserfahrenen Frauenärztin und ihrem Diabetologen gemeinsam betreuen lassen.

Während der ersten 24 Stunden nach der Geburt können bei dem Neugeborenen Hypoglykämien auftreten. Darum werden die Neugeborenen von Müttern mit Diabetes auch heute noch am ersten Lebenstag in einer Kinderklinik beobachtet.

Die immer wieder von den Eltern gestellte Frage, ob ihr neugeborenes Kind auch mit einem Diabetes auf die Welt kommen wird, kann klar mit »Nein« beantwortet werden.

Körperliche und geistige Leistungsfähigkeit

Immer wieder muss man darauf hinweisen, dass Jungen und Mädchen mit Diabetes körperlich und geistig genau so leistungsfähig sind wie Kinder und Jugendliche ohne Diabetes. Es gibt nicht den geringsten Grund, sie vom Schulsport, vom Vereinssport oder sogar vom Leistungssport auszuschließen. Sie sollen sich körperlich nicht schonen und an allen Aktivitäten teilnehmen, an Ausflügen, Wanderungen, Radtouren, Sportfesten und Klassenfahrten. In ▶ Kap. 7 wurde eingehend beschrieben, wie sich Kinder und Jugendliche mit dem Sport auseinandersetzen können, wie sie sich verhalten sollen, damit sie ihren Diabetes vor, während und nach sportlichen Belastungen gut im Griff haben.

Gut behandelte Kinder fehlen heute nicht länger im Unterricht als ihre Klassenkameraden ohne Diabetes. Die Schulleistungen eines jeden Kindes werden durch zahlreiche Faktoren bestimmt: die angeborene Begabung, die elterliche Förderung und Unterstützung, die Konzentrationsfähigkeit, das

Interesse am Unterrichtsfach, die Atmosphäre in der Klasse, die Sympathie für die Lehrerin/den Lehrer, die Belastung durch Konflikte in der Familie und vieles andere mehr. Langfristig hohe Blutglukosewerte beeinträchtigen dagegen die Konzentrationsfähigkeit und das Denkvermögen von Menschen mit Diabetes. Das ist ein weiterer Grund, auf eine möglichst gute Stoffwechseleinstellung zu achten.

Wenn überhaupt, dann spielt der Diabetes nur eine sehr kleine Rolle, wenn es um die Schulnoten geht. Der Diabetes sollte deshalb auch nicht benutzt werden, um eine schlechte Note oder mangelnden Fleiß zu entschuldigen. In ► Kap. 10 finden Sie Anregungen, wie Sie mit Lehrern und Mitschülern über den Diabetes Ihres Kindes sprechen können.

Schließlich gehört es auch zu den wichtigsten Erziehungszielen aller Eltern, dass sich ihre Kinder seelisch ungestört entwickeln, keine übertriebenen Ängste haben, sich selbst etwas zutrauen, im Freundeskreis anerkannt sind, sich selbständig beschäftigen und konzentriert, aber unbeschwert lernen und arbeiten können. Dieses Ziel darf nicht vergessen werden, wenn es in der Diabetesambulanz um die beste Insulintherapie für Ihr Kind geht. Manchmal sollten sich daher sehr engagierte, besorgte oder sogar perfektionistische Eltern die Frage stellen, ob nicht etwas weniger »Diabetestherapie« im Alltag besser für ihr Kind sein könnte.

> ❯ Allgemeine Ziele der Langzeitbehandlung:
>   — altersgerechte normale Größenentwicklung,
>   — altersgerechte normale Gewichtsentwicklung,
>   — normales Verhältnis zwischen Größe und Gewicht (BMI),
>   — normale Pubertätsentwicklung,
>   — normale körperliche und geistige Leistungsfähigkeit,
>   — seelische Ausgeglichenheit.

9.2   Was sind die Folgen einer schlechten Langzeitbehandlung?

Eine schlechte Langzeitbehandlung kann kurzfristig zu einer akuten Stoffwechselentgleisung führen, langfristig zu diabetischen Folgeerkrankungen. Die beiden wichtigsten akuten Stoffwechselentgleisungen haben Sie bereits kennengelernt: die schwere Hypoglykämie und die diabetische Ketoazidose. Die Vermeidung dieser beiden Komplikationen ist jedoch nur das eine Ziel der Langzeitbehandlung, das andere Ziel ist die Verhinderung diabetischer Folgeerkrankungen. Sie treten erst, wenn überhaupt, 15 oder 20 Jahre nach Manifestation des Diabetes auf, bei guter Stoffwechseleinstellung über viele Jahrzehnte mit HbA_{1c}-Werten unter 7,5% fast nie. Trotzdem sollten Eltern und Jugendliche auch über diese Folgeerkrankungen Bescheid wissen.

Drei Gruppen von Folgeerkrankungen werden bei Diabetes unterschieden:

1. Veränderungen an den großen Blutgefäßen,
2. Veränderungen an den kleinen Blutgefäßen,
3. Veränderungen an den Nerven.

Die Veränderungen der großen Blutgefäße entsprechen dem Krankheitsbild der Arteriosklerose (Arterienverkalkung). Diese Gefäßschädigung kommt durchaus auch bei Menschen ohne Diabetes vor. Arteriosklerose tritt gehäuft bei Menschen mit Typ-2-Diabetes in höherem Alter auf. Sie kann zu Herzinfarkt, Schlaganfall und Durchblutungsstörungen an den Beinen führen.

Diese Krankheiten spielen beim Typ-1-Diabetes, wie er bei Kindern und Jugendlichen auftritt, wenn überhaupt, erst nach sehr langer Diabetesdauer im Erwachsenenalter eine Rolle. Bei Kindern und Jugendlichen kommen sie praktisch nicht vor. Darum sollten sich weder Eltern noch Kinder von den immer wieder in Zeitschriften und im Fernsehen gezeigten Bildern von älteren Menschen mit sogenannten »offenen oder diabetischen Beinen und Füßen« erschrecken lassen. Kinder und Jugendliche mit Diabetes brauchen vor dieser Form der Erkrankung der Blutgefäße wirklich keine Angst zu haben.

Die Veränderungen an den kleinen und kleinsten Blutgefäßen, die sich unbemerkt nach und nach entwickeln können, stellen dagegen ernstzunehmende Folgen für die Kinder und Jugendlichen dar. Sie treten bei Typ-1-Diabetes vor allem an drei verschiedenen Organen auf: an den Augen, Nieren und Nerven.

Augenveränderungen

Die häufigste Augenveränderung betrifft die Netzhaut am Augenhintergrund, die auch als Retina bezeichnet wird. Darum nennt man die Folgeerkrankungen an den Augen Retinopathie.

Die Netzhaut besitzt ein kleines Netz feinster Blutgefäße, das der Augenarzt bei erweiterter Pupille (in Mydriasis) mit dem Augenspiegel oder einer speziellen Augenhintergrundkamera (Funduskamera) eingehend und genau betrachten kann. Man weiß heute, dass sich die Wände dieser feinen Blutgefäße unter dem Einfluss erhöhter Blutglukosespiegel im Laufe von Jahren verändern können. Sie verdicken sich und werden durchlässig. Es entstehen winzig kleine Aussackungen, die man Mikroaneurysmen nennt. Später kann auch Blut aus den Blutgefäßen in die Umgebung austreten. Wenn die Schädigung fortschreitet, können sich die Gefäße verschließen, sodass sie nicht mehr für rote Blutkörperchen passierbar sind. Um die Durchblutung zu erhalten, bilden sich neue, aber brüchige Blutgefäße. Insgesamt kommt es zu deutlich sichtbaren Veränderungen an der Netzhaut, deren Funktion dadurch eingeschränkt ist.

In der Netzhaut werden die ins Auge tretenden Lichtstrahlen in Nervenerregungen umgesetzt, die ins Gehirn weitergeleitet werden und dort ein Bild entstehen lassen. Dieser Vorgang ermöglicht das Sehen. Die Veränderungen der Netzhaut durch jahrelang viel zu hohe Blutzuckerwerte vermindern die Sehfähigkeit. Am Ende dieses Krankheitsprozesses kann ein Verlust der Sehkraft stehen.

Die Erfahrung zeigt, dass die diabetischen Netzhautveränderungen in der Regel erst nach 15 Jahren Diabetesdauer beginnen. Während der Kindheit und Jugend treten sie so gut wie nie auf. Aber sie können später, wenn die Kinder erwachsen geworden sind, die Sehfähigkeit gefährden.

In mehreren wissenschaftlichen Studien wurde bewiesen, dass ein unmittelbarer Zusammenhang zwischen der Qualität der Langzeitbehandlung und dem Auftreten einer Retinopathie besteht. Für die Entstehung einer Retinopathie sind jedoch auch Erbfaktoren mitverantwortlich. Die wichtigste Ursache ist jedoch ein konstant hoher Blutglukosewert bzw. ein hoher HbA$_{1c}$-Wert.

Unter der Lupe

Hat es etwas mit dem Diabetes zu tun, wenn eine Brille nötig wird?
Wenn Ihr Kind in den ersten Tagen nach der Manifestation seines Diabetes über Probleme beim Lesen klagt, hat das nichts mit einer Retinopathie zu tun. Die kurzfristige Sehschwäche entsteht durch den plötzlichen Übergang von sehr hohen zu normalen Blutglukosewerten. Die Linse des Auges braucht einige Tage, um sich wieder an normale Blutglukosespiegel anzupassen. Auf die Sehschärfe hat der Diabetes bei Kindern keinen Einfluss.

Wenn der Augenarzt bei Ihrem Kind eine Kurz- oder Weitsichtigkeit oder einen Astigmatismus diagnostiziert und ihm eine Brille verschreibt, hat das absolut nichts mit dem Diabetes zu tun.

Nierenveränderungen

Die Aufgabe der Nieren besteht darin, den Körper von giftigen Substanzen zu befreien. Ununterbrochen fließen große Mengen von Blut durch die Nieren. Mithilfe eines komplizierten Filtervorgangs wird der Urin gebildet, in dem die giftigen Stoffe gelöst sind und mit dem sie den Körper verlassen.

Der Vorgang der Harnproduktion erfolgt in winzig kleinen Knäueln feinster Blutgefäße. Ähnlich wie bei dem Gefäßnetz der Netzhaut können sich die Wände dieser feinen Blutgefäße bei Diabetes im Laufe vieler Jahre verändern. Sie verdicken sich und werden für Substanzen durchlässig, die normalerweise zurückgehalten werden. Die Folge ist, dass die Funktion der Nieren nachlässt. Die Entgiftungsvorgänge funktionieren nicht mehr richtig und am Schluss wird immer weniger Urin gebildet. Die giftigen Substanzen bleiben im Körper zurück. Dadurch entsteht eine Vergiftung, die durch den Einsatz einer künstlichen Niere (Dialyse) oder durch eine Nierentransplantation behoben werden muss.

Die Gefäßveränderungen an den Nieren bezeichnet man als Nephropathie. Ein erstes Zeichen dafür, dass sich eine Nephropathie entwickelt, ist der Nachweis geringster Mengen von Eiweiß im Urin. Normalerweise wird im Urin kein Eiweiß ausgeschieden. Wenn allerdings die Wände der feinen Blutgefäße durchlässiger werden, gelangt Eiweiß in den Harn, zunächst nur in kleinsten Mengen, später in größeren Mengen. Den Nachweis sehr geringer Mengen im Urin (30 bis 300 mg/Tag) nennt man Mikroalbuminurie, den Nachweis größerer Eiweißmengen (mehr als 300 mg/Tag) Makroalbuminurie.

Die Nephropathie entwickelt sich wie die Retinopathie erst viele Jahre nach Auftreten des Diabetes. Die ersten Anzeichen treten in der Regel erst nach 15 bis 20 Jahren Diabetesdauer auf, manchmal eher, meistens später. Für die Entstehung der Nephropathie werden ebenfalls langfristig hohe Blutglukosespiegel verantwortlich gemacht. Daneben spielen aber auch Erbfaktoren eine Rolle. Außerdem weiß man, dass hohe Blutdruckwerte und Rauchen die Entstehung einer Nephropathie in hohem Maße fördern. Darum ist es sehr wichtig, dass bei jeder ambulanten Vorstellung der Blutdruck Ihres Kindes gemessen wird. Jugendliche sollten motiviert werden, Nichtraucher zu bleiben.

Nervenveränderungen

Schließlich können Jahre nach der Manifestation eines Diabetes Veränderungen an den feinsten Nerven auftreten, die als Neuropathie bezeichnet werden. Auch sie treten frühestens nach 15 bis 20 Jahren Diabetesdauer in Erscheinung.

Betroffen sind zwei Gruppen von Nerven: erstens Nerven, die vom Gehirn über das Rückenmark zu den Muskeln und zur Haut ziehen. Sie sind verantwortlich für das Temperatur-, Druck- und das Schmerzgefühl. Die zweite Gruppe von Nerven stellt die Verbindung zwischen verschiedenen Organen (z. B. Herz, Magen-Darm-Trakt usw.) und dem Gehirn her. Diese Nervenbahnen sind wichtig für die Steuerung der Organfunktionen.

Die Symptome der Neuropathie sind sehr, sehr vielgestaltig. Bei der speziellen Form, die Haut und Muskulatur betrifft, beginnen die Beschwerden meist in den Beinen. Später können auch die Arme hinzukommen. Manchmal fängt es mit Kribbeln, Brennen und Ameisenlaufen an. Später können auch Überempfindlichkeit, Missempfindungen, Schmerzen, Krämpfe und Temperaturmissempfindungen im Bereich der Haut hinzukommen.

Eine besondere Fußpflege, wie sie Erwachsene mit sehr langer Diabetesdauer benötigen, ist für Kinder nicht erforderlich. Sie können darum im Sommer auch barfuß laufen. Die Fußnägel sollten wie bei allen Kindern gerade geschnitten werden, damit sie an den Seiten nicht einwachsen können. Damit werden Verletzungen und vor allem Nagelbettentzündungen vermieden.

Kinderleben

Was sollten Kinder über Folgeerkrankungen wissen?
Die Folgeerkrankungen können die ferne Zukunft Ihres Kindes betreffen, eine Zeit, die sich die meisten Kinder nicht wirklich vorstellen können. Zehnjährige Kinder sind ja oft der Meinung, dass Zwanzigjährige bereits uralt sind. Für jüngere Kinder bedeutet Zeit ein »beständiges Jetzt«. Sie leben hier und heute und das ist für sie überschaubar und wichtig. Daher sollten Sie Ihr Kind nicht mit Erzählungen über Folgeerkrankungen belasten, die vielleicht erst in 20, 30 oder 40 Jahren oder gar nicht auftreten werden.

Erwachsene Menschen mit Diabetes berichten manchmal, wie sehr sie als Kinder in Angst und Schrecken lebten, wenn Ärzte oder Schwestern ihnen mit Folgeerkrankungen drohten, um sie daran zu hindern, Süßigkeiten zu essen. Diese Form von »Motivation« bereitet Angst, die von Kindern nicht bewältigt werden kann, vielleicht auch Wut auf den »ungerechten« Diabetes. Man stellt heute fest, dass diese Drohungen aus der Kindheit bei jetzt 40- bis 50-Jährigen noch immer traumatisch

▼

erinnert werden. Ihre Selbsttherapie wird dadurch noch heute manchmal erheblich beeinträchtigt.

Kindern reicht es vollkommen aus, wenn sie wissen, dass normale Blutzuckerwerte wichtig sind, damit sie wachsen, sich wohl fühlen und genau so attraktiv und sportlich sind wie alle anderen Kinder.

Schließlich noch ein Hinweis, der uns am Herzen liegt: Inzwischen werden überall in Deutschland regelmäßig »Diabetiker-Tage« oder andere Informationsveranstaltungen zum Diabetes durchgeführt. Viele dieser Veranstaltungen richten sich an die große Gruppe der älteren Menschen mit Typ-2-Diabetes. Oft sind Folgeerkrankungen dabei ein zentrales Thema. Aus unserer Sicht sollten Kinder mit Diabetes nicht zu solchen Informationstagen mitgenommen werden. Wenn es sich jedoch um Veranstaltungen handelt, die sich direkt an Eltern und Kinder richten und ein kindgerechtes Betreuungsprogramm mit Spaß und Spiel anbieten, während sich die Eltern in Ruhe über neue Entwicklungen der Diabetestherapie informieren, ist nichts gegen eine Teilnahme einzuwenden.

Schließlich ist das Internet voll von erschreckenden Bildern und Beschreibungen über Folgeerkrankungen des Diabetes. Vieles ist übertrieben. Manche Folgeerkrankungen haben sich aus den unzureichenden Therapien vergangener Jahrzehnte ergeben. Und einige Angaben stimmen sogar. Selbst für Fachleute ist es schwierig, solche Berichte korrekt einzuordnen. Noch schwieriger ist es für Kinder und Jugendliche mit Diabetes und auch deren Eltern. Wenn Sie den Eindruck haben, dass Ihr Kind plötzlich Angst vor Folgeerkrankungen entwickelt, sprechen Sie es behutsam an. Nutzen Sie das Gespräch in der Diabetesambulanz. Vermitteln Sie Ihrem Kind gemeinsam mit dem Diabetesteam eine berechtigt positive Zukunftsaussicht.

Die andere Form der Neuropathie kann die verschiedenen inneren Organe betreffen. Bei der Neuropathie des Magen-Darm-Trakts können Sodbrennen, Übelkeit, Erbrechen, Völlegefühl, Blähungen, Aufstoßen, Bauchschmerzen, aber auch Durchfall oder Verstopfung auftreten. Dabei ist jedoch immer genau zu prüfen, ob der Diabetes oder eine andere Erkrankung Ursache der Störung ist. Ebenso kann es durch eine Neuropathie zu Störungen der Herztätigkeit kommen.

Als belastend wird die Form der Neuropathie bei Erwachsenen mit langer Diabetesdauer empfunden, bei der es zu Störungen der Erektionsfähigkeit kommt, die jedoch, wenn überhaupt, erst jenseits des 30. Lebensjahres auftreten und heute gut und erfolgreich behandelt werden können. Jugendliche sollten wissen, dass ihre Sexualität durch den Diabetes nicht beeinträchtigt wird.

Damit haben Sie die Folgeerkrankungen kennengelernt, die vielen Eltern Angst machen. Es nutzt nichts, wenn man vor ihnen die Augen verschließt. Eines Tages wollen alle Eltern wissen, was auf ihre Kinder zukommen kann. Darum haben wir es für richtig gehalten, Sie schon jetzt über die möglichen Folgeerkrankungen zu informieren. Das ist auch deshalb so wichtig, weil Sie wissen müssen, welche Untersuchungen es heute gibt, um die Folgeerkrankungen frühzeitig zu erkennen, und was man tun kann, um ihr Auftreten zu verhindern oder das Fortschreiten erster Veränderungen zu stoppen. Auch bei der Behandlung der Folgeerkrankungen hat die Medizin in den letzten Jahren große Fortschritte gemacht, insbesondere dann, wenn sie frühzeitig erkannt werden.

Wie können Folgeerkrankungen frühzeitig erkannt werden?

Sie haben erfahren, dass erste Anzeichen von Folgeerkrankungen in der Regel nicht früher als 15 Jahre nach Manifestation des Diabetes auftreten. Daher ist die Zahl notwendiger Untersuchungen zur Früherkennung während der Kindheit und Jugend begrenzt.

■ **Vorsorgeuntersuchung der Augen**

Die wichtigste Methode zum Erkennen einer Retinopathie ist die Untersuchung des Augenhintergrundes. Ein Augenarzt sollte sie immer bei erweiterter Pupille (Fachbegriff: in Mydriasis) vornehmen. Dazu erhalten die Kinder eine halbe bis eine Stunde vor der Untersuchung Augentropfen. Da sich die Pupille durch die Tropfen in den nächsten Stunden nicht an die Lichtverhältnisse anpassen kann, sind die Kinder in dieser Zeit sehr lichtempfindlich und können nicht scharf sehen.

Während der ersten fünf Jahre nach Auftreten des Diabetes ist eine Untersuchung des Augenhintergrundes nicht notwendig. Nach über fünf Jahren Diabetesdauer und ab dem 11. Lebensjahr sollten Sie den Augenhintergrund Ihres Kindes einmal pro Jahr eingehend betrachten lassen. Wenn der Diabetes mehr als zehn Jahre besteht, ist es sinnvoll, 2-mal im Jahr zum Augenarzt zu gehen.

❯ Bei der Untersuchung der Netzhaut mit dem Augenspiegel muss die Pupille vorher durch Augentropfen erweitert werden.

■ **Vorsorgeuntersuchung der Nieren**

Für die Früherkennung einer Nephropathie sind zwei Untersuchungen wichtig. Zunächst sollte bei jeder ambulanten Vorstellung in der Diabetesambulanz der Blutdruck gemessen werden. Der gemessene Wert muss vom Kinderarzt mit den Normalwerttabellen für Jungen und Mädchen verglichen werden. Die in der Sprechstunde gemessenen Werte sind oft schwierig zu beurteilen, weil viele Kinder vor der Untersuchung und Besprechung aufgeregt sind und daher oft zu hohe Blutdruckwerte vorliegen. Wenn allerdings immer wieder ein zu hoher Blutdruck gemessen wird, muss eine 24-Stunden-Blutdruckmessung durchgeführt werden. Bestätigt sich der Verdacht, was bei Kindern praktisch nie, bei Jugendlichen sehr selten vorkommt, muss eine medikamentöse Behandlung des Bluthochdrucks durch den Kinderarzt eingeleitet werden.

Die andere wichtige Vorsorgeuntersuchung betrifft die Eiweißausscheidung im Urin. Normalerweise wird im Harn kein Eiweiß nachgewiesen, weil die feinen Blutgefäße in der Niere für Eiweiß undurchlässig sind. Bei beginnender Nephropathie werden dagegen in geringster Menge sehr kleine Eiweißkörper ausgeschieden, die als Albumin bezeichnet werden. Wenn

30 bis 300 mg Albumin im 24-Stunden-Urin gemessen werden, spricht man, wie schon unter ▸ Abschn. 9.2.3 erwähnt, von Mikroalbuminurie, bei mehr als 300 mg von Makroalbuminurie.

Die Mikroalbuminurie kann in der Diabetesambulanz nachgewiesen werden. Wenn der Test positiv ausfällt, müssen etwas aufwendigere Untersuchungen zur Sicherung einer Mikroalbuminurie durchgeführt werden.

Wenn eine konstante Mikroalbuminurie vorliegt, sollte mit einer medikamentösen Dauertherapie begonnen werden. Eine sorgfältige Überprüfung der Eiweißausscheidung und des Blutdrucks ist dann besonders wichtig.

Wann sollte die Untersuchung zum Nachweis einer Mikroalbuminurie durchgeführt werden? Während der ersten fünf Jahre nach Manifestation des Diabetes ist sie nicht nötig. Bei fünf Jahren Diabetesdauer und Kindern ab 11 Jahren wird der Test ein- bis zweimal pro Jahr durchgeführt.

An dieser Stelle muss noch einmal darauf hingewiesen werden, wie wichtig es ist, dass sich Kinder und Jugendliche mit Diabetes nicht das Rauchen angewöhnen. Die Blutgefäße sind durch den Diabetes sowieso schon gefährdet, darum können es sich Jugendliche mit Diabetes einfach nicht leisten, ihren Kreislauf und ihr Gefäßsystem durch Rauchen noch mehr zu belasten. Alle Eltern sollten hier mit gutem Beispiel vorangehen.

❯ **Ein sehr wichtiger Schutz für die Blutgefäße: Nicht rauchen!**

▪ **Früherkennung der Nervenschädigungen**

Sehr schwierig ist die Früherkennung der diabetischen Neuropathie. Während der Kindheit treten nie Symptome einer diabetischen Nervenschädigung auf. Während der Jugendzeit sind sie sehr selten. Trotzdem muss der behandelnde Jugendarzt regelmäßig in der Sprechstunde nach Symptomen fragen, die auf eine Neuropathie hinweisen. Wenn überhaupt, berichten Jugendliche sehr selten von Beschwerden des Magen-Darm-Trakts, zum Beispiel Völlegefühl, Sodbrennen, Aufstoßen, Verstopfung. Dabei handelt es sich um sehr allgemeine Beschwerden, die auch eine andere Ursache als den Diabetes haben können. Das muss sehr sorgfältig überprüft werden. Noch seltener kommt es vor, dass Jugendliche über Kribbeln, Schmerzen oder Krämpfe in den Beinen berichten. Aufwendige neurologische Untersuchungen (zum Beispiel Bestimmung der Nervenleitgeschwindigkeit) sind bei Kindern und Jugendlichen nicht notwendig.

▪ **Untersuchungen zur Früherkennung von Folgeerkrankungen**
▬ Augenhintergrunduntersuchung:
  ▬ bei mehr als 5 Jahren Diabetesdauer und ab dem 11. Lebensjahr einmal pro Jahr.
▬ Blutdruckmessung bei jeder ambulanten Vorstellung:
  ▬ bei Bluthochdruckverdacht: Sicherung der Diagnose durch 24-Stunden-Blutdruckmessung.
▬ Mikroalbuminurie: Nachweis im spontan gelassenen Urin:
  ▬ bei mehr als 5 Jahren Diabetesdauer und ab dem 11. Lebensjahr einmal pro Jahr,

- Sicherung der Diagnose Mikroalbuminurie durch exakte Untersuchungen im 24-Stunden-Sammelurin.
- Regelmäßige Befragung der Jugendlichen, ob Anzeichen vorliegen, die auf eine Neuropathie hinweisen.

Wenn Ihr Kind das Erwachsenenalter erreicht, muss selbstverständlich sehr viel häufiger und intensiver nach Hinweisen für das Vorliegen einer Folgeerkrankung gefahndet werden, damit rechtzeitig mit einer fachgerechten Behandlung begonnen werden kann. Die Diabetologen, die Erwachsene mit Typ-1-Diabetes betreuen, sind darauf spezialisiert. Ihr Fachwissen sollte genutzt werden, wenn ein Jugendlicher oder junger Erwachsener aus der Ambulanz der Kinderklinik herausgewachsen ist. Selbst diejenigen jungen Erwachsenen, die sich sehr gut mit ihrem Diabetes auskennen, dürfen nicht auf die speziellen Möglichkeiten und Kenntnisse der Ärzte in Diabetesschwerpunktpraxen oder in Diabetesambulanzen an Kliniken verzichten.

> Nach dem Verlassen der Diabetesambulanz für Kinder und Jugendliche sollten junge Erwachsene immer in fachkundiger Behandlung in einer Diabetesschwerpunktpraxis oder in der Diabetesambulanz einer Klinik weiterbetreut werden.

Wie können Folgeerkrankungen verhindert werden?

Ein kleiner Rückblick auf die Geschichte des Diabetes soll verdeutlichen, welche Fortschritte zur Vermeidung von Folgeerkrankungen in den letzten Jahrzehnten erzielt worden sind.

Bis zur Entdeckung des Insulins Anfang der 1920er-Jahre hatten Menschen mit Typ-1-Diabetes keine Überlebenschance. Während der folgenden 10 bis 15 Jahre wurden immer mehr Patienten mit dem lebensrettenden Insulin behandelt. Die Ärzte waren sehr optimistisch und meinten, den Diabetes endgültig besiegt zu haben.

Anfang der 1940er-Jahre kam dann die Ernüchterung. Es wurde immer deutlicher, dass nach einer Diabetesdauer von 15 bis 20 Jahren Insulinbehandlung neue Gefahren auf die Patienten zukamen: die diabetischen Folgeerkrankungen Retinopathie, Nephropathie und Neuropathie.

Nachdem diese Krankheiten, die zunächst als Spätschäden bezeichnet wurden, sicher identifiziert waren, fragten sich die Wissenschaftler, wie sie entstehen konnten. Einige Forscher waren der Auffassung, dass die Entwicklung der Folgeerkrankungen von der Qualität der Stoffwechseleinstellung abhängig sei. Andere meinten, es bestehe überhaupt kein Zusammenhang. Der Streit darüber dauerte Jahrzehnte. Diese Unsicherheit hatte zur Folge, dass in der Diabetesbehandlung viele Jahre hindurch sehr hohe Blutglukosewerte akzeptiert wurden. Die wichtigsten Behandlungsziele waren die Verhinderung der beiden Komplikationen Hypoglykämie und Ketoazidose. Aus diesem Grund erhielten damals alle Patienten mit Typ-1-Diabetes eine sehr einfache Insulinbehandlung, die man als konventionelle Insulintherapie bezeichnet. Die Patienten spritzten ausschließlich ein- oder zweimal pro Tag Insulin und zwar fast nur Verzögerungsinsulin. Die einmal festgelegte Insulindosis wurde über Monate unverändert beibehalten. Stoffwechselselbstkontrollen spielten praktisch keine Rolle, das HbA_{1c} war noch nicht bekannt.

Anfang der 1980er-Jahre setzte sich immer mehr die Therapieform durch, die heute als intensivierte Insulintherapie bezeichnet wird. Man versuchte dabei, die natürliche Insulinfreisetzung bei Menschen ohne Diabetes durch täglich mehrfache Insulininjektionen oder mit einer Insulinpumpe nachzuahmen. Hinzu kam die Möglichkeit, täglich mehrmals den Blutglukosespiegel selbst zu messen. Schließlich lieferte der neu entdeckte HbA_{1c}-Wert ein exaktes Maß für die Beurteilung der Qualität der Stoffwechseleinstellung.

Es stellte sich immer mehr heraus, dass Patienten mit konventioneller Insulintherapie deutlich höhere HbA_{1c}-Werte aufwiesen als diejenigen, die eine intensivierte Insulintherapie erhielten. Diese Beobachtung musste wissenschaftlich exakt bewiesen werden. In mehreren Ländern wurden daher große langjährige wissenschaftliche Studien mit Tausenden von Patienten mit Typ-1-Diabetes begonnen: in den USA und Kanada die DCCT-Studie, in Norwegen die Oslo-Studie, in Schweden die Stockholm-Studie, in Dänemark die Steno-Studie und in England die Kroc-Studie. Alle diese Untersuchungen hatten das gleiche Ergebnis:

- Die intensivierte Insulintherapie mit täglich mindestens vier Insulininjektionen oder mit einer Insulinpumpe ist der konventionellen Insulintherapie mit täglich ein oder zwei Insulininjektionen in Bezug auf den HbA_{1c}-Wert eindeutig überlegen (DCCT-Studie: HbA_{1c}-Mittelwert bei konventioneller Therapie 9,0%, bei intensivierter Insulintherapie 7,1%).
- Auch der mittlere Blutglukosewert war bei der konventionellen Gruppe deutlich höher als bei der intensivierten Gruppe (DCCT-Studie: mittlerer Blutglukosewert bei konventioneller Insulintherapie 231 mg/dl, bei intensivierter Insulintherapie 155 mg/dl).

Man wollte jedoch auch wissen, ob die Patienten, die langfristig sehr viel niedrigere HbA_{1c}-Werte aufwiesen, weniger Folgeerkrankungen entwickelten als die Patienten mit hohen HbA_{1c}-Werten. Auch diese Frage wurde durch die Studien beantwortet:

- Das Auftreten der Folgeerkrankungen ließ sich bei den Patienten mit intensivierter Therapie gegenüber den Patienten mit konventioneller Therapie deutlich senken (DCCT-Studie: die Retinopathie um 76%, die Nephropathie um 44%, die Neuropathie um 70%).

Damit war der jahrzehntelange Streit um die Bedeutung einer möglichst guten Stoffwechseleinstellung unter den Wissenschaftlern beigelegt. Es war eindeutig bewiesen, dass die diabetischen Folgeerkrankungen durch langfristig hohe Blutglukosespiegel hervorgerufen werden.

Diabetische Folgeerkrankungen können nur dann verhindert werden, wenn Kinder und Jugendliche vom Beginn ihres Diabetes an eine gute Langzeitbehandlung mit mittleren Blutglukosewerten um 150 mg/dl und HbA_{1c}-Werte unter 7,5% erhalten. Selbst wenn andere Risikofaktoren wie hoher Blutdruck, Rauchen und auch bestimmte Erbfaktoren für die Entstehung von Folgeerkrankungen mit verantwortlich sind, kommt einer schlechten Stoffwechseleinstellung mit hohen Blutglukosewerten und hohen HbA_{1c}-Werten eine hohe Bedeutung zu.

❯ **Die einzige als gesichert geltende Maßnahme zur Verhinderung von Folgeerkrankungen bei Typ-1-Diabetes ist eine gute Stoffwechseleinstellung mit HbA$_{1c}$-Werten unter 7,5%.**

Familienleben

Was kann helfen, die Angst vor Folgeerkrankungen zu vermindern?

— Angst entsteht oft durch Unsicherheit und Unkenntnis. Dagegen hilft Wissen, zum Beispiel über die Ursachen von Folgeerkrankungen und die Zeit, die sie brauchen, bis sie sich entwickeln. Aber vor allem, wenn man weiß, was man dagegen tun kann, fühlt man sich besser. Daher haben wir Ihnen in diesem Abschnitt so ausführlich geschildert, was heute möglich ist, um Folgeerkrankungen zu vermeiden oder frühzeitig zu erkennen und richtig zu behandeln. Wir haben Ihnen auch versichert, dass nicht jeder einzelne hohe Blutzuckerwert eine Gefahr darstellt.

— Natürlich gibt es Menschen, die nach 30 Jahren Diabetesdauer Folgeerkrankungen aufweisen. In allen Medien wird über deren Schicksal ausführlich berichtet. Leider erfährt man dagegen sehr wenig über die Menschen, die nach vielen Jahren mit Diabetes ohne nennenswerte Probleme leben, ihren Beruf ausüben und ein Familienleben wie alle anderen führen. Sie sind kaum eine Nachricht wert und tauchen kaum in der Öffentlichkeit auf. Achten Sie einmal auf solche Menschen in Ihrer Umgebung.

— Die neuen Entwicklungen in der Diabetestherapie haben die Zukunftsaussichten Ihres Kindes deutlich verbessert. Deshalb können Sie nicht von den Ergebnissen der letzten 30 Jahre auf die der nächsten 30 Jahre schließen. Die Zukunftschancen eines Kindes, das heute an Diabetes erkrankt, sind sehr viel besser als die eines Kindes, das vor 30 Jahren seinen Diabetes bekam.

— Wenn Sie sich vornehmen, jeden Blutglukosewert über 180 mg/dl zu vermeiden und sich sogar schuldig fühlen, wenn es zu noch höheren Ausreißern kommt, bedeutet jede Blutglukosemessung für Sie irgendwann nur noch Stress. Nur realistische, das heißt erreichbare Therapieziele, können Ihnen helfen. Eltern und Kinder, die sich erfolgreich um eine gute Stoffwechseleinstellung bemühen, können gelassen in die Zukunft blicken.

— Der Diabetes Ihres Kindes steht in diesem Buch ständig im Mittelpunkt. Im Leben Ihres Kindes sollte der Diabetes jedoch nicht im Mittelpunkt stehen. Im täglichen Leben gibt es zahlreiche Risiken: im Straßenverkehr, in der Schule, bei Mutproben, in »schlechter Gesellschaft«, durch den Genuss von Alkohol und Drogen, usw. An diese Risiken haben wir uns alle längst gewöhnt. Den meisten Eltern gelingt es, gelassen zu bleiben und sich von diesen Lebensrisiken nicht verrückt machen zu lassen. Sie bereiten ihre Kinder darauf vor und vertrauen ihnen. Eine ähnliche Haltung kann auch

▼

im Umgang mit dem Diabetes helfen. Man bemüht sich um eine gute Behandlung und vertraut darauf, dass sich keine Folgeerkrankungen entwickeln werden.

- Wenn Ihre Angst vor Folgeerkrankungen einmal so groß wird, dass Sie sich selbst kaum davon befreien können, sollten Sie darüber mit den Mitarbeitern in der Diabetesambulanz sprechen. Eventuell können sie den Kontakt zu einem Psychologen vermitteln, der über Erfahrungen in der Behandlung von Ängsten im Zusammenhang mit Diabetes verfügt. Diese Zukunftsangst sollte weder Ihr Leben noch das Leben Ihres Kindes beeinträchtigen.

- Wenn Sie an das lange Leben Ihres Kindes denken, d. h. die nächsten 70 oder 80 Jahre, dann besteht Ihre Aufgabe als Eltern darin, Ihr Kind auf eine lange eigenverantwortliche Therapie vorzubereiten. Was bedeutet das? In ein paar Jahren wird Ihr Kind erwachsen sein und seine Diabetestherapie selbst in die Hand nehmen. Es wird dann sehr sicher noch keine Folgeerkrankungen entwickelt haben und völlige neue Therapien nutzen können, die heute noch unvorstellbar sind. Ihre Tochter oder Ihr Sohn sollte dann so selbstsicher und seelisch stabil sein, dass er oder sie diese Möglichkeiten aufgreifen und damit ein gutes Leben führen kann. Ihre liebevolle Bindung zu Ihrem Kind, Ihre gute Erziehung, die Selbstbewusstsein und Selbstverantwortung fördert, bilden die besten Grundlagen für ein langes, gutes Leben mit Diabetes.

9.3   Wo können Kinder und Jugendliche mit Diabetes sachgerecht behandelt werden?

Die Diagnose des Diabetes stellt in der Regel der Hausarzt. Er überweist das Kind in die Kinderklinik. Dort erfolgen die Ersteinstellung und die Schulung der Eltern und Kinder. Der erste Klinikaufenthalt dauert im Durchschnitt etwa zwei Wochen. Nach der Entlassung aus der Klinik beginnt die ambulante Langzeitbehandlung. Weitere stationäre Aufenthalte wegen des Diabetes sollten eine Ausnahme bleiben.

Die Diabetesambulanz für Kinder und Jugendliche

Der Diabetes bei Kindern und Jugendlichen ist eine seltene Erkrankung. In Deutschland leben nicht mehr als 25 000 Kinder und Jugendliche zwischen 0 und 20 Jahren mit Typ-1-Diabetes. Selbst in einer Großstadt mit 400 000 Einwohnern finden sich nur etwa 100 Kinder und Jugendliche mit Typ-1-Diabetes. Es ist sehr wichtig, dass Kinderärzte, die Kinder und Jugendliche ambulant, eventuell auch einmal stationär behandeln, über eine große Diabeteserfahrung verfügen. Dieses Wissen können Ärzte nur erwerben, wenn sie über viele Jahre hindurch eine größere Anzahl von Kindern und Jugendlichen mit Diabetes betreuen. Darum gibt es seit Jahren in den meisten mittleren bis großen Kinderkliniken spezielle Versorgungseinheiten für Kinder und Jugendliche mit Diabetes und ihre Eltern: die Diabetesambu-

323 9

9.3 · Wo können Kinder und Jugendliche mit Diabetes sachgerecht behandelt werden?

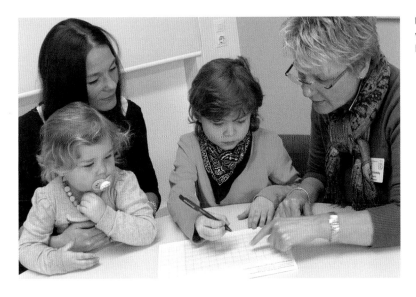

Abb. 9.3 In der Diabetesambulanz wird das Stoffwechselprotokoll ausführlich besprochen.

lanzen. Außerdem gibt es einige wenige Diabetesschwerpunktpraxen, die speziell von Kinder- und Jugendärzten geleitet werden (Adressen s. Anhang).

Die Patienten kommen mit ihren Eltern in regelmäßigen Abständen, meist alle vier bis acht Wochen, seltener auch einmal im Vierteljahr, in die Diabetesambulanz. Jugendliche, die sich selbständig um ihren Diabetes kümmern, kommen oft allein. Es sind nicht nur Familien aus der Stadt, in der die Klinik liegt, sondern auch aus der näheren und weiteren Umgebung. Viele Eltern fahren bis zu zwei Autostunden, um von einem Diabetesteam behandelt, beraten und geschult zu werden.

Das Diabetesteam besteht aus mindestens drei Mitarbeitern:

- einem Kinderdiabetologen, das heißt einem Kinder- und Jugendarzt, der viel Erfahrung auf dem Gebiet des Diabetes erworben hat,
- einer Diabetesberaterin, das heißt einer Kinderkrankenschwester oder Diätassistentin, die auf dem Gebiet der Diabetesschulung besonders qualifiziert ist, und
- einer Diätassistentin, die auf dem Gebiet der Ernährungsberatung über langjährige Erfahrung verfügt.
- Wünschenswert ist ein Psychologe, der zum Team gehört und die Familien beraten kann, wenn es wegen des Diabetes zu Sorgen oder Konflikten beim Kind und/oder bei den Eltern gekommen ist. Zusätzlich sollte ein Sozialarbeiter zum Team gehören, der sich um Familien mit besonderen Belastungen kümmert.

Die Deutsche Diabetes-Gesellschaft (DDG) ist eine Vereinigung von Ärzten und Wissenschaftlern, die sich schwerpunktmäßig mit dem Diabetes befasst. Sie hat in den letzten Jahren mehrere Richtlinien entwickelt, in denen der Ausbildungsgang und die Qualifikation der Mitarbeiter eines Diabetesteams (Diabetologe DDG, Diabetesberaterin DDG, Fachpsychologe DDG) genau vorgeschrieben sind. Auch die Versorgungsleistungen, die eine Klinik erbringen muss, um als Diabetesbehandlungs- und Schulungseinrichtung DDG anerkannt zu werden, sind genau festgelegt.

Für Zentren, die Kinder und Jugendliche mit Diabetes sowie ihre Familien behandeln und betreuen, gibt es eine spezielle Leitlinie. Sie wurde von der AGPD (Arbeitsgemeinschaft für Pädiatrische Diabetologie), die Mitglied in der DDG ist, herausgegeben. Die Adressen der DDG und der AGPD finden Sie im Anhang.

Wenn Ihr Kind später aus der Ambulanz für Kinder und Jugendliche herausgewachsen ist, findet es sachkundige Langzeitbetreuung in den etablierten Diabetesschwerpunktpraxen, die inzwischen in der Bundesrepublik zahlreich vorhanden sind.

Ambulante Vorstellung

Im Mittelpunkt der ambulanten Beratung steht das ausführliche Gespräch zwischen Eltern, Kind und Arzt über die Stoffwechseleinstellung des Diabetes. Der Verlauf der Diabetesbehandlung seit dem letzten Besuch wird eingehend erörtert. Daneben wird über alle aktuellen Probleme gesprochen, die das Leben des Kindes und der Familie bestimmen, z. B. über Schule, Sport, Ferien, Krankheiten.

Regelmäßige Untersuchungen bei jedem Ambulanzbesuch

- Untersuchung der Injektionsstellen,
- Blutdruckmessung,
- Blutglukosebestimmung,
- Urinuntersuchung,
- Bestimmung des HbA_{1c},
- Gewicht, Größe und BMI.

Einmal im Vierteljahr

- Körperliche Untersuchung.

Ein- oder zweimal im Jahr

- Blutentnahme aus der Vene, um die Leber- und Nierenwerte, aber auch die Blutfette (Cholesterin, LDL, HDL, Triglyzeride) und das Blutbild zu bestimmen. Zusätzlich werden die Schilddrüsenantikörper ebenso bestimmt wie die Transglutaminase zum Ausschluss einer Zöliakie.

Neben der persönlichen ambulanten Langzeitbehandlung spielt der Telefonkontakt eine unverzichtbar wichtige Rolle. Die Eltern sollten jederzeit rund um die Uhr in der Klinik anrufen können, um Antwort auf drängende Fragen und Probleme zu erhalten, zum Beispiel wenn das Kind spät abends plötzlich Fieber bekommt und der Blutzuckerspiegel sehr hoch ansteigt oder wenn es technische Probleme mit der Insulinpumpe gibt. Als Gesprächspartner stehen die diabeteserfahrenen Ärzte und die Diabetesberaterinnen bereit. Zögern Sie nicht, zu jeder Zeit anzurufen, wenn Sie Fragen zum Diabetes haben. Den meisten Kindern kann so ein stationärer Aufenthalt erspart werden.

Selbstverständlich sollte jedes Kind durch einen Hausarzt am Wohnort betreut werden, der die Familie gut kennt und sich um allgemeine Vorsor-

9.3 · Wo können Kinder und Jugendliche mit Diabetes sachgerecht behandelt werden?

325   9

geuntersuchungen, Impfungen und andere Krankheiten außerhalb des Diabetes kümmert. Wichtig ist, dass der Hausarzt genau darüber informiert wird, was in der Diabetesambulanz besprochen und vereinbart wurde. Ein oder zwei Tage nach der Vorstellung in der Diabetesambulanz muss er einen schriftlichen Bericht erhalten. Vor allem bei Familien, die weit von der Diabetesambulanz entfernt wohnen, ist der Hausarzt derjenige, der bei Notfallsituationen (zum Beispiel schweren Hypoglykämien) als Erster helfen kann. Darum muss er über die Feinheiten der Diabetesbehandlung seines Patienten genau informiert sein.

Ambulante Diabetesschulung

Die Erstschulung der Eltern und Kinder erfolgt während des ersten Klinikaufenthaltes unmittelbar nach Manifestation des Diabetes, der in der Regel 10 bis 14 Tage dauert. Mit der intensiven Einzelschulung wird der Grundstein für die Langzeitbehandlung des Kindes im Alltag zu Hause gelegt.

Wichtig ist, dass dieses Wissen immer wieder erneuert, an die Entwicklung des Kindes angepasst und auf den neuesten Stand gebracht wird. Darum sollten Sie die Gelegenheit zu einer Folgeschulung regelmäßig nutzen, und zwar auch dann, wenn Sie sich bereits sehr gut auskennen. Es wäre schade, wenn Sie neue Erkenntnisse und Entwicklungen erst verspätet erfahren.

Während der ambulanten Vorstellungen, die mit intensiven Gesprächen über die Stoffwechseleinstellung einhergehen, erhalten Kinder und Eltern selbstverständlich eine ständige Folgeschulung. Darüber hinaus sollten sie jedoch von Zeit zu Zeit, zum Beispiel einmal im Jahr, an einer ambulanten Folgeschulung teilnehmen. Anlässe für Folgeschulungen sind neue Lebensabschnitte, z. B. der Schuleintritt, der Wechsel in die weiterführende Schule, selbstständige Behandlung im Jugendalter und der bevorstehende Wechsel in die Erwachsenendiabetologie oder der Start einer neuen Therapieform, z. B. eine Insulinpumpentherapie oder die Nutzung einer kontinuierlichen Glukosemessung (CGM). Hierzu gibt es gut ausgearbeitete altersgemäße Kursangebote in vielen Kinder- und Jugendkliniken.

Es hat sich bewährt, Folgeschulungen von Eltern, Kindern und Jugendlichen in jeweils getrennten Gruppen in einem zweitägigen Blockunterricht anzubieten. Die Diabetesschulung für Kinder ist spielerisch aufgebaut und auf die Themen beschränkt, die in der Verantwortung der Kinder liegen. Wir haben die Erfahrung gemacht, dass gerade ängstliche und unsichere Kinder sehr von anderen Kindern profitieren, die sich zum Beispiel schon selbst Insulin spritzen können.

Die Schulungsgruppen sollten nicht zu groß sein, damit ein intensiver persönlicher Erfahrungsaustausch möglich ist. Die Anzahl sollte auf sechs bis zehn Personen begrenzt sein. Bei Eltern ist diese Gruppengröße schnell erreicht, wenn aus einer Familie mehrere Personen, zum Beispiel neben den Eltern auch die betreuende Großmutter oder die Mutter und ihr neuer Lebenspartner, teilnehmen.

> ❯ **Die regelmäßigen Folgeschulungen für Kinder, Jugendliche und ihre Eltern sind ein zentraler Teil der Langzeitbehandlung.**

Stationäre Diabetesschulung

Wenn Kinder und Jugendliche die Diabetestherapie mit einer Insulinpumpe erlernen möchten, können sie zu einer speziellen Insulinpumpenschulung stationär aufgenommen werden, die in der Regel eine Woche dauert. Diese Zeit wird benötigt, um die individuelle Basalrate mithilfe von Fastentests zu ermitteln. Außerdem benötigen die Eltern und die Kinder diese Zeit, um die neue Technik sicher zu erlernen und fachgerecht anzuwenden.

> **Die Insulinpumpenschulung findet oft stationär während eines einwöchigen Klinikaufenthaltes statt.**

9.4   Was bringt die Zukunft für Kinder und Jugendliche mit Diabetes?

Ständig forschen zahlreiche Wissenschaftler auf der ganzen Welt daran, die Lebenssituation von Kindern und Jugendlichen mit Diabetes zu verbessern. Mit Unterstützung der Industrie wird an neuen Insulinpräparaten gearbeitet. Neue Geräte für die Injektion von Insulin und für Blutglukosemessungen werden entwickelt. Andere Forschergruppen versuchen, das Auftreten des Diabetes zu verhindern. Schließlich gelten weitere Untersuchungen und Experimente dem Ziel, den Typ-1-Diabetes vollständig zu heilen.

Neue Insuline

Jahrzehntelang wurde das für die Insulintherapie notwendige Insulin aus den Bauchspeicheldrüsen von Rindern und Schweinen gewonnen. 1980 wurden gentechnologische Methoden zur Herstellung von Humaninsulin entwickelt. In den letzten Jahren konzentrierte sich die Forschung auf die Entwicklung von Insulinanaloga. Das sind Insulinabkömmlinge mit veränderter Insulinwirkung.

Zwei Arten von Insulinanaloga wurden entwickelt und erprobt: schnell wirkende und lang wirkende. Die schnell wirkenden Analoga sind: Apidra, Humalog, Liprolog und Novo Rapid. Diese vier Insulinanaloga zeichnen sich durch ihren sehr schnellen Wirkungseintritt und ihre kurze Wirkungsdauer aus. Sie sind daher als Mahlzeiten- und Korrekturinsulin besonders gut geeignet. Derzeit wird an noch schneller wirkenden Insulinanaloga gearbeitet, die vor allem bei der Insulinpumpentherapie zum Einsatz kommen sollen.

Zwei lang wirkende Insulinanaloga sind verfügbar: das Levemir und das Lantus. Sie weisen eine verzögerte Insulinwirkung zwischen etwa 8 und 24 Stunden auf und werden daher als Basalinsulin empfohlen.

Neue Geräte

Die Entwicklung neuer Geräte zur Insulininjektion und zur Blutglukosebestimmung schreitet rasch voran.

■ **Blutglukosemessung**

Die ersten Geräte zur Blutglukosemessung benötigten für eine Messung noch 25 bis 30 µl Blut, die aktuellen nur 0,3 bis 1,0 µl. Die Geräte wurden immer bedienungsfreundlicher, sie sind genauer und liefern innerhalb we-

9.4 · Was bringt die Zukunft für Kinder und Jugendliche mit Diabetes?

327   9

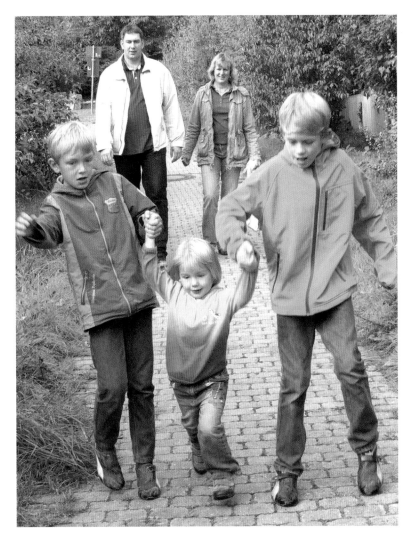

◘ Abb. 9.4 Majas Familie auf dem Weg in eine unbeschwerte Zukunft.

niger Sekunden ein zuverlässiges Messergebnis. Ohne einen Blutstropfen geht es noch nicht. Für die Blutentnahme ist weiterhin ein Einstich in die Fingerbeere oder ausnahmsweise in das Ohrläppchen erforderlich.

Derzeit arbeiten mehrere Forschergruppen weltweit an verschiedenen Geräten zur kontinuierlichen Glukosemessung (CGM), die als Glukosesensoren bezeichnet werden. Diese Technologien machen es möglich, den Blutglukosewert ständig über den Glukosewert der Gewebsflüssigkeit im Unterhautfettgewebe zu bestimmen (▸ Kap. 4.2). Die neuen Systeme werden immer kleiner, genauer und können mit Insulinpumpen kommunizieren. Damit wird ein wichtiger weiterer Schritt hin zu einer künstlichen Bauchspeicheldrüse beschritten.

■ **Künstliche Bauchspeicheldrüse**
Wünschenswert wäre aber die Entwicklung einer »künstlichen Bauchspeicheldrüse«. Dafür wird ein Glukosesensor benötigt, der den Blutglukosespiegel kontinuierlich misst, die Werte an eine Insulinpumpe übermittelt, die daraufhin die bedarfsgerechte Insulindosis berechnet und injiziert.

Der erste Schritt in diese Richtung sind bereits verfügbare Insulinpumpen, die bei Auftreten einer über die kontinuierliche Glukosemessung erfassten Hypoglykämie die Insulinzufuhr vorübergehend unterbrechen. Außerdem sind bereits Systeme zugelassen, die vorausschauend die Basalinsulingabe der Pumpe für einige Zeit abschalten, wenn eine Hypoglykämie droht. Die Stoffwechselüberwachung während der Nacht wird durch den Einsatz dieser Geräte vor allem bei kleinen Kindern sehr erleichtert.

Außerdem wird an Geräten gearbeitet, die nicht nur Insulin zur Korrektur hoher Blutglukosewerte abgeben, sondern auch beim Auftreten von Hypoglykämien Glukagon injizieren. Schließlich wurden von mehreren Forschergruppen weltweit so genannte »closed loop«-Systeme entwickelt und in Studien mit Kindern und Jugendlichen erprobt, bei denen die Insulingabe durch eine Pumpe automatisch abhängig von den Sensorglukosewerten gesteuert wird. Nachts konnten damit stabile Glukosewerte erreicht werden, die denen von Menschen ohne Diabetes entsprechen. Diese automatische Insulindosierung ist während des Tages wegen der Mahlzeiten, unterschiedlicher Aktivitäten und des immer noch zu langsam wirkenden Insulins noch nicht optimal möglich.

Den Typ-1-Diabetes verhindern

Seit einigen Jahren wird intensiv daran geforscht, das Auftreten eines Typ-1-Diabetes zu verhindern. Der meist durch eine Virusinfektion in Gang gesetzte Autoimmunprozess, der die insulinproduzierenden B-Zellen nach und nach zerstört, müsste dafür so früh wie möglich gestoppt werden. Zahlreiche Substanzen wurden bereits erprobt, bisher leider ohne Erfolg. Teilweise zeigte sich überhaupt keine Wirkung, wie z. B. beim Nicotinamid, andererseits waren die Nebenwirkungen der Medikamente zu ausgeprägt, um deren Einsatz zu rechtfertigen, wie z. B. bei dem Zellgift Cyclosporin A.

Ein Typ-1-Diabetes könnte nur verhindert werden, wenn unmittelbar nach Beginn des autoimmunologischen Zerstörungsprozesses eingegriffen werden könnte, das heißt, solange die B-Zellen der Langerhans'schen Inseln noch funktionsfähig sind. Dieser Zeitpunkt lässt sich heute bereits durch Vorsorgeuntersuchungen (Screening-Untersuchungen) eingrenzen. Aktuell werden diese Vorsorgeuntersuchungen im Rahmen des Forschungsprojekts Fr1da angeboten.

Bei Menschen, die erblich stark belastet sind, das heißt bei erstgradigen Verwandten von Kindern mit Diabetes (Vater, Mutter, Geschwister), versucht man, diesen kritischen Zeitpunkt durch den Nachweis von Inselzellantikörpern, Insulinautoantikörpern und genetischen Untersuchungen zu erfassen. Dies geschieht jedoch nur im Rahmen von wissenschaftlichen Untersuchungen. Die Ergebnisse dieser Studien vermitteln aber bis heute lediglich statistische Erkenntnisse und lassen keine individuellen Rückschlüsse auf Auslöser des Diabetes oder wirksame Medikamente zur Verhinderung des Diabetes zu.

9.4 · Was bringt die Zukunft für Kinder und Jugendliche mit Diabetes?

329   9

Unter der Lupe

Wie werden Medikamente wissenschaftlich erprobt?

Auch in Zukunft wird man nicht müde werden, immer wieder neue Mittel zu erproben, um das Auftreten des Diabetes zu verhindern. Die Studien beginnen mit der Suche nach erstgradigen Verwandten von Patienten mit Typ-1-Diabetes. Anschließend wird untersucht, ob sie bereits Antikörper aufweisen. Wenn das der Fall ist, wird die fragliche Substanz im Doppelblindversuch eingesetzt. Doppelblindversuch bedeutet, dass nur die Hälfte der am Versuch teilnehmenden Personen die Substanz erhält, während die andere Hälfte identisch aussehende Tabletten jedoch ohne Wirkstoff (Placebo) einnimmt. Weder die Teilnehmer noch die Ärzte wissen, wer zu welcher Gruppe gehört. Damit soll verhindert werden, dass Erwartungen und Vorurteile der Teilnehmer und Ärzte das Ergebnis der Studie beeinflussen. Am Ende der sich über einen längeren Zeitraum hinziehenden Studie wird das Geheimnis gelüftet, wer die Prüfsubstanz und wer das Placebo erhielt. Die Ergebnisse der Studie werden anschließend ausgewertet. Nur wenn in der Gruppe der Teilnehmer, die die Prüfsubstanz erhielt, überzufällig weniger Menschen an Diabetes erkranken als in der Gruppe mit dem Placebo, wäre das ein Hinweis für die Wirksamkeit der Substanz.

Diese kurze Beschreibung einer wissenschaftlichen Doppelblindstudie macht deutlich, wie aufwendig diese Forschungen sind.

Den Typ-1-Diabetes heilen

Andere Forschergruppen arbeiten daran, einen bereits bestehenden Typ-1-Diabetes zu heilen. Das wäre nur möglich, wenn es gelänge, funktionsfähige, das heißt insulinproduzierende B-Zellen in den Körper eines Patienten mit Typ-1-Diabetes einzuschleusen.

Drei Wege sind denkbar:
- die Transplantation einer vollständigen Bauchspeicheldrüse,
- die Transplantation isolierter B-Zellen,
- die genetische Manipulation und Transplantation von Stammzellen.

Die Transplantation einer vollständigen Bauchspeicheldrüse ist bereits vielfach gelungen. Allerdings führt man diese schwierige Operation bisher nur bei Patienten durch, deren Nieren wegen einer fortgeschrittenen Nephropathie nicht mehr funktionieren. Diese Patienten, die bereits seit langen Jahren an Diabetes erkrankt sind, erhalten eine kombinierte Nieren- und Bauchspeicheldrüsentransplantation. Wie nach jeder Transplantation müssen diese Personen jedoch dauerhaft hochwirksame Medikamente einnehmen, damit die neuen Organe nicht von ihrem Körper abgestoßen werden. Diese Medikamente haben nicht nur erwünschte, sondern auch unerwünschte Nebenwirkungen, die es nicht rechtfertigen, dass ein sonst gesundes Kind mit Typ-1-Diabetes dieser schweren Operation mit allen ihren Folgen unterzogen wird.

Sehr viel schwieriger ist die Transplantation isolierter B-Zellen. In Tierversuchen bei Ratten und Mäusen hat man versucht, insulinproduzierende

B-Zellen zu transplantieren. Dazu werden die Bauchspeicheldrüsen ungeborener Tieren entnommen. Anschließend werden die B-Zellen isoliert
und in die Leber von Tieren injiziert, bei denen man vorher durch Entfernung der Bauchspeicheldrüse einen Diabetes erzeugt hat.

Zwei schwierige Fragen sind dabei zu bedenken, eine medizinische und
eine ethische. Es sind noch viele Experimente notwendig, um herauszufinden, wie die Abstoßungsreaktionen gegenüber den transplantierten
B-Zellen bei den Empfängern überwunden werden können. Noch schwieriger wird es sein, genügend Inselzellen zu gewinnen. Die Verwendung von
Zellen ungeborener Menschen ist aus ethischen Gründen in keiner Weise
vertretbar.

Ein weiterer Weg wird heute beschritten. Wissenschaftler versuchen,
Stammzellen gentechnisch so zu verändern, dass sie Insulin produzieren.
Diese gentechnisch veränderten Zellen sollen die Aufgabe der B-Zellen
übernehmen, Insulin zu produzieren. Diese Methode befindet sich noch in
der allerersten Erprobungsphase.

Obwohl wenig konkrete Hoffnung auf die Heilung des Typ-1-Diabetes
besteht, möchten wir Sie dennoch sehr ermutigen, dem Typ-1-Diabetes
Ihres Kindes engagiert und optimistisch zu begegnen. Vor 30 Jahren war
alles das, was heute für Sie und Ihr Kind für die Behandlung seines Diabetes
eine Selbstverständlichkeit ist, noch undenkbar.

Was in einem »Elternbuch Diabetes« in 10 oder 20 Jahren geschrieben
werden wird, können wir heute nicht voraussagen. Wer kann im Augenblick
wissen, welche Fortschritte es in der Medizin in den nächsten Jahren geben
wird?

> **Es werden noch viele Jahre vergehen, bis eventuell eine Heilung
> des Typ-1-Diabetes möglich ist. Bis dahin müssen alle Kinder und
> Jugendlichen und ihre Eltern den Diabetes mit den heute ver-
> fügbaren Methoden so gut wie möglich behandeln.**

Der Alltag von Kindern und Jugendlichen

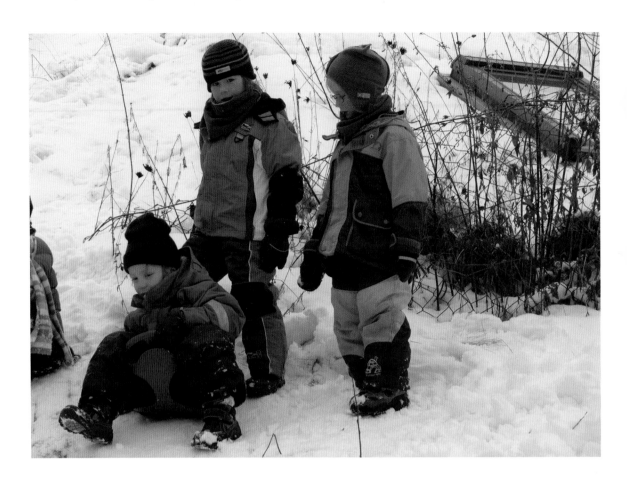

10   Der Alltag von Kindern und Jugendlichen

Kinder mit Diabetes sind ganz normale Kinder wie viele andere auch. Der Kindergarten, der Schulbesuch und die Berufsausbildung gehören für sie ebenso dazu wie gemeinsame Unternehmungen mit gleichaltrigen Freunden oder Ferienreisen ins In- und Ausland. In diesem Kapitel finden Sie einige Anregungen, wie Diabetes und all die Dinge, die für Kinder und Jugendliche im täglichen Leben wichtig sind, möglichst gut miteinander vereinbart werden können. Außerdem geht es um die besonderen Herausforderungen, denen Kinder und Eltern in verschiedenen Lebensphasen gegenüberstehen.

10.1   Mitmachen in Spielkreis und Kindergarten

Wie alle Kinder benötigen auch Kinder mit Diabetes den Kontakt mit gleichaltrigen Mädchen und Jungen, um sich altersgemäß zu entwickeln. In der Gemeinschaft lernen sie, auf die Bedürfnisse anderer einzugehen, Rücksicht zu nehmen und gemeinsam mit ihnen zu spielen. Sie müssen aber auch lernen, sich gegenüber anderen Mädchen und Jungen durchzusetzen und mit Konkurrenz umzugehen. Bereits im Kindergartenalter werden wichtige Weichen für die Entwicklung der Persönlichkeit, des Selbstbewusstseins und des Selbstvertrauens gestellt.

Kinder, die sehr jung an Diabetes erkrankt sind, sollten möglichst früh erleben, dass sie trotz ihrer Besonderheit »normal« sind und überall dazugehören. Je eher sie lernen, selbstverständlich mit ihrem Diabetes umzugehen und die notwendige Behandlung anderen Kindern selbstbewusst zu erklären, umso größer ist die Chance, dass sie sich auch auf Dauer gut mit ihrer Stoffwechselstörung arrangieren können.

Den Besuch eines Kindergartens oder auch die Teilnahme an Spielkreisen möchten wir ausdrücklich empfehlen. Dies gilt auch vor dem Hintergrund, dass viele sehr junge Kinder mit Diabetes von ihren Eltern besonders umsorgt und behütet werden. Die Bindung zwischen ihnen wird dadurch sehr eng und intensiv. Die große Fürsorge dieser Eltern, besonders oft der Mütter, ist nur zu verständlich und richtig, allerdings bringt sie auch das Risiko mit sich, dass die Kinder dadurch eher abhängig und ängstlich werden. Junge Kinder mit Diabetes sollten deshalb die Erfahrung machen, dass sie sich auch außerhalb der engsten Familie sicher und geborgen fühlen können.

Voraussetzung für den Kindergartenbesuch ist, dass die Erzieherinnen eingehend über den Diabetes informiert werden. Ein enger Kontakt kann Eltern und Betreuern auf Dauer die notwendige Sicherheit geben. Lassen Sie sich nicht aus der Ruhe bringen und fühlen Sie sich auch nicht gekränkt, wenn bei der Anmeldung Ihres Kindes für den Kindergarten einzelne Erzieherinnen sehr zurückhaltend oder sogar abweisend reagieren. Meist haben sie übertriebene und teilweise unberechtigte Ängste. Oft fürchten sie vor allem, dass sie die Verantwortung überfordern könnte. Diese Sorge sollten Sie einfühlsam in einem Gespräch abbauen.

Das persönliche Gespräch mit der Erzieherin

Im ersten Gespräch sollten Sie den Diabetes Ihres Kindes einfach und nicht zu dramatisch darstellen. Beschränken Sie sich auf die Informationen, die für die tägliche Betreuung am Vormittag während des Kindergartenaufenthalts wichtig sind. Die Insulindosierung gehört ebenso wenig dazu wie die Gefahr nächtlicher Hypoglykämien oder die genaue Berechnung der Nahrung. Die Erzieherinnen werden Ihrem Kind anfangs wahrscheinlich nicht Insulin mit einem Pen oder über die Insulinpumpe verabreichen. Über Nacht wird es zu Hause sein, und das Frühstück für die Pause wird morgens von Ihnen zubereitet und Ihrem Kind mitgegeben. Durch eine überlegte kurze Beschreibung des Diabetes können Sie vermeiden, dass Ihrem Kind mit übertriebenem Mitleid begegnet oder die Aufnahme in den Kindergarten ganz abgelehnt wird.

Um die Befürchtungen der Erzieherinnen abzubauen, können Sie anbieten, während der ersten Tage mit in den Kindergarten zu kommen. Positive Erfahrungen haben Mütter auch mit einem Handy gemacht, über das sie für die Erzieherinnen ständig erreichbar sind. Obwohl es kaum genutzt wird, gibt es allen Seiten ein sicheres Gefühl.

Viele Erzieherinnen trauen sich anfangs nicht zu, den Blutzuckerwert bei einem Kind zu messen. Ihnen geht es ebenso wie den meisten Eltern, als der Diabetes bei ihrem Kind entdeckt wurde. Wenn sie jedoch einige Tage lang beobachten können, wie einfach der Blutzuckerwert kontrolliert werden kann, sind die meisten aus Interesse und eigenem Antrieb bereit, es einmal auszuprobieren. Auch sind sie bereit, Kindern bei der Bolusgabe

◨ **Abb. 10.1** Maja (3) hatte Glück, eine Betreuerin ihrer Kindergruppe kannte sich schon gut mit der Insulinpumpe aus. Weil sich ihre Eltern regelmäßig mit den Erzieherinnen abstimmen, kann Maja unbeschwert mit den anderen Kindern spielen.

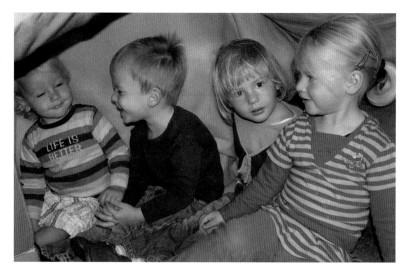

über die Insulinpumpe zu helfen. Unsere Erfahrung zeigt, dass sich die Mehrzahl der Erzieherinnen gut und engagiert um Kinder mit Diabetes kümmert, wenn sie einfühlsam an die Behandlung herangeführt und nicht durch zu hohe Ansprüche überfordert werden. Die Diabetesberaterinnen vieler Kinderkliniken sind oft auch bereit, Eltern beim Gespräch mit den Erzieherinnen zu unterstützen, wenn es Widerstände gegen die Aufnahme eines Kindes im Kindergarten gibt. Grundsätzlich hat heute jedes Kind das Recht auf den Besuch eines Kindergartens.

Kinderleben

Was sollten Erzieherinnen im Kindergarten über Diabetes wissen?

— Kinder mit Diabetes sind ebenso leistungsfähig und belastbar wie alle anderen Kinder. Soweit wie möglich sollte jede Sonderrolle vermieden werden. Sie können und sollen an Geburtstagsfeiern, Kochen und Backen, Festen, Sport, Schwimmbadbesuchen und Ausflügen teilnehmen. Vor außergewöhnlichen Unternehmungen sollten Eltern und Erzieherinnen absprechen, was zu bedenken ist.

— Diabetes ist eine Stoffwechselstörung, bei der ein lebenswichtiges Hormon, das Insulin, nicht mehr gebildet werden kann. Es wird ersetzt, indem es täglich mehrfach unter die Haut gespritzt oder über eine Insulinpumpe gegeben wird. Die Insulindosis wird vor allem mit der Nahrung und der Bewegung des Kindes abgestimmt. Die Behandlung wird täglich durch mehrere Blutzuckerkontrollen oder eine kontinuierliche Glukosemessung überprüft. Die Verantwortung für die Behandlung tragen die Eltern. Falls Insulingaben über die Insulinpumpe am Vormittag erforderlich sind, werden diese genau von den Eltern berechnet und schriftlich abgestimmt. Wenn

▼

ein Kind ein CGM-System trägt, erhalten die Erzieherinnen einen kurzen Plan dazu, was sie tun sollten, wenn es einen Alarm gibt.

- Diabetes ist nicht ansteckend. Die Ursache des Typ-1-Diabetes ist bis heute unbekannt. Die Ernährung eines Kindes hat keinen Einfluss darauf, ob es irgendwann einen Typ-1-Diabetes bekommt oder nicht. Das sollten auch die anderen Kinder der Gruppe wissen.

Für die tägliche Betreuung im Kindergarten bedeutet Diabetes:

- Kinder mit Diabetes müssen die Mahlzeiten, die sie mitgebracht haben, vollständig zu festgelegten Zeiten essen. Sie sollten ihr Frühstück nicht mit anderen Kindern tauschen. Die Frühstückszeit kann mit der üblichen Zeit im Kindergarten abgestimmt werden. Es kommt dabei nicht auf fünf Minuten an.

- Darüber hinaus sollten Kinder mit Diabetes keine weiteren Nahrungs-mittel essen oder trinken. Ausnahmen sind zum Beispiel rohes Ge-müse, zuckerfreies Kaugummi, ungezuckerter Früchtetee oder Wasser. Andere Nahrungsmittel müssen mit den Eltern abgesprochen werden. Tipp: Geben Sie der Erzieherin eine kurze Liste der Nahrungsmittel, die Ihr Kind nach Lust und Laune essen darf, ohne dass es sich auf seinen Blutzuckerspiegel auswirkt.

- Wenn ein Kind etwas zusätzlich genascht hat, bedeutet das keine aktuelle Gefahr. Ärztliche Hilfe ist deswegen nicht erforderlich. Auch die Erzieherin muss nicht sofort handeln. Sie sollte jedoch die Eltern darüber informieren, wenn das Kind mittags abgeholt wird, damit die zusätzliche Nahrung bei der Behandlung berücksichtigt werden kann.

- Hilfe benötigt das Kind vor allem dann, wenn sein Blutzucker zu sehr absinkt. Eine Hypoglykämie oder Unterzuckerung macht sich durch Anzeichen bemerkbar, die bei jedem Kind etwas anders sind. Darum sollten Sie den Erzieherinnen genau beschreiben, welche Anzeichen für Ihr Kind typisch sind, wie es sich bei einer Hypo-glykämie verhält und wie sich seine Stimmung ändert.

- Die Hypoglykämie kann durch Gabe von Traubenzucker oder eines zuckerhaltigen Getränks behandelt werden. Geben Sie den Erziehe-rinnen dafür einige Päckchen mit Fruchtsaft (0,2 l) oder Trauben-zuckerplättchen als Vorrat. Ebenso gehören einige Traubenzucker-plättchen in die Tasche Ihres Kindes. Sagen Sie den Erzieherinnen nicht nur, was Ihr Kind bei einer Hypoglykämie essen sollte, son-dern auch genau, wie viel davon. Erklären Sie auch, dass es etwa fünf Minuten dauert, bis die Anzeichen einer Hypoglykämie ab-klingen.

- Ursachen für eine Unterzuckerung sind eine ungenügende bzw. verspätete Nahrungsaufnahme oder verstärkte körperliche Aktivi-tät, zum Beispiel ausdauerndes Toben oder Sport. In diesen Situa-tionen ist besondere Wachsamkeit wichtig. Sprechen Sie mit den Erzieherinnen genau ab, was und wie viel Ihr Kind zusätzlich essen

▼

sollte, wenn größere körperliche Anstrengungen geplant sind, zum Beispiel vor dem Schwimmen, Toben oder Sport. Sie können für diesen Fall Müsliriegel, Knäckebrot oder andere haltbare kohlenhydrathaltige Nahrungsmittel als Vorrat im Kindergarten hinterlegen.

— Jüngere Kinder bemerken Unterzuckerungen noch nicht zuverlässig. Beobachtet die Erzieherin typische Unterzuckerungszeichen, muss sie das Kind liebevoll, aber bestimmt dazu bringen, Saft zu trinken oder Traubenzucker zu essen.

— In sehr seltenen Fällen kann die Unterzuckerung zu einem Bewusstseinsverlust und/oder einem Krampfanfall führen. Hier sollte die Erzieherin wie bei jedem Notfall sofort einen Notarzt rufen und ihm vom Diabetes des Kindes berichten. Auf dem Notfallblatt (◻ Abb. 10.2), das jede Erzieherin griffbereit haben sollte, sind alle erforderlichen Telefonnummern und Maßnahmen aufgeführt.

— Oft sind Erzieherinnen in Kindergärten bereit, den ihnen anvertrauten Kindern Medikamente nach Maßgabe der Eltern zu geben, zum Beispiel Insulin über die Pumpe oder mit einem Pen zu geben oder den Blutzuckerwert zu messen. Zur rechtlichen Absicherung ist es in vielen Kindergärten erforderlich, dass sich die Eltern damit schriftlich einverstanden erklären, das heißt einen so genannten »Medikamentenschein« ausfüllen und unterschreiben.

— Wegen der Unterzuckerungsgefahr sollten Kinder mit Diabetes immer zum Kindergarten begleitet und auch wieder abgeholt werden. Sie dürfen nie ohne Begleitung nach Hause geschickt werden.

— Viele kleine Kinder mit Diabetes werden heute mit einer Insulinpumpe behandelt. Für den extrem seltenen Fall, dass die Funktion der Insulinpumpe gestört ist und ein Alarm gegeben wird, müssen Erzieherinnen wissen, dass sie die Eltern umgehend anrufen müssen, um zu besprechen, was zu tun ist. Hier darf nicht über mehrere Stunden gewartet werden, bis das Kind mittags wieder abgeholt wird.

— Zur Information der Erzieherinnen hat die Arbeitsgemeinschaft für Pädiatrische Diabetologie eine Broschüre herausgegeben. Sie erklärt auf verständliche Weise, was Diabetes ist, wie er bei Kindern behandelt wird, und gibt Tipps dazu, was im Kindergartenalltag zu beachten ist (▶ Anhang). Dort finden Sie auch einen Vordruck für die Therapieabsprache mit den Erzieherinnen. Für Kinder, die ein CGM-System nutzen, gibt es ebenso Vordrucke für kurze, persönliche Absprachen mit den Erziehern in Kindereinrichtungen. Lassen Sie sich diese von Ihrem Diabetesteam geben.

▪ Ganztagsbetreuung in Kindertageseinrichtungen

Die Ganztagsbetreuung in Kindergärten, Krippen oder anderen Institutionen muss sehr viel kritischer gesehen werden als die Betreuung für einige Stunden am Vormittag. Kinder mit Diabetes benötigen bis weit ins Grundschulalter hinein die Aufmerksamkeit und Überwachung ihrer El-

**Unterzuckerung mit Bewusstlosigkeit:
Was müssen Sie in diesem Notfall tun?**

Für den extrem seltenen Fall einer schweren Unterzuckerung mit Bewusstlosigkeit
finden sich hier die wichtigsten Handlungsanweisungen. Alle Betreuer eines Kindes
mit Diabetes - auch alle Vertretungskräfte - müssen diese kennen.

> Bitte Bild
> einkleben

Name: ....

hat Typ-1-Diabetes und wird mit Insulin behandelt

Telefonnummer der Eltern:

Privat: ....

Arbeit: ....

Mobil: ....

Andere Hilfsmaßnahmen, die mit den Eltern besprochen wurden:

....

....

....

**Wenn eine schwere Unterzuckerung
mit Bewusstlosigkeit auftritt:**

1. Stabile Seitenlage (wie nach Unfall)
2. Bei Bewusstlosigkeit **keine** feste
   oder flüssige Nahrung einflössen
   (Gefahr durch Verschlucken)

3. Notarzt rufen

   • Telefon ....

   • Diagnose: Diabetes

   • Anlass: schwere Unterzuckerung

4. Ruhe bewahren und beim Kind
   bleiben.
   Der Notarzt kann dem Kind sicher
   und schnell helfen.

■ **Abb. 10.2** Bitte tragen Sie die persönlichen Daten Ihres Kindes in dieses Notfallblatt ein, bevor Sie es fotokopieren und an die Erzieherinnen, Lehrer, Trainer oder andere Betreuer weitergeben (s. Kopiervorlage im Anhang).

tern. Sie überblicken und steuern die gesamte Behandlung ihres Kindes. Diese Verantwortung kann für den größten Teil des Tages nur in seltenen Ausnahmen an mehrere Fremde gleichzeitig abgegeben werden. Und dann sind viele und genaue Absprachen notwendig, um Missverständnisse oder Behandlungsfehler zu vermeiden.

Wenn Kinder mit Diabetes ganztags in einer Einrichtung betreut werden müssen und die Eltern sie in dieser Zeit nicht behandeln können, sind verschiedene Hilfen möglich:

━ Für eine begrenzte Zeit kann eine ambulante (häusliche) Kinderkrankenpflege durch den Diabetesarzt verordnet werden. Diese Fachkräfte kommen zu einer bestimmten Zeit in die Einrichtung, um den Blutzuckerwert zu bestimmen und die passende Insulindosis zu geben. Die Kostenübernahme dafür kann bei der Krankenkasse beantragt werden. Jedoch gibt es dafür besondere Voraussetzungen.

━ Im Einzelfall kann auch eine sogenannte »persönliche Assistenz« beantragt werden, die das Kind in die Einrichtung begleitet und seine Behandlung überwacht. Die Kosten dafür werden unter bestimmten Umständen vom Sozialamt im Rahmen der Eingliederungshilfe nach dem SGB XII § 53 übernommen.

━ Einige Tageseinrichtungen für Kinder schlagen Eltern vor, ihr Kind mit Diabetes als schwerbehindert anerkennen zu lassen, (▸ Kap. 11), um damit den Status einer integrativen Kindertageseinrichtung zu erlangen. Für die Einrichtung hat dies den Vorteil, dass damit mehr Erzieherinnen zur Betreuung der Kinder zur Verfügung stehen. Die Regelungen unterscheiden sich hier jedoch von Bundesland zu Bundesland. Nähere Informationen erhalten Sie über die Landesjugendämter.

Wie kann Diabetes anderen Kindern erklärt werden?

Eine kurze Information der Spielkameraden darüber, dass ihr Freund oder ihre Freundin Diabetes hat, ist notwendig. Sie sollten wissen, warum das Kind nicht wie andere Kinder beim Essen spontan zugreifen darf. Bitte überlegen Sie aber genau, wie ausführlich Sie dabei über den Diabetes und seine Behandlung sprechen wollen. Es sollte im Kindergarten nicht der Eindruck entstehen, dass der Diabetes die wichtigste Eigenschaft Ihres Kindes ist. Dadurch würde es nur in eine unbeliebte Außenseiterrolle gedrängt werden. Und das wäre schade, denn es hat bestimmt viel wichtigere und interessantere Eigenschaften und Fähigkeiten, die im Vordergrund stehen sollten.

Die beste Freundin oder der beste Freund wird sicherlich etwas mehr über den Diabetes erfahren wollen als die anderen Kinder. Lassen Sie aber Ihr Kind auf jeden Fall selbst entscheiden, was und wie viel es erzählen möchte. Sie sollten ihm dann allerdings helfen, die richtigen Worte zu finden. Das Diabetesbuch für Kinder kann dabei mit seinen vielen Bildern als Leitfaden dienen.

Ob im Kindergarten eine Erzählstunde über Diabetes stattfinden sollte, ist schwierig zu beurteilen. Wir meinen, dass der Wunsch Ihres Kindes entscheidend sein sollte. In der ausführlichen Darstellung des Diabetes sehen wir jedoch keinen Nutzen, weder für Ihr Kind noch für seine Spielkameraden, denn Kindergartenkinder können die Tragweite der Erkrankung noch nicht verstehen. Es besteht eher die Gefahr, dass Ihr Kind weniger wegen des Diabetes an sich, sondern eher wegen der ausführlichen Beschreibung aller möglichen Behandlungsschritte zum Außenseiter wird.

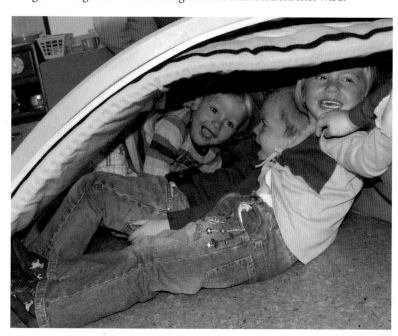

Abb. 10.3 Majas Freunden gefällt die Insulinpumpe wegen der Tiertasche besonders gut. Sie haben sich das Gerät auch schon mal genau angesehen – aber auf die Knöpfe dürfen sie nicht drücken.

> Alle Kinder sollten gemeinsam mit Gleichaltrigen einen Spiel-
> kreis oder einen Halbtagskindergarten besuchen dürfen.

Wo finden Mütter und Väter Unterstützung?

Eltern, deren Kinder sehr jung an Diabetes erkrankt sind, werden sehr stark
gefordert. Ihre Leistung im Alltag ist enorm. Von Außenstehenden wird das
notwendige Engagement häufig unterschätzt. Um bei den ständigen Anforderungen und bei der großen Verantwortung selbst gesund und seelisch
ausgeglichen zu bleiben, brauchen gerade Eltern von chronisch kranken
Kindern Gelegenheit, um auszuspannen und neue Kräfte zu sammeln. Es
ist gedankenlos, wenn von Müttern ganz selbstverständlich verlangt wird,
dass sie sich ständig allein um ihr Kind mit Diabetes zu kümmern hätten.
Gerade für sie muss es möglich sein, einmal für ein paar Stunden nicht an
den Diabetes zu denken, einen Ausgleich zu finden und sich zu erholen.

Die Beziehung der Eltern zueinander kann durch die zusätzliche Verantwortung ebenfalls belastet werden. Wie alle Paare brauchen auch Eltern
eines Kindes mit Diabetes Zeit, um ihre Partnerschaft zu pflegen und ihr
gemeinsames Leben zu genießen. Ein unbeschwerter Restaurantbesuch, ein
Kinoabend, die Sportgruppe oder andere Unternehmungen zu zweit oder
mit Freunden und Bekannten sollten selbstverständlich möglich sein – und
das alles ohne Schuldgefühle oder schlechtes Gewissen! Schließlich sollten
Eltern auch Gelegenheit haben, um sich in Ruhe über die Erziehung der
Kinder auszutauschen und eine gemeinsame Linie abzustimmen. Verlässliche Familienregeln, die von beiden Eltern getragen werden, zählen zu den
wichtigsten Erfolgsrezepten für ein entspanntes Familienleben. Dazu wird
an einigen Kinderkliniken ein spezielles Training für Eltern von Kindern
mit Diabetes (Delfin Elterntraining s. Anhang) angeboten.

In einer Reihe von Studien hat sich in den letzten Jahren gezeigt, dass
die Diabetestherapie gerade Mütter von sehr jungen Kindern an die Grenzen ihrer seelischen und körperlichen Leistungsfähigkeit bringen kann. Die
gute Behandlung der Kinder wird in manchen Familien durch Schlafman-
gel und Erschöpfung wegen ständiger nächtlicher Blutzuckermessungen
vor allem der Mütter erkauft. Andererseits weiß man, dass die psychische
und körperliche Gesundheit der Mütter sich auf die Gesundheit des Kindes
mit Diabetes auswirkt. Daher ist es keinesfalls ein Zeichen von Schwäche
oder mangelnder Fürsorge, wenn Mütter Hilfe suchen und annehmen,
eigene Interessen neben dem Diabetes weiter verfolgen und auch auf die
eigene Gesundheit und Erholung achten. In vielen Kinderkliniken gehört
ein Psychologe zum Diabetesteam, der Eltern bei Erziehungsproblemen,
Ängsten oder seelischer Erschöpfung berät. Scheuen Sie sich nicht, diese
vertraulichen Gesprächsangebote zu nutzen, wenn Ihnen der Diabetes ihres
Kindes über den Kopf wächst. Wenn nötig und gewünscht, können diese
Fachleute für Sie auch passende psychotherapeutische Hilfen zum Abbau
von Ängsten oder einer Depression organisieren.

■   Auch Großeltern können Insulin spritzen oder eine Insulinpumpe
bedienen

Die meisten Großeltern können sich zu Beginn des Diabetes kaum vorstellen, ihrem Enkelkind Insulin über eine Insulinpumpe oder mit einem Pen

zu geben. Der Diabetes ist für viele von ihnen ein einschneidendes Ereignis, dem sie zunächst hilflos und traurig gegenüberstehen. Sie möchten ihrem Enkelkind keinen Schmerz zufügen und haben große Sorge, dass ihnen bei der Behandlung ein Fehler unterlaufen könnte. Großeltern sind aber gerade dann, wenn ein Enkelkind an Diabetes erkrankt, besonders wichtig für die ganze Familie. Jedes Kind mit Diabetes sollte genau wie seine Geschwister Oma und Opa besuchen und auch bei ihnen übernachten oder ein Wochenende verbringen dürfen.

Im Notfall können erfahrene Großeltern einspringen und die junge Familie stützen. Dies ist besonders für Eltern jüngerer Kinder wichtig, die sonst kaum Gelegenheiten finden, um einen entspannten Abend zu zweit zu verbringen. In Kinderkliniken werden deshalb auch Großeltern gern in der Diabetesschulung begrüßt. Sprechen Sie Ihr Diabetesteam an, wenn Sie Unterstützung bei der Information der Großeltern oder anderer wichtiger Familienmitglieder oder Freunde wünschen.

Wenn Sie außerhalb der Familie nach Betreuungsmöglichkeiten suchen, bieten sich folgende Ansprechpartner an:

- erfahrene und zuverlässige Jugendliche mit Diabetes als Babysitter – auch hier hilft die Diabetesambulanz weiter,
- andere Familien mit einem Kind mit Typ-1-Diabetes – ein Aushang in der Diabetesambulanz kann erste Kontakte herstellen,
- Weitere Kontakte finden Sie über die Website Diabetes-Kids, über die sich etwa 8000 Eltern von Kindern mit Diabetes aus dem deutschsprachigen Raum austauschen (▶ Anhang),
- Schließlich können auch Babysitter an Diabetesschulungen teilnehmen, um sich auf die Betreuung eines Kindes mit Diabetes vorzubereiten.

❯ **Großeltern und andere nahe Verwandte oder enge Freunde sind wichtige Stützen für Familien. Sie sind bei jeder Diabetesschulung gern gesehen.**

Wie erleben Geschwister den Diabetes?

Geschwister von Kindern mit Diabetes fühlen sich häufig ungerecht behandelt und zurückgesetzt. Sie müssen ständig warten, beim Wecken, beim Essen, bei Unternehmungen, immer gilt die Sorge und Zuwendung der Eltern zuerst dem Geschwister, dessen Blutzuckerwert mal wieder zu niedrig oder zu hoch ist. Manche Kinder haben das Gefühl, dass ihre eigenen Sorgen nicht mehr wichtig sind. Weil sie den Diabetes oft noch nicht verstehen können, machen sie sich manchmal Gedanken, ob sie daran auch ein bisschen schuldig sind, weil sie sich zum Beispiel mit ihrem Geschwister oft »gezankt« haben.

Gegen die von ihnen als »Ungerechtigkeit« erlebte Zurücksetzung können sich die Geschwister jedoch kaum auflehnen, denn die Schwester oder der Bruder ist ja krank. Sie müssen ständig ihren Blutzucker messen, Insulin spritzen oder eine Insulinpumpe tragen. Manche Geschwister reagieren darauf mit verdeckten Aggressionen, andere versuchen, die Aufmerksamkeit der Eltern durch auffälliges Verhalten zurückzugewinnen. Kopf- und Bauchschmerzen können ebenso ein Signal für den Wunsch nach mehr

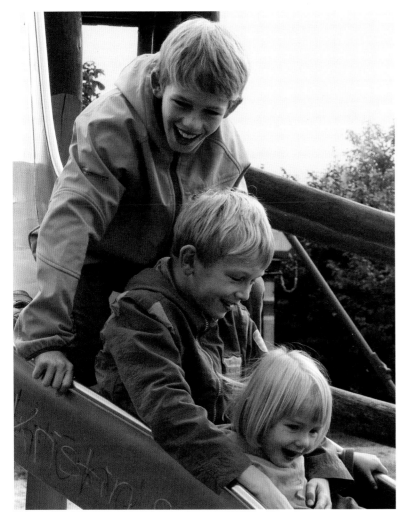

◨ Abb. 10.4 Schon als Maja geboren wurde, hat sich das Leben der großen Brüder geändert, weil sich auf einmal alles um das Baby drehte. Durch den Diabetes achten alle noch etwas mehr auf Maja. Das finden Timo und Jannis schon okay.

Fürsorge sein wie ein übertrieben anschmiegsames Verhalten oder die kritiklose Hinwendung zu anderen Menschen.

- **Was kann Geschwistern helfen?**

Wenn möglich, sollten Geschwister von Beginn an erfahren, was der Diabetes ist und wie er behandelt wird. Sie sollten ihre Schwester oder ihren Bruder frühzeitig in der Klinik besuchen dürfen. So können sie sich überzeugen, dass es dem Geschwisterkind gut geht. Wenn sie alt genug sind, können sie auch an der Diabetesschulung ihres Geschwisters teilnehmen. Gemeinsam macht Lernen mehr Spaß, und die Diabetesberaterin kann direkt auf mögliche unbegründete Schuldgefühle und Befürchtungen eingehen. Die Geschwister können gemeinsam überlegen, wie sie mit den Anforderungen des Diabetes umgehen wollen.

Manche Eltern neigen aus einem Gefühl des Mitleids dazu, ihr Kind mit Diabetes von den üblichen Pflichten des Alltags zu entlasten. Dadurch wird das Selbstbewusstsein des Kindes jedoch eher geschwächt, denn das Kind glaubt, es könne nun wegen des Diabetes nicht mehr so viel leisten wie früher. Außerdem wird die Geschwisterrivalität verstärkt, weil Geschwister diese Art der Schonung als unfair erleben. Die alltäglichen Aufgaben sollten von allen Kindern einer Familie gleich übernommen werden, egal ob eines von ihnen Diabetes hat oder nicht.

Die Diabetestherapie erfordert sehr viel Aufmerksamkeit. Es lässt sich daher nicht verhindern, dass gesunde Geschwister häufiger wirklich zurückstehen müssen. Machen Sie ihnen keine Vorwürfe, wenn sie sich darüber beschweren oder sogar fragen »wann sie nun auch endlich Diabetes bekommen«. Es hilft allen, wenn Sie ehrlich sagen, dass Sie es ebenfalls ziemlich »blöd finden«, wenn der Diabetes mal wieder wichtiger ist als alles andere.

Vermeiden Sie, dass die Geschwister unnötig durch die Diabetestherapie beeinträchtigt und zum »Mit-Diabetiker« gemacht werden. Das gilt besonders für die Ernährung. Geschwister sollen essen, wann und was sie wollen. Sie dürfen auch die Dinge essen und trinken, die bei Diabetes weniger geeignet sind. Jedes Kind mit Diabetes muss lernen, selbstbewusst damit umzugehen und zu akzeptieren, dass es einige Dinge nicht darf, die für den Bruder oder die Schwester möglich sind. Schließlich soll es später selbst in der Lage sein, den vielen Angeboten zu widerstehen, zum Beispiel dem Übermaß an Süßigkeiten am Schulkiosk.

Manche Eltern nehmen sich regelmäßig Zeit, um sich ausschließlich dem Geschwisterkind zuzuwenden und sich mit ihm zu beschäftigen. Ein gemeinsames Hobby, zum Beispiel musizieren, basteln, am Computer spielen, kochen, Sport treiben oder eine Sportveranstaltung besuchen, kann dem gesunden Kind zeigen, dass seine Interessen ebenso wichtig sind wie die des Geschwisters mit Diabetes. Verabreden Sie Zeiten, in denen das gesunde Geschwister Ihre Aufmerksamkeit allein erhält und bestimmen darf, was es mit Ihnen unternehmen möchte.

Gegenseitige Unterstützung unter Geschwistern sollte selbstverständlich sein, dies gilt auch bei der Behandlung des Diabetes. Bitte achten Sie jedoch darauf, dass ältere Geschwister nicht durch die Verantwortung für einen jüngeren Bruder oder eine Schwester mit Diabetes überfordert werden. Ebenso, wie ein zwölfjähriges Kind nicht allein für seine eigene Therapie verantwortlich sein kann, ist ein zwölfjähriger Bruder mit der Diabetestherapie seiner sechsjährigen Schwester überfordert.

> **Gesunde Geschwister benötigen genau wie die Kinder mit Diabetes Zuwendung und Aufmerksamkeit für ihre Wünsche und Sorgen.**

Herausforderungen im Kleinkindalter: »der eigene Kopf«

Fast alle Eltern erleben Szenen, in denen ihr Zweijähriger plötzlich entscheidet: »Alleine machen!« oder sich die dreijährige Tochter im Supermarkt schreiend auf den Boden wirft, weil es dieses Mal keine »Überraschungssüßigkeit« gibt. Jeder, der schon einmal mit Kindern in diesem Alter zu tun hatte, kennt ähnliche Szenen, die eigentlich Ausdruck einer eindrucksvollen Entwicklung sind. Die Kinder erkennen sich jetzt als eigenständige Person, werden sich ihrer Wünsche bewusst und versuchen, Dinge selbst zu meistern. Das ist normal und wichtig für deren geistige Entwicklung, leider aber auch nervenaufreibend für die Eltern. Bei Kleinkindern mit Diabetes kann dieses »normale« Verhalten der Kinder die Eltern erheblich fordern, wenn sich das Kind plötzlich vehement gegen das Setzen des Katheters oder die Blutzuckermessung wehrt. Essen und Nicht-Essen können Mütter und Väter ebenso an den Rand der Verzweiflung bringen, wenn die Antwort auf alle guten Argumente nur lautet: »Nein, mag ich nicht!« Ein einfaches Rezept zum Umgang mit kleinen Trotzköpfen gibt es nicht, dafür einige Anregungen zur Erleichterung des Alltags während der »Kleinkind-Pubertät«:

- Sehen Sie Trotz nicht als Ihre persönliche Erziehungsschwäche, sondern als normale positive Entwicklung Ihres Kindes, bei der es lernen muss, seine Wünsche mit seinen Möglichkeiten abzustimmen. Dazu gehört bei kleinen Kindern auch, zunächst mit Schreien, Hauen oder Trotz auf unerfüllte Wünsche zu reagieren. Es sollte dabei aber möglichst nicht erfahren, dass dieses Verhalten immer zum gewünschten Ziel führt. Mit der Zeit sollte jedes Kind vielmehr lernen, angemessener zu reagieren und Grenzen anzuerkennen. Und der Diabetes sollte hier kein Grund sein, besonders nachsichtig zu sein oder unangemessene Wünsche als Ausgleich für die Krankheit zu erfüllen.

- Spritzen, Katheter- und Sensorsetzen oder Blutzuckermessen sind unangenehm, daran besteht kein Zweifel. Aber auch daran können sich Kinder gewöhnen, wenn diese Behandlungsschritte zu einem unverzichtbaren Ritual gemacht werden wie das Zähneputzen. Kinder haben ein feines Gespür dafür, wie sich ihre Eltern fühlen und wie sie beeinflusst werden können. Wenn es Müttern spürbar Stress oder Schmerz bereitet, ihr Kind zu spritzen, reagieren Kinder viel eher mit Abwehr oder Trotz als wenn die Mütter und Väter die notwendige Behandlung mit einem witzigen Gedicht, einer Geschichte oder einer interessanten Aufgabe verbinden.

- Damit aus einem Trotzanfall keine dauerhafte Strategie wird, ist es gerade bei der Diabetesbehandlung wichtig, dass dieses Verhalten nicht zum Erfolg führt. Bleiben Sie ruhig und handeln Sie entschlossen und gelassen. Vermeiden Sie, mit einem trotzigen Kind über Dinge zu diskutieren, die es noch nicht überschauen kann. Sie würden beide nur verlieren.

- Kleine Erfolgserlebnisse und die Aufmerksamkeit der Eltern motivieren Kinder, sich weiter zu erproben. »Selber machen« ist der wichtigste Antrieb einer altersgemäßen motorischen und geistigen Entwicklung und kann auch bei der Diabetesbehandlung umgesetzt werden, z. B. Öffnen der Katheterpackung, Einführen des Teststreifens in das Gerät oder die Auswahl des Fingers zur Blutentnahme.

- Die geduldige Aufmerksamkeit außerhalb des Diabetes, die Bestätigung für neue Fertigkeiten, z. B. Schuhe anziehen, Knoten binden, Puzzle fertigstellen, Malen etc. und die Anerkennung durch die Eltern bilden in dieser Phase eine stabile Grundlage für die weitere Entwicklung des Kindes.

- Überfordern Sie sich als Eltern nicht, indem Sie den Anspruch haben, Ihr Kind vor Konflikten, Tränen oder Wutanfällen zu bewahren. Selbst in Familien, deren Kinder Ihnen gerade so »vorbildlich« erzogen erscheinen, werden solche Auseinandersetzungen von Zeit zu Zeit vorkommen. Eine erfahrene Mutter bemerkte dazu: »Die täglichen Katastrophen in unserer Familie von heute sind die Anekdoten von morgen«.

10.2 Zur Schule gehen, Freunde finden und lernen wie alle anderen

Kinder mit Diabetes sind geistig und körperlich ebenso leistungsfähig wie andere Kinder auch. Ihre Lernbereitschaft, ihr Begabungsspektrum und ihre Belastbarkeit weisen keine Besonderheiten auf. Welchen Grund sollte es dafür auch geben? Deshalb sollte Ihr Kind wie alle Kinder eine Schulausbildung erhalten, die seiner individuellen Begabung und seinen persönlichen Neigungen entspricht. Der Diabetes sollte die Entscheidung für einen Schultyp nicht beeinflussen, weder im Sinne einer Schonung, noch mit dem Hintergedanken, den Diabetes durch eine besonders anspruchsvolle Schulausbildung auszugleichen.

Auch im Klassenverband sollte der Diabetes kein Anlass für eine Sonderstellung sein. Kinder und Jugendliche können und sollen am Sportunterricht, an Ausflügen und auch an mehrtägigen Klassenfahrten teilnehmen. Eine Sportbefreiung wegen des Diabetes ist nicht zu begründen. Bei der Leistungsbeurteilung sollte keine besondere Rücksicht genommen werden, z. B. durch eine ungewöhnlich milde, durch Mitleid beeinflusste Benotung. Dem sollten Eltern und Lehrer klar entgegentreten. Selbstverständlich werden Lehrer bei der Benotung der Leistungen während einer deutlichen Hypoglykämie Rücksicht nehmen. Wir möchten jedoch ausdrücklich davon abraten, jede schlechte Note mit dem Diabetes zu entschuldigen. Vor dieser Selbstdiskriminierung sollten Kinder mit Diabetes von Schulbeginn an geschützt werden.

Für Kinder, bei denen schon sehr früh, lange vor dem Schuleintritt, ein Diabetes festgestellt wurde, bieten einige Kinderkliniken spezielle Vorbereitungskurse auf den Schulstart an. Im Programm »Fit für die Schule« (▶ Anhang) üben zukünftige Erstklässler, wie sie anderen Kindern und Lehrern ihren Diabetes erklären, was eine Unterzuckerung ist, wie sie richtig

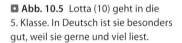 **Abb. 10.5** Lotta (10) geht in die 5. Klasse. In Deutsch ist sie besonders gut, weil sie gerne und viel liest.

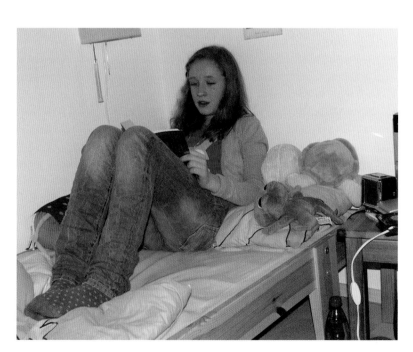

behandelt wird und vieles andere mehr, um den Schulalltag gut und sicher zu meistern.

Lehrerinnen und Lehrer sachlich informieren

Alle Lehrer müssen selbstverständlich wissen, dass ein Schüler ihrer Klasse Diabetes hat. Eltern sind dazu verpflichtet, Lehrer über den Diabetes ihres Kindes zu informieren und mit ihnen zusammenzuarbeiten. Lehrkräfte sollten das Prinzip der Behandlung so gut kennen, dass sie dem Kind erlauben, im Notfall, zum Beispiel bei einer Unterzuckerung, auch während des Unterrichts etwas zu essen oder zu trinken. Schließlich müssen Lehrer wissen, was bei einer schweren Hypoglykämie zu tun ist: den Notarzt rufen und ihn über den Diabetes informieren!

Eltern von Kindern im Grundschulalter sollten daher alles, was für den Schulalltag mit Diabetes notwendig ist, mit den wichtigsten Lehrern vor allem der Klassenlehrerin und dem Sportlehrer persönlich besprechen. Ältere Kinder und Jugendliche können diese Aufgabe oft schon selbst übernehmen. Überlegen Sie genau, welche Informationen für Lehrer wirklich wichtig sind und auf welche Details verzichtet werden kann.

Wie auch bei den Erzieherinnen im Kindergarten hat es sich bei Lehrern bewährt, den Diabetes einfach und klar zu erklären. Die meisten Lehrer interessieren sich dabei für folgende Fragen:

- Ist ein Kind mit Diabetes normal belastbar und leistungsfähig?
- Kann es zu einer gefährlichen Situation kommen, in der ein Lehrer sofort helfen muss?
- Wie häufig sind diese Situationen, und was muss dann genau getan werden?
- Wann benötigt das Kind besondere Aufmerksamkeit oder Kontrolle?
- Erwarten die Eltern, dass die Lehrer Verantwortung für die Behandlung des Kindes übernehmen?

Versuchen Sie, den Lehrern zu vermitteln, dass Ihr Kind normal gefordert werden kann. Sehr ausführliche Schilderungen der Therapie lassen bei Lehrern leicht den Eindruck entstehen, das Kind sei weniger belastbar und benötige besondere Aufmerksamkeit. Manche Pädagogen fürchten, durch den Diabetes selbst überfordert zu werden. Erklären Sie ihnen, dass die Behandlung des Kindes allein in Ihrer Verantwortung als Eltern liegt.

Nur im Ausnahmefall einer Hypoglykämie braucht ein Kind die Hilfe seiner Lehrer. Wenn möglich, sollte das Kind Traubenzucker oder andere schnell wirksame Kohlenhydrate zu sich nehmen. Wenn eine Bewusstlosigkeit eingetreten ist, muss wie bei jedem anderen Unfall in der Schule ein Notarzt gerufen werden. Zur Information können Sie jedem Lehrer eine Kopie des Notfallblattes (Abb. 10.2) geben. Tragen Sie darin zuvor die wichtigsten persönlichen Daten Ihres Kindes ein. Auch für Lehrkräfte hat die Arbeitsgemeinschaft für Pädiatrische Diabetologie (AGPD) eine kurze, prägnante Broschüre zum Typ-1-Diabetes erstellt (▶ Anhang). Wenn es erforderlich ist, können Sie Ihr Diabetesteam bitten, Sie bei der Aufklärung des Lehrerkollegiums zu unterstützen. Erfahrenen Diabetesberaterinnen gelingt es in der Regel, unsichere und zurückhaltende Lehrkräfte zu informieren und deren rechtliche Bedenken abzubauen.

Kinderleben

So viel mitmachen wie möglich, …

Kinder möchten so sein wie ihre Freunde, sie wollen dazugehören.

- Normalerweise kann das Schulfrühstück in der Pause mit den anderen Kindern eingenommen werden. Die Mahlzeiten können so geplant werden, dass während des Unterrichts nichts gegessen werden muss – außer es droht eine Hypoglykämie.

- Sport- und auch Schwimmunterricht bereiten keine besonderen Probleme, wenn vorher zusätzlich Kohlenhydrate gegessen werden oder die Insulindosis abgesenkt wird. Es ist günstig, wenn das Kind dabei seinen Blutzucker selbst messen und auf den Messwert reagieren kann. In Einzelfällen kann es für Kinder eine wichtige Hilfe sein, wenn sie per Handy zu Hause nachfragen können.

- Wenn Kochen oder Backen auf dem Unterrichtsplan stehen, können Kinder mit Diabetes selbstverständlich mitmachen. Wenn die Rezepte vorher bekannt sind, kann zu Hause besprochen werden, was und wie viel davon gegessen werden darf.

- Bei Tagesausflügen sollten Eltern überlegen, ob ihr Kind schon einen Tag selbst für sich sorgen kann. Kinder in den ersten Schuljahren sind meist noch überfordert, wenn sie sich ihr Insulin mittags selbst geben sollen. Darum sollte ein Elternteil die Klasse begleiten. Wenn Ihr Kind jedoch zunehmend selbstständiger wird, etwa ab 10 bis 12 Jahren, sollten Sie überlegen, ob es diese Hilfe noch braucht. Das Zutrauen der Eltern stärkt das Selbstbewusstsein der Kinder.

- Mehrtägige Klassenfahrten finden in der Regel erst am Ende der Grundschulzeit statt. In jedem Fall sollte ein Kind mit Diabetes teilnehmen dürfen. Da jedoch von Lehrern nicht erwartet werden kann, dass sie sich um alle Einzelheiten der Diabetesbehandlung kümmern, müssen jüngere Kinder von einem Elternteil begleitet werden. Bei älteren Kindern und Jugendlichen etwa ab 10 bis 12 Jahren kann überlegt werden, ob ihre Selbstständigkeit ausreicht, um an der Klassenfahrt allein teilzunehmen. Im Rahmen der sogenannten Eingliederungshilfe (SGB XII § 53) können Eltern hier finanzielle oder auch andere persönliche Hilfen zur Begleitung des Kindes mit Diabetes beantragen. Der Sozialdienst Ihrer Kinderklinik kann Sie hierzu beraten.

… so wenig Ausnahmen wie nötig!

Einige besondere Regelungen sind für Kinder mit Diabetes notwendig. Die Kultusministerien der Bundesländer haben zu den Rechten von Kindern mit Diabetes in besonderen Erlassen Stellung genommen.

- Kinder mit Diabetes dürfen ihren Blutzucker jederzeit messen – auch im Unterricht -, um zu klären, ob eine Hypoglykämie vorliegt oder nicht. Ganz besonders gilt das für den Sportunterricht.

▼

- Die Anzeichen einer Unterzuckerung und das Gefühl bei Aufregung, zum Beispiel vor einer Klassenarbeit, sind sehr ähnlich. Damit die Schulleistung nicht durch die zusätzliche Angst vor einer Unterzuckerung beeinträchtigt wird, sollte Ihr Kind seinen Blutzucker vor einer Klassenarbeit messen dürfen.

- Ihr Kind sollte jederzeit ohne besondere Rechtfertigung oder Nachfrage beim Lehrer etwas essen dürfen, wenn eine Unterzuckerung droht.

- Kinder mit Diabetes müssen pünktlich zum Schulschluss nach Hause entlassen werden, damit sie rechtzeitig zu Mittag essen können.

- Wenn der Unterricht bei älteren Schülern bis in den Nachmittag geht, sollten sie eine Möglichkeit erhalten, um sich mittags in Ruhe Insulin zu spritzen oder einen Bolus zu geben. Die Schultoiletten sind dazu nicht nur aus hygienischen Gründen ungeeignet.

- Wenn ein Lehrer deutliche Anzeichen einer Unterzuckerung bemerkt und das Kind keine Gegenmaßnahmen ergreift, sollte er liebevoll, aber bestimmt darauf bestehen, dass es schnell wirksame Kohlenhydrate zu sich nimmt.

- Die Konzentrationsfähigkeit ist während und kurze Zeit nach einer Unterzuckerung herabgesetzt. Die Leistungsminderung in diesen seltenen und kurzen Phasen sollte nicht in die Benotung des Kindes eingehen.

- Fast alle Kinder kommen einmal mit schlechten Schulnoten heim, manchmal haben sie zu wenig gelernt, manchmal waren sie einfach zu aufgeregt oder hatten schlicht Pech. Bevor Sie vorschnell den Diabetes, d. h. zu niedrige oder viel zu hohe Blutzuckerwerte, dafür verantwortlich machen, bedenken Sie auch mögliche Nachteile. Im extremen Einzelfall wird jeder Lehrer dafür einmal Verständnis haben. Werden dagegen wiederholt Blutzuckerschwankungen als Grund für schlechte Schulnoten herangezogen, steht die Leistungsfähigkeit Ihres Kindes prinzipiell infrage.

Unter der Lupe

Rechte und Pflichten der Lehrkräfte

Die gesetzlichen Regelungen zur Betreuung von Kindern mit Diabetes in der Schule und im Hort sind aus Sicht vieler Eltern und Diabetesteams in Deutschland unbefriedigend. Eine Verpflichtung der Lehrer zur Unterstützung von Kindern mit Diabetes bei der Therapie in der Schule besteht nicht, jedoch besteht die Pflicht zur Hilfe in einem Notfall, z. B. bei einer Hypoglykämie (§ 2 Abs. 1 Nr. 13 a SGB VII). Die Diabetesbehandlung zählt den einzelnen Schulgesetzen der Bundesländer zufolge zu den »extra-curricularen« Aufgaben, d. h. nicht zu den Aufgaben der Lehrer und Lehrerinnen. Andererseits sind alle Lehrkräfte verpflichtet, sich über die Krankheiten ihrer Schüler zu informieren und Integration in die Klassengemeinschaft zu fördern (Inklusion). Wenn

Lehrkräfte Kindern im Sinne einer »privaten Gefälligkeit« bei der Diabetesbehandlung helfen, sind sie dabei durch ihren Arbeitgeber über die gesetzliche Unfallversicherung DGUV (§ 2 Abs. 1 Nr. 8b SGB VII). versichert.

Wenn Kinder in den ersten Schuljahren mit der Diabetestherapie in der Schule noch überfordert sind und ihre Eltern sie nicht unterstützen können, sind die folgenden Hilfen unter Umständen möglich:

- Ambulante Kinderkrankenpflege, die zu fest vereinbarten Zeiten die Behandlung in der Schule überprüft oder durchführt. Diese Hilfe wird bei Bedarf vom Kinderdiabetologen verordnet und bei der Krankenkasse beantragt.
- Begleitung in der Schule durch eine sogenannte persönliche Assistenz nach SGB XII § 53 (Eingliederungshilfe). Hier handelt es sich um pädagogische oder pflegerische Fachkräfte, die das Kind im Unterricht begleiten. Die Sozialarbeiter Ihrer Kinderklinik können Sie hier über die notwendigen Voraussetzungen und das Antragsverfahren informieren.

Was sollten Klassenkameraden über den Diabetes wissen?

Es gibt keinen Grund, den Diabetes eines Kindes zu verheimlichen. Ob deshalb jedoch immer gleich die ganze Klasse, zum Beispiel im Rahmen einer Unterrichtsstunde, über die Stoffwechselstörung informiert wird, sollte von Fall zu Fall entschieden werden. Der persönliche Wunsch jedes Kindes ist dabei unbedingt zu berücksichtigen.

Viele ältere Kinder und Jugendliche wollen in einer neuen Klasse nicht sofort als »der Diabetiker« oder »die Diabetikerin« vorgestellt werden. Sie möchten sich durch andere Eigenschaften und Interessen bekannt machen und neue Freunde finden. Die Stoffwechselstörung gehört zu ihrem normalen Alltag. Ihnen reicht es aus, wenn ihre besten Freundinnen und Freunde gut Bescheid wissen und im seltenen Notfall helfen können. Die übrigen Klassenkameraden können zwar irgendwann etwas vom Diabetes erfahren, sie brauchen aber keine Einzelheiten zu kennen. Manche Jugendliche halten bei passender Gelegenheit im Biologieunterricht ein Referat über den Diabetes, andere lehnen das aber auch ab. Sie finden andere Referatsthemen interessanter.

Jüngere Kinder freuen sich häufig, wenn Erwachsene, zum Beispiel ein Elternteil oder eine Lehrerin ihnen hilft, den Klassenkameraden zu erklären, was sie wegen des Diabetes beachten müssen. Lassen Sie sich jedoch nicht verleiten, daraus eine ausführliche Diabetesschulung für die ganze Klasse zu machen. Der praktische Nutzen für Ihr Kind ist gering, mögliche Nachteile durch eine übermäßige Betonung des Diabetes könnten dagegen größer sein.

Mit der Zeit wird der Diabetes für die meisten Kinder zu einer zwar lästigen, aber alltäglichen Sache, wegen der sie nicht ständig angesprochen werden möchten. Viele Kinder sagen, dass es sie nervt, wenn Fremde neugierig fragen oder mitleidig reagieren. Besprechen Sie mit Ihrem Kind, wie es sich in solchen Situationen verhalten kann. Was kann es zum Beispiel

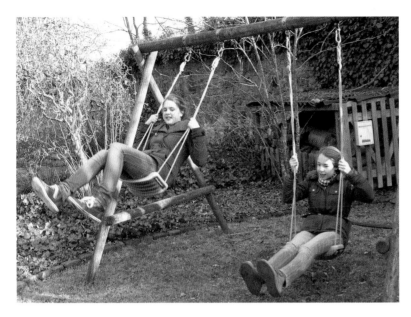

■ **Abb. 10.6** Lena (13) war schon oft auf Schulausflügen. Dabei hat ihre beste Freundin ihr geholfen, das Spritzen vor dem Essen nicht zu vergessen. Das hat funktioniert – klar doch.

sagen, wenn ihm Süßigkeiten angeboten werden? Wie reagiert es, wenn ihm Erwachsene beim Blutzuckermessen zuschauen und erschreckt sind? Was soll Ihr Kind sagen, wenn jemand meint, der Diabetes käme vom vielen Naschen? Und wie soll ein Kind auf interessierte Fragen zu seiner Insulinpumpe oder seinem CGM-System reagieren? Denken Sie sich gemeinsam einige selbstbewusste Antworten aus, damit Ihr Kind auf solche ihm unangenehmen Fragen gut antworten kann.

> Die Information von Lehrern und Klassenkameraden soll Verständnis wecken und für Sicherheit sorgen. Der Diabetes sollte dadurch nicht zum wichtigsten Merkmal Ihres Kindes werden.

Herausforderungen im Schulalter: »Selbstständig werden«

Gegenüber früheren Altersphasen wird die Diabetesbehandlung von Schulkindern für Eltern leichter. Die Kinder sind oft stolz, wenn sie bei der Therapie helfen können und Anerkennung dafür bekommen. Zusätzlich sind sie sehr geschickt und beherrschen die Blutzuckermessung ebenso sicher, wie sie mit einem Handy umgehen können. Etwas ältere Schulkinder bedienen ihre Insulinpumpe oft schneller und sicherer als manche Erwachsene. In diesem Lebensabschnitt lernen Kinder besonders schnell und effektiv, wenn ihr Interesse geweckt und sie altersgemäß gefördert werden. Sie sind offen für die Zusammenarbeit mit ihren Eltern und hoch motiviert, wenn sie als Partner ernst genommen werden.

Eltern sollten daher vor allem die Jahre vor der Pubertät nutzen, um ihre Kinder schrittweise in die Diabetesbehandlung einzubeziehen. Sie können gemeinsam üben, die Insulindosis zu berechnen, Nahrungsmittel einzuschätzen oder alle Utensilien für einen Ausflug vorzubereiten. Kinder lernen dabei auch von ihren Eltern, wie sie auf unerwartete Blutzuckerschwankungen reagieren können. Hier sollten sich Eltern ihrer Vorbildfunktion bewusst sein. Verzweiflung, Angst oder Schuldvorwürfe bei jedem zu hohen Blutzuckerwert machen es Kindern schwer, den Diabetes auf lange Sicht gut zu akzeptieren. Andererseits hilft eine nachlässige und alles entschuldigende Haltung keinem Kind, Verantwortung für sich zu übernehmen. Eine ausgewogene Balance aus Gelassenheit gegenüber unvermeidbaren Schwankungen, positiver Zukunftssicht, aber auch liebevoller Konsequenz in der Therapie stärkt Kinder am ehesten. Und gerade bei hohen Werten sollte deutlich werden: »Der Wert ist zu hoch, aber Du bist weiter okay«.

Vor dem Übergang in eine weiterführende Schule sollten ältere Grundschulkinder die Gelegenheit erhalten, an einer strukturierten Diabetesschulung teilzunehmen, in der sie auf den neuen Lebensabschnitt praktisch vorbereitet werden. In diesen Folgeschulungen vertiefen sie die Grundlagen der Insulintherapie, lernen selbstständiger zu entscheiden und sich selbstbewusst zu verhalten.

Trotz vieler eindrucksvoller Fähigkeiten der Kinder muss aber bedacht werden, dass 10- bis 12-Jährige immer mit der alleinigen Verantwortung für ihre Behandlung überfordert sind. Sie können in unvorhersehbaren Situationen noch nicht sicher entscheiden oder Risiken abschätzen. Selbst wenn sie technische Aufgaben schon perfekt beherrschen, überfordert sie das konsequente Bedenken aller Behandlungsschritte. Im Alltag sollte daher ein Erwachsener diese Verantwortung verlässlich tragen und ansprechbar sein, wenn es z. B. um die Einschätzung des Mittagessens und der passenden Insulindosis geht. Leider hat sich in den letzten Jahren gezeigt, dass Kinder, die zu früh mit dem Diabetes allein gelassen wurden, sich als Jugendliche und junge Erwachsene sehr schwer mit dem Diabetes taten.

> Fördern Sie die Selbstständigkeit Ihres Kindes schrittweise, aber lassen Sie es im Schulkindalter nie mit der Verantwortung für den Diabetes allein.

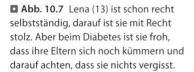

◨ **Abb. 10.7** Lena (13) ist schon recht selbstständig, darauf ist sie mit Recht stolz. Aber beim Diabetes ist sie froh, dass ihre Eltern sich noch kümmern und darauf achten, dass sie nichts vergisst.

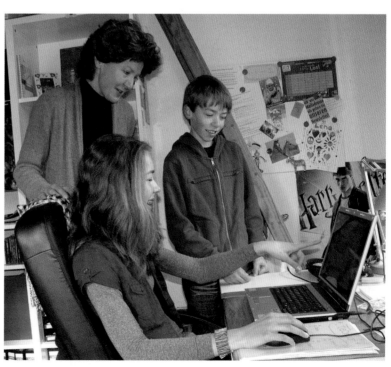

Dies gilt vor allem dann, wenn ein Kind einschneidende Veränderungen in seinem Leben, z. B. die Trennung seiner Eltern, verkraften muss. Selbst wenn die Scheidung für beide Eltern noch sehr schmerzhaft und mit Konflikten beladen ist, benötigt das Kind hier eine verlässliche und konsequente Versorgung durch beide Eltern. Die Fortsetzung der elterlichen Auseinandersetzungen über den Diabetes des Kindes ist dagegen schlicht »Gift« für die gesundheitliche Zukunft des Kindes. Selbst wenn es beiden Eltern schwerfällt, hier gut zusammenzuarbeiten, ist es doch das Beste, was sie für ihr Kind tun können.

Alleinerziehende Eltern, die für ein Kind mit Diabetes verantwortlich und gleichzeitig berufstätig sind, sollten sich nicht scheuen, im Diabeteszentrum nach Hilfsmöglichkeiten zu fragen. Es gibt eine Reihe von Initiativen, z. B. ältere diabeteserfahrene Menschen, die junge Familien unterstützen, oder Stiftungen, die bei besonderen Belastungen oder in Notsituationen helfen.

10.3 Pubertät und Jugendalter

Wenn Mädchen und Jungen in die Pubertät kommen, verändern sie sich nicht nur körperlich. Auch geistig und seelisch entwickeln sie sich in sehr unterschiedlicher Weise. Sie werden mit Erwartungen und Forderungen konfrontiert, die unsere Gesellschaft an sie stellt. Sie sollen sich zu einer selbstbewussten Persönlichkeit entwickeln, sich vom Elternhaus lösen und auch noch Verantwortung für ihre Zukunft übernehmen. Auf Jugendliche mit Diabetes kommen weitere Aufgaben zu. Sie müssen sich immer wieder neu mit ihrem Diabetes auseinandersetzen und außerdem die Verantwortung für ihre Behandlung übernehmen. Wie Jugendliche versuchen, mit diesen vielfältigen Aufgaben fertig zu werden, welche Schwierigkeiten dabei auftreten und wie Sie ihnen dabei helfen können, wird im folgenden Abschnitt besprochen. Die Erfahrungen vieler Eltern und Diabetesteams haben dabei gezeigt, dass fast alle Jugendlichen mit Diabetes überraschend gut und erfolgreich in das Leben als Erwachsene gestartet sind.

Wie verändert sich das Denken im Jugendalter?

Während das Denken bei Schulkindern noch eng daran gebunden ist, was sie sehen und konkret erleben, beginnen Jugendliche komplizierte und abstrakte Zusammenhänge zu verstehen. Das hat auch Folgen für ihren Umgang mit dem Diabetes. Jugendliche können nun das Prinzip der intensivierten Insulintherapie verstehen, wenn es mit ihnen Schritt für Schritt am Beispiel ihres Behandlungsplans erarbeitet wird.

Alle Jugendlichen sollten daher während einer Diabetesschulung üben, wie sie ihre intensivierte Insulintherapie mit einem Pen oder einer Insulinpumpe selbstständig durchführen können. Dazu sollten auch die Eltern mit ihnen das, was im Alltag vielleicht schon seit Jahren gut funktioniert, noch einmal genau besprechen. Für ein Kind ist es dabei wichtig, selbst herauszufinden, wie es seinen Diabetes in Zukunft in eigener Regie behandeln will.

Mit dem Eintritt ins Jugendalter ändert sich auch das Verständnis von Zeit. Die Vergangenheit, vor allem aber die Zukunft erleben Jugendliche sehr viel bewusster als früher in der Kindheit. Sie schmieden Zukunftspläne, erträumen berufliche Ziele und machen sich Gedanken über ihren späteren Lebensweg. Für Jugendliche mit Diabetes können Gedanken an die Zukunft aber auch mit Sorge oder sogar Angst verbunden sein. Irgendwann wird ihnen klar, was der Diabetes wirklich für sie bedeutet. Ein Jugendlicher sagte dazu: »Ich habe erst jetzt richtig verstanden, dass Diabetes für mich ›lebenslänglich‹ heißt. Und das ist ganz schön hart«. Jugendlichen wird bewusst, dass ihr Leben etwas anders verlaufen und die Sorge um den Stoffwechsel sie immer begleiten wird. Diese Erkenntnis ruft bei ihnen genau die Traurigkeit und Kränkung hervor, die viele Eltern bei der Diagnose des Diabetes erlebt haben. Manche Jugendliche ziehen sich zurück, andere wollen den Diabetes nicht mehr wahrhaben und tun nur das Nötigste. In dieser Phase braucht Ihr Kind Ihr Verständnis, Ihre liebevolle Unterstützung und Gelassenheit. Lassen Sie Ihrem Kind Zeit, um sein seelisches Gleichgewicht wieder zu finden und den Diabetes in das Bild seiner eigenen Persönlichkeit aufzunehmen.

Obwohl viele Kinder schon einmal etwas über Folgeerkrankungen des Diabetes gehört haben, wird erst Jugendlichen bewusst, was sie bedeuten. Berichte und Bilder in Zeitschriften oder im Internet, Begegnungen mit Erwachsenen mit Diabetes oder unglücklich formulierte Warnungen von Fachleuten können große Ängste und Hoffnungslosigkeit hervorrufen. Manche Jugendliche verstecken ihre Gefühle hinter »coolen Sprüchen«, andere wollen einfach nichts mehr vom Diabetes hören.

Sie helfen Ihrem Kind am besten, wenn sie ihm eine optimistische Einstellung zu seiner Zukunft mit Diabetes vermitteln. In ▶ Kap. 9 haben Sie erfahren, dass die Folgeerkrankungen durch eine normnahe Stoffwechseleinstellung vermieden oder sehr weit hinausgezögert werden können. Das sollten Sie Ihrem Kind immer wieder aus eigener Überzeugung sagen und ihm damit Mut machen, seinen persönlichen Weg in die Zukunft zu gehen. Bedenken Sie dabei auch, dass einzelne sehr hohe Werte oder begrenzte Phasen mit einer weniger stabilen Stoffwechseleinstellung noch längst nicht bedeuten, dass »alles zu spät ist«. Ihrem Kind stehen auch dann noch alle Wege offen, um sich in den nächsten Jahrzehnten gut mit dem Diabetes zu arrangieren.

❯ **Jugendlichen wird zunehmend bewusst, dass der Diabetes eine lebenslange Erkrankung ist und dass bei schlechter Behandlung Folgeerkrankungen auftreten können.**

Worüber machen sich Jugendliche Gedanken?

Für jüngere Kinder ist die Welt so, wie sie von ihnen jeden Tag erlebt wird. Dagegen machen sich Jugendliche viele Gedanken darüber, wie unsere Welt besser sein könnte, was wir Menschen anders machen müssten, damit es gerechter und friedlicher zugeht. Dies führen Forscher auf einen tiefgreifenden »Umbau« im Gehirn während der Pubertät zurück. Viele Jugendliche nehmen sehr sensibel wahr, wie weit Wunsch und Wirklichkeit in unserem Leben voneinander entfernt sind. Manche Jugendliche sind dadurch verun-

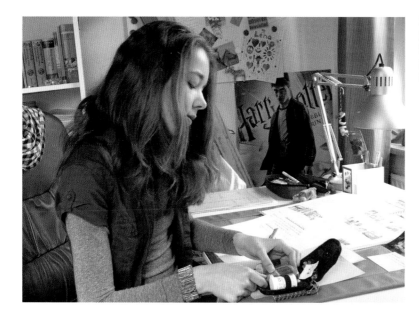

Abb. 10.8 Manchmal kann sich Lena (13) einfach nicht erklären, warum ihr Blutzucker morgens so hoch ist. Ihre Mutter sagt, das könnte an den Hormonen liegen.

sichert und überfordert. Erwachsenen wird längst nicht mehr alles geglaubt, ihre Ratschläge werden sehr skeptisch aufgenommen. Jugendliche mit Diabetes schauen darum oft kritisch auf die Therapieempfehlungen ihrer Eltern und Ärzte. Sind bestimmte Verbote oder Regeln überhaupt sinnvoll? Was geschieht, wenn man sie einmal übertritt? Stimmen die Vorhersagen der Erwachsenen mit den eigenen Messwerten überein, oder macht der Diabetes trotz aller Mühen einfach das, was er will? In dieser Phase sollten sich Eltern und Ärzte besonders bemühen, mit Jugendlichen aufrichtig über die Möglichkeiten und Grenzen der Diabetesbehandlung zu sprechen. Der Satz: »Wenn du dich an alles hältst, dann ist dein Stoffwechsel auch in Ordnung!«, ist leider oft falsch. Denn jeder Jugendliche stellt irgendwann fest, dass sein Blutglukosespiegel nicht immer den bekannten Regeln folgt und manchmal zu hoch oder zu niedrig ist, obwohl alles richtig gemacht wurde. Ehrlicher ist die Einschätzung, dass mit wachsender Erfahrung die Reaktionen des eigenen Körpers besser eingeschätzt werden können und damit Ausreißer seltener werden. Aber das braucht Geduld und Durchhaltevermögen.

Welche seelischen Belastungen stehen im Vordergrund?

»Wer bin ich eigentlich?« und »Bin ich normal?«, diese zwei Fragen kennzeichnen die seelische Unsicherheit vieler Jugendlicher während der Pubertät. Sie beobachten aufmerksam, ob sie sich körperlich wie alle anderen entwickeln. Und sie machen sich große Sorgen, wenn sie das Gefühl haben, von den anderen Jugendlichen in der Klasse, im Verein oder im Freundeskreis nicht anerkannt zu werden. Fast alle haben große Angst, nicht dazuzugehören.

Mehr als jedes andere Thema beschäftigt viele Jugendliche die Frage, ob sie einen festen Freund oder eine feste Freundin haben. Liebeskummer kann sie völlig aus der Bahn werfen. Der Diabetes oder irgendwelche anderen Aufgaben sind daneben fast bedeutungslos. Mütter und Väter beobachten manchmal staunend, wie die Gefühlswelt ihres Kindes innerhalb weniger Minuten von »himmelhoch jauchzend« in »zu Tode betrübt« umschlagen kann. Stimmungen schwanken scheinbar ohne Anlass zwischen plötzlicher Aggression, Wunsch nach Nähe und dann wieder rüder Zurückweisung liebevoll angebotener Unterstützung. Auch hier hat die Forschung der letzten Jahre gezeigt, dass dies durch den »Umbau« im Gehirn hervorgerufen wird. In den Hirnzentren, die für unsere Gefühle und unsere Stressverarbeitung zuständig sind, kommt es zu einem Ungleichgewicht verschiedener Botenstoffe. Die Folge sind übertriebene Stressreaktionen mit Ärger und Aggressivität, aber auch extreme Gefühle des Verliebtseins oder der Enttäuschung und Depression. Eltern können oft nur geduldig und gelassen abwarten, bis diesem Wechselbad der Gefühle irgendwann einmal wieder mehr seelische Ausgeglichenheit folgt. In jedem Fall sollten sie nicht an ihrer Erziehung zweifeln. Stattdessen hilft es, gelassen zu bleiben und eindeutig und konsequent zu handeln, wenn Grenzen überschritten werden. Obwohl Streit um Disziplin, Pünktlichkeit oder andere Themen zum Alltag vieler Familien mit Jugendlichen gehören, ist der Zusammenhalt meist besser als gedacht. So gibt die große Mehrheit dieser Jugendlichen an, dass ihre Eltern für sie die wichtigsten Ratgeber bei Entscheidungen und Problemen sind.

> ❯ Trotz häufigem Streit um Dinge des Alltags sind Eltern die wichtigsten Vertrauenspersonen und Ratgeber für Jugendliche.

Der Diabetes kann die Unausgeglichenheit und Gefühlslabilität in diesem Lebensabschnitt verstärken. Wenn Jugendliche sich ständig mit anderen vergleichen, werden selbst kleinste Besonderheiten als Schwäche oder sogar Makel erlebt. Der Diabetes kann zu Angst vor Mitleid, Spott oder Ausgrenzung führen. Im Wettstreit um Anerkennung in Jugendgruppen reagieren längst nicht alle Jungen und Mädchen verständnis- und rücksichtsvoll, wenn einer von ihnen Diabetes hat. Es gehören Stärke und Schlagfertigkeit dazu, um mit Hänseleien oder spöttischen Bemerkungen selbstbewusst umzugehen. Aber auch die ständige Sorge und gut gemeinte Ermahnungen von Freunden – »Darfst du das denn jetzt essen?« – erleben Jugendliche oft als Kränkung. Vor allem Mädchen und Jungen mit geringem Selbstvertrauen neigen darum dazu, ihren Diabetes deshalb vor Freunden zu verheimlichen.

Was sollen Jugendliche alles leisten?

Jugendliche haben auf dem Weg in die Welt der Erwachsenen viele Aufgaben zu bewältigen. Man nennt diese durch unsere Kultur und Gesellschaft geprägten Erwartungen Entwicklungsaufgaben.

Entwicklungsaufgaben des Jugendalters

- Die eigene körperliche Erscheinung akzeptieren,
- die eigene Geschlechterrolle übernehmen und dazu eine eigene Einstellung finden,
- reifere Beziehungen zu Altersgenossen aufbauen, auch Liebesbeziehungen,
- sich aus der engen emotionalen Bindung an die Eltern lösen und die Beziehung neu gestalten,
- sozial verantwortliches Handeln anstreben und einüben,
- eigene Werte entwickeln oder vorgegebene übernehmen,

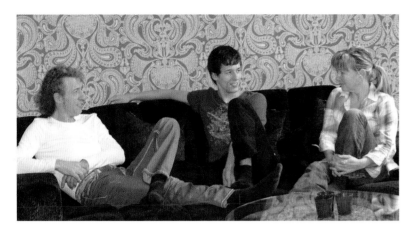

■ **Abb. 10.9** Lino (17): »Als ich 16 war, hat mich manchmal alles genervt, die Schule, meine Eltern und dann auch noch der Diabetes. Jetzt ist es besser, weil meine Eltern wissen, dass ich ganz gut auf mich aufpasse.«

- die berufliche Zukunft vorbereiten,
- Partnerwahl und Familienleben vorbereiten.

Diese Entwicklungsaufgaben sind erfüllt, wenn Jugendliche selbst Wege gefunden haben, die ihrer persönlichen Lebenssituation und ihren Wünschen entsprechen. Perfekte Lösungen gibt es dabei nicht. Entscheidend ist, dass sich jeder junge Mensch um eigene Wege bemüht. Die Bewältigung dieser Entwicklungsaufgaben ist die Grundlage einer selbstbewussten und stabilen Persönlichkeit. Die meisten Jugendlichen schaffen diese Anpassungsleistung trotz mancher Probleme und Konflikte. Im Rückblick war die Pubertät für sie und ihre Familien nicht die schwierige Lebenskrise, zu der sie immer wieder hochstilisiert wird.

Alle Entwicklungsaufgaben gelten selbstverständlich auch für Jugendliche mit Diabetes. Ein stabiles Selbstbild ist besonders für die Menschen wichtig, die sich lebenslang um eine anspruchsvolle Diabetestherapie bemühen müssen. Deshalb benötigen Mädchen und Jungen mit Diabetes immer wieder Gelegenheiten, um sich zu beweisen und Vertrauen in die eigenen Fähigkeiten zu entwickeln. Eine verständnisvolle und einfühlsame Unterstützung und Förderung durch ihre Eltern, aber auch durch das Diabetesteam, sind hier wichtiger als zum Beispiel ein ständig kritischer Hinweis auf einen zu hohen HbA_{1c}-Wert.

Herausforderung im Jugendalter: »Eigenverantwortung ermöglichen«

Ein Patentrezept, wie Eltern und Jugendliche die Anforderungen dieses Lebensabschnitts ohne zu großen Stress meistern und auch noch mit einer guten Stoffwechseleinstellung verbinden können, gibt es selbstverständlich nicht. Denn jeder Jugendliche und seine Familie erleben diese Phase anders.

Während der Kindheit liegt die Verantwortung für die Diabetesbehandlung bei den Eltern. Sie haben sich engagiert um eine gute Stoffwechseleinstellung bemüht, und sie haben dafür gesorgt, dass ihr Kind möglichst unbeschwert aufwachsen konnte. Jugendliche müssen nun lernen, ohne diese intensive Betreuung auszukommen. Damit ändern sich auch die Aufgaben der Eltern. Es geht für sie darum, ihr Kind darin zu unterstützen, selbstständig zu werden und sich für die Behandlung seines Diabetes einzusetzen. Die

Eltern müssen auch lernen, sich nicht mehr für jeden Blutzuckerwert und jede Insulindosis verantwortlich zu fühlen.

> **Eltern werden vom Therapeuten ihres Kindes zum Diabetes-Coach ihres Jugendlichen**

■ **Verantwortung schrittweise übergeben**

Folgen Sie Ihrem Gefühl, wenn Sie Ihrem Kind nach und nach die Verantwortung für seine Diabetestherapie überlassen. Es gibt große Unterschiede im Tempo, mit dem sich Jugendliche körperlich und geistig entwickeln. Das Alter Ihres Kindes sollte für Sie nicht entscheidend sein. Auch Vergleiche mit anderen Familien sind nicht hilfreich, wenn es um den richtigen Zeitpunkt für die selbstständige Therapie geht. Das eine Kind kann schon mit 11 Jahren einen Tag gut für sich sorgen, bei einem anderen Kind ist es erst mit 13 vertretbar. Einige Zwölfjährige können ihre Insulindosis schon korrekt berechnen, sie vergessen die Injektion nur leider manchmal. Andere Kinder sind sehr zuverlässig, aber noch überfordert, wenn sie ihre Insulindosis ermitteln sollen.

Günstig ist ein langsamer Übergang, der schon im Alter von 10 bis 12 Jahren vorbereitet werden kann. In diesem Alter sind viele Kinder sehr wissbegierig und aufnahmebereit. Sie lernen mit großem Eifer, wie ihr Diabetes behandelt werden kann. Es macht sie stolz, wenn ihnen ihre Eltern schon zutrauen, während eines Tagesausflugs mit der Klasse allein für sich zu sorgen. Aber alle diese Kinder benötigen weiterhin den Schutz und die Fürsorge ihrer Eltern.

Eine Dreizehnjährige sagte: »Es ist nicht schwer, den Diabetes zu verstehen, aber es ist sehr schwer, die Therapie jeden Tag durchzuhalten«. Selbst für 15- oder 16-jährige Jugendliche ist es noch wichtig, dass sie sich der Unterstützung ihrer Eltern sicher sein können, selbst wenn sie längst nicht mehr jeden Blutglukosewert mit ihnen besprechen. Kein Jugendlicher sollte sich jemals mit seinem Diabetes allein gelassen fühlen.

■ **Erreichbare Therapieziele formulieren**

Wie alle Eltern wünschen Sie sich eine möglichst gute Stoffwechseleinstellung für Ihr Kind. Sie wissen aber aus eigener Erfahrung, wie schwierig dieses Ziel zu erreichen ist. Die körperlichen Veränderungen in der Pubertät machen es noch schwerer, einen niedrigen HbA_{1c}-Wert zu erreichen. Der typische Lebensstil Jugendlicher mit wechselnder körperlicher Belastung und vielen spontanen Unternehmungen machen es nicht leicht, die richtige Insulindosis zu berechnen. Schließlich sind oft ganz andere Dinge für Jugendliche wichtiger als der Diabetes. Und auch das sollte ihnen zugestanden werden.

Wie alle Menschen, die sich um ein unerreichbar hohes Ziel bemühen, können auch Jugendliche mit Diabetes mutlos werden, wenn nur HbA_{1c}-Werte im fast normalen Bereich Anerkennung finden. Besprechen Sie ohne Vorwurf, welche Therapieziele unter den gegebenen Umständen für Ihr Kind erreichbar sind. Auch kleine Erfolge machen Mut, spornen an und motivieren zu weiteren Bemühungen. Und überlegen Sie genau, wie Drohungen mit Folgeerkrankungen auf Jugendliche wirken, die sich sowieso schon hilflos und überfordert fühlen. Übertriebene Angst ist immer ein schlechter Ratgeber.

■ **Fähigkeiten und Erfolge betonen**

Es tut gut, wenn man Anerkennung für seine Anstrengungen findet. Wenn der Arzt in der Diabetesambulanz sagt, dass sich Ihr Kind in den letzten Jahren Dank Ihrer Anstrengungen prächtig entwickelt hat, gibt Ihnen das eine Menge Kraft.

Jugendlichen ohne eine chronische Krankheit liegt es in der Regel eher fern, sich um die eigene Gesundheit zu kümmern. Man muss sich immer wieder vor Augen führen, wie viel mehr alle Kinder und Jugendlichen mit Diabetes im Vergleich zu gleichaltrigen ohne Diabetes auf diesem Gebiet leisten. Vermitteln Sie Ihrem Kind das Gefühl, dass Sie seine große Leistung anerkennen und bewundern, selbst wenn die Behandlung im Moment nicht optimal läuft.

Selbstverständlich gibt es immer wieder Schwächen, das ist menschlich. Es gelingt Ihrem Kind beispielsweise nicht, dem verlockenden Angebot von Süßigkeiten zu widerstehen. Vorwürfe helfen hier wenig weiter. Jedes Kind weiß, wann es sich falsch verhält. Es ist darum viel hilfreicher, sich gemeinsam zu überlegen, warum es Ihrem Kind in vielen anderen Situationen gelingt, seinen Appetit auf Süßes zu unterdrücken. »Wie kommt es, dass du das meistens so gut im Griff hast?«

Es ist erstaunlich, welche praktischen Ideen Jugendlichen einfallen, um sich so zu verhalten, wie sie es sich vorgenommen haben. Manchmal sind es gute Freunde, die helfen, manchmal sind es auch einfache Regeln (zum Beispiel nur kleine Packungen mit Süßigkeiten oder Snacks kaufen). Stärken Sie diese Fähigkeiten Ihres Kindes. Und verzichten Sie vor allem darauf, ständig auf seine Schwächen hinzuweisen.

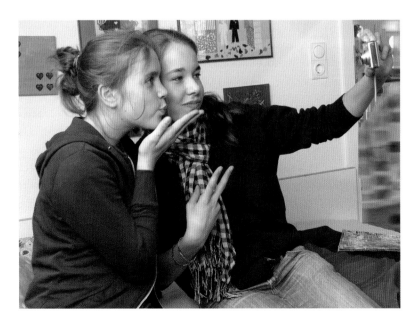

■ **Abb. 10.10** Lena (13): »Diabetes ist schon wichtig für mich, aber manchmal sind eben andere Dinge wichtiger, z. B. meine beste Freundin«.

■ **Vorschriften durch praktische Hilfen ersetzen**

Komplizierte Zusammenhänge werden am ehesten verständlich, wenn man damit selbst praktische Erfahrungen macht. Die richtige Diabetesbehandlung ist dafür ein gutes Beispiel. Helfen Sie Ihrem Kind, Erfahrungen mit seinem Diabetes zu sammeln, um nach eigenen Behandlungsideen zu suchen. Fragen Sie Ihr Kind, wie es selbst die passende Insulinmenge findet: »Sind in dieser Mahlzeit Kohlenhydrate enthalten? Wie viel Gramm könnten es etwa sein? Wo kann man den Kohlenhydratgehalt genauer nachlesen? Wie viele KE willst du essen? Wie spät ist es? Wie viel Insulin brauchst du um diese Zeit für 1 KE? Wie viel Insulin benötigst du für die Mahlzeit? Wie hoch ist der aktuelle Blutzuckerwert? Ist er okay oder sollte er korrigiert werden? Um wie viel ist der Blutzucker zu hoch? Um welchen Wert senkt eine Einheit Insulin den Blutzucker? Wie viel Insulin ist erforderlich, um den Blutzucker zu senken? Wie viel schnelles Insulin willst du dir geben? Wann würdest du den Blutzucker kontrollieren, wenn du wissen willst, ob die Dosis richtig war?« Durch solche Fragen können Sie erreichen, dass Ihr Kind langsam die richtigen Gedankengänge verinnerlicht, die nötig sind, um die Behandlung an unterschiedliche Lebensumstände anzupassen. Und vergessen Sie bei den ersten Versuchen Ihres Kindes nicht, dass man auch aus Fehlern lernen kann. Der Stoffwechselübungsbogen aus ▶ Kap. 5 ist gut geeignet, um mit Ihrem Kind gemeinsam die Gedanken bei der Insulindosierung zu ordnen.

■ **Verantwortung an das Kind übergeben**

Sie können nicht mehr für jeden Blutzuckerwert Ihres Kindes verantwortlich sein. Ständige Nachfragen: »Wie war dein Wert?« trüben nur das Verhältnis zwischen Eltern und Kindern und enden nicht selten im Streit. Denn je mehr sich ein Jugendlicher unter Druck gesetzt fühlt, umso größer ist sein Bedürfnis, dem Druck auszuweichen oder genau das Gegenteil zu tun. Eltern haben nicht mehr die Aufgabe, ihr Kind ständig zu kontrollieren, sondern es bei der selbstständigen Therapie seines Diabetes zu unterstützen. Die Eigenverantwortung kann erprobt werden, wenn das Kind zum Beispiel ein Wochenende lang ohne seine Eltern mit dem Sportverein zum Zelten fährt und darum alles selbst entscheidet. Gegenseitige Absprachen können helfen, Spannungen abzubauen: Ihr Kind verspricht zum Beispiel, immer Bescheid zu sagen, wenn ihm sein Blutzucker Probleme bereitet. Dafür fragen Sie nicht bei jeder Gelegenheit nach seinem Blutzuckerwert. In einigen Familien hat es sich bewährt, wenn man einmal in der Woche zusammenkommt, um über Erfolge, Schwierigkeiten und Sorgen bei der Diabetesbehandlung zu sprechen. Das gilt auch für die Auswertung der CGM-Daten, an denen man über 24 Stunden am Tag sehr genau erkennen kann, was sein Träger getan hat oder nicht. Während diese ständige Kenntnis der Glukosewerte für Eltern junger Kinder sehr hilfreich sein kann, sollten Eltern von Jugendlichen selbstkritisch überlegen, wie sie mit den »intimen« Daten Jugendlicher umgehen sollten. Lassen Sie die Jugendlichen selbst entscheiden, wann sie über welche Glukoseverläufe mit Ihnen sprechen möchten. Eine zu enge Kontrolle birgt die Gefahr, dass Jugendliche diese sehr hilfreiche Form der Stoffwechselselbstkontrolle ablehnen.

Bei aller Offenheit in der Familie sollten Sie aber auch bedenken, dass die Lösung aus der engen Bindung an die Eltern zu den wichtigsten Entwicklungsaufgaben jedes Jugendlichen zählt. Alle Eltern müssen lernen, ihre Kinder rechtzeitig loszulassen, ohne die persönliche Beziehung zu ihnen aufzugeben.

Alle Jugendlichen leben zunehmend in einer nach außen abgeschirmten, eigenen Gefühlswelt, die sie vor Erwachsenen zu verbergen suchen. Eltern sollten das akzeptieren und nicht versuchen, in das neue sich verbergende Gefühlsleben ihrer Kinder einzudringen. Aufzeichnungen, dem ein Jugendlicher seine geheimen Gedanken, Gefühle und Sorgen anvertraut, müssen für alle tabu sein. Die abweisend aggressive Haltung mancher Jugendlicher kann sehr wehtun, vor allem, wenn man als Eltern meint, nur das Beste für sein Kind zu wollen. Manchmal hilft dann nur Geduld, Ruhe und Verständnis für die schwierige Gefühlslage des eigenen Kindes. Denn Eltern bleiben auch dann der wichtigste emotionale Rückhalt für ihre Kinder, wenn nicht mehr alle Sorgen mit ihnen geteilt werden.

■ Emotionale Stabilität fördern

Der tägliche Umgang mit dem Diabetes ist leider immer wieder durch Misserfolge belastet. Hohe Blutzuckerwerte werden mit Sorge betrachtet, sie können Versagensängste schüren und Schuldgefühle hervorrufen. Normale Werte werden häufig viel weniger emotional betrachtet. Kein Jugendlicher kann seine Blutglukosewerte, die ja auch die eigenen Anstrengungen widerspiegeln, ohne jede Gefühlsregung betrachten. Erlauben Sie Ihrem Kind ruhig einmal, wütend oder zornig auf seinen Diabetes zu sein. Auch Sie sollten, wenn Ihnen danach zumute ist, über den Diabetes schimpfen oder sogar fluchen dürfen. Aber lassen Sie dabei Ihr Kind aus dem Spiel: »Mein Sohn ist ein toller Bengel. Sein Blutzucker ist zwar im Moment oft hoch. Aber das eine hat mit dem anderen nichts zu tun. Ich liebe ihn, egal wie sein Zucker gerade ist«.

Sagen Sie Ihrem Kind, dass Sie seine Gefühle zum Diabetes gut verstehen können. Schützen Sie Ihr Kind vor Schuldvorwürfen! Der aktuelle Blutzuckerwert sollte die Zuneigung zu Ihrem Kind oder die Stimmung in der Familie nicht beeinträchtigen. Die seelische Stärke Ihres Kindes hängt entscheidend von der Gewissheit ab, dass Sie es lieben, völlig unabhängig vom Diabetes.

Alle Eltern stehen vor der Aufgabe, ihr Kind darin zu fördern, angemessen mit Problemen und Schwierigkeiten umzugehen. Jugendlichen mit Diabetes hilft es nicht, wenn ihnen Belastungen und Pflichten abgenommen und eindeutiges Fehlverhalten mit Rücksicht auf den Diabetes entschuldigt wird. Wenn Jugendlichen alle Probleme und Schwierigkeiten aus dem Weg geräumt werden, suchen sie sich sonst andere, wirklich riskante Bereiche, die Spannung und Abenteuer versprechen.

Das Selbstbewusstsein und die Durchsetzungsfähigkeit von Jugendlichen können auf vielfältige Art gestärkt werden: Sport, Musik, Kunst, soziales Engagement (zum Beispiel bei der freiwilligen Feuerwehr, dem Roten Kreuz, im Tierheim), als Betreuer von Kinderfreizeiten, in politischen Gruppen oder beim Jobben. Erfolge jeder Art helfen mit, die täglichen Belastungen durch den Diabetes besser zu ertragen und Vertrauen in die eigenen Kräfte zu gewinnen.

■   **Diabetes von anderen Sorgen trennen**

Die vielen Therapieschritte im Alltag führen manchmal dazu, dass grundsätzliche Konflikte zwischen Eltern und Jugendlichen über das Thema Diabetes ausgetragen werden. Über mangelnde Pünktlichkeit, zu spätes Heimkommen am Abend, waghalsige Unternehmungen, Unordnung oder Unzuverlässigkeit wird in manchen Familien mit dem Hinweis auf den Diabetes gestritten, obwohl der Streit damit eigentlich nichts zu tun hat. Der Diabetes bekommt dadurch einen viel zu hohen Stellenwert und wird aus der Sicht der Jugendlichen häufig zum Anlass für Verbote und Strafen. Es besteht das Risiko, dass er nach und nach für alles Mögliche, vor allem aber für Misserfolge jeder Art verantwortlich gemacht wird. Die eigentlichen Konflikte, die in jeder Familie vorkommen und gelöst werden müssen, bleiben dabei ungelöst. Alle Beteiligten sollten stattdessen versuchen, die »diabetische Brille« abzusetzen und allgemeine Streitereien ohne Hinweis auf den Diabetes zu überwinden.

Das gilt vor allen Dingen für Jugendliche, die erfahren haben, dass sie Vorteile aus ihrer Erkrankung ziehen können. Oft reicht schon der Hinweis auf eine Unterzuckerung, um sich vor unangenehmen Aufgaben zu drücken oder eigene Wünsche durchzusetzen. In Ausnahmefällen, zum Beispiel bei einer schweren Klassenarbeit, ist das vielleicht verständlich. Auch Kinder ohne Diabetes klagen über Bauchschmerzen oder Übelkeit, wenn eine Mathematikarbeit ansteht, auf die sie schlecht vorbereitet sind. Wenn der Diabetes aber immer wieder als Ausrede oder Entschuldigung genutzt wird, sollten Eltern eingreifen. Sie helfen ihrem Kind überhaupt nicht, wenn sie sich aus Mitleid unter Druck setzen lassen. Nachgeben verstärkt nur das einmal eingeschlagene Verhalten. Der Umgang mit dem Diabetes wird dadurch mit der Zeit immer schwieriger. Gelingt es Familien überhaupt nicht mehr, Diabetesprobleme von allgemeinen Konflikten zu trennen, sollten sie versuchen, fachkundigen Rat einzuholen. Der Diabetesarzt oder die Psychologin des Diabetesteams können die ersten Ansprechpartner sein. Wenn nötig und gewünscht, kann auch psychotherapeutische Hilfe vermittelt werden.

■   **Endlich 18! Endlich erwachsen!?**

Der Übergang Jugendlicher mit Typ-1-Diabetes von der Kinderklinik in die Behandlung durch Diabetologen für Erwachsene ist nach wie vor ein besonderes Problem. Es geschieht leider zu oft, dass junge Erwachsene nach der Zeit in der Kinderklinik über mehrere Jahre ohne eine fachkompetente Behandlung verbringen. Dadurch entfallen notwendige Vorsorgeuntersuchungen und ihr Risiko für Folgeerkrankungen steigt. Daher wird allen jungen Erwachsenen mit Diabetes empfohlen, sich in gut ausgestatteten Zentren, wie z. B. in den von der DDG anerkannten Diabeteszentren für Typ-1-Diabetes, behandeln zu lassen. Auf der Website der DDG (s. Adressen) werden die aktuell anerkannten Zentren aufgeführt.

Diesen wichtigen Übergang in die eigenverantwortliche Diabetesbehandlung können Eltern gemeinsam mit ihrem heranwachsenden Kind vorbereiten. Schritt für Schritt sollten Jugendliche die Verantwortung für ihre Therapie übernehmen, dabei z. B. auch selbst darauf achten, dass ausreichend Insulin, Katheter, Kanülen und Material zur Glukosemessung vorrätig sind. Sie sollten die Rezepte selbst bestellen, die Ambulanztermine absprechen und das Gespräch mit der Diabetologin oder dem Diabetologen in der Ambulanz allein führen können. Für viele Eltern, die sich über Jahre verantwortlich um ihr Kind gekümmert haben, ist die Übergabe der Verantwortung oft eine große Herausforderung, die aber vom überwiegenden Teil der Familien gut gemeistert wird. Zur Unterstützung des Wechsels wird eine besondere Website für Jugendliche und ihre Eltern angeboten. Auf der Seite www.between-kompas.de werden viele Fragen junger Erwachsener zum selbstständigen Leben mit einer chronischen Krankheit beantwortet. Zusätzlich bieten einige pädiatrische Diabeteszentren Trainings zur Vorbereitung des Wechsels an. Dabei stehen alterstypische Themen im Vordergrund, z. B. Behandlung in der Erwachsenendiabetologie, Berufsausbildung, Studium, Berufsausübung, Führerschein, Alleinleben, Partnerschaft und rechtliche Fragen in Zusammenhang mit dem Diabetes. Auch Jugendliche, die ihren Diabetes bereits sehr gut behandeln können, sollten diese Chance auf eine gute Vorbereitung nutzen.

10.4   Ferien und Urlaubsreisen

Jedes Ferienziel, das den Wünschen einer Familie entspricht, kann unabhängig vom Diabetes gewählt werden. Urlaub am Meer, in den Bergen, auf dem Bauernhof, im Ferienhaus, im Hotel, Radtouren, Skiurlaub, Flug- oder Schiffsreisen – alles ist möglich. Ausgerüstet mit allen Utensilien zur Behandlung können Sie mit Ihrem Kind und seinen Geschwistern erfüllte gemeinsame Wochen verbringen. Fröhliche und ausgelassene Ferien mit der ganzen Familie zählen zu den schönsten Kindheitserlebnissen.

Spezielle Reise- oder Hotelangebote für »Diabetiker« sind aus unserer Sicht überflüssig. Erfahrene Eltern und auch ältere Kinder können sich aus den Speisen in Hotels und den Angeboten der Geschäfte am Ferienort alle Mahlzeiten zusammenstellen. Bei Fernreisen kann es sinnvoll sein, sich bereits zu Hause über die Zusammensetzung typischer Gerichte des Landes zu informieren. Dazu eignen sich Kochbücher, in denen Spezialitäten fremder Länder vorgestellt werden. Sie geben wertvolle Hinweise und steigern die Vorfreude.

Bitte bedenken Sie vor allem bei Reisen ins Ausland, dass die Diabetesversorgung längst nicht überall so gut ist wie in Deutschland. Nehmen Sie bei Fernreisen alle Medikamente und Verbrauchsmaterialien in 3-facher Menge mit, und verteilen Sie die wichtigsten Dinge auf mehrere Taschen. Vor allem die Insulinpumpentherapie ist in vielen Ländern noch nicht so bekannt wie in Deutschland. Es kann lange dauern, bis Sie im Ausland Ersatz bekommen. Daher sollten Sie immer in der Lage sein, die Insulinbehandlung sicher mit Pens oder Spritzen durchzuführen.

Körperliche Aktivität, Sport und Spaß in den Ferien

Der Ferienbeginn bedeutet immer eine große Umstellung für den Stoffwechsel. Während der Fahrt in den Urlaub gibt es häufig mehr Stress und weniger Bewegung als sonst. Darum liegen die Blutzuckerwerte oft höher. Am Urlaubsort sind die Kinder körperlich viel aktiver, der Tagesablauf ändert sich und entsprechend ihr Insulinbedarf. Deshalb sind gerade während

Kinderleben

Was gehört ins Reisegepäck?

- Kurzzeit- und Verzögerungsinsulin und ausreichend Ersatz,
- Insulinspritzen und ausreichend Ersatz,
- Pens, passende Kanülen und ausreichend Insulin für den Pen,
- Teststreifen (Blutzucker, Keton) und ausreichend Ersatz,
- Stechhilfe und Lanzetten,
- Blutzuckermessgerät und Ersatzbatterien, ggf. weiteres Messgerät,
- Protokollheft,
- Not-Kohlenhydrate (Traubenzucker, Fruchtsaft),
- Glukagon (GlukaGen Hypokit 1 mg; zwei Sets),
- Glukoselösung (40- oder 50%ige),
- Desinfektionstücher, wenn die hygienischen Bedingungen während der Reise nicht ausreichend sind,
- Kühlbehälter für das Insulin (in heißen Ländern),
- Reiseapotheke mit Medikamenten: Oralpädon oder GES 60 gegen Durchfallserkrankungen, Ibuprofen oder Paracetamol gegen Fieber, Farbstoff-Lösung bei Hautverletzungen (▶ Kap. 8),
- Auslandskrankenschein oder entsprechende Unterlagen der Krankenkasse,
- Telefonnummer und E-Mail-Adresse der Diabetesambulanz.

Zusätzlich bei Pumpentherapie:

- Ausreichend Katheter und Ersatz,
- Ersatzpumpe oder Insulinspitzen und Basalinsulin,
- leere Insulinreservoires,
- Desinfektionsmittel und Setzhilfe für den Katheter,
- Ersatzbatterie und Ersatzadapter für die Insulinpumpe,
- Pflaster, insbesondere wasserdichte Folienpflaster,
- wasserdichtes Aquapack für die Pumpe aus dem Outdoor-Laden
- aktueller Plan für die Spritzentherapie,
- Service-Nummer des Insulinpumpenherstellers und das Handbuch der Pumpe.

Zusätzlich bei kontinuierlicher Glukosemessung (CGM)

- Ausreichend Sensoren und Ersatz
- wenn nötig Setzhilfe
- Ladegerät und Kabel
- Desinfektionsmittel
- Pflaster – wasserdichte Folienpflaster
- Daten zur Programmierung des CGM-Systems

der Reise und der ersten Tage am Urlaubsziel häufigere Blutglukosemessungen als zu Hause notwendig. Die Insulindosis muss bei vielen Kindern deutlich reduziert werden. Einige Hinweise dazu finden Sie in ▶ Kap. 7. Am Ende der Ferien und während der ersten Tage danach steigt der Insulinbedarf der Kinder und Jugendlichen in der Regel wieder an.

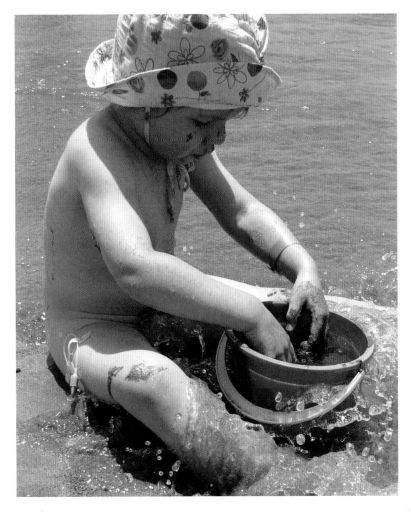

▪ **Unterzuckerungen in der Nacht**

Denken Sie auch daran, dass der Blutzuckerspiegel nach einem körperlich anstrengenden Tag am Abend und in der Nacht weiter absinken kann. Ihr Kind sollte nicht mit einem zu niedrigen Blutzuckerspiegel (nicht unter 100 mg/dl) einschlafen. Unter Umständen kann es sogar erforderlich sein, die Dosis des Basalinsulins für die Nacht zu senken, um sicher zu gehen, dass es zu keiner verzögert auftretenden nächtlichen Hypoglykämie kommt.

▪ **Risiken einschätzen und vermeiden**

Während langer Wanderungen im Gebirge oder während eines Segeltörns ist es bei einer schweren Hypoglykämie oft nicht möglich, schnell Hilfe zu holen. Deshalb sollten Sie hier besonders vorsorgen und an ausreichend Glukagon und Kohlenhydrate im Rucksack denken.

Auf eine besondere Gefahr, die vor allem bei sportlicher Betätigung am Meer droht, möchten wir noch hinweisen. Surfen oder sehr weites Hinausschwimmen ins offene Meer lassen es kaum zu, bei einer drohenden Unterzuckerung schnell genug zum Land zurückzukehren. Gerade Jugendliche müssen wissen, dass Selbstüberschätzung in einer solchen Situation für sie Lebensgefahr bedeuten kann.

Wie werden Reisen gut vorbereitet?

Damit Sie den Familienurlaub wirklich genießen können, sollten Sie bei allen Reisen folgende Vorsichtsmaßnahmen treffen:

- Nehmen Sie immer die notwendigen Diabetesutensilien in 3-facher Menge mit. Dann haben Sie genug Ersatz, wenn beispielsweise eine Insulinampulle zu warm oder zu kalt geworden ist und deshalb verworfen werden muss.
- Verteilen Sie die wichtigsten Utensilien auf zwei Personen bzw. deren Gepäck. So stehen Sie im Fall eines Gepäckdiebstahls nicht völlig ohne Insulin oder Spritzen an Ihrem Urlaubsziel.
- Nehmen Sie im Flugzeug alle notwendigen Medikamente mit ins Handgepäck. Da die Temperatur im Frachtraum oft deutlich unter den Gefrierpunkt absinkt, sollte das gesamte Insulin und auch das Glukagon im Handgepäck mitgenommen werden. Einmal gefroren, verlieren diese Medikamente ihre Wirksamkeit. Die Durchleuchtung beim Sicherheitscheck am Flughafen beeinflusst übrigens weder das Insulin noch die Teststreifen oder das Glukagon. Auch die Insulinpumpe oder das CGM-System werden davon nicht beeinträchtigt.
- Zu hohe, vor allem aber auch zu niedrige Temperaturen lassen Insulin unwirksam werden. Im Winter sollte es deshalb nie im Kofferraum des Autos, in Außentaschen oder draußen über mehrere Stunden in einer Handtasche oder einem Rucksack sein. Beim Skifahren oder bei Wanderungen im Schnee trägt man das Insulin oder auch den Pen am besten in einer Innentasche möglichst dicht am Körper. Als Schutz vor zu großer Hitze werden verschiedene Thermotaschen (Apotheken, Diabetes-Spezialversand) angeboten. Auch eine Thermoskanne, die zuvor mit sehr kaltem Wasser gefüllt war, ist geeignet. Im Notfall hilft auch ein feuchtes Tuch, in das Sie das Insulin einwickeln. Die Verdunstungskälte hält das Medikament für einige Zeit kühl.
- Wenn Ihr Kind eine Insulinpumpe trägt, sollten Sie darauf achten, dass die Pumpe und vor allem auch der Katheter gut durch die Kleidung vor extremen Temperaturen geschützt werden. In sehr heißen Ländern legen manche Kinder deshalb die Pumpe ab und wechseln auf eine Spritzentherapie, solange sie am Strand baden und in der Sonne spielen.

Reisen ins Ausland

Insulin und alle anderen Dinge, die wegen des Diabetes benötigt werden, können in der Regel ohne Probleme in fremde Länder mitgenommen werden. Es ist günstig, wenn Sie auf Nachfrage in englischer Sprache erklären können, dass Ihr Kind Diabetes hat. In Ihrer Diabetesambulanz kann Ihnen auch eine englischsprachige Bescheinigung ausgestellt werden.

■ Missverständnisse beim Spritzen in der Öffentlichkeit

So wie Sie sich bei Fernreisen an die Gewohnheiten und Gebräuche fremder Länder anpassen, sollten Sie auch bedenken, wie Sie dort die Diabetesbehandlung in der Öffentlichkeit handhaben wollen. In einigen Staaten mit sehr restriktiver Drogenpolitik kann es zu Missverständnissen und Schwierigkeiten kommen, wenn Jugendliche zum Beispiel in der Öffentlichkeit mit einer Spritze hantieren. Keinesfalls sind wir der Meinung, dass der Diabetes verheimlicht werden sollte. Es gilt jedoch zu bedenken, dass viele uns selbstverständliche Verhaltensweisen den Gebräuchen anderer Länder widersprechen können. Andererseits ist Diabetes weltweit bekannt und viele weit gereiste Familien berichten, dass es deshalb nie zu Schwierigkeiten gekommen ist und sie immer auf freundliches Interesse gestoßen sind.

- **Gesundheitsrisiken bei Fernreisen**

Unabhängig vom Diabetes sollten alle Eltern kritisch überlegen, welche gesundheitlichen Risiken für ihr Kind mit Fernreisen verbunden sein können. Durchfallserkrankungen durch Keime in Wasser und Nahrung tropischer Länder können für Kinder sehr bedrohlich werden. Wie Sie mit Durchfallserkrankungen auf Reisen umgehen können, wird in ▶ Kap. 8 beschrieben. Auch das beste Hotel kann nicht verhindern, dass in entsprechenden Risikogebieten Mücken auf das Gelände fliegen und Gäste mit Malaria infizieren. Sprechen Sie deshalb mit Ihrem Kinderarzt, ob vorbeugende Medikamente (Malaria-Prophylaxe) oder Impfungen bei einer geplanten Fernreise notwendig sind. Schließlich muss vor allem bei jüngeren Kindern mit Diabetes erwogen werden, ob der notwendige Aufwand und die gesundheitlichen Risiken bei Fernreisen in tropische Länder wirklich vertretbar sind. Schöne Ferien bedeuten für Kinder in erster Linie, mit den Eltern zusammen sein, mit ihnen zu spielen, unbeschwert zu toben, aber auch neue Freunde kennenzulernen und Abenteuer zu erleben, zum Beispiel eine Nachtwanderung, am Lagerfeuer Würstchen und Stockbrot grillen, auf einem Pony reiten oder beim Urlaub auf dem Bauernhof eine Kuh melken.

Unter der Lupe

Flugreisen über mehrere Zeitzonen: Während einer Reise nach Amerika oder Australien werden mehrere Zeitzonen überflogen. Beim Flug nach Osten wird der Tag kürzer, beim Flug nach Westen wird er länger. Die Ernährung und die Insulinbehandlung müssen deshalb immer individuell an die veränderten Zeiten angepasst werden. Dazu sollten Sie die genauen Flugzeiten notieren, um gemeinsam mit dem Kinderarzt Ihrer Diabetesambulanz einen entsprechenden Plan aufzustellen. Da während des Fluges kaum Bewegung möglich ist, das Essen vielleicht vom gewohnten abweicht und auch die Aufregung der Reise hinzukommt, sollten Sie den Blutzuckerwert Ihres Kindes alle zwei bis drei Stunden kontrollieren und bei erhöhten Werten zusätzlich ein schnell wirkendes Insulin nach den Korrekturregeln Ihres Kindes spritzen oder »bolen«.

Die folgenden zwei Beispiele zeigen das Prinzip, nach dem Sie das Mahlzeiten- und Basalinsulin während eines Langstreckenfluges anpassen können.

Flug nach Westen: zum Beispiel Frankfurt–Florida:
Der Tag wird sechs Stunden länger, (Abb. 10.12)
- Um 6 Uhr morgens Frankfurt-Ortszeit Mahlzeiten- und Basalinsulin wie üblich,
- Abflug am Vormittag,

▼

- während des Fluges Mahlzeiten- und Basalinsulin zum Mittagessen nach Frankfurt-Zeit gegen 12 Uhr,
- um 18 Uhr Frankfurt-Ortszeit Umstellung der Uhr um sechs Stunden zurück auf 12 Uhr Florida-Ortszeit,
- um 12 Uhr Florida-Ortszeit: Mahlzeiten- und Basalinsulin zur nächsten Hauptmahlzeit,
- um 18 Uhr Florida-Ortszeit nur Mahlzeiteninsulin zum Abendessen,
- um 23 Uhr Florida-Ortszeit Basalinsulin für die Nacht,
- am nächsten Morgen um 8 Uhr Florida-Ortszeit Mahlzeiten- und Basalinsulin wie üblich.

◻ **Abb. 10.12** Zeitschema während des Fernfluges von Frankfurt nach Florida mit den Hauptmahlzeiten und den Injektionen von Mahlzeiten- und Basalinsulin.

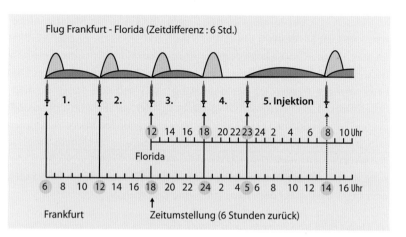

Unter der Lupe

Flug nach Osten: zum Beispiel Florida–Frankfurt: Die Nacht wird sechs Stunden kürzer, (◻ Abb. 10.13)

- Um 6 Uhr morgens Florida-Ortszeit Mahlzeiten- und Basalinsulin wie üblich,
- Abflug am Vormittag,
- während des Fluges Mahlzeiten- und Basalinsulin zum Mittagessen gegen 12 Uhr Florida-Ortszeit,
- um 18 Uhr Florida-Ortszeit Umstellung der Uhr um sechs Stunden vor auf 24 Uhr Ortszeit Frankfurt,
- um 24 Uhr Frankfurt-Ortszeit Mahlzeiteninsulin zum Abendessen und jetzt schon Basalinsulin für die auf sechs Stunden verkürzte Nacht. Dosis des Basalinsulins um ca. 30% vermindern,
- um 6 Uhr Frankfurt-Ortszeit Mahlzeiten- und Basalinsulin zum Frühstück,
- der weitere Tag verläuft wie üblich.

Das gleiche Prinzip der Insulindosierung gilt auch bei der Insulinpumpentherapie. Während des langen Fluges sollte der Blutzucker alle zwei bis drei Stunden gemessen und erhöhte Werte nach den gewohnten Korrekturregeln gesenkt werden. Wenn nach der Ankunft die Zeit auf der Uhr umge-

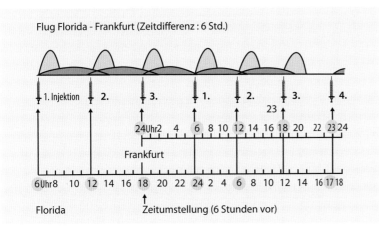

stellt wird, sollte sie auch in der Pumpe umgestellt werden. Die Basalrate läuft dann entsprechend der neuen Zeit. Da sich der Körper nicht so schnell und perfekt auf die neue Zeit umstellen lässt wie eine Uhr, kann es in den nächsten Tagen noch zu Schwankungen des Blutzuckers kommen. Regelmäßige Messungen und bei Bedarf zusätzlich Korrekturinsulin sind in den ersten Tagen nach einem Interkontinentalflug zu empfehlen.

Der Flug nach Westen verläuft meist ohne Schwierigkeiten. Man muss nur einmal mehr Insulin injizieren und nimmt eine Hauptmahlzeit mehr ein. Der Tag ist länger als sonst, und man kommt spät ins Bett. Trotzdem geht es den meisten Menschen sehr gut. Die Umstellung auf die neue Zeit bereitet kaum Probleme.

Etwas schwieriger ist es beim Flug nach Osten, weil Zeit verloren geht. Dadurch ist vor allem die Nachtruhe gestört. Insgesamt wird einmal weniger Insulin gespritzt. Die Zahl der Hauptmahlzeiten bleibt gleich. Die Abend- und die folgende Morgenmahlzeit rücken nur zusammen, weil die Nacht kürzer ist. Alle Menschen haben am folgenden Tag noch einige Probleme mit dem »Jetlag«. Es fällt dem Körper einfach schwerer, die fehlende halbe Nacht zu verkraften.

> Urlaubsreisen im In- und Ausland sind für Familien bei guter Vorbereitung möglich. Wegen des Diabetes muss keine Familie auf diese schöne gemeinsame Zeit verzichten.

Jugendfreizeiten und Schüleraustausch

Wenn Jugendliche mit Diabetes den Wunsch äußern, gemeinsam mit anderen Mädchen und Jungen aus dem Sportverein oder der Jugendgruppe an einer Freizeit teilzunehmen, sollten sie darin unterstützt werden. Das Vertrauen, das Eltern ihnen damit aussprechen, fördert ihr Selbstbewusstsein und ihre Selbstständigkeit. Sie gehören dazu, können sich gemeinsam mit anderen beweisen und erleben sich als Jugendliche wie alle anderen auch.

Wie bei Klassenfahrten machen sich viele Eltern Gedanken, ob ihr Kind mit 12 oder 13 Jahren schon allein die Verantwortung für seine Diabetestherapie tragen kann. Wenn Sie sich noch nicht sicher sind, sollten Sie es vorher zu Hause ein oder zwei Wochen lang ausprobieren, das heißt, Ihr Kind darf seine Therapie selbst bestimmen. Bei der Vorbereitung kann zusätzlich eine Diabetesschulung für Jugendliche helfen, Wissenslücken zu füllen und praktische Kenntnisse zu vertiefen. Jeder Jugendliche, der während einer Klassenfahrt oder Jugendfreizeit selbst für sich sorgen will, muss in der Lage sein, seinen Diabetes auch in Gegenwart anderer Jugendlicher zu behandeln. Jugendliche, die ihren Diabetes während solcher Fahrten vor anderen geheim halten, gehen ein großes gesundheitliches Risiko ein, das nicht verantwortet werden kann.

Von den Betreuern der Jugendfreizeiten kann nicht erwartet werden, dass sie sich um die Diabetesbehandlung kümmern. Diese Verantwortung müssen die Jugendlichen selbst tragen. Sie können jedoch wie alle anderen Jugendlichen davon ausgehen, dass ihnen im Notfall, wenn es zum Beispiel zu einem Unfall oder einer Erkrankung kommt, von den Betreuern geholfen wird. Der extrem seltene Fall einer schweren Hypoglykämie zählt dann auch zu solchen Notfällen.

Selbstverständlich müssen die Betreuer über den Diabetes und die richtigen Maßnahmen im Fall einer schweren Hypoglykämie informiert sein. Auch sie sollten das Notfallblatt (◘ Abb. 10.2) erhalten. Um Missverständnisse oder Streit zu vermeiden, sollten sie auch wissen, dass Jugendliche mit Diabetes beim Essen eigene Regeln befolgen, die nicht immer mit denen übereinstimmen, die für andere Jugendliche gelten. Manche zuckerhaltigen Nahrungsmittel sind möglich, andere Mahlzeiten lassen sich schlecht einschätzen und werden deshalb nicht gegessen. Bei einer drohenden Hypoglykämie müssen sofort schnell wirksame Kohlenhydrate aufgenommen werden. Die Betreuer sollten den Jugendlichen immer erlauben, mit ihren Eltern zu telefonieren, wenn es der Diabetes erfordert.

Sehr hilfreich ist es, wenn die erste Fahrt ohne Eltern gemeinsam mit der besten Freundin oder dem besten Freund angetreten wird. Sie kennen sich oft gut mit dem Diabetes aus und wissen, dass sie darauf bestehen müssen, dass der Blutzucker gemessen und Traubenzucker genommen wird, wenn eine Hypoglykämie droht.

■   **Für mehrere Monate oder ein Jahr ins Ausland?**
Für ältere Jugendliche, die ihre Behandlung selbst durchführen können, ist der Diabetes kein Grund, um auf einen Schüleraustausch oder ein Jahr im Ausland zu verzichten. In den häufigsten Gastländern, zum Beispiel den USA, England, Frankreich, Kanada oder auch Australien, kann der Diabetes gut behandelt werden. In Notfällen ist dort überall kompetente Hilfe zu erwarten. Einige Besonderheiten sind jedoch bei der Vorbereitung zu bedenken:

▬ Der Versicherungsschutz für mehrere Monate im Ausland muss mit der Krankenkasse geklärt werden. Normalerweise wäre zum Beispiel für einen Aufenthalt in den USA eine private Auslandsreisekrankenversicherung erforderlich. Da diese wegen des schon vorliegenden Diabetes nicht bei einer privaten Krankenversicherung abgeschlossen werden kann, übernimmt die gesetzliche Krankenkasse die Kosten der Behandlung. Eine entsprechende Regelung für Auslandsaufenthalte, die aus schulischen oder Studiengründen erforderlich sind, liegt vor und zwar ohne die sonst übliche Beschränkung auf sechs Wochen. Die Anbieter von Schüleraustauschprogrammen helfen auch bei anderen Versicherungsfragen weiter.

- Es ist nicht sinnvoll und oft auch nicht möglich, Medikamente für ein ganzes Jahr mit nach Amerika oder England zu nehmen. Über die Hersteller von Insulinen, Insulinpumpen und Teststreifen erfahren Sie, unter welchem Namen die Produkte im Gastland angeboten werden. Klären Sie auch hier vorher die Kostenübernahme mit Ihrer Krankenkasse.

- Obwohl der Typ-1-Diabetes in den entwickelten Ländern der Welt grundsätzlich gleich behandelt wird, gibt es im Detail doch Unterschiede. Die intensivierte Insulintherapie ist zum Beispiel in den USA noch nicht so verbreitet, wie man meinen könnte. Ein Grund dafür ist, dass die Blutzuckerteststreifen von den Familien, die nicht ausreichend versichert sind, selbst bezahlt werden müssen. Eine intensivierte Insulintherapie übersteigt damit oft die finanziellen Möglichkeiten dieser Familien. Ein Jugendlicher aus Deutschland, der seine intensivierte Insulintherapie fachgerecht umsetzt, sollte sich daher nicht aus der Ruhe bringen lassen, wenn er im Ausland auf einen Arzt trifft, der diese Methode kaum kennt oder sogar ablehnt.

- Einige Veranstalter von Austauschreisen gehen auf besondere Wünsche der Teilnehmer ein. Sie bemühen sich zum Beispiel darum, Gastfamilien mit Diabeteserfahrung anzubieten.

- Weitere Informationen über die Diabetesbehandlung, Selbsthilfegruppen und Adressen in vielen Gastländern können über das Internet eingeholt werden (▸ Anhang).

Ferienaufenthalte speziell für Kinder und Jugendliche mit Diabetes

Organisierten mehrwöchigen Ferienangeboten für Kinder und Jugendliche mit Diabetes stehen wir eher skeptisch gegenüber. Selbstverständlich gibt es einige Vorteile. Die Kinder erleben, wie andere mit der Stoffwechselstörung umgehen. Sie können sich untereinander über alltägliche Probleme austauschen und finden Verständnis für ihre Sorgen. Bei kompetenter ärztlicher Leitung kann die Stoffwechseleinstellung verbessert werden, und schließlich können sich die Eltern ein wenig von der anstrengenden Betreuung ihrer Kinder erholen.

Nachteile sind aus unserer Sicht, dass Kinder mit fremden Behandlungsprinzipien konfrontiert werden, ohne dass ihre Eltern einbezogen sind und darauf reagieren können. Eine Feinabstimmung mit der ambulanten Langzeitbehandlung ist selten möglich. Zudem besteht die Gefahr, dass Kinder nicht nur positive, sondern auch ungünstige Verhaltensweisen anderer Kinder im Umgang mit dem Diabetes übernehmen.

Prinzipiell muss gefragt werden, wie die Persönlichkeitsentwicklung eines Kindes oder Jugendlichen beeinflusst wird, wenn selbst die schönsten Ferienzeiten vornehmlich im Zeichen des Diabetes stehen. Durch gemeinsame Erlebnisse werden Gegenwart und Zukunft sehr durch die »diabetische Brille« gesehen. Es entwickeln sich Freundschaften oder bei älteren Jugendlichen auch Partnerschaften über das Gemeinschaftsgefühl Diabetes. Es entsteht ein intensives »Wir-Gefühl«. Kontakte zu anderen Kindern werden dadurch eher erschwert. Es bleibt zu fragen, ob dadurch die von Eltern, Kindern und ihrem Diabetesteam gewünschte soziale Integration in die Gruppe der gesunden Gleichaltrigen wirklich gefördert oder eher behindert wird.

◨ **Abb. 10.14** Schulungskurs Fit für die Schule: Vor Schuleintritt lernen die Jüngsten im Kurs »Fit für die Schule« wie sie sicher mit ihrem Diabetes umgehen können. Und dabei haben sie richtig viel Spaß.

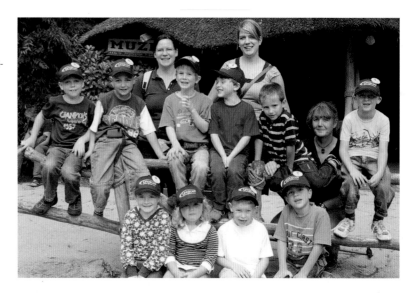

Umfragen unter Jugendlichen mit Diabetes zeigen, dass viele von ihnen sehr großen Wert darauf legen, nicht ständig auf ihre Krankheit hingewiesen zu werden. Sie wollen Jugendliche sein wie alle anderen. Sie lehnen daher häufig nicht nur Freizeitangebote für »Diabetiker«, sondern sogar die Mitarbeit in Selbsthilfegruppen für »Diabetiker« ab. Gegen ihren Willen sollten Kinder und Jugendliche deshalb nie gezwungen werden, an solchen Ferienmaßnahmen teilzunehmen.

■   **Diabetesschulung verlangt Engagement**

Von diesen Ferienangeboten deutlich abzugrenzen sind Schulungskurse (◨ Abb. 10.14), in denen Kinder und Jugendliche einer Ambulanz oder Klinik gemeinsam lernen, besser mit ihrem Diabetes umzugehen. Die Kurse dauern höchstens eine Woche und konkurrieren nicht mit den Ferien der Familie. Beispielsweise werden Schulungen zur Insulinpumpentherapie oder auch zur Behandlung mit einem CGM-System für Kinder und ihre Eltern oder für Jugendliche durchgeführt. Die Schulungen werden von dem Team angeboten, das auch für die Langzeitbetreuung verantwortlich ist. Damit sind die Kontinuität der medizinischen Betreuung und der Kontakt zu den Eltern gewährleistet. Die Kinder und Jugendlichen profitieren vom intensiven Erfahrungsaustausch untereinander, ohne für lange Zeit aus dem Freundeskreis zu Hause herauszugehen. Diese Kurse sind ein anerkannter und wichtiger Bestandteil der Langzeitbehandlung und werden im Rahmen des DMP (Disease Management Program) von den Krankenkassen gefördert.

Relativ kurze gemeinsame Aktivitäten regionaler Selbsthilfegruppen, zum Beispiel Wochenendtouren oder Ausflüge für Jugendliche, können eine weitere Möglichkeit für Familien sein, um sich in entspannter Atmosphäre über die Erfahrungen mit dem Diabetes im Alltag auszutauschen.

❯ **Jugendliche mit Diabetes können und sollten motiviert werden, an Reisen und anderen Aktivitäten mit gesunden Gleichaltrigen teilzunehmen.**

Soziale Hilfen – Berufswahl – Rechtsfragen

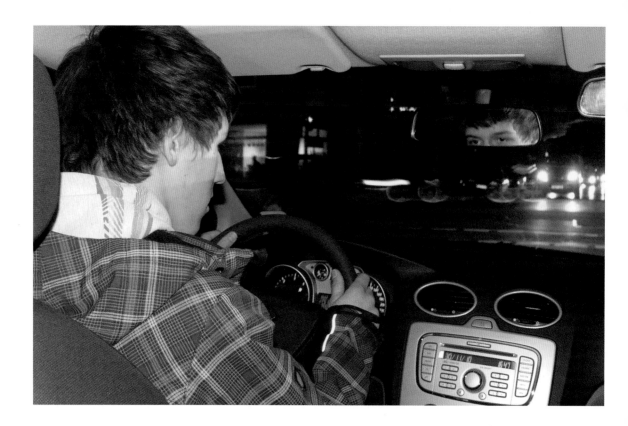

11   Soziale Hilfen – Berufswahl – Rechtsfragen

Neben der medizinischen Behandlung in Ambulanz und Klinik werden Kindern mit Diabetes und ihren Familien weitere Hilfen angeboten. Die Möglichkeiten rechtlicher und finanzieller Unterstützung sind ein Thema des folgenden Kapitels. Das Schwerbehindertengesetz bietet vor allem im finanziellen Bereich und im Arbeitsleben sogenannte Nachteilsausgleiche. Ob und in welcher Weise Familien Unterstützung durch die Pflegeversicherung erhalten können, ist derzeit noch nicht eindeutig geklärt. Obwohl die meisten Jugendlichen mit Diabetes so wie alle anderen ins Berufsleben starten können, möchten wir hier auf häufig gestellte Fragen zur Berufswahl eingehen. Schließlich geht es noch um Rechtsfragen, die speziell junge Menschen mit Typ-1-Diabetes betreffen, beispielsweise zum Führerschein oder zu Versicherungen.

11.1   Welche Hilfen bietet das Schwerbehindertengesetz?

Das Schwerbehindertengesetz (SchwbG) im Sozialgesetzbuch IX wurde für alle Menschen mit chronischen seelischen oder körperlichen Erkrankungen oder Behinderungen geschaffen. Es hat das Ziel, einen Ausgleich für krankheitsbedingte Belastungen zu gewähren und Chancengleichheit insbesondere im Berufsleben herzustellen. Die wichtigsten Hilfen sind im Steuerrecht, im Sozialrecht und im Arbeitsrecht festgeschrieben.

Die Leistungen nach dem Schwerbehindertengesetz können Sie für Ihr Kind nur dann in Anspruch nehmen, wenn es einen Schwerbehindertenausweis hat. Ohne einen solchen Ausweis wird keine besondere Unterstützung gewährt. Für Kinder und Jugendliche mit Diabetes kann der Ausweis von den Eltern beantragt werden. Die Antragsformulare erhalten Sie bei Ihrer Gemeinde, der Stadtverwaltung oder beim Versorgungsamt (◘ Abb. 11.1).

Die besonderen Rechte und Hilfen, die mit einem Schwerbehindertenausweis verbunden sind, gelten vom Tag des Beginns der Behinderung an, selbst wenn Sie den Ausweis erst einige Monate nach Auftreten des Diabetes beantragen. Damit können Sie die steuerlichen Vorteile für Ihre Familie auch nachträglich in Anspruch nehmen.

Wie wird der Diabetes eingeschätzt?

Im Versorgungsamt wird die Schwere der Behinderung, der sogenannte Grad der Behinderung (GdB), von einem Arzt im Amt eingeschätzt. Dieser Arzt orientiert sich dabei an versorgungsmedizinischen Grundsätzen, die unter anderem auch speziell für die verschiedenen Diabetestypen und Altersgruppen erarbeitet wurden. Zusätzlich holt er vom behandelnden Diabetologen Ihres Kindes ein Gutachten ein. Für dieses Gutachten müssen Sie als Eltern den Namen und die Adresse des Diabetesarztes Ihres Kindes im

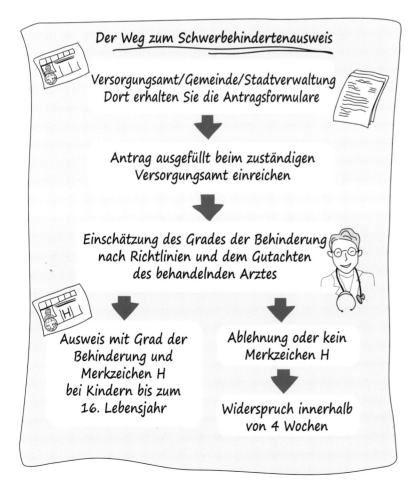

◘ **Abb. 11.1** So können Sie einen Schwerbehindertenausweis für Ihr Kind beantragen.

Antragsformular angeben und ihn von seiner ärztlichen Schweigepflicht entbinden. Ohne diesen ausdrücklichen Wunsch und das schriftliche Einverständnis der Eltern ist es den Ärzten und auch allen anderen Mitarbeitern der Klinik streng verboten, Informationen über die Diabeteserkrankung Ihres Kindes an Personen oder Institutionen außerhalb der Klinik weiterzugeben. Es ist also allein Ihre Entscheidung als Eltern, ob Sie einen Schwerbehindertenausweis für Ihr Kind beantragen oder nicht.

Die Richtlinie für Kinder und Jugendliche mit Typ-1-Diabetes sieht vor, dass ihnen wegen des hohen Therapieaufwands mit mehrfach täglichen Blutzuckerbestimmungen und Insulininjektionen ein Grad der Behinderung (GdB) oder Grad der Schädigungsfolgen (GdS) von 50 anerkannt wird. Bei der Antragstellung sollte dabei deutlich werden, dass eine Insulintherapie mit täglich mindestens vier Insulingaben durchgeführt wird, wobei die Insulindosis jeweils abhängig vom aktuellen Blutzuckerwert, der folgenden Mahlzeit und der körperlichen Belastung selbstständig berechnet wird. Außerdem sollte dargestellt werden, dass es durch diesen erheblichen Aufwand zu gravierenden Einschränkungen in der Lebensführung kommt. Fachleute bezeichnen dies als ausgeprägte Teilhabebeeinträchtigung. Um dies nachvollziehbar zu machen, sollten Blutzuckerselbstmessungen und Insulindosen dokumentiert und mit dem Antrag vorgelegt werden.

Weitere Behinderungen durch andere Erkrankungen oder Unfallfolgen werden zusätzlich berücksichtigt. Das gilt auch für Folgeerkrankungen, die nach langer Diabetesdauer bei Erwachsenen eine Rolle spielen können.

Außerdem ist bei Typ-1-Diabetes »Hilflosigkeit« stets bis zur Vollendung des 16. Lebensjahres anzunehmen. Die Hilflosigkeit wird durch das sogenannte Merkzeichen H im grün-orangenen Schwerbehindertenausweis gekennzeichnet. Die Verlängerung dieses Merkzeichens über den 16. Geburtstag hinaus ist an besondere »Hilfsbedürftigkeit« gebunden, z. B. Diabetes und Lernbehinderung, Epilepsie oder Autismus. Es handelt sich dabei immer um eine Einzelfallentscheidung.

Ein Schwerbehindertenausweis wird erst bei einem GdB von mindestens 50 ausgestellt. Bei geringeren Graden erhalten Kinder oder Jugendliche nur einen schriftlichen Bescheid über den Grad ihrer Behinderung. Rechtlich liegt dann zwar keine Schwerbehinderung vor, aber auch bei einem GdB unter 50 können viele Leistungen genutzt werden, wenn die Hilflosigkeit, das Merkzeichen H, anerkannt ist.

Mit dem Merkzeichen H ist der Gedanke verbunden, dass die betreffenden Kinder einer kontinuierlichen Betreuung und Überwachung, zum Beispiel wegen der Gefahr schwerer Hypoglykämien, bedürfen und ihr Leben noch nicht über längere Zeit allein gestalten können. Das hat mit völliger Hilflosigkeit im landläufigen Sinn wenig zu tun. Darüber, ob die Hilflosigkeit für Jugendliche mit Diabetes noch zutrifft, kann man geteilter Meinung sein. Das H bietet jedoch einige wichtige Vorteile, die auf anderem Wege nicht zu erlangen sind.

Wenn Sie vom Versorgungsamt wider Erwarten einen abschlägigen Bescheid zum Schwerbehindertenausweis erhalten, ist ein formloser Widerspruch innerhalb von vier Wochen möglich und aussichtsreich. Sie sollten dabei auf die »Versorgungsmedizin-Verordnung mit den Versorgungsmedizinischen Grundsätzen« verweisen. Ein Rechtsbeistand ist beim ersten

Vorderseite

Rückseite

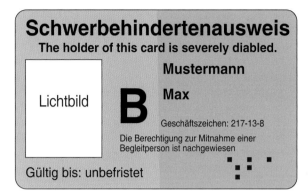

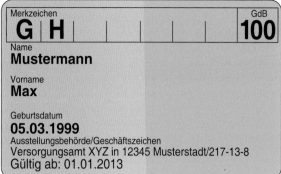

Widerspruch nicht erforderlich. Das gilt auch, wenn das Merkzeichen H versehentlich nicht gewährt wurde.

> Bis zum vollendeten 16. Lebensjahr muss bei Kindern mit Diabetes immer Hilflosigkeit (Merkzeichen H) anerkannt werden.

Abb. 11.2 Auf dem Schwerbehindertenausweis zeigt das Merkzeichen H an, dass z. B. die Beförderung im öffentlichen Nahverkehr für die betreffende Person kostenlos ist.

Welche Vorteile bietet ein Schwerbehindertenausweis?

Das Merkzeichen H und/oder der Schwerbehindertenausweis bieten Vorteile in folgenden Bereichen:

- Lohn- oder Einkommenssteuer der Eltern oder bereits steuerpflichtiger Jugendlicher,
- Beförderung in öffentlichen Verkehrsmitteln,
- Kraftfahrzeugsteuer,
- Arbeitsrecht,
- Vergabe von Studienplätzen,
- Eintrittspreise.

- Steuerfreibeträge

Unabhängig vom Grad der Behinderung ist mit dem Merkzeichen H ein jährlicher Pauschalfreibetrag von 3700 € verbunden (§33b EStG). Der Betrag kann in die Steuerkarten der Eltern eingetragen werden. Außerdem können Eltern, die ein Kind mit dem Merkzeichen H im eigenen Haus versorgen, entweder die tatsächlich entstandenen Aufwendungen für eine Hilfe im Haushalt oder pauschal 924 € zusätzlich steuerlich geltend machen (§33b EStG). Bei dieser Regelung wird weniger der gesundheitliche Zustand als vielmehr die erforderliche Überwachung des Kindes gewertet.

Entfällt das H, weil die Altersgrenze von 16 Jahren oder in begründeten Fällen von 18 Jahren überschritten ist, dann richtet sich der Pauschalbetrag nur noch nach dem Grad der Behinderung. Die Steuerfreibeträge sind dabei in acht Stufen gegliedert. Beispielsweise liegt der Freibetrag bei einem GdB von 50 derzeit bei 570 € jährlich. Wenn der Grad der Behinderung 50 unterschreitet, wird kein Pauschalbetrag gewährt, es sei denn, es liegt neben dem Diabetes noch eine äußerlich erkennbare Körperbehinderung vor. Die steuerlichen Vorteile für ältere Jugendliche und junge Erwachsene mit Diabetes sind damit gegenüber Kindern deutlich reduziert.

◨ **Abb. 11.3** Lino (17) und seine Eltern haben bewusst auf einen Schwerbehindertenausweis verzichtet, da Lino viel Sport treibt und darum ganz normal belastbar ist.

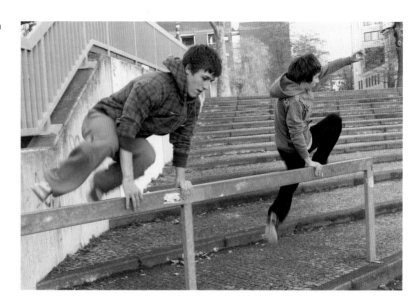

■   **Wertmarken für den Nahverkehr**

Kinder und Jugendliche mit einem H im Schwerbehindertenausweis (◨ Abb. 11.2) erhalten auf Antrag beim Versorgungsamt eine Wertmarke für den öffentlichen Nahverkehr. Damit können sie kostenlos mit der U-Bahn, der S-Bahn, der Straßenbahn, dem Bus oder der Eisenbahn fahren. Die Marke gilt in einem Umkreis von etwa 50 km um den Wohnort. Die dabei gültigen Strecken und Verkehrsmittel sind in einem Beiblatt aufgeführt. Wenn das H mit dem vollendeten 16. Lebensjahr entfällt, können ältere Jugendliche und Erwachsene mit Diabetes diese Leistung nicht mehr kostenlos in Anspruch nehmen.

■   **Befreiung von der Kraftfahrzeugsteuer**

Schwerbehinderten Kraftfahrzeugbesitzern, die als »hilflos« anerkannt sind, kann die KFZ-Steuer unter bestimmten Umständen vollständig erlassen werden. Dazu müssen aber einige Bedingungen erfüllt sein. Das KFZ darf nicht von anderen Personen benutzt werden, es sei denn, die Fahrten stehen im Zusammenhang mit dem Transport oder der Haushaltsführung des Behinderten. Wenn ein Fahrzeug auf den Namen eines Kindes mit dem Merkzeichen H zugelassen wird, ist nur dann eine Steuerbefreiung möglich, wenn das Auto nicht gleichzeitig von einem Elternteil anderweitig genutzt wird, zum Beispiel um zur Arbeit zu fahren. Während es schwierig sein kann, eine KFZ-Steuerbefreiung für das einzige Familienauto zu erreichen, ist dies eher möglich, wenn die Steuerbefreiung für einen Zweitwagen beantragt wird. Auch diese Leistung ist an das Merkzeichen H im Schwerbehindertenausweis eines Kindes gebunden. Sie entfällt ersatzlos, wenn die Hilflosigkeit nicht mehr anerkannt ist.

■   **Hilfen im Arbeitsleben**

Viele Regelungen des Schwerbehindertengesetzes betreffen die berufliche Förderung und die Integration Behinderter in das Arbeitsleben. Für Kinder und Jugendliche mit Diabetes, die meist ohne besondere Probleme ins Berufsleben eintreten können, sind sie nur selten von Bedeutung. Generell gilt für alle Schwerbehinderten (GdB/GdS mindestens 50) ein besonderer Kündigungsschutz. Jeder Auflösung oder Änderung eines Arbeitsverhältnisses muss das Integrationsamt (SGB IX §§ 85 ff) zustimmen. Damit kann es für Arbeitgeber schwieriger sein, schwerbehinderte Mitarbeiter zu entlassen.

Außerdem erhalten Schwerbehinderte eine Arbeitswoche zusätzlich bezahlten Urlaub, und sie haben das Recht, Mehrarbeit abzulehnen. Weitere Hilfen für Behinderte erstrecken sich auf die Berufsberatung, Berufsfindung, ausbildungsvorbereitende Maßnahmen und die finanzielle Förderung von Ausbildungsplätzen, Arbeitsbeschaffungsmaßnahmen und Fortbildungen.

Kinderleben

Vor- und Nachteile individuell abwägen!

Vielen Eltern fällt es schwer, sich für oder gegen einen Schwerbehindertenausweis für ihr Kind zu entscheiden. Allein die Worte »schwer behindert« oder »hilflos« irritieren, wenn man gleichzeitig ein aktives und lebensfrohes Kind vor Augen hat. Die Begriffe stammen aus dem Steuer- oder Sozialrecht und haben wenig mit unserem Alltagsverständnis zu tun. Dies kann auch Kindern mit Diabetes vermittelt werden, die sich im landläufigen Sinn weder schwerbehindert fühlen, noch so gesehen werden wollen oder sollen.

Aber auch aus anderen Gründen sind die gesetzlichen Hilfen umstritten. Spätestens wenn das Merkzeichen H mit Vollendung des 16. Lebensjahres nicht mehr zuerkannt wird, schränken sich die Vorteile des Schwerbehindertenausweises für Jugendliche mit Diabetes erheblich ein, nämlich auf einen relativ geringen Steuerfreibetrag und einige Sonderregelungen im Arbeitsrecht.

Gleichzeitig kann sich der besondere Schutz im Arbeitsrecht vor allem in Zeiten des Ausbildungs- und Arbeitsplatzmangels ins Gegenteil umkehren. Wegen der besonderen Rechte, insbesondere wegen des außerordentlichen Kündigungsschutzes, zögern manche Arbeitgeber, verantwortungsvolle Positionen mit Schwerbehinderten zu besetzen. Gerade beim Einstieg in das Arbeitsleben sollte der Schwerbehindertenausweis daher eher kritisch gesehen werden. Bevor sich ein Jugendlicher im Arbeitsleben beweisen kann, ist er durch den Status »schwerbehindert« bereits abgestempelt. Bis vor wenigen Jahren bestand eine Offenbarungspflicht beim Schwerbehindertenausweis, das heißt er durfte gegenüber dem Arbeitgeber nicht verschwiegen werden. Dies hat sich im Rahmen des Allgemeinen Gleichbehandlungsgesetzes (AGG) geändert. Der Schwerbehindertenstatus muss dem zukünftigen Arbeitgeber nicht mehr vor Abschluss eines Ausbildungs- oder Arbeitsvertrages mitgeteilt werden.

Fazit: Für Kinder und Jugendliche bis zur Vollendung des 16. Lebensjahres (16. Geburtstag) bietet das Merkzeichen H sinnvolle und deutliche Vorteile. Wenn mit Vollendung des 16. Lebensjahres, das H

▼

entfällt, reduzieren sich die Nachteilsausgleiche erheblich. Es lassen sich gute Gründe dafür und viele dagegen finden, die sich aus der persönlichen Lebenssituation und der Zukunftsplanung ergeben.

Wir sind der Meinung, dass Jugendliche mit Diabetes fast immer auf den Schwerbehindertenausweis verzichten können, weil dadurch derzeit eher Nachteile als Vorteile im beruflichen Fortkommen zu erwarten sind. Sollten sich die Lebensumstände oder der Gesundheitszustand in ferner Zukunft einmal ändern, kann der Ausweis zu jedem Zeitpunkt beantragt und der besondere Schutz in Anspruch genommen werden.

Hilfen bei der Entscheidung für oder gegen den Schwerbehindertenausweis bieten z. B. folgende Ansprechpartner:

- das Diabetesteam zusammen mit dem Sozialdienst der Klinik,
- die Versorgungsämter,
- DiabetesDE bzw. die Deutsche Diabetes-Hilfe,
- der Ausschuss Soziales der Deutschen Diabetes-Gesellschaft (DDG),

Adressen und weiterführende Literatur finden Sie im Anhang.

Jugendliche mit Diabetes sind in ihrer Leistungsfähigkeit in der Regel weder geistig noch körperlich eingeschränkt. Deshalb ist zu überlegen, ob sie die besonderen Hilfen, die sich vor allem an erheblich benachteiligte Jugendliche richten, überhaupt benötigen.

Unsere Erfahrung zeigt, dass Jugendliche, die gelernt haben, gut mit ihrem Diabetes umzugehen, die unterschiedlichsten Berufsausbildungen ohne besondere Hilfen beginnen und erfolgreich abschließen konnten. Diese jungen Frauen und Männer stehen heute als Handwerker, Juristen, Landwirte, Informatiker, Ärzte, Pflegekräfte, Musiker, Verwaltungsfachleute, Techniker, Kaufleute, Erzieher, Journalisten, Schauspieler, Lehrer und vieles andere mehr aktiv und erfolgreich im Berufsleben.

Kommen bei einem Jugendlichen zusätzlich zum Diabetes noch andere körperliche oder geistige Behinderungen hinzu, dann können verschiedene »Leistungen zur beruflichen Eingliederung Behinderter« hilfreich sein, die vor allem von der Agentur für Arbeit angeboten und koordiniert werden.

■ **Studium**

Schwerbehinderten Studierenden wird ein Nachteilsausgleich im Studien- und Prüfungsverlauf eingeräumt. Viele Hochschulen haben in ihren Studien- und Prüfungsordnungen entsprechende Regelungen vorgesehen. Dabei geht es vor allem darum, dass Studierende bei einem entsprechenden ärztlichen Attest die Möglichkeit erhalten, Prüfungsleistungen in veränderter Form oder mit verlängerter Frist zu erbringen. Die Beeinträchtigungen müssen jedoch nachgewiesen werden, zum Beispiel erhebliche Einschränkung der Sehfähigkeit oder Unterbrechung der Prüfungsvorbereitung durch Krankheitszeit.

In einigen besonders beliebten Studiengängen mit Zugangsbeschränkungen werden Studienplätze speziell an Schwerbehinderte vergeben, oder es wird ihnen ein Bonus gewährt. Jedoch fallen schwerbehinderte Bewerber mit Typ-1-Diabetes bei der Studienplatzvergabe in der Regel nicht unter die gewünschte Härtefallregelung. Sie kann aber bei der Ortspräferenz von Vorteil sein. Dazu gibt es eine Broschüre mit Tipps und Informationen beim Deutschen Studentenwerk e.V.

■ **Ermäßigte Eintrittspreise**

Viele Theater, Schwimmbäder, Zoos und andere öffentliche Einrichtungen gewähren Schwerbehinderten ermäßigte Eintrittspreise. Dabei gibt es keine allgemein verbindlichen Regelungen, ob nun ein Schwerbehindertenausweis mit oder ohne Merkzeichen H, eine Untergrenze für den GdB oder anderes gilt. Es lohnt sich jedoch, nachzufragen.

❯ Für Kinder und Jugendliche bis zum 16. Geburtstag bietet das Merkzeichen H besondere Vorteile. Bei älteren Jugendlichen und jungen Erwachsenen sollte individuell überdacht werden, ob ein Schwerbehindertenausweis überhaupt sinnvoll ist.

■ **Gültigkeit des Schwerbehindertenausweises**

Zunächst wird der Ausweis befristet, in der Regel bis zur Vollendung des 16. Lebensjahres, ausgestellt. Da der Diabetes nach heutigem Stand weiter mit einer intensivierten Insulintherapie behandelt werden muss, ist eine »Aberkennung« des Schwerbehindertenstatus nicht möglich, wenn er einmal festgestellt wurde. Aber ein freiwilliger Verzicht auf Nachteilsausgleiche im Sinne einer rechtlichen Neubewertung ist möglich. Der behördliche Status »schwerbehindert« bleibt aber erhalten und kann später wieder reaktiviert werden.

11.2   Leistungen nach dem Pflegeversicherungsgesetz

Als fünfte Säule der Sozialversicherung wurde 1995 die Pflegeversicherung (SGB IX) eingeführt. Sie hat zum Ziel, Pflegetätigkeiten anzuerkennen und Pflegende finanziell über ein Pflegegeld und durch Beitragszahlungen in die Rentenversicherung zu unterstützen. Die Unterstützung betrifft dabei allein die Grundpflege, nicht aber die Behandlungspflege.

Unter Grundpflege werden alle Hilfen bei der Körperpflege (Waschen, Baden, Kämmen, Nägel schneiden, Hautpflege), der Ernährung (Planung, mundgerechte Vorbereitung, Hilfe bei der Nahrungsaufnahme) und der Mobilität zusammengefasst. Bei Kindern mit einem Handicap wird dabei nur der Aufwand anerkannt, der über den üblichen Hilfebedarf gesunder Kinder im gleichen Alter hinausgeht.

Dem steht die Behandlungspflege gegenüber. Sie betrifft die medizinische Therapie und wird von der Pflegekasse nicht berücksichtigt. Außerdem spielt bei älteren pflegebedürftigen Menschen noch die hauswirtschaftliche Versorgung eine Rolle. Bei Kindern mit Diabetes wird davon ausgegangen, dass der Aufwand für sie in diesem Bereich nicht größer ist als für alle anderen Kinder.

Bei der Einschätzung der Situation von Eltern eines Kindes mit Diabetes wird nun seit einigen Jahren kontrovers diskutiert, ob die besonderen Hilfeleistungen bei der Langzeitbehandlung zur Grundpflege oder zur Behandlungspflege zählen. Einer Reihe ablehnender Bescheide und Urteile von Sozialgerichten stehen einzelne Familien gegenüber, denen von ihrer Pflegeversicherung ein Pflegegeld der Stufe I oder sogar II zuerkannt wurde.

Ein höchstrichterliches Urteil des Bundessozialgerichts vom 19.02.1998 geht davon aus, dass Hilfeleistungen wie Blutzuckerbestimmungen, Insulininjektionen oder allgemeine Krankheitsüberwachung nicht zur Grundpflege gehören und damit nicht von der Pflegeversicherung zu berücksichtigen sind. Inzwischen haben jedoch wieder einzelne Sozialgerichte einzelnen Familien mit einem chronisch kranken Kind Pflegegeld zugestanden.

Wie werden Kinder mit Diabetes eingeschätzt?

Die Einschätzung des Pflegeaufwandes erfolgt nach einem Hausbesuch durch einen Mitarbeiter des Medizinischen Dienstes der Krankenkasse (MDK). Der behandelnde Diabetologe hat auf diese Bewertung keinerlei Einfluss. Die Verantwortlichen der Pflegekasse entscheiden also allein darüber, welche Pflegestufe einem einzelnen Kind gewährt wird (◘ Abb. 11.4).

Der größte Aufwand in der Pflege und Betreuung von Kindern mit Diabetes ergibt sich aus den Selbstkontrollen, den Insulininjektionen, der Nahrungszubereitung und der ständigen Wachsamkeit wegen möglicher Hypoglykämien. Aus juristischer Sicht wird immer noch darüber gestritten, ob diese Pflegeleistungen der Eltern zur Grundpflege oder zur Behandlungspflege zählen. Das ist entscheidend, weil die Pflegekasse nur Leistungen der Grundpflege, nicht jedoch der Behandlungspflege berücksichtigt.

Einige Eltern von Vorschulkindern haben erfolgreich gegenüber ihrer Pflegekasse argumentiert, dass die folgenden mit der Ernährung ihres Kindes verbundenen Tätigkeiten Maßnahmen der Grundpflege und nicht Maßnahmen der Behandlungspflege sind:

- Berechnen, Zusammenstellen und Abwiegen der Mahlzeiten als Hilfe bei der mundgerechten Zubereitung der Nahrung,
- Blutglukosemessungen als Hilfe bei der mundgerechten Zubereitung der Nahrung,
- Insulingaben als Hilfe bei der Aufnahme der Nahrung,
- Beaufsichtigung beim Essen als Hilfe bei der Aufnahme der Nahrung.

Eine zweite Hürde stellt die Einschätzung des Pflegeaufwandes durch die Mitarbeiter des Medizinischen Dienstes der Krankenkassen dar. Die Anerkennung der Pflegestufe orientiert sich nämlich am zeitlichen Aufwand, der vom MDK möglichst auf die Minute genau gemessen oder eingeschätzt wird.

Für die Pflegestufe I ist ein Pflegeaufwand von mindestens 90 Minuten täglich erforderlich, für die Pflegestufe II sogar von mindestens 3 Stunden (◘ Tab. 11.1).

Selbstverständlich ist eine Blutglukosemessung bei einem Erwachsenen innerhalb von drei Minuten möglich, nicht aber bei einem dreijährigen Kind, das sich häufig der Behandlung mit aller Kraft widersetzt. Die Insulininjektion selbst lässt sich an guten Tagen vielleicht in wenigen Minuten

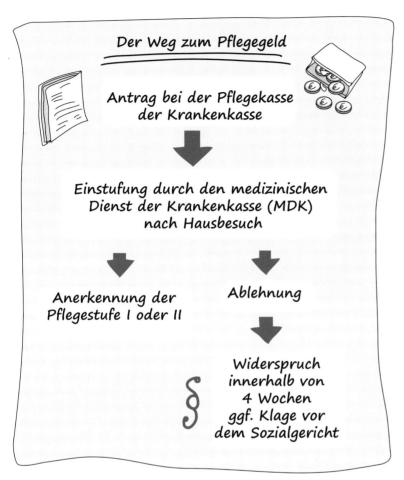

Abb. 11.4 Auf diesem Weg können Eltern jüngerer Kinder versuchen, Pflegegeld für deren Betreuung zu beantragen. Die Erfolgschancen sind jedoch eher gering.

Tab. 11.1 Pflegestufen, die Kindern mit Diabetes unter Umständen gewährt werden

Pflegestufe I	Pflegestufe II
erhebliche Pflegebedürftigkeit	schwerpflegebedürftig
Hilfebedarf mindestens einmal täglich	Hilfebedarf mindestens dreimal täglich
mindestens 1,5 Stunden täglich	mindestens 3 Stunden täglich
Leistungen	Leistungen
244 € Pflegegeld monatlich	458 € Pflegegeld monatlich
Beiträge für die gesetzliche Renten- und Unfallversicherung der Pflegenden	

durchführen, doch wie soll die Zeit bemessen werden, in der eine Mutter über die richtige Insulindosis nachdenkt? Sie muss den Appetit ihres Kindes erfragen und einschätzen. Zusätzlich muss sie die körperliche Aktivität, mögliche Krankheiten und andere störende Einflüsse bedenken, bevor sie die Insulindosis sehr sorgfältig berechnen kann. Flüchtigkeitsfehler dürfen ihr nicht unterlaufen. Sie würde ihr Kind damit gefährden. Nahrungsaufnahme und Insulindosis müssen fein aufeinander abgestimmt werden. Das können jüngere Kinder jedoch noch nicht verstehen. Daher stehen Mütter

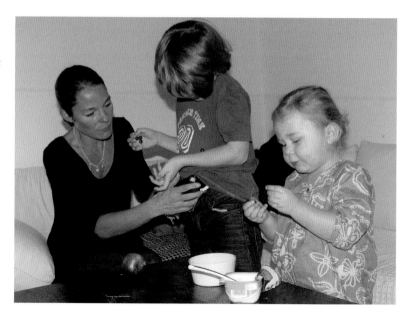

■ **Abb. 11.5** Die Eltern von Yuma (2) und Bela (8) sind richtige Diabetesprofis. Die große Leistung der Eltern von Kindern mit Diabetes wird leider oft nicht genügend von den Pflegekassen gewürdigt.

oder auch Väter oft vor dem Problem, ihr Kind, dem plötzlich der Appetit vergangen ist, zum Aufessen der berechneten Mahlzeit anzuhalten. Auch hier lässt sich die erforderliche Zeit nur grob einschätzen.

Zur Mobilität von Kindern gehören Bewegung und körperliche Belastung. Wenn sich Kinder mit Diabetes körperlich anstrengen, muss immer mit dem Risiko einer Hypoglykämie gerechnet werden. Jüngere Kinder, die Hypoglykämien noch nicht verstehen und sicher einordnen können, benötigen daher bei allen körperlichen Aktivitäten eine sorgfältige Überwachung und die Hilfe eines Erwachsenen.

Da die Mitarbeiter des Medizinischen Dienstes nicht alle Einzelheiten einer Erkrankung kennen können, sollten Eltern auf all diese Hilfeleistungen ausdrücklich hinweisen und darauf bestehen, dass sie auch schriftlich in die Protokollbögen des MDK eingetragen werden. Ein Pflegeaufwand, der unter 1 1/2 Stunden täglich liegt, sollte nicht akzeptiert werden. Bitte bedenken Sie, dass die Protokollbögen des MDK auf die Situation hochbetagter pflegebedürftiger Menschen ausgerichtet sind und nicht auf die von Kindern mit Diabetes. Sie müssen immer davon ausgehen, dass der Mitarbeiter des Medizinischen Dienstes sich vor dem Besuch in Ihrer Familie noch nie eingehend mit dem Typ-1-Diabetes bei Kindern auseinandergesetzt hat.

Hausbesuch des Medizinischen Dienstes der Krankenkassen

Wenn sich ein Mitarbeiter des Medizinischen Dienstes der Krankenkassen bei Ihnen zu einem Hausbesuch anmeldet, sind folgende Vorbereitungen sinnvoll:

– Erstellen Sie ein Pflegetagebuch, in dem Sie den Zeitaufwand aller notwendigen pflegerischen Tätigkeiten notieren.
– Lassen Sie sich von Ihrem behandelnden Arzt eine Bescheinigung mit der Diagnose und den lebenslang notwendigen therapeutischen und diagnostischen Maßnahmen ausstellen.

▬ Weisen Sie gegebenenfalls nach, dass ein Elternteil wegen des Diabetes des Kindes in seiner beruflichen Tätigkeit eingeschränkt ist oder seinen Beruf ganz aufgeben musste.

Lehnt die Pflegekasse den Antrag auf Pflegegeld ab, können Sie innerhalb eines Monats Widerspruch einlegen und eine Klage beim Sozialgericht erheben. Prinzipiell ist dies auch ohne Hilfe durch einen Anwalt möglich, jedoch hat sich in der Praxis eine juristische Unterstützung als günstig erwiesen. Weitere Hilfen und aktuelle Informationen zum Thema Pflegegeld erhalten Sie von Ihrem Diabetesteam.

❯ Es ist immer noch nicht endgültig geklärt, ob und in welchem Umfang Hilfen aus der Pflegeversicherung für Eltern von Kindern mit Diabetes gewährt werden müssen. Während die Chancen auf diese Hilfen bei älteren Kindern gegen Null gehen, kann ein Versuch bei Vorschulkindern manchmal erfolgreich sein.

11.3 Berufswahl – Begabung und Interesse sind entscheidend

Welchen Beruf möchte ich ergreifen? Wozu bin ich geeignet? Wo finde ich eine passende Ausbildungsstelle? Diese Fragen gehören zu den schwierigsten, die jeder Jugendliche für sich beantworten muss. Persönliche Interessen, Begabungen und schulische Leistungen sollten dabei die zentrale Rolle spielen, aber auch die Zukunftschancen und Verdienstmöglichkeiten müssen bedacht werden. Welchen Berufsweg eine junge Frau oder ein junger Mann einschlagen kann, wird auch vom Angebot an Ausbildungsstellen oder Studienplätzen bestimmt.

Der Diabetes sollte wie bei der Wahl des Schultyps auch bei der Berufswahl höchstens eine Nebenrolle spielen. Die Leistungsfähigkeit von Jugendlichen und jungen Erwachsenen ist durch den Diabetes in den allermeisten Fällen nicht eingeschränkt. Die intensivierte Insulintherapie mit Spritzen

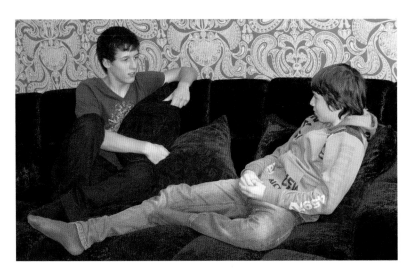

❑ **Abb. 11.6** Lino (17) spricht oft mit seinem Bruder. Beim aktuellen Thema Berufswahl spielt der Diabetes für ihn keine Rolle.

oder mit einer Insulinpumpe macht es möglich, dass auch Berufe mit wechselnden körperlichen Belastungen, mit Schichtdienst, Nachtarbeit, Akkordarbeit oder vielen Reisen ausgeübt werden können. Einsatz und Engagement für den Diabetes sind jedoch erforderlich, wenn unter diesen Umständen eine optimale Stoffwechseleinstellung erreicht werden soll. Eine allgemein gültige Empfehlung für bestimmte Berufe ist heute nicht mehr angemessen. Jeder Mensch mit Diabetes muss eigenverantwortlich darüber nachdenken, ob die Anforderungen seines Berufslebens es ihm erlauben, über lange Zeit eine gute Stoffwechseleinstellung zu erreichen.

Welche Berufe stehen Jugendlichen mit Diabetes offen?

Fast alle Berufe können auch von Jugendlichen mit Diabetes ausgeübt werden. Die Einschränkungen bei der Berufswahl sind in den letzten Jahren immer weniger geworden. Wie die Situation sein wird, wenn Ihr Kind sich endgültig für einen Berufsweg entscheiden muss, kann noch nicht vorhergesehen werden. Bereits heute ist die Liste der Tätigkeiten, die wegen des Typ-1-Diabetes nicht ausgeübt werden dürfen, relativ kurz. Es handelt sich um Berufe, bei denen eine plötzlich auftretende schwere Hypoglykämie gefährlich für die Person mit Diabetes oder für andere sein kann. Dazu gehören:

- Lokomotivführer, Piloten
- Tätigkeiten mit berufsmäßigem Waffengebrauch, zum Beispiel bei der Bundeswehr, der Bundespolizei, dem Zoll oder der Polizei.
- Berufe mit verantwortlichen Überwachungsaufgaben, zum Beispiel bei der Bundesbahn, der Verkehrsüberwachung, in Kraftwerken oder bei der Flugsicherung.
- Einige Ausbildungsgänge, zum Beispiel bei der Berufsfeuerwehr, der Polizei oder dem Zoll, stellen sehr hohe Anforderungen an die Gesundheit und die körperliche Belastbarkeit der Bewerber. Diabetes ist dabei ein Ablehnungsgrund von vielen.
- Tätigkeiten mit hohem Absturzrisiko, zum Beispiel Dachdecker, Kaminkehrer, Kranführer, Tätigkeiten an Freileitungen, Brücken, Masten, Schornsteinen oder ähnliche, gelten als kritisch. Sie sind jedoch möglich, wenn das Risiko durch besondere Sicherheitsvorkehrungen verringert wird. Inzwischen werden hier vor allem die persönliche Eignung und die Fähigkeit, den Diabetes gut zu behandeln, als Bewertungsmaßstab herangezogen. Weitere aktuelle Informationen zu spezifischen Berufsfragen werden durch den Ausschuss »Diabetes & Soziales« der DDG zusammengestellt.

Anstellung im öffentlichen Dienst

In der Regel können Menschen mit Diabetes verbeamtet werden. Bei der Übernahme in das Beamtenverhältnis wird jedoch verlangt, dass der Bewerber frei von Folgeerkrankungen ist und eine stabile Stoffwechseleinstellung nachweisen kann.

Bei der Einstellung als Angestellter oder als Arbeiter im öffentlichen Dienst kommt es ausschließlich darauf an, dass ein Bewerber gesundheitlich in der Lage ist, die Anforderungen des Arbeitsplatzes zu erfüllen.

Wehrdienst und Zivildienst

Mit der Aussetzung der Wehrpflicht ist die Frage nach der Bewertung des Diabetes heute weniger wichtig. Grundsätzlich werden Menschen mit Typ-1-Diabetes für den Wehrdienst im Frieden als nicht tauglich bzw. nicht wehrdienstfähig angesehen (Zentrale Dienstvorschrift ZDV 46/1). Gleiches gilt auch für Zivildienstpflichtige und Zivildienstleistende.

Bewerbung um einen Ausbildungsplatz

Mit der schriftlichen Bewerbung um einen Ausbildungsplatz stellt sich ein Jugendlicher möglichen Arbeitgebern vor, indem er seinen Ausbildungsgang, seine besonderen Fähigkeiten und sein Interesse an der angebotenen Tätigkeit schildert. Dieser erste Kontakt soll den Eindruck vermitteln, dass sich der Jugendliche für den jeweiligen Ausbildungsplatz wirklich eignet. Der Diabetes gehört in diesem Zusammenhang nicht zu den wichtigsten Eigenschaften oder Fähigkeiten. Er sollte deshalb auch nicht in einer schriftlichen Bewerbung erscheinen.

Erfolgt die Einladung zu einem Vorstellungsgespräch, muss jeder Jugendliche versuchen, den Arbeitgeber persönlich von seinen Fähigkeiten zu überzeugen. Auch dabei sollten vor allem Interessen und besondere Fertigkeiten im Vordergrund stehen und nicht der Diabetes. Darum ist es günstig, erst dann den Diabetes anzusprechen, wenn der zukünftige Arbeitgeber oder Ausbilder eine positive Entscheidung getroffen hat.

Selbstverständlich ist es sinnvoll, sich Gedanken darüber zu machen, wie man den Diabetes gegenüber dem zukünftigen Arbeitgeber so darstellen kann, dass es zu keinen Nachteilen kommt. Zur Vorbereitung eines Gesprächs sollten sich Jugendliche daher Antworten auf folgende typische Fragen von Ausbildern und Arbeitgebern überlegen:

- Schränkt der Diabetes die Leistung ein?
- Gibt es besondere Zeitpläne oder Pausenzeiten?
- Sind Überstunden möglich?
- Ist eine besondere Kost erforderlich?
- Wie oft ist mit einem Arztbesuch oder Krankenhausaufenthalt zu rechnen?
- Gibt es Tätigkeiten, die nicht ausgeführt werden dürfen?
- Kann es zu einem Notfall kommen?

Jugendliche sollten dabei bedenken, dass sie selbst längst Diabetesfachleute geworden sind, während viele Erwachsene nur wenig über die Krankheit wissen. Unerwartete Fragen sollten sie daher geduldig und verständnisvoll beantworten. Ob der Diabetes überhaupt gegenüber dem Arbeitgeber genannt wird, hängt jedoch von der Entscheidung jedes Einzelnen ab. Eine Verpflichtung besteht dafür nicht.

■ Die Kollegen sollten Bescheid wissen!

Der direkte Vorgesetzte, die Ausbilder und auch die Kollegen, mit denen ein Jugendlicher täglich zusammenarbeitet, sollten selbstverständlich vom Diabetes wissen. Gut informierte Kollegen können bei einer drohenden schweren Hypoglykämie früh genug helfen oder den Notarzt rufen und ihn über den Diabetes informieren.

> ❯ Angaben über Diabetes gehören nicht in die schriftliche Bewerbung! Kollegen sollten vom Diabetes wissen.

11.4 Führerscheine

Mobilität und damit auch der Führerschein sind heute selbstverständlich. Im Gegensatz zur Vergangenheit brauchen Jugendliche mit Diabetes heute nicht mehr mit zusätzlichen Hürden zu rechnen, wenn sie mit dem Auto oder einem Motorrad fahren möchten. Für die Führerscheinklassen A/A1 (Motorrad, Leichtkrafträder) und B/BE (PKW, PKW mit Anhänger) gibt es keine wesentlichen Beschränkungen. Gleiches gilt für die Klassen M (Kleinkrafträder), T und L (Zug- und Arbeitsmaschinen in Land- und Forstwirtschaft). Jede Fahrerlaubnis ist jedoch immer an die Bedingung gebunden, dass kein besonderes Gefährdungsrisiko für andere und sich selbst im Straßenverkehr besteht. Als wichtigstes Risiko bei Menschen mit Diabetes gelten schwere Hypoglykämien mit Bewusstseinstrübung oder Bewusstlosigkeit.

Nach der neuen Fassung (2014) der »Begutachtungsleitlinien zur Kraftfahreignung« können Menschen mit Diabetes nun – anders als zuvor – auch LKW über 3,5 t führen (Führerscheine der Klassen C/C1) und die Führerscheine zur Personenbeförderung (Omnibus, Taxi) erwerben. Es ist dabei ausdrücklich festgeschrieben, dass »gut *eingestellte und geschulte Menschen mit Diabetes*« sowohl PKW als auch LKW »*sicher führen*« können.

> ❯ Jugendliche und junge Erwachsene mit Diabetes können Führerscheine der Klassen A (Motorrad) und B (PKW) und auch weitere Führerscheine heute ganz normal wie alle anderen erwerben.

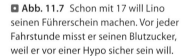

◘ **Abb. 11.7** Schon mit 17 will Lino seinen Führerschein machen. Vor jeder Fahrstunde misst er seinen Blutzucker, weil er vor einer Hypo sicher sein will.

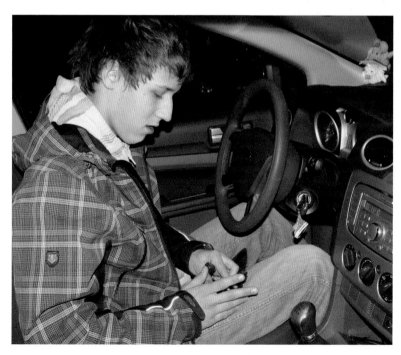

Hypoglykämien als besonderes Risiko

Jede Person, die sich am Straßenverkehr beteiligt, trägt dafür Verantwortung, dass durch ihr Verhalten niemand anderes gefährdet wird. Das gilt für den Umgang mit Alkohol und die Überprüfung der Sehfähigkeit. Jeder Autofahrer sollte auch überlegen, ob er eine lange Fahrt fortsetzen sollte, obwohl er bereits völlig übermüdet ist. Menschen mit Diabetes tragen zusätzlich die Verantwortung dafür, dass sie als Fahrer eines PKW oder Motorrades niemanden durch eine Hypoglykämie gefährden.

Menschen mit Typ-1-Diabetes gelten aus juristischer Sicht grundsätzlich als hypoglykämiegefährdet, weil sie Insulin spritzen. Das ist für jeden nachvollziehbar, der einmal sein Reaktionsvermögen bei einem Blutzuckerwert unter 50 mg/dl geprüft oder sein Kind unter dieser Bedingung beobachtet hat. In gefährlichen Verkehrssituationen, bei denen es auf Sekundenbruchteile ankommt, kann die eingeschränkte Reaktionsfähigkeit während einer unbemerkten Hypoglykämie schlimme Folgen haben. Menschen mit Typ-1-Diabetes sollten deshalb nur dann als Auto- oder Motorradfahrer am Straßenverkehr teilnehmen, wenn sie Hypoglykämien frühzeitig erkennen und sicher behandeln können.

Das zusätzliche Risiko durch Hypoglykämien sollte jedoch kein Grund sein, Jugendlichen, die sich engagiert um ihren Diabetes kümmern, den Führerschein vorzuenthalten. Der Führerschein gehört heute einfach dazu. Ein Führerscheinverbot kränkt Jugendliche enorm und macht es ihnen nur noch schwerer, den Diabetes zu akzeptieren. Sachlich lässt sich ein Verbot ebenfalls nicht begründen, denn es gibt bei Menschen mit Diabetes keine erhöhten Unfallzahlen im Vergleich zu Menschen ohne Diabetes.

Seit einigen Jahren sind Führerscheinbewerber mit Typ-1-Diabetes nicht mehr wie früher verpflichtet, bei der Anmeldung zur Führerscheinprüfung (PKW, Motorrad) ihren Diabetes anzugeben. Entsprechende Fragen der Straßenverkehrsbehörden sind rechtlich nicht mehr zulässig. Nähere Informationen dazu erhalten Sie beim Ausschuss Soziales der Deutschen Diabetes-Gesellschaft (DDG).

Straßenverkehr und Diabetes

Wenn ein Jugendlicher mit Diabetes den Führerschein erworben hat, sind für ihn einige spezielle Empfehlungen wichtig. Sie dienen seinem persönlichen Schutz, aber auch dem Schutz anderer Verkehrsteilnehmer.

Im Straßenverkehr daran denken!

Bevor es losgeht, sollte der Blutzuckerwert bekannt sein, im Zweifelsfall vor dem Start nochmals messen und den Wert protokollieren.

- Alle Utensilien zur Blutzuckermessung bei jeder Fahrt mitnehmen.
- Bei Hypoglykämie oder Verdacht auf Hypoglykämie nicht fahren.
- Bei den ersten Anzeichen einer Unterzuckerung sofort anhalten, Kohlenhydrate essen und erst weiterfahren, wenn der Blutzuckerwert normal und stabil ist.

▼

- Im Fahrzeug (nicht im Kofferraum) ausreichend schnell wirksame Kohlenhydrate griffbereit haben.
- Besondere Aufmerksamkeit nach außergewöhnlichen körperlichen Belastungen, zum Beispiel Sport.
- Bei längeren Fahrten regelmäßig Pausen einlegen und den Blutzucker kontrollieren.
- »Kein Alkohol am Steuer« sollte nicht nur für Menschen mit Diabetes gelten. Wegen der zusätzlichen Hypoglykämiegefahr ist es aber für sie ein absolutes Muss.
- Regelmäßige ärztliche Kontrollen und Untersuchung der Sehleistung durchführen lassen.
- Ein »Notfallhinweis Diabetes« sollte bei den Papieren liegen, um Helfer bei einem schweren Unfall zu informieren.

Verkehrsunfall – was ist zu bedenken?

Selbst bei größter Vorsicht ist kein Verkehrsteilnehmer immer vor einem Unfall oder einer Ordnungswidrigkeit geschützt. Wenn ein Jugendlicher mit Diabetes in einen Unfall verwickelt ist, sollte er genau bedenken, welche Folgen es haben kann, wenn der Diabetes dabei erwähnt wird. Die Ergebnisse der polizeilichen Vernehmung mit entsprechendem Protokoll werden nämlich automatisch an die Führerscheinstelle gemeldet. Die Schutzbehauptung: Hypoglykämie (zum Beispiel bei einer Geschwindigkeitsüberschreitung) kann auf diesem Weg zum Einzug der Fahrerlaubnis führen, weil der Fahrer aus Sicht der Behörde nicht fahrtüchtig war und eine Gefahr für die Allgemeinheit darstellt. Außerdem ist damit zu rechnen, dass bei einem Unfall mit ungeklärter Schuldfrage der Rechtsanwalt der gegnerischen Seite den Diabetes als Argument nutzen kann.

Andererseits muss auch überlegt werden, wie Rettungskräfte oder andere Helfer im Fall eines schweren Verkehrsunfalls vom Diabetes erfahren. Eine Möglichkeit ist, den Diabetesausweis zu den anderen Papieren in die Brieftasche zu legen.

> Vorsicht bei unbedachten Äußerungen oder Hinweisen auf den Diabetes bei einer Verkehrsübertretung oder bei einem Unfall!

- Fluglizenzen

In Deutschland können Fluglizenzen mit einem insulinpflichtigen Diabetes nicht erworben werden. Das Risiko durch Hypoglykämien wird als zu hoch eingeschätzt.

11.5   Versicherungen

Die meisten Kinder und Jugendlichen mit Diabetes sind über ihre Eltern bei einer gesetzlichen Krankenkasse versichert. Wenn der Verdienst der Eltern die sogenannte Beitragsbemessungsgrenze in der Krankenversicherung überschreitet, können die Eltern sich und ihre Kinder weiter freiwillig bei einer gesetzlichen Kasse versichern oder bei einer privaten Krankenkasse einen Vertrag abschließen, der ihren individuellen Bedürfnissen entspricht. Auch hier sind private Familienversicherungen möglich.

Alle Krankenkassen übernehmen für Kinder und Jugendliche mit Diabetes die Kosten für die ambulante und die stationäre Behandlung, außerdem auch die Kosten für alle erforderlichen Arzneimittel (zum Beispiel Insulin) und für Verband-, Heil- und Hilfsmittel (zum Beispiel Spritzen, Blutzuckerteststreifen, Messgeräte). Auch die Kosten für eine Insulinpumpentherapie und eine kontinuierliche Glukosemessung (CGM) werden übernommen, wenn der behandelnde Arzt die medizinische Notwendigkeit bescheinigt hat und die erforderlichen Voraussetzungen aus Sicht des Medizinischen Dienstes der Krankenkassen gegeben sind.

In der Regel sind Kinder und Jugendliche unter 18 Jahren von allen Zuzahlungen befreit, die mit dem Diabetes zu tun haben. Auch beim Krankenhausaufenthalt oder bei Kuren müssen für sie keine Zuzahlungen geleistet werden. Die Krankenkassen übernehmen auch die Kosten, die entstehen, wenn ein Elternteil eines Kindes (bis 12 Jahre) mit in der Klinik aufgenommen wird, weil eine neue Therapie erlernt werden muss. Außerdem erhält ein erwerbstätiger Elternteil Krankengeld (maximal 10 Tage im Jahr), wenn ein Kind unter 12 Jahren zu Hause gepflegt werden muss (Alleinerziehende maximal 20 Tage im Jahr je Kind).

Von Erwachsenen mit Diabetes wird dagegen eine Selbstbeteiligung (Zuzahlung) bei Arzneimitteln, bei der Krankenhausbehandlung, bei Kuren und anderen Leistungen gefordert.

- **Krankenversicherung im Ausland**

Üblicherweise übernehmen Krankenversicherungen nur die Kosten für Behandlungen im Inland. Für die Länder der Europäischen Union gibt es einen Auslandskrankenschein, der auch in der Türkei, der Schweiz und Tunesien gilt, nicht jedoch in den USA. Für Staaten, die nicht unter diese Regelung fallen, muss eine private Auslandsreisekrankenversicherung abgeschlossen werden. Weil das bei Kindern, Jugendlichen und Erwachsenen mit Typ-1-Diabetes nun aber nicht möglich ist, übernimmt für sie die gesetzliche Krankenkasse ausnahmsweise die Behandlungskosten bei privaten Reisen ins Ausland (maximal sechs Wochen). Diese zeitliche Begrenzung gilt jedoch nicht, wenn Jugendliche oder junge Erwachsene aus schulischen oder Studiengründen für längere Zeit ins Ausland gehen. Sprechen Sie daher frühzeitig mit Ihrer Krankenkasse, wenn Ihr Kind ein Austauschjahr in den USA, Kanada oder in Australien plant.

- **Lebensversicherungen**

Menschen mit Typ-1-Diabetes müssen damit rechnen, dass sie auch bei anderen privaten Versicherungen, zum Beispiel Krankenhaustagegeld- oder bei einigen Lebensversicherungen, erhebliche Risikozuschläge zahlen müssen oder abgelehnt werden. Achten Sie wie bei allen Verträgen auf das Kleingedruckte, und informieren Sie sich genau darüber, ob der Diabetes die Leistungen der Versicherung einschränkt.

Unter der Lupe

Private Krankenversicherung bei Diabetes?

Für Menschen mit Typ-1-Diabetes ist der Zugang zu einer privaten Krankenversicherung (PKV) sehr problematisch. Die Berechnung der PKV-Beiträge erfolgt nach dem Risikoprofil der zu versichernden Person. Bei chronischen Krankheiten, wie zum Beispiel Diabetes, wird ein erheblicher Risikozuschlag gefordert, der nicht selten 100% übersteigt. Die Aufnahme von relativ jungen Menschen mit Typ-1-Diabetes wird in der Regel aus versicherungsmedizinischen Gründen prinzipiell abgelehnt.

War ein Kind bereits vor seiner Diabeteserkrankung über eine private Familienversicherung abgesichert, bleibt der Schutz selbstverständlich ohne Änderung in vollem Umfang über den Vertragszeitraum bestehen.

Wenn junge Erwachsene mit Diabetes, die bisher über eine private Krankenversicherung ihrer Familie abgesichert waren, eine Ausbildung oder ein Studium beginnen und selbst versicherungspflichtig werden, dann sollten sie so früh wie möglich in eine gesetzliche Krankenversicherung eintreten. Für Studierende und Auszubildende gibt es günstige Tarife.

11

Anhang

Ist Ihr Kind normalgewichtig?

◨ Abb. 12.1 und ◨ Abb. 12.2 stellen die 90. und die 97. Perzentilen für den Body Mass Index (BMI) von Kindern und Jugendlichen in verschiedenen Altersgruppen dar.

Der BMI errechnet sich aus dem Körpergewicht / Größe (m) im Quadrat (kg/m^2). Wenn der BMI eines Kindes über der 90. Perzentile (P90) seiner Altersgruppe liegt, gilt es als übergewichtig. Liegt der BMI sogar über der 97. Perzentile (P97) seiner Altersgruppe, gilt es als adipös. Kinder mit BMI-Werten unter der 90. Perzentile sind normalgewichtig, einige untergewichtig (< 10. Perzentile).

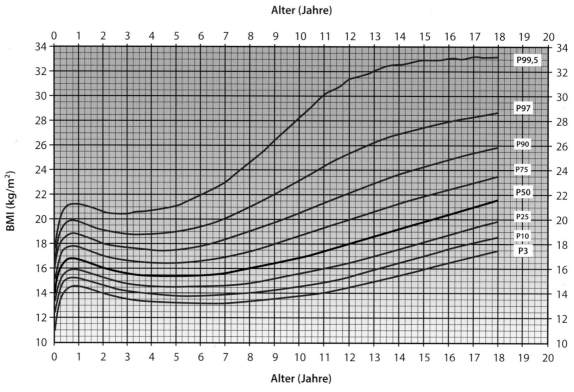

◨ **Abb. 12.1** Perzentilkurven für den Body Mass Index (Jungen 0–18 Jahre). (Aus Kromeyer-Hauschild et al. [2001], Monatsschr Kinderheilk 149: 807–818)

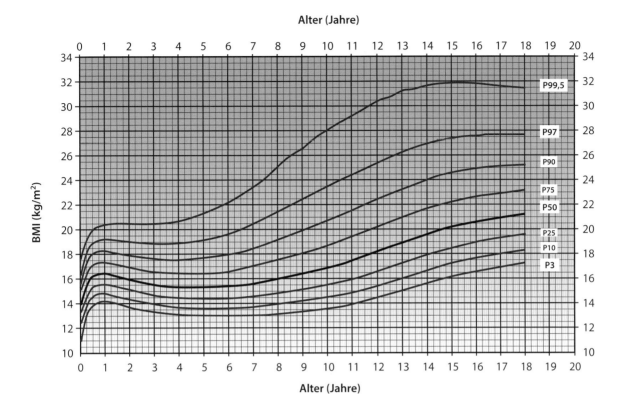

Alter (Jahre)

Alter (Jahre)

☐ **Abb. 12.2** Perzentilkurven für den Body Mass Index (Mädchen 0–18 Jahre). (Aus Kromeyer-Hauschild et al. [2001], Monatsschr Kinderheilk 149: 807–818)

Literaturempfehlungen

Es gibt eine große Zahl von Büchern zum Diabetes. Wir haben daraus die Literatur ausgewählt, die für Eltern und ihre Kinder mit Typ-1-Diabetes interessant sein könnte.

- **Schulungsprogramm für Kinder mit Diabetes**
- Lange K, Remus K, Bläsig S, Lösch-Binder M, Neu A, von Schütz W. (2013) Diabetes-Buch für Kinder: Diabetes bei Kindern: ein Behandlungs- und Schulungsprogramm. 4. aktualisierte Auflage. Kirchheim, Mainz. Das Programm ist von der Deutschen Diabetes-Gesellschaft DDG und vom Bundesversicherungsamt im Rahmen des DMP Typ-1-Diabetes zertifiziert.

- **Schulungsprogramm für Jugendliche mit Diabetes**
- Lange K, Burger W, Holl R, Hürter P, Saßmann H, von Schütz W, Danne T (2009) Diabetes bei Jugendlichen: ein Behandlungs- und Schulungsprogramm. 2. überarbeitete und aktualisierte Aufl., Kirchheim, Mainz. Das Programm wird von der Arbeitsgemeinschaft für Pädiatrische Diabetologie (AGPD) herausgegeben. Es ist vom Bundesversicherungsamt im Rahmen des DMP Typ-1-Diabetes zertifiziert.

- **Schulungsprogramm für Schulanfänger**
- Remus K, Bläsig S, Lange K (2015) Fit für die Schule. Kirchheim, Mainz

- **Elterncoaching zum Alltag mit jüngeren Kindern mit Diabetes**
- Saßmann H, Lange K (2015) Delfin Programm – Das Elternprogramm für Familien von Kindern mit Diabetes. Verlag Kirchheim, Mainz, plus Trainerleitfaden

- **Informationen für ältere Jugendliche zum Wechsel in die Erwachsenendiabetologie**
  Auf der Website www.kompas-between.de sind für junge Erwachsene und Eltern viele Informationen zum Wechsel (Transition) in die Erwachsenendiabetologie, zum selbstständigen Leben und zu allen alterstypischen Fragen rund um den Diabetes zusammengestellt.

- **Schulungsprogramme zur kontinuierlichen Glukosemessung (CGM)**
- Gehr B, Holder M, Kulzer B, Thurm U, Siegmund T, Sahm C, Biermann E, Carstensen S, Freckmann G, Heinemann L, Kolossa R, Kerth E, Liebl A, Lohr R, Maier B, Remus K, Schulz-Braun M, Schlüter S, Wernsing M, Deiss D, Heidtmann B, Ludwig-Seibold C, von Sengbusch S, Wadien T, Ziegler R, Lange K. (2016) SPECTRUM Schulungs- und Behandlungsprogramm zur kontinuierlichen Glukosemessung (CGM) für Menschen mit Typ 1 Diabetes. Verlag Kirchheim, Mainz.

- **Informationsbroschüre zum frühen Diabetes**
- Lange K, Ziegler AG (2014) Fr1da Typ 1 Diabetes: früh erkennen – früh gut behandeln. Kirchheim, Mainz

- **Informationsbroschüren für Erzieherinnen in Kindertageseinrichtungen, Lehrer und Lehrerinnen**

Sie können diese auf der Website der Arbeitsgemeinschaft Pädiatrische Diabetologie (AGPD) einsehen und kostenfrei herunterladen: www.diabetes-kinder.de. Die Broschüren werden aber auch von vielen Kinderkliniken direkt verteilt.

- **Bücher zum Diabetes bei Kindern und Jugendlichen**

▪ Danne T, Kordonouri O, Lange K (2015) Diabetes bei Kindern und Jugendlichen, begründet von P. Hürter. 7. Aufl. Springer, Heidelberg

▪ Danne T, Kordonouri O, Lange K (2016) Kompendium pädiatrische Diabetologie, begründet von P. Hürter. 2. Aufl. Springer, Heidelberg, Neue Reihe.

Fachbücher für Ärzte, Medizinstudenten, Diabetesberaterinnen, Diätassistentinnen. Auch geeignet für Eltern, die sich für die wissenschaftlichen Grundlagen des Diabetes interessieren.

- **KH-Tabellen**

▪ Grüßer M, Jörgens V, Kronsbein P (2014) »Zehn Gramm KH =…«. Kirchheim, Mainz.
  Diese KH-Austauschtabelle wird in ▶ Kap. 3 vorgestellt. Alle Berechnungsbeispiele beziehen sich auf diese Daten.

▪ Nestlé Deutschland AG (2014) Kalorien mundgerecht. 15. Aufl. Umschau/Braus, Heidelberg. Diese Tabelle wird in ▶ Kap. 3 ausführlich besprochen. Sie liefert genaue Informationen über die Zusammensetzung von über 2500 Lebensmitteln und Getränken.

- **Soziales und Recht**

▪ Ständig aktualisierte Informationen über Rechtsfragen und Urteile in Zusammenhang mit Diabetes:
  www.diabetesde.org/ueber_diabetes/recht_und_soziales/
  www.diabetes-und-recht.de

▪ Informationen zur Studienplatzvergabe allgemein und bei Schwerbehinderung: www.hochschulstart.de

▪ Informationen zur Studienplatzvergabe allgemein und bei Schwerbehinderung: www.studentenwerk.de

▪ Adressen aller Versorgungsämter bundesweit und Informationen zum Schwerbehindertengesetz: www.versorgungsaemter.de

▪ Ein umfassender Ratgeber für Menschen mit Behinderungen wird als Download angeboten: www.bmas.de

▪ Ausführliche Informationen zum Thema Pflegegeld und Pflegeversicherung: www.bmg.bund.de

▪ Begutachtungs-Leitlinien zur Kraftfahrereignung der Bundesanstalt für Straßenwesen: www.bast.de

- **Diabetes und Sport**

▪ International Diabetic Athletes Association (IDAA)

▪ Informationen und Forum zum Thema (Leistungs-)Sport bei Diabetes www.idaa.de

- www.diabetes-exercise.org für Freizeitsportler
- www.runsweet.com für Leistungssportler von bekannten Olympia-siegern mit Diabetes

- **Zeitschriften**
- Diabetes-Journal, Kirchheim-Verlag, www.diabetes-journal-online.de
- Diabetes-Eltern-Journal, Kirchheim-Verlag, www.diabetes-eltern-journal-online.de

Adressen

- **Selbsthilfe**

Vielen Kinderkliniken mit Diabetesambulanzen sind regionale Selbsthilfe-gruppen (Elternvereine, Fördervereine oder privat organisierte Gesprächskreise) angeschlossen. Hier können Sie persönlichen Kontakt zu anderen Eltern von Kindern mit Diabetes in Ihrer Region finden.

Überregionale Interessenvertretungen für Menschen mit Diabetes sind:

- Diabetes-Kids ist eine private Initiative, die im Internet ein kostenloses Forum für Kinder mit Diabetes und ihre Eltern anbietet. Das Ziel ist die Förderung des Zusammenhalts und des Informationsaustausches. Diese Seite bietet eine Vielzahl interessanter aktueller Informationen und Adressen. Internet: www.diabetes-kids.de
- Deutscher Diabetiker-Bund e. V. (DDB) Diese überregionale Selbst-hilfeorganisation für Menschen mit Diabetes ist in vielen Bundeslän-dern durch einen Landesverband vertreten. Internet: www.diabetiker-bund.de
- Österreichische Diabetiker-Vereinigung, Moosstr. 18/1, A 5020 Salz-burg, E-Mail: oedv.office@aon.at, Internet: www.diabetes.or.at
- Schweizerische Diabetes-Gesellschaft, Rütistr. 3A, CA 5400 Baden, E-Mail: sekretariat@diabetesgesellschaft.ch, Internet: www.diabetesge-sellschaft.ch
- International Diabetes Federation (IDF), Weltdiabetesverband, der sich als Sprecher aller Menschen mit Diabetes versteht. Er arbeitet eng mit der Weltgesundheitsorganisation (WHO) zusammen. Augenblicklich sind 146 nationale Diabetesvereinigungen aus 121 Ländern in der IDF vertreten. Internet: www.idf.org

- **Fachgesellschaften und Verbände**
- Deutsche Diabetes-Gesellschaft e. V. (DDG), Medizinische Fachgesell-schaft mit dem Ziel der wissenschaftlichen und praktischen Arbeit zur Erforschung, Prävention und Behandlung des Diabetes mellitus. Deut-sche Diabetes-Gesellschaft e. V., Reinhardtstr. 31, 10117 Berlin; Tel.: 030/2016770, Internet: www.deutsche-diabetes-gesellschaft.de
- Arbeitsgemeinschaft Pädiatrische Diabetologie (AGPD) in der Deut-schen Gesellschaft für Kinderheilkunde und Jugendmedizin sowie in der Deutschen Diabetes-Gesellschaft. In dieser Arbeitsgruppe haben sich Kinderärzte und Wissenschaftler mit dem Ziel zusammengeschlos-sen, eine qualifizierte Behandlung und Versorgung von Kindern und

Jugendlichen mit Diabetes in Deutschland flächendeckend umzusetzen. Auf den Internetseiten der Arbeitsgemeinschaft finden Sie aktuelle Informationen zur Behandlung und Betreuung von Kindern und Jugendlichen mit Diabetes. Internet: www.diabetes-kinder.de

- Arbeitsgemeinschaft Diabetes und Psychologie e. V. in der DDG. In dieser Gruppe haben sich Psychologen und an psychologischen Fragestellungen interessierte Ärzte und Diabetesberater zusammengeschlossen. Internet: www.diabetes-psychologie.de

- Deutsche Gesellschaft für Ernährung (DGE). Hier erhalten Sie aktuelle Informationen, Literaturempfehlungen, Broschüren und Anregungen zum Thema »Gesunde Ernährung«. Deutsche Gesellschaft für Ernährung (DGE), Im Vogelsgesang 40, 60488 Frankfurt am Main, Tel.: 069/976803-20, Internet: www.dge.de

- DiabetesDE Deutsche Diabetes-Hilfe e. V. ist eine Initiative der Deutschen Diabetes-Gesellschaft (DDG), des Verbandes der Diabetesberatungs- und Schulungsberufe (VDBD) und von Betroffenen. Sie verfolgt das Ziel, Wissenschaft und Forschung, Bildung und Erziehung sowie das öffentliche Gesundheitswesen im Zusammenhang mit dem Krankheitsbild des Diabetes mellitus zu fördern. Internet: www.diabetesde.org

Kopiervorlage

Unterzuckerung mit Bewusstlosigkeit: Was müssen Sie in diesem Notfall tun?

Für den extrem seltenen Fall einer schweren Unterzuckerung mit Bewusstlosigkeit finden sich hier die wichtigsten Handlungsanweisungen. Alle Betreuer eines Kindes mit Diabetes - auch alle Vertretungskräfte - müssen diese kennen.

Bitte Bild
einkleben

Name:...

hat Typ-1-Diabetes und wird mit Insulin behandelt

Telefonnummer der Eltern:

Privat: ....

Arbeit:..

Mobil: ....

Andere Hilfsmaßnahmen, die mit den Eltern besprochen wurden:

....

....

....

Wenn eine schwere Unterzuckerung mit Bewusstlosigkeit auftritt:

1. Stabile Seitenlage (wie nach Unfall)
2. Bei Bewusstlosigkeit **keine** feste oder flüssige Nahrung einflössen (Gefahr durch Verschlucken)
3. Notarzt rufen

   • Telefon ....

   • Diagnose: Diabetes

   • Anlass: schwere Unterzuckerung

4. Ruhe bewahren und beim Kind bleiben.
   Der Notarzt kann dem Kind sicher und schnell helfen.

12

Stichwortverzeichnis

Printed by Wilco bv, the Netherlands